U0274085

# 现代医院护理技术新进展

主编　高　欣　李亚薇　徐晓燕　彭姗姗
　　　周福兰　陈传红　纪明霞

黑龙江科学技术出版社
HEILONGJIANG SCIENCE AND TECHNOLOGY PRESS

图书在版编目（CIP）数据

现代医院护理技术新进展 / 高欣等主编. -- 哈尔滨：
黑龙江科学技术出版社，2024.4
ISBN 978-7-5719-2363-1

Ⅰ．①现… Ⅱ．①高… Ⅲ．①护理学 Ⅳ．①R47

中国国家版本馆CIP数据核字（2024）第068949号

# 现代医院护理技术新进展
## XIANDAI YIYUAN HULI JISHU XINJINZHAN

| | |
|---|---|
| 主　　编 | 高　欣　李亚薇　徐晓燕　彭姗姗　周福兰　陈传红　纪明霞 |
| 责任编辑 | 包金丹 |
| 封面设计 | 宗　宁 |
| 出　　版 | 黑龙江科学技术出版社 |
| | 地址：哈尔滨市南岗区公安街70-2号　邮编：150007 |
| | 电话：（0451）53642106　传真：（0451）53642143 |
| | 网址：www.lkcbs.cn |
| 发　　行 | 全国新华书店 |
| 印　　刷 | 黑龙江龙江传媒有限责任公司 |
| 开　　本 | 787 mm×1092 mm　1/16 |
| 印　　张 | 22.5 |
| 字　　数 | 570千字 |
| 版　　次 | 2024年4月第1版 |
| 印　　次 | 2024年4月第1次印刷 |
| 书　　号 | ISBN 978-7-5719-2363-1 |
| 定　　价 | 238.00元 |

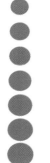

# 前言

## Foreword

　　护理工作在我国医疗卫生事业的发展中发挥着重要的作用,广大护理工作者在协助临床诊疗、救治患者、促进康复、减轻疼痛及增进医患关系和谐方面肩负着重要责任。然而,护士不仅是患者的照顾者,还是向个人、集体、社区进行健康教育的教育者,保持和提高人民健康的咨询者,进行个案护理的管理者,更是不断探索与学习护理发展的科研者。随着医疗卫生事业的快速发展,护理学从理论、实践及管理上都有了极大的进步。新的理论、技术及科研成果不断面世,这既是护理专业发展的重大机遇,也是传统护理模式转变的契机。为充分体现"以患者为中心"和"以人的健康为中心",适应新形势下护理专业的发展要求,编者结合了最新研究进展和临床实践经验编写了《现代医院护理技术新进展》一书。

　　本书总结了现阶段临床常见疾病的护理重点,反映了现阶段护理领域发展的最新成果,体现了将护理基础理论与临床疾病护理相结合的特点。在结构层次方面,本书首先介绍了临床护理的基础知识,随后讲解了临床各科室疾病的护理;在内容方面,按照临床常见病的病因、临床表现、诊断、治疗、护理的顺序进行,重点介绍了疾病的护理评估、护理诊断、护理措施和护理评价,充分考虑了临床实践性和可操作性。本书表述浅显易懂,适合各级医院临床护士及医学院校护理专业师生阅读使用。

　　在本书的编写过程中,编者虽力求完美,但由于编写时间和书稿篇幅有限,书中可能存在疏漏之处,恳请各位读者批评指正,以期再版时修订完善。

《现代医院护理技术新进展》编委会

2024 年 1 月

# 目 录
Contents

# 第一章

# 护理程序

## 第一节 概　述

护理程序是一种系统而科学地安排护理活动的工作方法,目的是确认和解决护理对象对现存或潜在健康问题的反应。是指在护理服务活动中,通过一系列有目的、有计划、有步骤的行动,为护理对象提供生理、心理、社会、文化及发展的整体护理。

### 一、护理程序的特征

护理程序作为护理人员照顾护理对象的独特工作方法,具有以下几个方面的特征。

**(一)个体性**

根据患者的具体情况和需求设计护理活动,满足不同的需求。

**(二)目标性**

以识别及解决护理对象的健康问题,以及对健康问题的反应为特定目标,全面计划及组织护理活动。

**(三)系统性**

以系统论为理论框架,指导护理工作的各个步骤系统而有序地进行,每一项护理活动都是系统中的一个环节,保证了护理活动的连续性。

**(四)连续性**

不限于某特定时间,而是随着护理对象反应的变化随时进行。

**(五)科学性**

综合了现代护理学的理论观点和其他学科的相关理论,如控制论、需要论等学说为理论基础。

**(六)互动性**

在整个过程中,护理人员与护理对象、同事、医师及其他人员密切合作,以全面满足服务对象的需要。

**(七)普遍性**

护理程序适合在任何场所、为任何护理服务对象安排护理活动。

## 二、护理程序的理论基础

护理程序在现代护理理论基础上产生,通过一系列目标明确的护理活动为服务对象的健康服务,可作为框架运用到面向个体、家庭和社区的护理工作中。相关的理论基础主要包括系统论、需要层次论、生长发展理论、应激适应理论、沟通理论等,具体见表 1-1。

表 1-1　护理程序的理论基础与应用

| 理论 | 应用 |
| --- | --- |
| 一般系统理论 | 理论框架、思维方法、工作方法 |
| 需要层次论 | 指导分析资料、提出护理问题 |
| 生长发展理论 | 制订计划 |
| 应激适应理论 | 确定护理目标、评估实施效果 |
| 沟通理论 | 手收集资料、实施计划、解决问题过程 |

## 三、护理程序的步骤

护理程序由评估、诊断、计划、实施和评价五个步骤组成,这五个步骤之间相互联系,互为影响(图 1-1)。

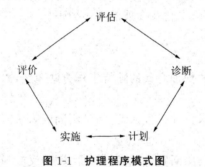

图 1-1　护理程序模式图

(1)护理评估:是护理程序的第一步,收集护理对象生理、心理、社会方面的健康资料并进行整理,以发现和确认服务对象的健康问题。

(2)护理诊断:在评估基础上确定护理诊断,以描述护理对象的健康问题。

(3)护理计划:对如何解决护理诊断涉及的健康问题做出决策,包括排列护理诊断顺序、确定预期目标、制订护理措施和书写护理计划。

(4)护理实施:即按照护理计划执行护理措施的活动。

(5)护理评价:即将护理对象对护理的反应与预期目标进行比较,根据预期目标达到与否,评定护理计划实施后的效果。必要时,应重新评估服务对象的健康状况,引入护理程序的下一个循环。

(高　欣)

# 第二节 护理评估

护理评估是有目的、有计划、有步骤地收集有关护理对象生理、心理、社会文化和经济等方面的资料,对此进行整理与分析,以判断服务对象的健康问题,为护理活动提供可靠的依据。具体包括收集资料、整理资料和分析资料三部分。

## 一、收集资料

### (一)资料的来源

1.直接来源

护理对象本人,是第一资料来源也是主要来源。

2.间接来源

(1)护理对象的重要关系人,也就是社会支持性群体,包括亲属、关系亲密的朋友、同事等。

(2)医疗活动资料,如既往实验室报告、出院小结等健康记录。

(3)其他医护人员、放射医师、化验师、药剂师、营养师、康复师等。

(4)护理学及其他相关学科的文献等。

### (二)资料的内容

在收集资料的过程中,各个医院均有自己设计的收集资料表,无论依据何种框架,基本内容主要包括一般资料、生活状况及自理程度、健康检查及心理-社会状况等。

1.一般资料

包括患者姓名、性别、出生日期、出生地、职业、民族、婚姻、文化程度、住址等。

2.现在的健康状况

包括主诉、现病史、入院方式、医疗诊断及目前用药情况。目前的饮食、睡眠、排泄、活动、健康管理等日常生活形态。

3.既往健康状况

包括既往史、创伤史、手术史、家族史、有无过敏史、有无传染病。既往的日常生活形态、烟酒嗜好、女性还包括月经史和婚育史。

4.护理体检

包括体温、脉搏、呼吸、血压、身高、体重、生命体征、各系统的生理功能及有无疼痛、眩晕、麻木、瘙痒等,有无感觉(视觉、听觉、嗅觉、味觉、触觉)异常,有无思维活动、记忆能力等障碍等认知感受形态。

5.实验室及其他辅助检查结果

包括最近进行的辅助检查的客观资料,如实验室检查、X线、病理检查等。

6.心理方面的资料

包括对疾病的认知和态度、康复的信心,病后情绪、心理感受、应对能力等变化。

7.社会方面的资料

包括就业状态、角色问题和社交状况;有无重大生活事件,支持系统状况等;有无宗教信仰;

享受的医疗保健待遇等。

### (三)资料的分类

**1.按照资料的来源划分**

包括主观资料和客观资料:主观资料指患者对自己健康问题的体验和认识。包括患者的知觉、情感、价值、信念、态度、对个人健康状态和生活状况的感知。主观资料的来源可以是患者本人,也可以是患者家属或对患者健康有重要影响的人。客观资料指检查者通过观察、会谈、体格检查和实验等方法得到或被检测出的有关患者健康状态的资料。客观资料获取是否全面和准确主要取决于检查者是否具有敏锐的观察能力及丰富的临床经验。

当护士收集到主观资料和客观资料后,应将两方面的资料加以比较和分析,可互相证实资料的准确性。

**2.按照资料的时间划分**

包括既往资料和现时资料:既往资料是指与服务对象过去健康状况有关的资料,包括既往病史、治疗史、过敏史等。现时资料是指与服务对象现在发生疾病有关的状况,如现在的体温、脉搏、呼吸、血压、睡眠状况等。

护士在收集资料时,需要将既往资料和现时资料结合起来分析。

### (四)收集资料的方法

**1.观察**

观察是指护理人员运用视、触、叩、听、嗅等感官获得患者、家属及患者所处环境的信息并进行分析判断,是收集有关服务对象护理资料的重要方法之一。观察贯穿在整个评估过程中,可以与交谈同时进行。护士应及时、敏锐、连续的对服务对象进行观察,如患者出现面容痛苦、呈强迫体位,就提示患者是否有疼痛,由此进一步询问持续时间、部位、性质等。观察作为一种技能,护理人员在实践中需要不断培养和锻炼,以期得到发展和提高。

**2.交谈**

护患之间的交谈是一种有目的的医疗活动,使护理人员获得有关患者的资料和信息。一般可分为两种。①正式交谈:指事先通知患者,有目的、有计划的交谈,如入院后的采集病史。②非正式交谈:指护士在日常护理工作中与患者随意自然的交谈,不明确目的,不规定主题、时间,是一种"开放式交流",以便及时了解到服务对象的真实想法和心理反应。交谈时护士应注意沟通技巧的运用,对一些敏感性话题应注意保护患者的隐私。

**3.护理体检**

护理人员运用体检技能,为护理对象进行系统的身体评估,获取与护理有关的生命体征、身高、体重等,以便收集与护理诊断、护理计划有关的患者方面的资料,以及时了解病情变化和发现护理对象的健康问题。

**4.阅读**

包括查阅护理对象的医疗病历(门诊和住院)、各种护理记录及实验室和辅助检查结果,以及有关文献等。也可以用心理测量及评定量表对服务对象进行心理-社会评估。

## 二、整理资料

为了避免遗漏和疏忽相关和有价值的资料,得到完整全面的资料,常依据某个护理理论模式设计评估表格,护理人员依据表格全面评估,整理资料。

**（一）按戈登的功能性健康形态整理分类**

1.健康感知-健康管理形态

指服务对象对自己健康状态的认识和维持健康的方法。

2.营养代谢形态

包括食物的利用和摄入情况。如营养、液体、组织完整性、体温调节及生长发育等的需求。

3.排泄形态

主要指肠道、膀胱的排泄状况。

4.活动-运动形态包括运动、活动、休闲与娱乐状况。

5.睡眠-休息形态

指睡眠、休息及精神放松的状况。

6.认知-感受形态

包括与认知有关的记忆、思维、解决问题和决策，以及与感知有关的视、听、触、嗅等功能。

7.角色-关系形态

家庭关系、社会中角色任务及人际关系的互动情况。

8.自我感受-自我概念形态

指服务对象对于自我价值与情绪状态的信念与评价。

9.性-生殖形态

主要指性发育、生殖器官功能及对性的认识。

10.应对-压力耐受形态

指服务对象压力程度、应对与调节压力的状况。

11.价值-信念形态

指服务对象的思考与行为的价值取向和信念。

**（二）按马斯洛需要层次进行整理分类**

1.生理需要

体温 39 ℃，心率 120 次/分，呼吸 32 次/分，腹痛等。

2.安全的需要

对医院环境不熟悉，夜间睡眠需开灯，手术前精神紧张，走路易摔倒等。

3.爱与归属的需要

患者害怕孤独，希望有亲友来探望等。

4.尊重与被尊重的需要

如患者说："我现在什么事都不能干了""你们应该征求我的意见"等。

5.自我实现的需要

担心住院会影响工作、学习，有病不能实现自己的理想等。

**（三）按北美护理诊断协会的人类反应形态分类**

1.交换

包括营养、排泄、呼吸、循环、体温、组织的完整性等。

2.沟通

主要指与人沟通交往的能力。

3.关系

指社交活动、角色作用和性生活形态。

4.价值

包括个人的价值观、信念、宗教信仰、人生观及精神状况。

5.选择

包括应对能力、判断能力及寻求健康所表现的行为。

6.移动

包括活动能力、休息、睡眠、娱乐及休闲状况,日常生活自理能力等。

7.知识

包括自我概念,感知和意念;包括对健康的认知能力、学习状况及思考过程。

8.感觉

包括个人的舒适、情感和情绪状况。

## 三、分析资料

### (一)检查有无遗漏

将资料进行整理分类之后,应仔细检查有无遗漏,并及时补充,以保证资料的完整性及准确性。

### (二)与正常值比较

收集资料的目的在于发现护理对象的健康问题。因此护士应掌握常用的正常值,将所收集到的资料与正常值进行比较,并在此基础上进行综合分析,以发现异常情况。

### (三)评估危险因素

有些资料虽然目前还在正常范围,但是由于存在危险因素,若不及时采取预防措施,以后很可能会出现异常,损害服务对象的健康。因此,护士应及时收集资料评估这些危险因素。

护理评估通过收集服务对象的健康资料,对资料进行组织、核实和分析,确认服务对象对现存的或潜在的健康问题或生命过程的反应,为做出护理诊断和进一步制订护理计划奠定了基础。

## 四、资料的记录

### (一)原则

书写全面、整洁、简练、流畅,客观资料运用医学术语,避免使用笼统、模糊的词,主观资料尽量引用护理对象的原话。

### (二)记录格式

根据资料的分类方法,根据各医院,甚至各病区的特点自行设计,多采用表格式记录。与患者第一次见面收集到的资料记录称入院评估,要求详细、全面,是制订护理计划的依据,一般要求入院后24小时内完成。住院期间根据患者病情天数,每天或每班记录,反映了患者的动态变化,用以指导护理计划的制订、实施、评价和修订。

(高　欣)

# 第三节 护 理 诊 断

护理诊断是护理程序的第二个步骤,是在评估的基础上对所收集的健康资料进行分析,从而确定服务对象的健康问题及引起健康问题的原因。护理诊断是一个人生命过程中的生理、心理、社会文化发展及精神方面健康状况或问题的一个简洁、明确的说明,这些问题都是属于护理职责范围之内,能够用护理的方法解决的问题。

## 一、护理诊断的概念

北美护理诊断协会(NANDA)提出并通过了护理诊断的定义:护理诊断是关于个人、家庭、社区对现存或潜在的健康问题及生命过程反应的一种临床判断,是护士为达到预期的结果选择护理措施的基础,这些预期结果应能通过护理职能达到。

## 二、护理诊断的组成部分

护理诊断有四个组成部分:名称、定义、诊断依据和相关因素。

### (一)名称

名称是对服务对象健康状况的概括性的描述。应尽量使用 NANDA 认可的护理诊断名称,以有利于护士之间的交流和护理教学的规范。常用改变、受损、缺陷、无效或低效等特定描述语。例如,排便异常(便秘);有皮肤完整性受损的危险。

### (二)定义

定义是对名称的一种清晰的、正确的表达,并以此与其他诊断相鉴别。一个诊断的成立必须符合其定义特征。有些护理诊断的名称虽然十分相似,但仍可从定义中发现彼此的差异。例如,"压力性尿失禁"的定义是"个人在腹内压增加时立即无意识地排尿的一种状态""反射性尿失禁"的定义是"个体在没有要排泄或膀胱满胀的感觉下可以预见的不自觉地排尿的一种状态"。虽然两者都是尿失禁,但前者的原因是腹内压增高,后者的原因是无法抑制的膀胱收缩。因此,确定诊断时必须认真区别。

### (三)诊断依据

诊断依据是做出护理诊断的临床判断标准。诊断依据常常是患者所具有的一组症状和体征,以及有关病史,也可以是危险因素。对于潜在的护理诊断,其诊断依据则是原因本身(危险因素)。

诊断依据依其在特定诊断中的重要程度分为主要依据和次要依据。

1.主要依据

主要依据是指形成某一特定诊断所应具有的一组症状和体征及有关病史,是诊断成立的必要条件。

2.次要依据

次要依据是指在形成诊断时,多数情况下会出现的症状、体征及病史,对诊断的形成起支持作用,是诊断成立的辅助条件。

例如,便秘的主要依据是"粪便干硬,每周排大便不到三次",次要依据是"肠鸣音减少,自述肛门部有压力和胀满感,排大便时极度费力并感到疼痛,可触到肠内嵌塞粪块,并感觉不能排空"。

### (四)相关因素

相关因素是指造成服务对象健康状况改变或引起问题产生的情况。常见的相关因素包括以下几个方面。

**1.病理生理方面的因素**

指与病理生理改变有关的因素。例如,"体液过多"的相关因素可能是右心衰竭。

**2.心理方面的因素**

指与服务对象的心理状况有关的因素。例如,"活动无耐力"可能是由疾病后服务对象处于较严重的抑郁状态引起。

**3.治疗方面的因素**

指与治疗措施有关的因素(用药、手术创伤等)。例如,"语言沟通障碍"的相关因素可能是使用呼吸机时行气管插管。

**4.情景方面的因素**

指环境、情景等方面的因素(陌生环境、压力刺激等)。例如,"睡眠形态紊乱"可能与住院后环境改变有关。

**5.年龄因素**

指在生长发育或成熟过程中与年龄有关的因素。如婴儿、青少年、中年、老年各有不同的生理、心理特征。

## 三、护理诊断与合作性问题及医疗诊断的区别

### (一)合作性问题——潜在并发症

在临床护理实践中,护士常遇到一些无法完全包含在 NANDA 制订的护理诊断中的问题,而这些问题也确实需要护士提供护理措施,因此,有学者提出了合作性问题的概念。她把护士需要解决的问题分为两类:一类经护士直接采取措施可以解决,属于护理诊断;另一类需要护士与其他健康保健人员尤其是医师共同合作解决,属于合作性问题。

合作性问题需要护士承担监测职责,以及时发现服务对象身体并发症的发生和情况的变化,但并非所有并发症都是合作性问题。有些可通过护理措施预防和处理,属于护理诊断;只有护士不能预防和独立处理的并发症才是合作性问题。合作性问题的陈述方式是"潜在并发症:××××"。如"潜在并发症:脑出血"。

### (二)护理诊断与合作性问题及医疗诊断的区别

**1.护理诊断与合作性问题的区别**

护理诊断是护士独立采取措施能够解决的问题;合作性问题需要医师、护士共同干预处理,处理决定来自医护双方。对合作性问题,护理措施的重点是监测。

**2.护理诊断与医疗诊断的区别**

明确护理诊断和医疗诊断的区别对区分护理和医疗两个专业、确定各自的工作范畴和应负的法律责任非常重要。两者主要区别见表1-2。

表1-2　护理诊断与医疗诊断的区别

| 区别点 | 护理诊断 | 医疗诊断 |
| --- | --- | --- |
| 临床判断的对象 | 对个体、家庭、社会的健康问题/生命过程反应的一种临床判断 | 对个体病理生理变化的一种临床判断 |
| 描述的内容 | 描述的是个体对健康问题的反应 | 描述的是一种疾病 |
| 决策者 | 护士 | 医疗人员 |
| 职责范围 | 在护理职责范围内进行 | 在医疗职责范围内进行 |
| 适应范围 | 适用于个体、家庭、社会的健康问题 | 适用于个体的疾病 |
| 数量 | 往往有多个 | 一般情况下只有一个 |
| 是否变化 | 随病情的变化 | 一旦确诊不会改变 |

（高　欣）

# 第四节　护理计划

　　制订护理计划是如何解决护理问题的一个决策过程,计划是对患者进行护理活动的指南,是针对护理诊断制订具体护理措施来预防、减轻或解决有关问题。其目的是为了确认护理对象的护理目标,以及护士将要实施的护理措施,使患者得到合适的护理,保持护理工作的连续性,促进医护人员的交流和利于评价。制订计划包括4个步骤。

## 一、排列护理诊断的优先顺序

　　一般情况下,患者可以存在多个护理诊断,为了确定解决问题的优先顺序,根据问题的轻重缓急合理安排护理工作,需要对这些护理诊断包括合作性问题进行排序。

### (一)排列护理诊断

　　一个患者可同时有多个护理问题,制订计划时应按其重要性和紧迫性排出主次,一般把威胁最大的问题放在首位,其他的依次排列,这样护士就可根据轻、重、缓、急有计划地进行工作,通常可按如下顺序排列。

　　1.首优问题

　　首优问题是指会威胁患者生命,需立即行动去解决的问题。如清理呼吸道无效、气体交换受阻等。

　　2.中优问题

　　中优问题是指虽不会威胁患者生命,但能导致身体上的不健康或情绪上变化的问题,如活动无耐力、皮肤完整性受损、便秘等。

　　3.次优问题

　　次优问题指人们在应对发展和生活中变化时所产生的问题。这些问题往往不是很紧急,如营养失调、知识缺乏等。

### (二)排序时应该遵循的原则

　　(1)按马斯洛的人类基本需要层次论进行排列,优先解决生理需要。这是最常用的一种方法。生理需要是最低层次的需要,也是人类最重要的需要,一般来说,影响了生理需要满足的护理问题,对生理功能的平衡状态威胁最大的护理问题是需要优先解决的护理诊断。如与空气有关的"气体交换障碍""清理呼吸道无效"、与水有关的"体液不足"、与排泄有关的"尿失禁""潴留"等。

具体的实施步骤可以按以下方法进行:首先列出患者的所有护理诊断,将每一诊断归入五个需要层次,然后由低到高排列出护理诊断的先后顺序。

(2)考虑患者的需求。马斯洛的理论为护理诊断的排列提供了一个普遍的原则,但由于护理对象的复杂性、个体性,相同的需求对不同的人,其重要性可能不同。因此,在无原则冲突的情况下,可与患者协商,尊重患者的意愿,考虑患者认为最重要的问题予以优先解决。

(3)现存的问题优先处理,但不要忽视潜在的和有危险的问题。有时它们常常也被列为首优问题而需立即采取措施或严密监测。

## 二、制订预期目标

预期目标是指通过护理干预,护士期望患者达到的健康状态或在行为上的改变。其目的是指导护理措施的制订。预期目标不是护理行为,但能指导护理行为,并作为对护理效果进行评价的标准。每一个护理诊断都要有相应的目标。

**(一)预期目标的制订**

1.目标的陈述公式

时间状语+主语+(条件状语)+谓语+行为标准。

(1)主语:是指患者或患者身体的任何一部分,如体温、体重、皮肤等,有时在句子中省略了主语,但句子的逻辑主语一定是患者。

(2)谓语:指患者将要完成的行动,必须用行为动词来说明。

(3)行为标准:主语进行该行动所达到的程度。

(4)条件状语:指患者完成该行为时所处的特定条件。如"拄着拐杖"行走50 m。

(5)时间状语:是指主语应在何时达到目标中陈述的结果,即何时对目标进行评价,这一部分的重要性在于限定了评价时间,可以督促护士尽心尽力地帮助患者尽快达到目标,评价时间的确定,往往需要根据临床经验和患者的情况来确定。

2.预期目标的种类

根据实现目标所需时间的长短可将护理目标分为短期目标和长期目标两大类。

(1)短期目标:指在相对较短的时间内要达到的目标(一般指一周内),适合于病情变化快、住院时间短的患者。

(2)长期目标:是指需要相对较长时间才能实现的目标(一般指一周以上甚至数月)。

长期目标是需要较长时间才能实现的,范围广泛;短期目标则是具体达到长期目标的台阶或需要解决的主要矛盾。如下肢骨折患者,其长期目标是"三个月内恢复行走功能",短期目标分别为:"第一个月借助双拐行走""第二个月借助手杖行走""第三个月逐渐独立行走"。短期目标与长期目标互相配合、呼应。

**(二)制订预期目标的注意事项**

(1)目标的主语一定是患者或患者的一部分,而不能是护士。目标是期望患者接受护理后发生的改变,达到的结果,而不是护理行动本身或护理措施。

（2）一个目标中只能有一个行为动词。否则在评价时,如果患者只完成了一个行为动词的行为标准就无法判断目标是否实现。另外行为动词应可观察和测量,避免使用含糊的不明确的词语;可运用下列动词:描述、解释、执行、能、会、增加、减少等,不可使用含糊不清、不明确的词,如了解、掌握、好、坏、尚可等。

（3）目标陈述的行为标准应具体,以便于评价。有具体的检测标准;有时间限度;由护患双方共同制订。

（4）目标必须具有现实性和可行性,要在患者的能力范围之内,要考虑其身体心理状况、智力水平、既往经历及经济条件。目标完成期限的可行性,目标结果设定的可行性。患者认可,乐意接受。

（5）目标应在护理工作所能解决范围之内,并要注意医护协作,即与医嘱一致。

（6）目标陈述要针对护理诊断,一个护理诊断可有多个目标,但一个目标不能针对多个护理诊断。

（7）应让患者参与目标的制订,这样可使患者认识到对自己的健康负责不仅是医护人员的责任,也是患者的责任,护患双方应共同努力以保证目标的实现。

（8）关于潜在并发症的目标,潜在并发症是合作性问题,护理措施往往无法阻止其发生,护士的主要任务在于监测并发症的发生或发展。潜在并发症的目标陈述为:护士能及时发现并发症的发生并积极配合处理。如"潜在并发症:心律失常"的目标是"护士能及时发现心律失常的发生并积极配合抢救"。

### 三、制订护理措施

护理措施是护士为帮助患者达到预定目标而制订的具体方法和内容。规定了解决健康问题的护理活动方式与步骤。是一份书面形式的护理计划,也可称为"护嘱"。

**（一）护理措施的类型**

护理措施可分为依赖性护理措施、协作性护理措施和独立性护理措施三类。

1.依赖性的护理措施

即来自医嘱的护理措施,它描述了贯彻医疗措施的行为。如医嘱"每晨测血压1次""每小时巡视患者1次"。

2.协作性护理措施

协作性护理措施是护士与他健康保健人员相互合作采取的行动。如患者出现"营养失调:高于机体的需要量"的问题时,为帮助患者达到理想体重的目标,需要和营养师一起协商、讨论,制订护理措施。

3.独立性护理措施

独立性护理措施是护士根据所收集的资料,凭借自己的知识、经验、能力,独立思考、判断后做出的决策,是在护理职责范围内。这类护理措施完全由护士设计并实施,不需要医嘱。如长期卧床患者存在的"有皮肤破损的危险",护士每天定时给患者翻身、按摩受压部位皮肤,温水擦拭等措施都是独立性护理措施。

**（二）护理措施的构成**

完整的护理措施计划应包括:护理观察措施、行动措施、教育措施三部分。

例如,护理诊断——胸痛:与心肌缺血、缺氧致心肌坏死有关。

护理目标：24小时内患者主诉胸痛程度减轻。

制订护理措施如下。

**1.观察措施**

(1)观察疼痛的程度和缓解情况。

(2)观察患者心律、心率、血压的变化。

**2.行动措施**

(1)给予持续吸氧，2～4 L/min。（依赖性护理措施）

(2)遵医嘱持续静脉点滴硝酸甘油15滴/分。（依赖性护理措施）

(3)协助床上进食、洗漱、大小便。（独立性护理措施）

**3.教育措施**

(1)教育患者绝对卧床休息。

(2)保持情绪稳定。

**(三)制订护理措施应注意的注意事项**

**1.针对性**

护理措施针对护理目标制订，一般一个护理目标可通过几项措施来实现，措施应针对目标制订，否则即使护理措施没有错误，也无法促使目标实现。

**2.可行性**

护理措施要切实可行，措施制订时要考虑以下问题。①患者的身心问题：这也是整体护理中所强调的要为患者制订个体化的方案。措施要符合患者的年龄、体力、病情、认知情况，以及患者自己对改变目前状况的愿望等。如对老年患者进行知识缺乏的健康教育时，让患者短时间内记忆很多教育内容是困难的。护理措施必须是患者乐于接受的。②护理人员的情况：护理人员的配备及专业技术、理论知识水平和应用能力等是否能胜任所制订的护理措施。③适当的医院设施、设备。

**3.科学性**

护理措施应基于科学的基础上，每项护理措施都应有措施依据，措施依据来自护理科学及相关学科的理论知识。禁止将没有科学依据的措施用于患者。护理措施的前提是一定要保证患者的安全。

**4.一致性**

护理措施不应与其他医务人员的措施相矛盾，否则容易使患者不知所措，并造成不信任感，甚至可能威胁患者安全。制订护理措施时应参阅其他医务人员的病历记录、医嘱，意见不一致时应共同协商，达成一致。

**5.指导性**

护理措施应具体，有指导性，不仅使护理同一患者的其他护士很容易地执行措施，也有利于患者。如对于体液过多需低盐饮食的患者，正确的护理措施：①观察患者的饮食是否符合低盐要求。②告诉患者和家属每天摄盐＜5 g。含钠多的食物除咸味食品外，还包括发面食品、碳酸饮料、罐头食品等。③教育患者及家属理解低盐饮食的重要性等。

不具有指导性护理措施：①嘱患者每天摄盐量＜5 g。②嘱患者不要进食含钠多的食物。

### 四、护理计划成文

护理计划成文是将护理诊断、目标、护理措施以一定的格式记录下来而形成的护理文件。不仅为护理程序的下一步实施提供了指导,也有利于护士之间及护士与其他医务人员之间的交流。护理计划的书写格式,因不同的医院有各自具体的条件和要求,所以书写格式也是多种多样的。大致包括日期、护理诊断、目标、措施、效果评价几项内容,见表1-3。

表 1-3 护理计划

| 日期 | 护理诊断 | 护理目标 | 护理措施 | 评价 | 停止日期 | 签名 |
|---|---|---|---|---|---|---|
| 2021－02－19 | 气体交换受阻 | 1、<br>2、 | 1、<br>2、<br>3、 | | | |
| 2021－02－22 | 焦虑 | 1、<br>2、 | 1、<br>2、<br>3、 | | | |

护理计划应体现个体差异性,一份护理计划只对一个患者的护理活动起作用。护理计划还应具有动态发展性,随着患者病情的变化,护理的效果而调整。

(高　欣)

# 第五节　护理实施

实施是为达到护理目标而将计划中各项措施付诸行动的过程。实施的质量如何与护士的专业知识、操作技能和人际沟通能力三方面的水平有关.实施过程中的情况应随时用文字记录下来。

实施过程包括实施前准备、实施和实施后记录三个部分,一般来讲,实施应发生于护理计划完成之后,但在某些特殊情况下,如遇到急诊患者或病情突变的住院患者,护士只能先在头脑中迅速形成一个初步的护理计划并立即采取紧急救护措施,事后再补上完整的护理计划。

### 一、实施前的准备

护士在执行护理计划之前,为了保证护理效果,应思考安排以下几个问题,即"五个W"。

#### (一)"谁去做"

对需要执行的护理措施进行分类和分工,确定护理措施是由护士做,还是辅助护士做;哪一级别或水平的护士做;是一个护士做,还是多个护士做。

#### (二)"做什么"

进一步熟悉和理解计划,执行者对计划中每一项措施的目的、要求、方法和时间安排应了如指掌,以确保措施的落实,并使护理行为与计划一致。此外,护士还应理解各项措施的理论基础,保证科学施护。

### (三)"怎样做"

(1)三分析所需要的护理知识和技术:护士必须分析实施这些措施所需要的护理知识和技术,如操作程序或仪器设备使用的方法,若有不足,则应复习有关书籍或资料,或向其他有关人员求教。

(2)明确可能会发生的并发症及其预防:某些护理措施的实施有可能对患者产生一定程度的损伤。护士必须充分预想可能发生的并发症,避免或减少对患者的损伤,保证患者的安全。

(3)如患者情绪不佳,合作性差,那么需要考虑如何使措施得以顺利进行。

### (四)"何时做"

实施护理措施的时间选择和安排要恰当,护士应该根据患者的具体情况、要求等多方面因素来选择执行护理措施的时机,例如,健康教育的时间,应该选择在患者身体状况良好、情绪稳定的情况下进行以达到预期的效果。

### (五)"何地做"

确定实施护理措施的场所,以保证措施的顺利实施。在健康教育时应选择相对安静的场所;对涉及患者隐私的操作,更应该注意选择环境。

## 二、实施

实施是护士运用操作技术、沟通技巧、观察能力、合作能力和应变能力去执行护理措施的过程。在实施阶段,护理的重点是落实已制订的措施,执行医嘱、护嘱,帮助患者达到护理目标,解决问题。在实施中必须注意既要按护理操作常规规范化地实施每一项措施,又要注意根据每个患者的生理、心理特征个性化地实施护理。

实施是评估、诊断和计划阶段的延续,需随时注意评估患者的病情及患者对护理措施的反应及效果,努力使护理措施满足患者的生理、心理需要、促进疾病的康复。

## 三、实施后的记录

实施后,护士要对其所执行的各种护理措施及患者的反应进行完整、准确的文字记录,即护理病历中的护理病程记录,以反映护理效果,为评价做好准备。

记录可采用文字描述或填表,在相应项目上打"√"的方式。常见的记录格式有 PIO 记录方式,PIO 即由问题(problem,P)、措施(intervention,I)、结果(outcome,O)组成。"P"的序号要与护理诊断的序号一致并写明相关因素,可分别采用 PES、PE、SE 三种记录方式。"I"是指与 P 相对应的已实施的护理措施。即做了什么,但记录并非护理计划中所提出的全部护理措施的罗列。"O"是指实施护理措施后的结果。可出现两种情况:一种结果是当班问题已解决;另一种结果是当班问题部分解决或未解决,若措施适当,由下一班负责护士继续观察并记录;若措施不适宜,则由下一班负责护士重新修订并制订新的护理措施。

记录是一项很重要的工作,其意义在于:①可以记录患者住院期间接受护理照顾的全部经过;②有利于其他医护人员了解情况;③可作为护理质量评价的一个内容;④可为以后的护理工作提供资料;⑤它是护士辛勤工作的最好证明。

(高　欣)

# 第六节 护 理 评 价

评价是有计划的、系统的将患者的健康现状与确定的预期目标进行比较的过程。评价是护理程序的第五步,但实际上它贯穿于整个护理程序的各个步骤,如评估阶段,需评估资料收集是否完全,收集方法是否正确;诊断阶段,需评价诊断是否正确,有无遗漏,是否是以收集到的资料为依据;计划阶段,需评价护理诊断的顺序是否合适,目标是否可行,措施是否得当;实施阶段,需评价措施是否得到准确执行,执行效果如何等。评价虽然位于程序的最后一步,但并不意味着护理程序的结束,相反,通过评价发现新问题,重新修订计划,而使护理程序循环往复地进行下去。

评价包括以下几个步骤。

## 一、收集资料

收集有关患者目前健康状态的资料,资料涉及的内容与方法同评估部分的相应内容。

## 二、评价目标是否实现

评价的方法是将患者目前健康状态的资料与计划阶段的预期目标相比较,以判断目标是否实现。经分析可得出 3 种结果:①目标已达到;②部分达到目标;③未能达到目标。

例:预定的目标为"一个月后患者拄着拐杖行走 50 m",一个月后评价结果如下。

患者能行走 50 m——目标达到。

患者能行走 30 m——目标部分达到。

患者不能行走——目标未达到。

## 三、重审护理计划

对护理计划的调整包括以下几种方式。

### (一)停止

重审护理计划时,对目标已经达到,问题已经解决的,停止采取措施,但应进一步评估患者可能存在的其他问题。

### (二)继续

问题依然存在,计划的措施适宜,则继续执行原计划。

### (三)修订

对目标部分实现或目标未实现的原因要进行探讨和分析,并重审护理计划,对诊断、目标和措施中不适当的内容加以修改,应考虑下述问题:收集的资料是否准确和全面;护理问题是否确切;所定目标是否现实;护理措施设计是否得当及执行是否有效、患者是否配合等。

护理程序作为一个开放系统,患者的健康状况是一个输入信息,通过评估、计划和实施,输出患者健康状况的信息,经过护理评价结果来证实计划是否正确。如果患者尚未达到健康目标,则需要重新收集资料、修改计划,直到患者达到预期的目标,护理程序才告停止。因此,护理程序是一个周而复始,无限循环的系统工程(图 1-2)。

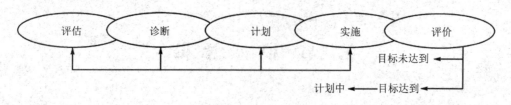

| 1.护理观的确立 | 1.分析、解释资料 | 1.排列护理诊断顺序 | 1.执行护理计划 | 1.收集资料 |
| 2.决定资料收集框架 | 2.找出存在的问题及原因 | 2.制订护理目标 | 2.完成护理记录 | 2.与护理目标比较 |
| 3.收集资料 | 3.确定护理诊断 | 3.选择护理措施 | | 3.分析原因 |
| 4.核实资料 | | 4.计划成文 | | 4.修订计划 |

**图 1-2 护理程序的循环过程**

护理程序是一种系统的解决问题的程序,是护士为患者提供护理照顾的方法,应用护理程序可以保证护士给患者提供有计划、有目的、高质量、以患者为中心的整体护理。因此它不仅适用于医院临床护理、护理管理,同时它还适用于其他护理实践,如社区护理、家庭护理、大众健康教育等,是护理专业化的标志之一。

**(高 欣)**

# 第二章

# 护患关系与沟通

## 第一节 患者角色

生老病死是自然规律。人的一生都有暂时伴随患者角色的可能,甚至与患者角色终身相伴。当个体从其他社会角色转化为患者角色以及在承担患者角色的过程中,由于种种因素会出现一些适应不良,从而影响疾病向健康转化的过程。护士不仅在个体、系统、器官、组织、细胞和分子等微观层面了解疾病,还应从家庭、社区和社会等层面,认识疾病对人的生理、心理、社会及精神等的影响,以帮助人们预防及治疗疾病,恢复健康。

### 一、患者角色及其特征

患者角色又称为患者身份,是一种社会角色。社会角色是社会规定的用于表现社会地位的行为模式。社会中的一切行为都与各自特定的角色相联系;反之,由其所处角色又可期望其发生与角色相适应的行为。当一个人被确诊患有疾病时,就具有了患者身份,在心理和行为上也就产生了变化。社会学家帕森斯从社会学的角度,观察患者与周围人的互动,将之归为4类,称为患者角色要素。

(1)免除平日的社会角色。当一个人扮演患者角色时,他可以免除平日所扮演社会角色的责任。能免除多少原来的社会角色视其疾病的性质、严重程度而定。

(2)有接受协助的义务。生病的人不会因他有意愿恢复身体的健康状态就能实现,必须依赖周围人的协助,才能使其愿望得以实现。

(3)负有恢复健康的责任。生病是某些需要未被满足的状态,会造成患者的不适,甚至死亡。因此,患者需要也被期待有生存的渴望,对未来抱有希望,这些责任包括放弃依赖的角色,能独立处理自己日常生活的问题等。

(4)负有寻求医疗协助的责任。由此我们可以推想,患者原来的角色特性与患者角色越不同,越容易产生适应上的困难;反之,患者原来的角色与患者角色的特性越接近,如被动、愿接受别人的帮助、能相信别人的人越容易接受患者角色。

### 二、患者角色适应不良

任何社会角色都需有个适应过程,患者角色也不例外。但患者在适应其角色的过程中,会出现一些适应偏差。患者角色变化的特点如下。

**（一）角色行为缺如**

否认自己有病，未能进入角色。虽然医师诊断有病，但本人否认自己有病，根本没有或不愿意识到自己是患者。

**（二）角色行为冲突**

患者角色与其他角色发生心理冲突。同一个体常常承担着多种社会角色。当患病并需要从其他角色转化为患者角色时，患者一时难以实现角色适应。

**（三）角色行为减退**

因其他角色冲击患者角色，从事了不应承担的活动。已进入角色的患者，由于更强烈的情感需要，不顾病情而从事力所不能及的活动，表现出对病、伤的考虑不充分或不够重视，而影响到疾病的治疗。

**（四）角色行为强化**

安于患者角色的现状，期望继续享有患者角色所获得的利益。由于依赖性加强和自信心减弱，患者对自己的能力表示怀疑，对承担原来的社会角色恐慌不安，安心于已适应的患者角色现状，或者自觉病情严重程度超过实际情况，小病大养。

**（五）角色行为异常**

患者因病痛折磨感到悲观、失望，受这些不良心境的影响导致行为异常，如对医务人员的攻击性言行，病态固执、抑郁、厌世，以至于自杀等。

## 三、患者角色适应中常见的行为改变

莱得勒认为生病过程是一个复杂的心理形成过程，她提出 3 个互相独立但又彼此重叠的接受疾病的时期。

**（一）从健康到生病期**

当个体意识到他生病时，有几件事情要完成：①放弃原来的社会责任；②接受别人的帮助、诊断和治疗；③与人合作以恢复健康；④寻求适当的帮助。此阶段适应良好的患者，能接受诊断和忍受治疗所带来的不适与限制，并定期就诊。相反，适应不良的患者，可能会否认生病、否认出现的症状，利用不明显的症状逃避责任，或来操纵别人。

**（二）接受生病期**

此期始于患者接受生病的事实，且扮演患者角色的时候。患者的行为变得以自我为中心，对周围其他事情的兴趣降低，因为需要依赖他人同时怨恨此种依赖行为，情感显得矛盾，会特别注意身体上的一些变化，不适应性的行为包括放弃复原的希望、拒绝接受协助、对治疗怀疑、避免谈及自己的问题与感受及不能合作等。

**（三）恢复期**

此期是个体放弃患者角色，扮演健康人的角色。患者随着体力的恢复而逐渐能够独立，愿意协助自己，积极参加复健活动，可以多做一些决定，并逐渐增加对周围事物的兴趣，表示自己已在康复之中。不适应的患者行为会停留在第二阶段。

## 四、指导患者适应角色的护理措施

为了使患者尽快适应患者角色，积极配合医疗和护理工作，以促进疾病的早日康复，护士有责任在患者的角色适应中起指导作用。指导的内容包括以下几个方面。

**(一)常规指导**

常规指导指在患者初次入院时,护士向患者介绍病区的环境、制度、注意事项等,同时做自我介绍,介绍有关的医务人员和同室的病友,以消除患者的陌生感和恐惧感,建立起患者在医院环境中充当患者角色的自信心。

**(二)随时指导**

当患者住院后出现一些新情况,如即将面临痛苦的检查、治疗等,多数患者表现出焦虑、恐惧和不安时。护士应观察并掌握准确的信息,及时进行指导。

**(三)心理及情感支持**

一些长期住院、伤残或失去工作能力的人,容易对治疗失去信心,甚至产生轻生的念头,会出现角色缺如或角色消退现象。有些患者在疾病的恢复期出现角色强化现象,护士应经常与患者沟通,了解患者的感情及情绪变化并以适当的帮助使其在心理上达到新的平衡。

## 五、患者的权利与义务

在特定条件下,护士通过医疗、护理等活动与患者建立起来的一种特殊的人际关系,即护患关系。它建立在护士与患者双方交往的基础上,是以患者为中心的各种信息交流与双向作用的过程。在护患关系中双方应按照一定的道德原则和规范来约束、调整自身的行为,尊重彼此的权利和履行的义务。护士尊重患者的权利并督促患者履行相应的义务,是提供高品质护理服务的重要方面。

**(一)患者的权利**

权利是法学的一个基本概念,是指人们在法规和道德允许的范围内应该享受的利益。医德权利是医学伦理学的一个范围,它是反映医患关系和卫生事业与社会关系的一个重要方面,也是社会主义医德的一个重要范畴。

以前,患者只是听命于医师和护士,很少考虑自己的权利。自20世纪70年代以来,一些国家对患者的权利进行了较多的研究,并采取了一系列保证患者权利的措施。如1993年美国将《医疗事故委员会报告书》以通俗的语言写在"患者权利章程"中,强调必须分发给每个患者。国际相应约定和我国法律法规规定,患者的权利包括下列主要内容。

(1)患者有个人隐私和个人尊严被保护的权利:患者有权要求有关其病情的资料、治疗内容和记录如同个人隐私,须保守秘密。患者有权要求对其医疗计划,包括病例讨论、会诊、检查和治疗都应审慎处理,不允许未经同意而泄露,不允许任意将患者姓名、身体状况、私人事务公开,更不能与其他不相关人员讨论别人的病情和治疗,否则就是侵害公民名誉权,会受到法律的制裁。

(2)患者有获得全部实情的知情权:患者有权获知有关自己的诊断、治疗和预后的最新信息。在医疗活动中,医疗机构及其医务人员应当将患者的病情、医疗措施、医疗风险等如实告诉患者,及时解答其咨询;但是,应当避免对患者产生不利后果。

(3)患者有平等享受医疗的权利:当人们的生命受到疾病的折磨时,他们就有解除痛苦、得到医疗照顾的权利,有继续生存的权利。任何医护人员和医疗机构都不得拒绝患者的求医要求。人们的生存权利是平等的,享受的医疗权利也是平等的。医护人员应平等地对待每一位患者,自觉维护一切患者的权利。

(4)患者有参与决定有关个人健康的权利:患者有权在接受治疗前,如手术、重大的医疗风险、医疗处置有重大改变等情形时,得到正确的信息,只有当患者完全了解可选择的治疗方法并同意后,治疗计划才能执行。患者有权在法律允许的范围内拒绝接受治疗。医务人员要向患者说明拒绝治疗对生命健康可能产生的危害。如果医院计划实施与患者治疗相关的研究时,患者有权被告知详情并有权拒绝参加研究计划。

(5)患者有权获得住院时及出院后完整的医疗:医院对患者合理的服务需求要有回应。医院应依病情的紧急程度,对患者提供评价、医疗服务及转院。只要医疗上允许,患者在被转到另一家医疗机构前,必须先交代有关转送的原因,以及可能的其他选择的完整资料与说明。患者将转去的医疗机构必须已先同意接受此位患者的转院。

(6)患者有服务的选择权、监督权:患者有比较和选择医疗机构、检查项目、治疗方案的权利。医务人员应力求较为全面细致地介绍治疗方案,帮助患者了解和作出正确的判断和选择。患者同时有权利对医疗机构的医疗、护理、管理、后勤、管理医德医风等方面进行监督。因为患者从到医疗机构就医开始,即已行使监督权。

(7)患者有免除一定社会责任和义务的权利:按照患者的病情,可以暂时或长期免除服兵役、献血等社会责任和义务。这也符合患者的身体情况、社会公平原则和人道主义原则。

(8)有获得赔偿的权利:由于医疗机构及其医务人员的行为不当,造成患者人身损害的,患者有通过正当程序获得赔偿的权利。

(9)有申请请求回避权。

**(二)患者的义务**

权利和义务是相对的,患者在享有正当的权利同时,也应负起应尽的义务,对自身健康和社会负责。

(1)积极配合医疗护理的义务:患者患病后,有责任和义务接受医疗护理,和医务人员合作,共同治疗疾病,恢复健康。患者在同意治疗方案后,要遵循医嘱。

(2)自觉遵守医院规章制度:医院的各项规章制度是为了保障医院正常的诊疗秩序,就诊须知、入院须知、探视制度等都对患者和亲属提出要求,这是为了维护广大患者利益的需要。

(3)自觉维护医院秩序:医院是救死扶伤、实行人道主义的公共场所,需要保持一定的秩序。患者应自觉维护医院秩序,包括安静、清洁、保证正常的医疗活动及不损坏医院财产。

(4)保持和恢复健康:医务人员有责任帮助患者恢复健康和保持健康,但对个人的健康保持需要患者积极参与。患者有责任选择合理的生活方式,养成良好的生活习惯,保持和促进健康。

(章祥琴)

# 第二节 护 士 角 色

## 一、护士

关于护士的定义,在《现代汉语词典》中是这样解释的:"医疗机构中担任护理工作的人员。"在《社会学百科辞典》中护士被界定为"受过护理专业教育,掌握护理、病房管理的知识和技术,有一般卫生预防工作能力的初、中、高级卫生人员。主要在医院、门诊部和其他医疗预防机构内担任各种护理工作,配合医师执行治疗或在负责的地段内进行一般医疗处理和卫生防疫等工作"。根据《中华人民共和国护士管理办法》的相关规定,要想取得护理资格成为合法护士,必须先取得护士执业证书,然后获得护士执业注册。很显然,在这里护士是指所有的取得护理资格从事护理工作人员的总称。既包括承担不同职责的护士,如护士长、护士主任;也包括不同专科领域的护士,如营养护士、保健护士、保育护士;同时包括不同职称的护士,如护师、主管护师、副主任护师、主任护师。随着人们对生命数量和质量两方面要求的不断提高,护士在适应社会发展、满足人们健康需要方面的作用越来越突出,护士的工作得到了社会的普遍认可。

## 二、现代护士角色

在护理发展的历史进程中,传统的护理工作以保姆似的生活护理为主,处于医疗的从属地位。护士被视为类似于母亲、修女、保姆、医师的助手等角色。只是简单地执行医嘱,照顾患者,不需要专门的训练,其形象是原始的、单一的。随着社会文明的进步,医学和护理学的发展,护理教育水平的提高,护士的角色范围不断扩展并发生了根本的变化,由单一的角色逐步向复合角色转变。

### (一)照顾者

为患者提供直接的护理服务,照顾患者,满足患者生理、心理和社会各方面的需要,是护士的首要职责,也是其他护士角色的基础。

### (二)管理者

现代护士都有管理的职责,其中护理领导者管理人力资源和物资资源,组织护理工作的实施,以提高护理的质量和效率;普通护士管理患者和病区环境,以促进患者早日康复。

### (三)沟通者

这是护士的又一个重要角色,包含护士与患者及其家属之间、护士之间、护士与其他健康工作者之间的沟通。通过沟通满足个人、家庭和社区等的各种需要,保证护理措施的有效实施和各方面的协调合作。

### (四)患者权益保护者

作为患者权益的保护者,护士有责任帮助患者维持一个安全的环境,保护患者免受意外伤害,得到适当的治疗和护理。如当患者难以确定是否接受某项治疗时,护士应帮助患者了解来自各种途径的健康信息,补充必要的信息,帮助患者作出正确选择。

### (五)健康教育者

护士在许多场合有进行教育的义务。在医院,可对患者和其家属进行健康教育,向他们讲解有关疾病的治疗、护理和预防知识;在社区,可向居民宣传预防疾病,保持健康的知识和方法等。

### (六)研究者

作为一名现代护士,有责任进行护理研究,以适应社会发展对护理的需要,完善护理理论,推动护理专业的发展。

## 三、护士角色的权利和义务

### (一)护士角色的权利

(1)有要求患者听从护嘱并给予配合的权利。

(2)有要求提供适宜的工作环境并接受合理工作报酬的权利。

(3)有进一步学习、深造,提高知识和技能水平的权利。

(4)有维护职业形象、人格尊严受到尊重的权利。

(5)有向医师提出合理建议的权利。

(6)有在突发的紧急情况下,主动对患者作出临时处置的权利。

依据《中华人民共和国护士管理办法》的相关规定,护士依法履行职责的权利即护理执业权利受法律保护,任何单位或个人都不得干涉。医师和患者等可以对护理工作提出意见和建议,但不得干涉护士行使其执业权利。非法阻挠护士依法执业或侵犯护士人身权利的,由护士所在单位提请公安机关予以治安行政处罚;情节严重、触犯刑律的,提交司法机关依法追究刑事责任。

**(二)护士角色的义务**

(1)正确执行医嘱的义务。

(2)进行平等、科学护理的义务。

(3)紧急情况及时通知医师并配合抢救的义务。

(4)紧急情况下采取急救措施的义务。

(5)提供卫生咨询的义务。

(6)遵守护理职业道德的义务。

(7)对患者隐私保密的义务。

(8)服从卫生行政部门调遣的义务。

在遇有自然灾害、传染病流行、突发重大伤亡事故及其他严重威胁人群生命健康的紧急情况下,护士必须服从卫生行政部门的调遣,参加医疗救护和预防保健工作。

## 四、护士角色的职业道德

护理职业道德是调整护士与患者之间、护士内部之间及护士与社会之间关系的行为规范的总和。护理职业是一个直接关系到人民身心健康和生命安危的重要职业,其职业道德的高尚与否直接与患者的生死息息相关。了解并掌握护理职业道德的相关内容,并自觉遵守,是每一个护士义不容辞的责任。护士应在"救死扶伤,防病治病,实行革命的人道主义,全心全意为人民服务"的基本原则下,遵守以下职业道德。

**(一)尊重患者、关心体贴患者**

尊重患者,即尊重患者的人格,尊重患者的诊治权利,把患者视为自己忠诚服务的对象。对待患者要做到:语言亲切温和,解答问题耐心,充分理解患者的心情,尊重患者,同情患者,急患者所急,想患者所想。任何对患者讽刺挖苦、盛气凌人或置之不理的态度和做法都是不道德的。

**(二)工作认真负责、任劳任怨**

一切为了患者利益是护理工作的出发点和归宿,把患者的生命安危放在工作的首位,是护士忠于职守的显著标志。在护理工作中,护士要严格遵守护理规章制度和各种护理操作规程,做到认真仔细,严谨周密,一丝不苟,准确及时,安全可靠,要杜绝各种护理差错、护理医疗事故的发生。为了患者利益,不计个人得失,不辞辛苦、不厌其烦、不怕脏累,始终满腔热情地对待患者和工作。

**(三)互尊互助、团结协作**

现代医疗活动的进行都离不开集体的努力,因此护士在护理过程中,一定要与其他护士和医务人员团结合作,相互支持,相互尊重,相互学习,取长补短。工作中发生差错应忠于事实,不推诿责任,不文过饰非,坚决避免对同事的差错幸灾乐祸的做法。

**(四)勤奋学习、精益求精**

现代医学的发展和护理模式的转变对护士提出了很高的要求,需要护士勤奋钻研护理技术,主动学习相关学科知识,不断提高护理技术水平,以便从患者的生理、心理、社会等各方面对患者作出科学合理的综合护理诊断,实施有效护理,更好地协助患者达到健康目标。

**(五)热爱专业、无私奉献**

护理工作是整个医疗卫生工作的重要组成部分,与医疗工作同等重要。护士与医师的分工是医学发展的需要,护士与医师一样是医疗工作中不可缺少的组成部分。护士应端正对护理工作的认识,热爱本职工作,严格要求自己,对一切患者,不分民族、性别、职业、家庭出身、教育程度、财产状况,都要一视同仁。要以全心全意为人民服务、无私奉献的精神,做好自己的本职工作,把献身护理事业作为自己的崇高理想。

## 五、护士角色的素质

素质是一个人在生理、心理、智能和知识等多方面的综合表现,各种角色均应具有其本身特有的素质。作为一名现代护士,应具有以下基本素质。

**(一)优良的思想素质和高尚的道德情操**

护士作为人们眼中的"白衣天使",必须具有良好的思想政治素质和职业道德素质。在思想上,要热爱祖国、热爱人民、热爱本职工作,要有正确的世界观、人生观、价值观,要忠于护理事业,对护理怀有深厚的感情,具有为人类健康服务的奉献精神。同时,还应具有崇高的护理职业道德,要具有高度的责任感和同情心,兢兢业业,忠于职守,严于律己,奉公守法,谦虚诚实,廉洁正直,出差错不隐瞒,有责任不推诿,待患者如亲人,对工作精益求精。

**(二)合理的知识结构和精湛的护理操作技术**

要适应新的医学、护理模式的转变,护士就必须掌握较为全面的知识。这不仅包括医学护理学方面的知识,而且还包括心理学、社会学、伦理学、教育学、管理学、美学等多方面的知识;不仅要掌握传统的知识,而且要掌握科学前沿的最新知识。只有这样,才能适应当前护理工作的需要,最大限度地满足患者健康的需求。

为了提供恰当的护理,减轻患者的痛苦,使患者尽快地恢复健康,还必须有精湛的护理操作技术。护理操作通常是直接或间接作用于人体,因而各种操作不得有丝毫马虎,应做到规范、熟练、应变能力强。

**(三)良好的性格和稳定的心理素质**

护士服务对象、工作环境的特殊性,决定了护士必须具有良好的性格和稳定的心理素质。在护理中,面临困难、遭遇挫折,甚至出现失败的情况,时有发生,这就要求护士必须具有抗挫折的能力,遇事沉着冷静。不管遇到什么样的患者和情况,都要耐心细致、镇定自若、临危不惧、充满自信,有条不紊地加以妥善处理。

**(四)较强的人际沟通能力**

在现代护理中,良好的人际关系是做好护理工作的重要基础,对于患者、护士、医院和社会都具有重要意义,有利于促进护士与患者之间、护士与其他医务人员之间的相互信任和密切协作,营造良好的健康服务氛围,使患者积极主动地参与配合,提高护理工作效率,使医疗护理活动顺利进行。

### （五）敏锐的观察力和较强的应变能力

护理实践中，患者的病情及心理状态是复杂多变的，有时患者身体或心理微小的变化，恰是某些严重疾病的先兆。护士只有具备敏锐的观察能力，才能发现这些变化，做到"防患于未然"。同时，由于患者的心理活动与个性特征千差万别，同样的护理方法，同样的护理语言与态度不一定适合所有的患者，这就要求护士在护理工作中要做到灵活机智，针对性强；当遇到难以预料的突发事件时，能及时应对，恰当处置。

（章祥琴）

# 第三节　护士与患者的关系

护理工作中的人际关系包括护患关系、医护关系和护护关系等，其中护患关系是护士面临的最重要的关系。

## 一、性质

### （一）护患关系是一种治疗性的人际关系（也称专业性人际关系）

护患关系是在护理服务过程中，护士与患者自然形成的一种帮助与被帮助的人际关系。与一般人际关系不同，在护患关系中，护士作为专业帮助者处于主导地位，并以患者的需要为中心。护士通过实施护理程序来满足患者的需要，从而建立治疗性的人际关系。护士的素质、专业知识和专业技术水平等会影响护患关系的建立。

### （二）护患关系是专业性的互动关系

在护患关系中，护士与患者是相互影响的。双方不同的经历、知识、情绪、行为模式、文化背景、价值观、与健康有关的经验等都会影响到彼此间的关系与交往。

## 二、护患关系的基本模式

美国学者萨斯和何伦德提出了医患关系的三种模式，这一模式分类也同样适用于护患关系。

### （一）主动-被动型模式

这是一种传统的护患关系模式。在护理活动过程中，护士处于主动、主导的地位，而患者则处于完全被动的、接受的从属地位。即所有的护理活动，只要护士认为有必要，不需要经患者同意就可实施。这一模式主要存在于患者难以表达自己意见的情况下，如昏迷状态、全身麻醉手术过程中或婴幼儿等。这需要护士发挥积极能动的作用。

### （二）指导-合作型模式

在护理活动过程中，护患双方都具有主动性，由护士决定护理方案、护理措施，而患者则尊重护士的决定，并主动配合，提供自己与疾病有关的信息，对方案提出意见与建议。这一模式主要适用于患者病情较重，但神志清醒的情况下。此情况下，患者希望得到护士的指导，积极发挥自己的主观能动性。

### （三）共同参与型模式

这一模式在护理活动过程中，护患双方具有大致同等的主动性和权利，共同参与护理措施的决策和实施。患者不是被动接受护理,而是积极主动配合,参与护理;护士尊重患者权利,与患者协商共同制订护理计划。此模式主要适用于患慢性病和受过良好教育的患者。

### 三、护患关系的分期

护患关系的建立、维持和结束可分为 3 期。

#### (一)第一期(初始期)

从患者与护士开始接触时就开始了。此期的主要任务是护患之间建立信任关系,并确定患者的需要。信任关系是建立良好护患关系的决定性因素之一。护士通过观察、询问、评估患者,收集资料,发现患者的健康问题,制订护理计划。患者根据护士的言行逐渐建立对护士的信任。

#### (二)第二期(工作期)

此期护患之间在信任的基础上开始合作,主要任务是护士通过实施护理措施来帮助患者解决健康问题,满足患者需要,达到护理目标。在护理过程中,应鼓励患者参与,充分发挥患者的主观能动性,减少其对护理的依赖。

#### (三)第三期(结束期)

在达到护理目标后,护患关系就进入结束阶段,此期的主要任务是圆满地结束护患关系。护士应了解患者对目前健康状况的接受程度,制订患者保持和促进健康的教育计划,了解护患双方对护患关系的评价,并征求患者意见,以便今后工作中进一步改进。

(章祥琴)

# 第四节　护士与患者的沟通

## 一、沟通的概念

沟通是信息遵循一系列共同的规则相互传递的过程。沟通是形成人际关系的手段。

## 二、沟通的基本要素

沟通的过程包括沟通的背景或情景、信息发出者、信息、信息传递途径、信息接受者和反馈 6 个基本要素。

#### (一)沟通的背景或情景

沟通的背景或情景指沟通发生的场所或环境,既包括物理场所,也包括沟通的时间和沟通参与者的个人特征,如情绪、文化背景等。不同的沟通背景或情景会影响对沟通信息的理解。

#### (二)信息发出者

信息发出者指发出信息的主体,既可以是个人,也可以是群体、组织。信息发出者的社会文化背景、知识和沟通技巧等都可对信息的表达和理解造成影响。

#### (三)信息

信息是沟通得以进行的最基本的要素,指能够传递并被接收者所接受的观点、思想、情感等。包括语言和非语言的行为。

### (四)信息传递途径

信息传递途径指信息传递的手段或媒介,包括视觉、听觉、触觉等。护士在进行沟通时,应根据实际情况综合运用多种传递途径,以帮助患者更好地理解信息。

### (五)信息接受者

信息接受者是接受信息的主体。信息接受者的社会文化背景、知识和沟通技巧等均可影响信息的理解和表达。

### (六)反馈

反馈指沟通双方彼此的回应。

## 三、沟通的基本层次

沟通可分为以下 5 个层次。

### (一)一般性沟通

一般性沟通又称陈词滥调式的沟通,是沟通双方参与的程度最差,彼此分享真实感觉最少的沟通。双方往往只是表达一些表面式的社交性话题,如"今天天气不错""您好吗"等。在护患关系建立的初期,可使用一般性沟通帮助建立信任关系,并有助于鼓励患者表达出有意义的信息。但如果一直维持在这一层次,将无法建立治疗性人际关系。

### (二)陈述事实的沟通

陈述事实的沟通是一种不掺加个人意见、判断,不涉及人与人之间关系的一种客观性沟通。如"我曾做过剖宫产手术""我今年 50 岁"等。这一层次的沟通对护士了解患者的情况非常重要,护士不应该阻止患者以此种方式进行沟通,以促使其表达更多的信息。

### (三)分享个人的想法

这一层次的沟通比陈述事实的沟通高一层次。患者对护士表达自己的想法,表示护患之间已建立起信任感,如患者向护士表达其对治疗的要求等。此时,护士应注意理解患者,不要随意反对患者。

### (四)分享感觉

在沟通双方相互信任的基础上才会发生。沟通时个体愿意和对方分享他的感觉、观点、态度等。

### (五)一致性的沟通

这是沟通的最高层次,指沟通双方对语言和非语言性行为的理解一致,达到分享彼此感觉的最高境界。如护士和患者不用说话,就可以了解对方的感觉和想表达的意思。

## 四、沟通的基本类型

按照沟通使用的符号分类,沟通可分为语言性沟通和非语言性沟通。

### (一)语言性沟通

语言性沟通是指沟通者通过语言或文字的形式与接受者进行信息的传递与交流。护士在为患者采集病史、进行健康教育和实施护理措施时都必须进行语言性沟通。

### (二)非语言性沟通

非语言性沟通是指不使用语言或文字进行的沟通,而是通过躯体姿势和运动、面部表情、空间、声音和触觉等来进行信息的沟通。非语言性沟通可以伴随着语言性沟通而产生,主要目的是表达情绪和情感、调节互动、验证语言信息、维护自我形象和表示人际关系的状态。非语言性沟通具有情景性、整体性和可信性的特点。非语言性沟通形式主要包括以下几种。

1.体语

体语指通过人体运动表达的信息,如仪表、面部表情、眼神、姿态、手势、触摸等。

2.空间效应

空间效应指沟通双方对他们沟通中的空间和距离的理解与运用。个体沟通时的空间与距离会影响个体的自我暴露程度与舒适感。人际交往中的距离主要分为4种。

(1)亲密区:指沟通双方距离小于50 cm,当护士在进行查体、治疗、安慰、爱抚时,与患者之间的距离。

(2)个人区:指沟通双方距离在50~100 cm,人们与亲友交谈、护士与患者进行交谈时主要使用此区距离。

(3)社会区:指沟通双方距离在1.1~4.0 m,在工作单位和社会活动时常用,如护士与其同事一起工作时或护士通知患者吃饭等。

(4)公众区:指沟通双方距离在4 m以上,一般用于正式公开讲话中,如上课、开会等。

3.反应时间

反应时间的长短可反映对沟通的关注程度,及时的反应可鼓励沟通的进行。

4.类语言

类语言指伴随语言产生的声音,包括音质、音量、音调、语速、节奏等。这些可影响人们对沟通的注意力,同时可表达沟通者的情绪和情感。

## 五、影响有效沟通的因素

### (一)信息发出者和信息接收者的个人因素

个人因素包括生理因素(如年龄、疲劳、疼痛、耳聋等)、情绪状态(如愤怒、焦虑、悲伤等)、知识水平(如文化程度、语言等)、社会背景(如种族、民族、职业等)、个性特征、外观形象等。

### (二)信息因素

信息因素包括信息本身是否清楚、完整、符合逻辑、是否相互矛盾等。

### (三)环境因素

环境因素包括物理环境(如光线、温度、湿度、整洁度、噪声及是否利于保护患者隐私等)和社会环境(如人际关系、沟通的距离、氛围等)。

### (四)不适当的沟通方式

常见的有突然改变话题、急于陈述自己的观点、匆忙下结论或表达个人的判断、虚假或不适当的安慰、针对性不强的解释、引用事实不当等。

## 六、常用的沟通技巧

良好的沟通技巧是达到有效沟通的重要保障,有效沟通是指信息接收者所接收的信息与发出者所要表达的一致。常用的沟通技巧包括以下几点。

### (一)倾听

倾听时,护士要做到注意力集中,全神贯注,避免分心;耐心,不随意打断患者的谈话;不急于做判断;除关注患者的语言信息外还要关注患者的非语言信息,以了解患者真正要表达的意思。

此外,护士应注意做到与患者经常保持眼神的交流,进行适当的提问及采用适当的非语言信息时常给患者以响应。

**(二)反应**

反应即信息接收者(护士)将部分或全部的沟通内容(包括语言性及非语言性的)反述给发出者(患者),使其能对自己的谈话和表现进行评估,如"您看起来好像……"。进行反应时应注意,鼓励患者显露其情绪和情感,并恰当地运用移情,帮助建立信任的护患关系。

**(三)提问**

提问的方式可分为明确性提问、激励性提问、征求意见性提问、证实性提问等类型。所提的问题有开放式问题和封闭式问题两种。开放式问题没有固定的答案,是让患者自由作答,因此可获得较多的信息,但需要时间较长,如"您现在有哪些不适";封闭式问题答案是限定的,只要做简单的选择即可,省时、效率高,但不利于患者表露自己的感情和提供额外的信息,如"您是否吸烟"。提问时,护士应注意组织好提问的内容,围绕谈话中心,避免跑题;所用语言应能为患者理解,避免应用术语。此外,应注意提问的时机、语气、语调和句式,避免诱导式的提问和不愉快的提问。

**(四)重复**

重复即指将患者关键的话重复一遍;或保持患者原意不变,将患者的话用自己的语言给予复述。恰当的重复可增强患者对护士的信任。

**(五)澄清和阐明**

澄清是将患者模棱两可、含糊不清或不够完整的谈话弄清楚,以增强沟通的准确性。阐明是对患者所表达的问题进行解释的过程,目的是为患者提供一个新的观点。

**(六)沉默**

适当地运用沉默可以给患者思考的时间,让患者感到护士在认真倾听,同时给了护士观察患者和调试自己的时间。急于打破沉默会阻碍有效的沟通。

**(七)触摸**

触摸是一种非语言性沟通技巧,适当的触摸可加强沟通。护士可通过适当的触摸表达对患者的关心、理解和支持,也是护士与视觉或听觉有障碍的患者进行有效沟通的重要方法。但应注意针对不同年龄、性别、种族、文化背景等的对象采取适当的、个性化的触摸,以免产生消极后果。

(章祥琴)

# 第三章

# 门诊护理

## 第一节　门诊就诊管理

近年来随着国际医院评审(JCI)标准的不断普及应用,医院门诊护理经验的不断累积,标准所涉及的范围更加完善。就诊管理是门诊管理的重要环节,护理部针对医疗及护理过程的各个重要环节,依据 ACC 给予患者连贯性的优质护理及医疗服务,针对来院就诊的门诊患者进行信息的收集及处理,确保患者得到及时有效的医疗服务,以保证患者的就诊安全,提高患者就诊满意度;同时规定相同诊断的患者在医疗机构内得到相同质量的优质服务,不因为患者经济、性别、职业的不同,而有区别对待。护理管理者在门诊护理工作中要重视护士资质及培训工作、门诊服务质量、公共设施及其安全性管理、信息管理等多个方面。

### 一、门诊预检分诊

门诊是医院对外的一个窗口,也是直接对患者进行诊疗、咨询、预防保健的场所,作为一个医患关系的重要纽带,患者就诊时对医院的第一印象非常重要。由于门诊的患者流动性大,护理工作内容繁多,护理压力大,门诊也是容易发生纠纷的部门,因此就要求分诊的护士对来就诊的患者进行快速的资料收集,根据患者的个体化的需求和患者的病情轻重缓急及所属的专科合理安排分科就诊。

#### (一)分科就诊

根据 ACC.1 标准,进一步建立健全了医院的诊疗门诊分诊制度,对分诊目标、标准、流程和护士的职责都做了新的调整;对于初次就诊的患者,护士在接诊的过程中应该根据所属的病种指引患者分科就诊,帮助患者选择合适的科室;为病情急或变化快的患者提供绿色通道以积极争取治疗时机,挽救患者的生命;告知患者就诊地点,辅助检查的作用和注意事项等。

#### (二)预检评估

护士预检分诊增加了几个重要的环节,包括对安全性评估,对生命指征的一般测评和对跌倒的评估。门诊的预检人员可根据患者的基本情况(如面色、呼吸是否急促、有无疼痛及疼痛的剧烈程度等)决定患者的就诊科室。每一个来院就诊的患者都必须通过生理、心理等全方面评估后方可就诊。通过分诊护士的动态分诊,根据患者的个体化病情调整就诊顺序,体现了高效、快捷的分诊模式,减少了患者和家属与医护人员的纠纷,明显提高了患者的满意度。

护理工作从门诊分诊流程上加大改进力度,做到了及时、准确分诊,提高了护士的分诊效率,减少了患者的就诊时间,保证了就诊的有序性,确保了急危重症患者的及时有效抢救,增加患者就医安全性。

## 二、实施实名制就诊

门诊工作包含患者在医疗机构内通过预约、预检分诊、挂号、候诊、就诊流程,得到适合的门诊医疗服务的过程。按照 ACC.1 标准,规范门诊就诊流程,使就诊患者获得安全、规范、高效、满意的医疗服务。

### (一)核对确认注册

为使患者就诊安全,医院采用门诊实名制就诊。完成预约挂号的患者,应于就诊当天,持就诊卡到自助机或窗口进行确认注册。如无就诊卡的患者可凭有效身份证明到自助机或窗口办理就诊。就诊前,导诊台护士需核对患者信息,使患者按挂号的序号进行候诊和评估。就诊时,医师再次核对患者信息,核对无误方可就诊。

### (二)患者隐私保护

按照患者的权利与义务 PFR 标准,整个就诊过程中要对患者的隐私进行保护。保护患者的隐私不会被其他无关的医护人员及患者的家属所知,医院需保证医患之间的诊疗活动在相对独立的环境中进行,使患者的信息受到保护。门诊医护人员真正落实一医一患一诊室,保证患者信息不被其他人"旁听""旁观";科室所有计算机设置为自动屏保状态;病例系统使用医护人员个人用户名、密码登录;对涉及患者隐私的废弃病历文书资料不能当废纸复用,全部使用粉碎机处理,保证患者隐私的资料不外泄;门诊候诊呼叫系统改装为不能显示患者的全名,名字为三个字的患者隐去中间的一字,名字为两个字的患者隐去后面的一字,以保证门诊患者姓名隐私不泄露;患者的化验单等检查资料也只能是患者本人或者是患者授权的人才能查看;在所有自助机前设置 1 m 等候线,切实保护患者的就医隐私的权利。

## 三、门诊患者身份识别

身份识别是指确认某个个体是否符合指定对象身份的过程,以保证指定对象的合法权益及群体系统的安全和秩序。目的是为防止因识别错误而导致患者受到损害的事件发生。患者身份识别制度,要求在实施任何医疗措施之前必须同时核对至少 2 种个体独有的、能标识患者的特征信息。应规范患者身份识别方法和程序,并提供更安全的治疗,以确保患者医疗安全。

### (一)门诊患者身份识别的标识

医院根据本院实际情况选择能识别门诊患者身份的 2 个首要标识符,分别是患者姓名、门诊患者病案号或患者姓名和患者出生年月日。如选择患者姓名和门诊病案号,门诊患者应实行唯一的门诊病案号,即无论患者第几次来院就诊,统一使用第一次来院就诊时建立的门诊病案号。因此患者在第一次就诊时需到收费窗口打印带有病案号的条码贴在病历本上。对于预约的患者,医院可通过短信发送病案号到患者手机上。

### (二)门诊患者身份识别的方法

面对可交流沟通的患者,工作人员以主动问答的方式,与患者或其家属共同进行患者身份识别的核对,同时用识别工具辅助核对。就诊时医师询问患者:"请问你叫什么名字?"患者报自己的姓名,医师插医保卡或就诊卡查看信息系统,核对患者姓名、病案号等患者身份信息。

**(三)患者的交流沟通**

面对无法交流沟通的患者,有患者代理人在场时,请代理人陈述患者姓名等患者身份信息,并用患者病历卡上的条码核对病案号。无患者代理人在场时,医护人员至少用2种识别工具核对以确保患者姓名、病案号的一致性。

## 四、门诊患者评估

在门诊护理工作中按照 AOP.1 标准(AOP:患者评估)实施护理服务并进行评估,对门诊工作的护理质量提升有着重要的价值。门诊患者评估是由具有资质的护士通过病史询问、体格检查、辅助检查等途径,对患者的生理、心理-社会状况、健康史、经济因素及疾病严重程度等情况做出综合评价,以指导诊断和治疗。

**(一)门诊患者评估目的**

门诊患者评估的目的在于规范医护人员采集、分析患者在生理、心理-社会状况、经济因素及其健康史等方面信息和数据的行为,确保及时、准确、全面地了解患者病情的基本现状和其对诊疗服务的需求,为制订适合于患者的诊疗护理方案及后续的医疗和护理提供依据和支持。

**(二)门诊患者评估内容**

护士在患者就诊前需对每一个门诊就诊的患者进行护理评估,评估内容包括生理、心理、社会、经济等方面。评估患者体温、脉搏、呼吸、血压等生命体征,身高、体重等指标,是否为特殊人群(如孕产妇、65岁以上的老人、长期疼痛或疾病患者、儿童、青少年、吸毒人员、受虐待者等),有无生理、心理康复需求,疾病严重程度及跌倒风险、营养风险等,AOP.1.5 标准要求对每一个患者,包括门诊就诊的患者都要进行主动的疼痛评估,通过疼痛评估,可及早发现患者潜在的疾病风险。

**(三)门诊患者评估方法**

接诊护理工作者需对每一位患者都按照医院规定的评估流程进行评估,以确定其医疗需求并记录在相关记录单上。同时,护士需提供初步的评估资料,该评估资料将伴随整个诊疗过程。医师评估患者的自理功能、营养状态等指标,并在整合其基本情况、护理评估、体格检查、辅助检查结果的基础上做出初步诊断,制订诊疗方案。门诊患者每次就诊都要进行评估,一天内多科室就诊可只评估一次。

**(四)护士的资质**

为了能够正确地对门诊患者进行预检分诊,门诊预检分诊的护士要具有一定的资质。因此就需要对门诊护士进行严格筛选,使其在接受正规考核后上岗,以确保患者的诊疗安全。要求门诊的护士具有护士执业证书,熟悉医院的工作流程和医院可提供的医疗服务范围,并对突发事件具有良好的应变能力。每一个在护理专业进行的评估,应在其执业、执照、法律法规范围内进行。不仅要求门诊的分诊护士具有过硬的临床护理知识,能够快速地识别出患者的疾病严重程度并给予及时分诊,而且要求护士也具有良好的心理素质,对于形形色色的患者进行观察,能够正确判断出患者的心理需求。

## 五、门诊患者危急值报告程序

国际患者安全目标危急值管理 IPSG.2 是六大患者安全目标管理之一,规范了临床检验危急值的流程,根据上报的危急值采取重要的安全措施,将危急值报告及时传达给临床医师,使其对患者病情做出正确判断并给予适当的医疗处置,是提高医疗质量和确保医疗安全的关键因素之一。因此,构建一个完善、及时的危急值通报机制,将信息系统整合应用,使其成为医护人员沟通的重要途径,也是医院通过 JCI 评审的重点项目。危急值是指某项或某类检验或检查结果显著超出正常范围,而当这种异常结果出现时,表明患者可能正处于高风险或存在生命危险状态。临床医师需要及时得到这种异常结果信息,迅速给予患者有效的干预治疗措施或治疗,否则患者就有可能出现严重后果。

**(一)确定危急值的项目和范围**

医院根据规模、专科特色、患者的人群特点、标本量等实际情况,征求专家意见后,制定符合实验室和临床要求的危急值项目和范围,包括各类临床检验危急值项目。

**(二)制定危急值通报标准程序**

构建启用危急值通报和应答信息系统,制定危急值通报标准操作程序。一旦出现危急值,检验者在确认检测系统正常情况下,立即复核,确认结果属于危急值后,在 10 分钟内电话通知医师,并在《危急值报告登记本》中做好已通知的记录。报告者在通知时,按《危急值接受登记本》中记录的项目逐一读报。医师做好记录并向报告者逐一回读然后确认。医师接到通知后 30 分钟内联系患者并做出对患者处置的诊疗意见。医师及护士在门诊病历中详细记录报告结果,分析处理情况、处理时间。

明确医护人员间危急值传达方式及信息的记录方式,促进临床、医技科室之间的有效沟通与合作,可以更好地为患者提供安全、及时、有效的诊疗服务。

(李亚薇)

# 第二节 门诊岗位要求

## 一、门诊总体岗位要求

### (一)岗位职责要求

(1)坚持以患者为中心,一切服务工作都要让患者满意。

(2)严格遵守医院作息时间,不迟到、早退,提前 10 分钟上岗,整理诊台,做好接诊准备。

(3)熟练掌握岗位要求,工作认真负责,坚守岗位。

(4)服务热情(微笑)、主动、周到,语言文明。

(5)执行首问负责制,耐心询问与解答患者,及时解决相关问题。不能解决的及时汇报科室主任/护士长。电话接听、记录详细、仔细,语气温和。

(6)遇危重、突发急症的患者,配合医师采取积极有效的抢救措施。

(7)就诊环境保持清洁、整洁、安静,做好患者就诊前、后的指导、宣教工作。

(8)维持就诊秩序,遇到高龄体弱、危重患者,与相关科室联系,合理安排就诊次序。危重患者、孤寡老人等特殊人员有专人护送。

(9)积极参加院、科组织的培训、学习和活动。

### (二)仪表规范要求

(1)服装干净、整洁,衣扣齐全。内衣不外露,配穿护士鞋,白色棉袜或肉色丝袜。

(2)发型要求:长发使用统一的头花、发网盘起;短发不得过肩。头发前不过眉,不佩戴夸张头饰。不染颜色绚丽的发色,不留奇异发型。

(3)护士佩戴燕尾帽稳妥端正,前端距发际4～5 cm,用两个银白色或白色发夹固定于帽后,发夹不得显露于帽子正面。

(4)上班画淡妆,妆色端庄、淡雅。口红颜色接近唇色。不留长指甲和涂带色指(趾)甲油。

(5)工作时禁止佩戴戒指、手镯、脚链、耳饰,颈部不可佩戴粗大或夸张项链。

### (三)服务基本用语要求

态度和蔼、亲切自然、语言文明、语气柔和、用词通俗、表达准确、耐心细致、体贴周全,杜绝生、冷、硬、顶、推或斥责患者的现象。

(1)文明用语:请、您好、谢谢、对不起、再见。

(2)称呼用语:同志、先生、老师、女士、阿姨、叔叔、大姐、大哥、小朋友。

(3)公共用语:您好、对不起、不客气、谢谢、请进、请坐、请稍候、再见、我能帮您什么、请配合一下、谢谢合作、祝您早日康复、您走好、请多提宝贵意见。

## 二、门诊导诊护士

### (一)岗位要求

(1)按照疫情防控要求,做好预检分诊工作。

(2)指导患者办理就诊卡及自助充值事项。

(3)维持门诊大厅就诊秩序,遇到高龄体弱、危重患者,与相关科室联系,合理安排就诊次序。危重患者、孤寡老人等患者主动护送。

(4)耐心解答电话咨询。

(5)提供便民服务,监督卫生工作。

(6)做好轮椅的集中发放和保管工作。

(7)站立式微笑服务,使用规范用语,热情接待咨询人员。

(8)完成门诊部主任、护士长交代的其他工作任务。

### (二)服务语言要求

(1)患者首问咨询时,护士站立,说:"您好!""您好,有什么可以帮到您?""您好,您有什么需要我来做?""您好,请您稍等,我……""您好,我帮您问一下,请稍等。""您好,这个地方在……"。

(2)送患者坐电梯、楼梯或出门时,说:"请您慢走。""小心。""小心台阶。"或"您走好。"

(3)送患者到达诊区、诊室或其他辅助科室时等,说:"您好,这里是……"回头交代到达区域工作人员:"您好,这位…(称呼)需要……""您好,这里是某某诊区,现在患者比较多,请您耐心等一下。"

(4)帮助患者取号,说:"很高兴为您服务。"

(5)患者送还轮椅、担架车物品时,说:"您好,交给我吧,让我来。""不客气。""您还有什么需要吗?""请您慢走。"

### 三、分诊人员

**(一)岗位要求**

(1)按候诊号的先后顺序依次安排患者就诊,认真维持好候诊秩序,正确分流患者。

(2)分配诊室"一医一患一陪护",以保护患者隐私,确保医师全神贯注地为患者诊治,提高工作效率。

(3)就诊前根据患者情况测量体温、脉搏、呼吸、血压,并记录于门诊病历上。

(4)全面观察候诊患者的病情变化,遇有高热、剧痛、出血、呼吸困难、休克等急性病症应立即安排患者提前就诊,必要时联系急诊科参与救治。

(5)如发现传染患者,应立即隔离诊治,及时向主管领导及时汇报,并做好消毒隔离工作。

(6)在诊疗过程中,要主动指导患者充值、取药、化验等,以缩短候诊时间,并使患者及时得到治疗。

(7)协助做好门诊安全保卫工作,候诊区禁止吸烟,为患者提供安静、舒适、安全的就诊环境。

(8)参与门诊病区的抢救工作。

**(二)服务语言要求**

面带微笑,站姿规范,主动热情,上前询问:"您有什么事情需要我帮忙吗?""您有哪些问题不清楚,我给您解释一下?""现在候诊患者较多,请不要着急。""请到 XX 诊室就诊。""请到这边坐一下。""看 X 科的患者较多,请您在此排队就诊,谢谢。""为保护患者隐私,请有序就诊,请在诊室外候诊! 谢谢您的配合。""同志,对不起,请在此排队挂号、就诊,请自觉遵守秩序,谢谢您的配合。""对不起,这位专家今天不坐诊,我帮您联系另选一名专家好吗?"

### 四、儿童诊疗中心护士

**(一)岗位要求**

(1)做好预检分诊工作,对危重患儿优先安排就诊,发现病情变化时,立即配合医师处理。

(2)保持工作区域干净、整洁。

(3)根据实际工作情况填写各项记录本,如药品、耗材清点记录及仪器设备保养记录等。

(4)协助医师工作,根据医嘱正确执行各项操作并登记。

(5)严格执行"三查九对",认真执行护理核心制度和操作规程。

(6)对中心内的区域进行消毒并记录。

(7)核对账目,不给患者多扣费和漏收费。

(8)及时巡视输液大厅,密切观察患儿在输液过程中病情变化,发现异常情况及时报告医师并记录。

(9)做好护理治疗的宣教工作。

**(二)服务语言要求**

面带微笑,主动热情,可说:"请您把药品给我,谢谢。""您把药品放在这里,我们会标记孩子姓名,不会出错,请放心。""请您帮孩子按压 5～10 分钟,谢谢您的配合。""输液过程中,请您不要随意调整输液滴数,如有需要,请及时联系我们工作人员。""小朋友用嘴含住这个管口,做深呼吸,然后用鼻子慢慢呼气,看阿姨怎么做。""小朋友雾化结束了,你感觉好点了吗?""家长您好,雾化结束后一定想着给孩子洗脸、漱口或者多喝水,以防声音嘶哑和口腔炎的发生。""小朋友你好,你以前吹过气球吗?""你过生日的时候吹蜡烛没有啊?""你不用紧张,一点不疼。"

## 五、健康管理中心

### (一)岗位要求

服从主任/护士长的管理和工作安排,认真执行各项规章制度和操作流程。

1.机关、企事业单位来院体检

(1)检前:①根据各单位体检要求,打印发放体检指引单,引导受检者合理安排体检流程,另外要做好未按约定前来体检人员的工作安排。②组织、接待、引导、协调体检人员有序进行健康体检。③按照各科体检项目的要求,认真询问病史,并按各科体检程序进行检查,确保体检项目无遗漏。

(2)检中:①体检过程中对体检人员咨询的问题,要做好解答工作。②对体检中发现的阳性体征,应在体检表的相应栏目中要简明扼要地予以描述,防止简单下结论。

(3)检后:①发放体检结果时,执行保护性医疗制度,尊重受检客人的隐私权。②在健康管理师的指导下,针对管理客户提出并实施相关健康保健计划,以及临床医疗信息服务。③对体检人员的身体健康、日常生活、行为方式进行干预。④管理体检人员及体检团队,重点人群重点服务,建立良好的长期合作关系。

2.封闭式体检(征兵体检、公务员体检)

(1)负责确定相关单位体检时间、体检项目,协调各项目体检人员,布置封闭式体检场地。

(2)负责召开检前培训会,共同学习特殊体检项目标准、体检系统使用、体检结论下达等。

(3)负责物资准备(包括体检表、早餐等)、引导人员培训、报告整理汇总等。

(4)负责主检,统计体检人数及结果并反馈给单位,开具单位发票等。

(5)负责核对体检人数、钱数上报登记,统计参加体检人员考勤并上报人力资源科。

3.外出体检(高考学生体检、中小学生体检)

(1)负责沟通学校体检时间、体检项目,协调各项目体检人员,提前去学校布置体检场地。

(2)负责召开检前培训会,共同学习外出体检项目标准、体检系统使用、体检结论下达等。

(3)负责外出物资准备、引导人员培训、报告整理汇总、学生来院复查等。

(4)负责统计体检人数及结果、出具体检监测报告书,反馈给学校,开具单位发票等。

(5)负责核对体检人数、钱数上报登记,统计参加体检人员考勤并上报人力资源科。

4.其他事项

(1)每月与财务科核对团检单位结算费用的工作,并及时上报主任/护士长。

(2)每月双人核对个人体检人数及费用、各单位人员加项的工作,并及时上报主任/护士长。

### (二)服务语言要求

(1)关于打印查体指引单,可采用:"您好,请问有什么可以帮您?""您是单位组织的查体吗?""提供一下您的身份证,好吗?""好的,请稍等。这是您的查体表,请您拿好进入各个诊室进行检查。等您检查完后,把体检表交回前台好吗?"

(2)关于前台导诊,可采用:"您好,请问有什么可以帮您?""XX在走廊X边的位置,请您随我走。""不客气,您慢走。"

(3)关于彩超分号,可采用:"您好,请问有什么可以帮您?""您的彩超号是彩二10号,前面还有两个人,请稍等。""请您进入彩超室等待区稍等,前面还有一人,一会医师会叫您。""您的彩超号是彩三10号,请您去西走廊进行彩超体检。""您还有眼科等其他项目没查,就在您右手边方向,请您再去检查其他体检项目。""不客气,您慢走。"

(4)关于测量血压,可采用:"您好,请问有什么可以帮您?""请这边坐,我来帮您测一下。""请您坐好,伸出右胳膊,放松,别紧张。""马上开始测量,请不要动您的手臂,好吗?""您的血压正常。请您再去检查其他体检项目。""不客气,您慢走。"

(5)关于测肺功能,可采用:"您好,请问有什么可以帮您?""请这边坐,我来帮您测一下。""请您坐好,一只手捏着鼻子,嘴含着吹嘴,先吸一口气,再吹6秒(护士说6个吹)。""马上开始测量,请不要紧张,尽量配合我,好吗?""您的肺功能正常。请您再去检查其他体检项目。""不客气,您慢走。"

(6)关于测电测听,可采用:"您好,请问有什么可以帮您?""请这边坐,我来帮您测一下。""请您坐好,看一下检查示意图,先把耳机带上,右边是红色、左边是蓝色,听见声音无论大小一定要按。""马上开始测量,请不要紧张,尽量配合我,好吗?""您的电测听正常。请您再去检查其他体检项目。""不客气,您慢走。"

(7)关于测$^{13}$C、$^{14}$C呼气试验,可采用:"您好,请问有什么可以帮您?"$^{14}$C:"请这边坐,请您把这个胶囊喝下去,15分钟之后撕开包装袋,大头套上进行吹气,吹气5分钟后给我就可以了,慢慢吹,正常呼吸就可以了。"$^{13}$C:"请这边坐,请您先吹一口气把蓝袋子吹满,然后把这个胶囊喝下去,30分钟之后吹红袋子。""您的结果会直接放到体检报告中。请您再去检查其他体检项目。""不客气,您慢走。"

(8)关于领取胃肠镜药品,可采用:"您好,请问有什么可以帮您?""请您跟我来,我来帮您拿一下。""这是您的药品,里面有玻璃瓶药品、一定要轻拿轻放,放到背光地方,千万不要放到冰箱里。""您稍等,给您登记一下,请您签字确认""请您去二楼内镜室进行预约,二楼医务人员会给您一张明白纸,上面会有具体用药时间。""不客气,您慢走。"

(9)关于收回查体人员查体表(前台),可采用:"您好,请问有什么可以帮您?""您把体检表交到我这里就可以。""您坐这里照张相,好吗?""照好了,请您第二天下午两点以后到主检室领取您的体检报告。""若您不方便来取,可留下邮箱给您发送电子版,或者留下地址给您邮寄纸质版。""若您着急要结果,我们会给您尽快出具结果,这是我们的电话,请于今下午4点左右打电话咨询结果。""不客气,您慢走。"

(10)关于查体科领取体检报告,可采用:"您好,请问有什么可以帮您?""有我为您详细讲解您的体检报告。请问,还有什么可以帮助您的吗?""不客气,您慢走。"

## 六、彩超室分诊人员

### (一)岗位要求

(1)按要求提前上班,做好开诊前的清洁工作。

(2)每天登记医师出诊时间,做好工作量统计工作。

(3)保持诊室安静,维持一医一患一诊室。

(4)主动、热情接待患者,有问必答,做好解释工作

(5)熟悉本科医师特长及出诊时间,维护候诊室良好秩序,对高热、新生儿等特殊患者及急危重症患者优先做检查,并对其他患者做好解释工作。

(6)向候诊患者介绍有关本科室的情况。

(7)合理安排彩超预诊工作。

**(二)服务语言要求**

面带微笑,主动热情,可采用:"您好! 请问有什么可以帮您?""请让我看一下您的申请单,好吗?""已经给您排上号了,请您在大厅座位上耐心等待,注意大屏喊号提示,听到您的名字后到相应诊室检查。""系统有点慢,请您稍等。""您好,这个单子不清晰,您稍等,我问一下开单大夫。""您检查的项目不能吃饭喝水,您吃饭喝水了吗?""您检查的项目需要鼓尿,外面有饮水机,您可以多喝点水。"

## 七、门诊手术室

**(一)岗位要求**

(1)在主任/护士长的领导下进行工作。负责开诊、手术、治疗前后的准备工作。

(2)严格执行各项护理规章制度、无菌技术操作规程、查对制度,严防差错事故的发生。

(3)配合医师对患者进行检查,按医嘱给患者进行治疗、冲洗,手术配合与处置。

(4)负责手术室的整洁、保持安静,做好手术前后的健康宣教工作。

(5)负责手术室药品、物资、器材清点及保养、登记、统计工作。

(6)负责使用后的各种器械、物品的终末处理,严格执行消毒隔离制度。

(7)按照实施手术进行手术费用,术后做好各类登记工作,每月第一个工作日统计手术量并汇总上报护士长。

(8)完成上级领导交办的其他工作。

**(二)服务语言要求**

可采用:"您好,请把手术单给我看一下。""您叫什么名字吗? 马上就要给您手术了,请您躺(坐)好,不要太紧张,有什么不舒服,随时告诉我好吗?""您的手术做完了,谢谢合作。""给您取了病理标本,XX 时间到门诊三楼病理科取报告,谢谢合作。""这是门诊部的电话,您有任何问题可以电话联系。"

## 八、检验科护士

**(一)岗位要求**

(1)在主任/护士长的领导下,负责门诊患者的血液采集及采血室日常护理工作。

(2)严格执行无菌技术操作规程,熟练掌握静脉穿刺技术及外周采血技术。

(3)认真执行查对制度,核对患者的信息、检验项目,一旦发现有误,立即与开单医师核对,根据情况及时与检验人员有效沟通。

(4)严格执行一次性医疗用品使用管理制度,做到一人、一针、一管、一带。

(5)严格执行医疗废物管理有关规定,做好医疗废物的分类处理。

(6)做好当日工作量的核对、登记、统计工作。

(7)负责采血物品的请领和保管,并做好使用消耗登记负责采血室的清洁、消毒工作。

(8)采血后主动并详细告知患者及陪属领取报告的时间、地点及方法,必要时协助其领取报告。

**(二)服务语言要求**

可采用:"您好,请把化验条码给我,谢谢。""您化验的项目需要空腹抽血,您吃饭了吗?""请放松,不要动,采血不会很疼,一会儿就好。""请您按压 5～10 分钟。""请您 X 时刻到诊室门口自助机打印报告单,谢谢您的配合。""这个检查在 X 楼 X 区,您可以到那里去检查。""请您取号后在大厅候诊座椅上等待叫号。""您好,请出示医保卡或就诊电子码。""请带好您的随身物品。""请拿好您的扣费收据及化验条码。"或"请拿好您的扣费收据及检查单。"

## 九、内镜室护理人员

### (一)岗位要求

(1)在主任/护士长的领导下进行工作。

(2)认真执行医院和本科室的各项规章制度和技术操作常规,严格查对制度,严防差错发生。

(3)做好开诊前的准备工作,保持内镜室整洁、安静。热情接待患者,维护就诊秩序。向患者交代检查前和检查中的注意事项,同时做好心理护理等健康宣教工作,解除思想顾虑,使患者愉快地接受检查。

(4)观察候诊患者的病情变化,对病情较重者予以提前就诊,对年老体弱和远道来的患者给予关照。

(5)预约时了解患者的病史及必要的化验检查结果,并做好登记。

(6)注意保护患者的隐私权。

(7)检查后要向患者及家属交代注意事项,严防并发症的发生。

(8)严格执行消毒隔离制度,每次用后应消毒去污、清洁,经高效消毒剂消毒后备用。

(9)各种检查镜分类放置,定期检查,做好器械保养工作。

(10)科内抢救物品及药品定点放置,定期检查,处于备用状态。

(11)每天做好工作量统计工作。

### (二)服务语言要求

可采用:"您好,请把申请单给我,谢谢。""您的内镜检查已经预约好,请问您是否选择做无痛内镜?""请您稍等,麻醉师会为您进行评估并开具无痛检查。""请您在候诊区等一下,按顺序检查,很快就会轮到您。""检查时我会陪着您,请您放松,不要紧张。""您是 XXX 吗?请您朝左侧身躺好,检查时会有点儿不舒服,请您配合一下,谢谢。""谢谢您的合作,请到候诊区休息,一会儿就可以取报告单。"或"给您取的病理标本,X 天后到内镜室来取报告单就行。您慢走。"

## 十、口腔门诊护理人员

### (一)岗位要求

(1)在科主任/护士长的领导下认真完成诊室的常规护理工作。

(2)密切配合医师治疗工作,准备所需物品及器械。

(3)熟悉常用器械、药品、材料的作用和用法。

(4)负责口腔科整洁、安静,维持就诊秩序,并与患者保持好良好的沟通、宣教工作。

(5)做好器械的消毒、灭菌及检查物品效期的工作。

(6)认真执行各项规章制度和技术操作规程,严格查对制度,严防事故的发生。

(7)负责领取、保管诊室的材料、器械,及时更换补充,保证完整配套及充足,使诊治工作方面高效。

**(二)服务语言要求**

可采用:"请您在候诊区稍等一会儿,按顺序检查,很快就会轮到您。""您是 XXX 吗?请您躺好,检查时会有点儿不舒服,请您配合一下,谢谢。""您好,您哪里不舒服,请问您是第一次来看牙吗?"或"您好,我是口腔科,请问有什么需要帮忙的吗?"

## 十一、影像科护理人员

**(一)岗位要求**

(1)在护士长领导下负责本科室的各项护理工作,做好各项预约、登记、划价、扣费、治疗等工作。

(2)严格执行各项规章制度和技术操作规程,认真做好各项护理查对,严防差错事故发生。

(3)负责申领、保管耗材及其他物资。按时检查抢救车药品、物品是否完好,并做好记录。

(4)保持候检有序,遵循先来先做原则,对急危重症患者做好解释工作的同时适当安排提前就诊。

(5)为预约增强患者解释检查前的准备工作。检查过程中严密观察患者的病情变化,发现异常情况及时配合医师做好急救处理并做好记录。

(6)检查结束后主动告知患者及家属注意事项。

(7)做好患者及家属的放射防护工作。

(8)做好消毒隔离工作,防止交叉感染。

(9)按要求参加院、科级安排的学习、会议及各种活动。

**(二)服务语言要求**

可采用:"您好,请把您的就诊卡或医保卡给我。""您好,请出示您的住院号或腕带。""对不起,您的余额不足,您可以用手机充值或自助机充值。""请问您需要帮助吗?""您好,您预约的时间还没到,请您于 XX 点 XX 分来分诊台登记取号。""请您在候诊区等待,按顺序检查,谢谢。""对不起,这位急诊患者需要马上 XX 检查,请您稍等一会儿好吗?""检查时需要您配合机器做吸气、憋气的动作,请您听好机器的指令。""您的检查做完了,您可以先回医师处看病。""您如果需要取片,请到门诊大厅自助取片机扫码取片。""您需要做强化检查,请先做一个过敏试验。""注射药物时,可能会有血管发凉发胀的感觉,全身有发热的感觉,都是正常现象,请您不要紧张。""您已检查完毕,请在观察区观察半小时,如果有什么不适请及时告诉我们。"或"半小时已到,请问您有什么不适吗? 没有的话我给您拔针,针眼处请按压 10 分钟,回去后这两天多喝水,以促进造影剂排出。"

## 十二、血液净化科护理人员

**(一)岗位要求**

(1)在主任/护士长的领导下进行工作。

(2)严格遵守医院、科室的规章制度,执行各项工作流程和护理核心制度。

(3)热情接待血液透析的患者,合理安排、相对固定床位,保证血液净化护理工作有序开展。

(4)密切观察病情变化,定时巡视,保持良好的应急状态,发现问题及时汇报医师并采取相关措施。

(5)针对患者进行个案宣教,随时关注患者心理变化,做好心理护理。

(6)掌握各种仪器性能、熟练操作,做好日常维护,设备处于完好备用状态,保证治疗安全。

(7)积极进行专业学习,不断提升专业素养,为患者提供高质量透析。

**(二)服务语言要求**

可采用:"我是您的责任护士XXX,有事您说话。""您在透析过程中有任何不舒服的感觉,请及时告诉我。""请您按规定时间来院透析,有事请提前告知。""您的血压偏低,我把床头给您放平。""为了保护您的内瘘,请不要在内瘘侧肢体抽血、输液、测血压。""请不要用内瘘侧肢体提重物。""请不要把内瘘侧肢体放于枕下。""为了防止您的体重增长过快,请合理控制饮食。""穿刺失败,实在抱歉!马上给您换高年资老师穿刺。""这是您的医保卡,请您收好。""请问您有牙龈出血、大便发黑、皮肤淤血等情况吗?若有请及时告诉我们。""回家后若发现穿刺处肿胀请您立即冰敷,并拨打科室电话或通过肾友群联系,第一时间来院就诊。"或"疫情期间请您做好自我防护,正确佩戴口罩。"

## 十三、介入导管室护理人员

**(一)岗位要求**

(1)在护理部、护士长的直接领导下,配合手术医师,负责介入治疗术前的准备、介入术中的配合和介入治疗后的导管室整理工作。

(2)认真执行各项规章制度和无菌技术操作规程,并监督上台医师的无菌操作,负责导管室的清洁、消毒及感染监控的工作,防止感染和交叉感染。

(3)严格执行"三查九对",正确执行医嘱及时完成各项护理治疗。

(4)负责各种介入耗材及有关器械、药品、敷料的请领、保管、保养工作,放置应定点定位有序,出入账目要清楚。

(5)主动热情接待患者,态度和蔼,认真核对患者姓名、病案号、诊断、手术名称,并做好患者心理护理;保持环境安静、整洁、温湿度适宜,注意保护患者的隐私;返回病房时按照规定的程序严格逐项交接,并做好交接记录及签字确认。

(6)术前建立静脉通路、连接心电监护,协助手术医师对患者进行导尿、消毒铺巾等;密切配合手术,材料物品等传递准确、迅速;正确执行术中医嘱,正确配置术中药物,并做好职业防护工作;严密观察术中患者病情变化,发现异常情况及时报告医师。

(7)负责供氧、吸引器及心电监护仪、除颤仪等应急设备的日常保养维护,并熟悉使用方法,正确使用,使其处于备用状态;同时负责急救药品、物品的清点及完好性评估,做好记录,随时做好急救准备。

(8)每天检查介入导管室各项无菌物品是否在有效期内。

(9)术后负责对一次性医疗用品按照规定进行销毁处理。

(10)按要求参加院级安排的学习、会议及各种活动。

**(二)服务语言要求**

素质要求:服装、鞋帽整洁,仪表大方,举止端庄,态度和蔼,语言恰当,微笑服务。

(1)手术当日,至患者床旁,首先自我介绍、问候患者、说明目的,了解患者基本情况,同病房护士做好详细交接。可以说:"您好,我是介入手术室的护士,由我陪您去介入手术室做手术,如果您有疑问,请及时提出;您的家属会在等候区等待,请您不用担心。"

(2)进入手术室,手术室护士做好详细交接,动作轻柔地协助患者过床,为患者盖好棉被。可以说:"您好,我叫 XXX,由我负责您的手术配合工作,我会一直在您身边陪着您,请您放心。由于手术床比较窄,为了保障您的安全,我们将用安全带为您固定好,请不要紧张!现在我要核对一下您的基本信息,请您配合;手术中我都会在您的身边,有什么不舒服告诉我,我会尽量帮您解决。"

(3)手术结束后,护士要以和蔼可亲的态度告诉患者:"您好,您的手术很顺利,谢谢您的配合。"

(4)用温水擦净患者身上的消毒液及血迹,为患者穿好衣裤或盖好被单,协助手术医师将患者平移到转运车上,减少因震荡带给患者的疼痛不适,将患者送回病房,与病房护士做好术中情况和术后皮肤的交接,并适时安慰、鼓励患者:"您好,您现在已回到病房,现在您的任务是好好休息,争取早日康复。"

## 十四、皮肤科门诊护理人员

### (一)岗位要求

(1)在科主任的领导下认真完成诊室的常规护理工作。

(2)密切配合医师治疗工作,准备所需物品及器械。

(3)熟悉常用器械、药品、材料的作用和用法。

(4)负责皮肤科整洁、安静、维持就诊秩序,并与患者保持好良好的沟通、宣教工作。

(5)做好仪器清洁,检查药品、物品效期的工作。

(6)认真执行各项规章制度和技术操作规程,严格查对制度,严防事故的发生。

(7)负责领取、保管诊室的材料、器械,及时更换补充,保证完整配套及充足,使诊治工作方面高效。

### (二)服务语言要求

可采用:"请您在候诊区稍等一会儿,按顺序检查,很快就会轮到您。"或"您是 XXX 吗?请您躺好,我帮您敷一下面膜,请您配合一下,谢谢。"

## 十五、耳鼻喉门诊护理人员

### (一)岗位要求

(1)在科主任的领导下认真完成诊室的常规护理工作。

(2)密切配合医师治疗工作,准备所需物品及器械。

(3)熟悉常用器械、药品、材料的作用和用法。

(4)负责耳鼻喉科整洁、安静、维持就诊秩序,并与患者保持好良好的沟通、宣教工作。

(5)做好仪器清洁,检查药品、物品效期的工作。

(6)认真执行各项规章制度和技术操作规程,严格查对制度,严防事故的发生。

(7)负责领取、保管诊室的材料、器械,及时更换补充,保证完整配套及充足,使诊治工作方面高效。

### (二)服务语言要求

可采用:"请您在候诊区稍等一会儿,按顺序检查,很快就会轮到您。""您是 XXX 吗?请您坐好,我帮您测一下听力,请您配合一下,谢谢。"

## 十六、儿童保健中心护理人员

**(一)岗位要求**

(1)在科主任/护士长的领导下,遵守医院各项规章制度。

(2)保持科室6S,做好接种前的准备工作,接种后的整理工作。

(3)主动热情接待受种者,对年老体弱居民给予提供帮助。严格"三查七对一验证"制度,及时告知接种后的注意事项及下次疫苗的接种时间,严防差错事故发生。

(4)负责每天疫苗、注射器出入库记录,冷链设备的使用、保养记录。

(5)负责疫苗的清点、摆放、近效期检查。

(6)每周负责查漏补种及新生儿建档工作。

(7)按时完成日报表、月报表的填写。

(8)发现不良反应积极配合医师给予处置,并上报不良反应。

(9)做好科室物表、地面的消毒及记录。

(10)按时完成入学查验及统计报表。

**(二)服务语言要求**

可采用:"您好,请问您今天来接种什么疫苗?""请您把您的接种证或者身份证给我,谢谢!""请问您近几天有没有感冒、发热或者是其他不舒服?""您今天的疫苗是收费的,请您到收款台交一下费用,谢谢!""请您阅读一下疫苗知情同意书,点一下签核,按指纹,谢谢!""马上要注射了,请您配合我一下,把住宝宝胳膊,我会轻轻地给宝宝接种的。"或"接种完疫苗请您留观30分钟,回家忌口三天,鱼虾牛羊肉先不吃,三天不能洗澡。"

## 十七、放射治疗(简称放疗)科护理人员

**(一)岗位要求**

(1)在科主任及护士长的领导下进行工作。

(2)认真执行各项护理制度和技术操作规程,正确执行医嘱,准确及时地完成各项护理工作,做好查对,防止差错、事故的发生。

(3)做好基础护理和心理护理工作,密切观察患者病情,发现异常及时报告。

(4)做好科室消毒隔离,药品、物资、材料请领、保管等工作。

(5)认真做好危重患者的护理及抢救工作,做好急救物品管理。

(6)协助医师及技师进行各种治疗工作,保护患者隐私。

(7)做好接诊患者工作,负责患者预约、排号、登记,做好收费管理,负责监督、检查收费项目落实工作。

(8)参加护理教学,指导护生和保洁员工作。

(9)宣传放疗知识,经常征求患者意见,改进护理工作。

**(二)服务语言要求**

可采用:"您好,请把您的定位检查单给我,谢谢。""您好,请您稍等,马上就轮到您了。""您好,请问您是XXX?马上进行定位,一般不会有不舒服的感觉,请您放松,我会陪着您。""您好,请问您是XXX?马上进行治疗,请您放松,有什么不适请及时告诉我。""您好,治疗结束了,先到休息区休息会儿再回病房。"或"您的治疗已经全部结束,谢谢您的配合,祝您早日康复。要定期复查。"

## 十八、高压氧护理人员

### (一)岗位要求

(1)在科主任领导下进行工作,认真执行各项规章制度和技术操作规程,严格执行医嘱,按时完成治疗、护理工作,严格遵守医院医德医风规范。

(2)认真做好进舱治疗的安全教育,严格对进舱人员进行安全检查。详细介绍进舱须知,指导正确使用氧气面罩。

(3)严格按照疫情防控要求做好进舱人员体温检测工作。

(4)负责氧舱操作,严格遵守操作规程和治疗方案。

(5)认真填写各项护理、治疗及操舱记录。

(6)参加教学和科研工作,努力学习专业知识,不断提高护理技术水平。

(7)做好清洁卫生和消毒隔离工作。

### (二)服务语言要求

可采用:"请大家不要将手机、手表、打火机和带电的物品带入舱内,谢谢。""XXX患者(或陪属),请将您的面罩戴好,谢谢。""您好,如果在吸氧过程中有什么不适,请及时告知我。"

## 十九、国医堂护理人员

### (一)岗位要求

(1)在科主任的领导下认真完成科室的护理工作。

(2)热情接待来诊患者,患者诊疗完毕,有空的情况下送患者到电梯口。帮患者按下电梯按钮。

(3)负责科室整洁、安静,维持就诊秩序。

(4)密切配合医师的中医疗法,准备每天所需物品和器械。

(5)做好中医仪器清洁、检查物品、耗材效期的工作。

(6)每周更换被服,如有污染随时更换,保持被服清洁。

(7)认真执行各项规章制度和护理操作规程,严防差错事故的发生。

(8)负责领取、保管科室的耗材、器械和后勤物资。

(9)与患者进行良好的沟通,做好宣教工作。

(10)做好消毒隔离工作,避免交叉感染。

### (二)服务语言要求

可采用:"您好,你是XXX老师吗?您是来针灸吗?请随我来针灸室。上床请稍等,大夫马上过来。""您好,你是XXX老师吗?你预约做督灸,请稍等,我马上做好准备工作。"或"您好,你做完督灸不要着凉,禁食生冷饮食。"

(李亚薇)

# 第三节　门诊岗位职责

门诊分为预检(导诊)班、分诊班、中午班和主班,现将各岗位职责分述如下。

## 一、预检(导诊)班

### (一)导诊台值班

每天 7:45－11:45、13:30－16:50 导诊台值班。

(1)站立式服务、热情、礼貌,讲普通话,文明用语。

(2)熟知各科室特色,做好预检分诊的工作,耐心听取问题,并给予正确解答,严禁推诿。

(3)负责分配人员进行患者的陪检、护送等工作并登记。

(4)维持好大厅秩序,帮助进行自助挂号、引导陪同、办理手续、代购药品等服务。护送需要提供帮助的患者进行住院手续的办理并送至病房。

(5)做好轮椅的借出及归还工作,保证患者安全使用。

(6)解决门诊发生的突发事件。

(7)医疗废物正确交接并填写交接记录表。

(8)维持大厅卫生,及时督促物业人员进行清洁。

### (二)下班前准备工作

(1)物品、记录本摆放整齐。

(2)桌面、地面清洁消毒。

### (三)下班

每天 11:50、17:00 下班。

## 二、分诊班

### (一)开诊前准备工作

每天 7:20、13:30 左右,打开电脑及显示屏,检查大屏幕显示是否正常,检查声音是否正常。

### (二)诊区、诊室清洁消毒

每天 7:25 左右。

(1)桌面、地面清洁、消毒。

(2)各种用物、记录本摆放整齐。

(3)诊室整洁、无杂物,及时更换诊断床罩。

### (三)分诊患者

每天 7:30－11:45、13:35－16:20。

(1)站立式服务、热情、礼貌,讲普通话,文明用语。

(2)根据患者情况,合理进行分诊。

(3)维持好就诊秩序,及时提供帮助。

(4)随时观察候诊区患者状况,维持候诊秩序,如遇特殊情况及时处理。

(5)维持候诊区及公共卫生间卫生各种设施正常运转,及时督促物业、后勤人员进行清洁、维修。

(6)有需要护送的患者及时联系主班分配人员护送。

### (四)下班前准备

每天 11:45、16:20 左右。

(1)诊区卫生清洁、消毒。

(2)整理分诊台,物品摆放整齐。

**(五)下班**

每天 11:50、16:30 下班。

## 三、中午班

**(一)准备工作**

每天 7:20 左右,清点轮椅并签字,准备好轮椅。

**(二)桌面清洁、消毒**

每天 7:30 左右。

(1)导诊台清洁并消毒,桌面及地面干净、整洁。

(2)分类整理好各类物品,归整到位。

**(三)交接工作**

每天 7:45、13:30 左右,与主班进行工作交接。

**(四)接待、咨询**

每天 7:50—11:00、11:50—13:30。

(1)站立式服务、热情、礼貌,讲普通话,文明用语。

(2)做好预检分诊、指引工作。

(3)负责院内(外)患者的咨询工作,耐心听取(接听电话),正确解答问题。

(4)预约电话接听及预约工作,确保患者预约成功。

(5)维持好大厅秩序,帮助进行自助挂号、引导陪同、办理手续、代购药品等服务。护送需要提供帮助的患者进行住院手续的办理送至病房并登记。

(6)做好轮椅的借出及归还工作,保证患者安全使用。

(7)维持大厅卫生,及时督促物业人员进行清洁。

**(五)下班**

每天 11:00、15:30 左右下班。

## 四、主班

**(一)与中午班进行工作交接**

每天 7:45、13:30 左右。

(1)与中午班进行工作交接。

(2)打开电脑,电脑各个系统运行良好。

(3)打开大屏,专家介绍显示正常。

(4)配置含氯消毒液并贴好时间标签。

(5)工作区域清洁、消毒并签名,桌面及地面干净、整洁。

(6)分类整理好各类物品,归整到位。

**(二)接待、咨询**

每天 8:00—11:45、13:40—16:50。

(1)站立式服务、热情、礼貌,讲普通话,文明用语。

(2)熟知各科室特色,耐心听取院内(外)患者的咨询,并给予正确解答,严禁推诿。

（3）负责电话接听及预约工作,确保患者预约成功。

（4）向护士长或主任反馈患者提出的建议和意见,不断完善门诊工作。

（5）负责诊断证明审查、盖章工作。

（6）负责分配人员进行陪检、护送、驾驶员换证等临时性工作。

### （三）做好下班前准备工作

每天 11:45、16:50 左右。

（1）整理桌面,物品摆放整齐。

（2）午休前,需与中午班进行工作交接。

（4）下午下班前,需进行桌面、地面清洁消毒并签字,以及清点轮椅及未归还通知的工作,并做好记录。

### （四）下班

每天 11:50、17:00 左右下班。下午下班后需确认关闭电脑、空调等电器,检查电源的关闭情况,并与急诊做好轮椅等的交接。

（李亚薇）

# 第四节　门诊医疗设备管理

## 一、普通医疗设备管理

设施管理和安全(FMS)标准对医疗设备管理的目标要求是保证患者用到安全可靠的医疗设备。按照 FMS 要求,医院对所有的医疗设备进行规范管理,其中的基础工作就是确定管理对象。

### （一）设备清单的建立

医院列出所有的医疗设备清单。首先对医疗设备的范围进行界定,无论这个设备是否属于固定资产,无论以前由哪个部门管理,统一进行梳理,整理出门诊医疗设备清单。建立设备清单后,根据每台设备的用途、使用年限、维修情况等综合评估,按照使用风险大小分为一类、二类和三类。不同风险级别的设备制定不同的使用和维护方案。

### （二）设备的维护管理

很多医院将医疗设备管理分为三种,第一种是日常管理,第二种是定期巡检,第三种是预防性维护。日常管理工作包括设备是否正常开机、外观是否破损、连接线是否完整、是否清洁等简单检查,以及填写医疗设备日常使用保养记录。定期巡检由设备工程师负责,主要检查设备是否能正常使用、各种配件是否完整、是否存在使用风险等。定期巡检常规每个季度进行一次,以及时发现和排除医疗设备潜在的安全隐患。预防性维护工作由专业工程师负责,按照医疗设备的风险等级不同分为每季度、每半年或每年进行一次,要对医疗设备进行全面体检,保证设备各种参数准确、性能符合产品使用要求,并对易损件进行更换。通过这种管理方式,医院改变了以前以设备损坏后修复为主的运行模式,转变为以设备损坏前维护保养为主,保证医务人员使用的每台设备都是准确完好的,从而保证患者和医务人员自身的安全。

### (三)规范性的记录

为了使门诊医疗设备管理工作符合国际医院评审(JCI)标准,按照 FMS.8 标准要求医疗设备管理应有完整的制度、周密的计划、规范的执行、详细的记录、准确的评估及持续的改进。门诊设备数量基数多,每天都会产生各种使用维护记录,为了保证政策执行的一致性,必须进行全层面的规划,设计统一的表格,制定规范的记录要求及标准的归档方式,使各种不同的医疗设备记录单分类保存,方便快速检索,这也解决了 JCI 评审过程中的难点问题之一。

## 二、门诊抢救车管理

抢救车管理是医疗设备管理中特殊的一类,需要更高的标准。抢救车是存放抢救药品、物品、器械的专用车,能在危重患者的抢救中迅速、及时、准确地发挥作用。因此,抢救车内的急救药品、物品、器械必须做到全院统一标准配置并定位存放。同时,所有物品应性能良好,随时处于备用状态,从而提高护士的抢救效率。所以,医务人员不但要有娴熟的急救技术,也要有熟练使用高标配抢救车的能力。

### (一)医院抢救车管理中常见的问题

**1.抢救车物品摆放位置差异**

各科抢救车上的药品、物品、器械的放置位置差异性大;除颤仪摆放位置不合理。

**2.急救物品种类多**

抢救车内备有各类急救物品和急救药品。急救物品有通气用物、各类无菌包、各种注射用物、其他专科物品等,各科的急救物品种类差异非常大,最多时有40余种。急救药品有呼吸兴奋剂、强心剂、止血药等,种类多达 30 余种;急救药品种类多,护理管理耗时耗力。

**3.门诊部抢救车数量少**

门诊部抢救车数量相对较少,部分医院仅有1~2辆,不能满足抢救时对急救药品、物品、器械的需求。

**4.药品维护不规范**

抢救车管理只由病区护士执行,药学部人员并没有参与,从而导致药品的维护不符合规范。

### (二)门诊抢救车管理规范措施

统一配置抢救车,最大限度地确保患者安全,确保抢救车在突发事件中能及时到达现场,挽回患者的生命,保障患者的安全。

**1.统一抢救车的型号**

规范全院抢救车配置,统一抢救车的型号标准配置和双相除颤仪,更换门诊区域的老式抢救车,与全院的抢救车一致。按照 FMS.8 标准,根据医院实际情况,在门诊每层楼都配置 1 辆抢救车。

**2.统一抢救车配置及外观标识**

各自医院根据实际情况规范药品基数,标明药品名称及剂量。高危药品在安瓿上粘贴相应的高危标签,以便护士使用时得到相应的提示。同时增加《抢救药物儿童剂量及换算参考资料》表,方便护士计算药品剂量,更准确地给予用药剂量。

**3.绘制抢救车配置示意图**

护理部协同医务部根据全院统一的抢救车设置,统一绘制急救药品、物品、器械放置示意图,统一放置在抢救车上,便于使用与清点。

4.抢救车固定位置放置

使用密码锁替代以往经常使用的纸质封条,不仅提高美观度还便于管理。便携式氧气筒放置在抢救车固定支架上。每月检测氧气筒压力。

5.建立抢救车日常管理流程

抢救车 24 小时保持锁闭状态,打开条件仅限抢救患者和每月定期检查。抢救车一旦被打开要做好药品及物品数量的清点,以及时补充,并做好登记。抢救车每班交接,交接需检查密码锁是否处于有效锁闭状态,核对密码,并做好记录。

6.除颤仪管理

除颤仪放置在抢救车上的固定位置,特殊科室可根据实际需求另行放置。护士每天需对除颤仪进行日常系统检测,检测纸贴在登记本上并做好记录,确保除颤仪处在备用状态。医院定期对护士进行除颤仪使用的培训,保证护士人人掌握除颤仪的使用和检测方法。

(三)培训与考核

护理部安排组织学习抢救车管理规范,如抢救车结构、使用方法、药品、物品、器械放置、使用方法、不良反应及注意事项等,并将制度挂在院内网上,方便医务人员查询和学习。该培训纳入个人年度学分考核当中,全员培训达标率必须达到 100%。

全院抢救车标准配置后,实现了统一化的管理。无论在医院任何地方,医护人员都能熟练运用抢救车,更有效、快捷地抢救危重患者,为抢救赢得宝贵的时间。简化了管理流程,节约了护士的时间,减少了工作量。

(李亚薇)

# 第五节　门诊患者跌倒防范管理

跌倒是指突发、不自主、非故意的体位改变,倒在地面或比初始位置更低的平面,是患者生理、心理、病理、药物、环境、文化等多种因素综合作用的结果。JCI 已将患者跌倒作为患者安全管理六大目标之一,我国卫生管理部门也将患者跌倒列入护理质量监测指标之一。国际患者安全 IPSG.6 中要求医院制定并实施流程,对所有患者及病情、诊断、情境或位置表明面临跌倒高风险的患者进行评估,以降低患者由于跌倒受到伤害的风险。

## 一、评估易跌倒的风险人群

加强预防患者跌倒的措施,主动识别跌倒高风险人群,及时为跌倒高风险人群提供宣教及帮助,能够更好地完成对跌倒高风险人群门诊就诊的护理工作。

门诊易跌倒的人群有:年龄≥65 岁老年人及年龄≤14 岁的儿童及婴幼儿;肢体残障或行动不便人员;有跌倒史、服用易致跌倒药物的人员;康复科、血透室、眼科、保健病房等科室就诊患者,以及接受中深度镇静的患者。

分诊护士按易跌倒风险因素初步判断门诊患者是否具有跌倒风险,然后对初筛出的具有跌倒风险的患者按《门诊患者跌倒危险因子评估表》进行评估,明确是否为高风险跌倒患者。

## 二、患者跌倒防范措施

门诊是医院护患纠纷较多的部门,预防患者跌倒是护理工作中需要重视的一个环节。创造一个舒适、整洁、安静、空气新鲜的门诊环境,能够更好地完成对跌倒高风险人群的门诊就诊护理工作,并保证护理质量安全。

### (一)制定防跌倒制度

在门诊接诊的时候要求做好警示工作,建立跌倒的报告和有效的防跌倒制度,告知患者注意事项,更要加强对员工的安全教育,努力改善医疗机构内部的建设,对医院的公共设施进行定期的整改,消除风险隐患。

### (二)张贴宣传材料

医院应在候诊区张贴预防跌倒的宣传材料,向患者及家属进行预防跌倒的安全教育。诊室应布局合理,光线充足,走廊设有扶手。卫生间设防滑垫、扶手、呼叫铃,开水间放置防滑垫。易跌倒区域有醒目的提醒标识。医院可制作一些提示标识,在征得跌倒高风险患者同意后,护士在患者上臂等明显位置粘贴"小心跌倒"标识。将跌倒高风险患者安排在距离分诊台较近的区域,集中管理。根据需要提供轮椅等辅助用具,并指导使用,必要时提供平车。

## 三、患者不慎发生跌倒时的应急处理

首位发现跌倒患者的人员应立即通知就近医护人员,由医护人员评估患者的神志、瞳孔、生命体征及受伤情况,妥善处置,并做好交接工作。若发现跌倒患者病情危重,则按《全院急救紧急呼叫及处理作业标准规范》执行基本生命支持(BLS)或高级生命支持(ACLS)程序。及时报告护士长及科主任,门诊护士长接到报告后,首先应评估与分析患者跌倒的危险因素,加强防范。同时向患者及家属做好耐心细致的解释与安慰,避免医患冲突。

加强医护人员培训,提高人员素质,并对出现问题进行分析,做出相关防范措施,才能更好地预防和减少患者跌倒的发生。

(李亚薇)

# 第六节　门诊采血护理

## 一、采血器材的选择

### (一)静脉采血器材

1.一次性多管采集双向针及蝶翼针

多管采集双向针由双向不锈钢针和螺纹接口组成。一般根据针头直径大小的不同,将双向针分为不同的针号。针号越大,针尖直径越小。采血时可根据患者的具体情况选择合适的针号。采集正常成年人血液标本通常选择 21 G 采血针,困难采血人群建议选择 22 G 采血针。

与双向针相比,蝶翼针拥有更加灵活的穿刺角度,更适合困难采血人群和细小静脉采血。但蝶翼针存在软管,会造成第一支采血管的采血量不足。因此,当使用蝶翼针采血,且第一支试管为枸橼酸钠抗凝管或小容量真空管时,建议先用废弃管(如凝血管、没有添加剂的采血管等)采血,以填充蝶翼针软管中的"死腔",确保试管中血液/抗凝剂的适当比例和试管中血液标本量的准确。

2.持针器

持针器可与采血针连接,不仅能更好地控制采血针,降低静脉采血难度,而且还可有效地防止采血过程中的血液暴露,提高静脉采血的安全性。无论使用直针或蝶翼针均应使用配套的持针器,以保证血液标本采集顺利和采血人员的安全。

3.真空采血管

真空采血管是最常用的一次性采血容器,其内部必须是无菌,负压应准确(图3-1)。采血管标签上应明确标注/打印批号和失效日期、制造商名称或商标和地址、添加剂的种类和是否灭菌等信息。管体材料应符合下列要求:①能看清内容物(暴露在紫外线或可见光下会造成管内的内容物或采集后的血液样本受到损害的情况除外);②能够耐受常规采血、保存、运输和处理时产生的机械压力;③能够耐受说明书中列出的离心条件;④采血管的任何部分不得有可割伤、刺伤或划伤使用者皮肤或手套的锋利边缘、凸起或粗糙的表面。采血管中所有溶剂均应达到美国药典(USP)规定的或相当的"纯水"标准。此外,采血管应保证有足够的上部空腔以便充分混匀。

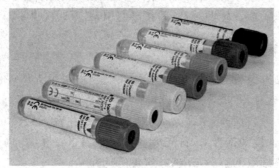

图 3-1　一次性使用真空采血管

真空采血管使用过程中应注意以下几点:①使用在有效期内的采血管,以保证其具有准确的真空度;②采血量应准确,以保证添加剂与血样的比例正确;③采血管应与离心机转头相匹配,以防止离心时发生破碎/泄漏;④真空采血管应保证与采血系统的其他各组件(如持针器、针头保护装置、采血组件、血液转注组件等)之间相互匹配。

根据是否含有添加剂和添加剂种类的不同,真空采血管可分为血清管、血清分离胶管、肝素管、EDTA 管、血凝管、血沉管、血糖管和血浆准备管八大类。

(1)血清管:血清管内含促凝剂或不含有任何添加剂,适用于常规血清生化、血型血清学等相关检验的标本收集。为减少血细胞挂壁和溶血现象的发生,血清管管壁需经硅化处理。含有促凝剂的血清管可以加快血液凝固速度,缩短样本周转时间(TAT)。

(2)血清分离胶管:血清分离胶管内含促凝剂与分离胶,适用于血清生化、免疫、TDM 检验。分离胶是一种聚合高分子物质,其密度介于血清与血细胞之间,离心后可在血清与血细胞间形成隔层,从而将血清与细胞隔开。与传统血清管相比,血清分离胶管分离血清速度快(通常竖直静置 30 分钟),分离出的血清产量高、质量好。对于大部分生化、免疫以及 TDM 项目,使用血清分离胶管标本可在 4 ℃条件下保存7 天,且方便留样复检。

(3)肝素管:肝素管含肝素锂(或肝素)添加剂,适用于生化、血液流变学、血氨等项目检测。肝素抗凝管无须等待血液凝固,可以直接上机,适合急诊检验。

(4)EDTA管:乙二胺四乙酸(EDTA)盐与血液中钙离子或其他二价离子发生螯合作用,阻断这些离子发挥凝血酶的辅因子作用,从而防止血液凝固。EDTA盐对血液细胞成分具有保护作用,不影响白细胞计数,对红细胞形态影响最小,还能抑制血小板聚集,适用于一般血液学检验。国际血液学标准化委员会(ICSH)推荐血细胞计数和分类首选EDTA二钾盐作为抗凝剂。喷雾态EDTA二钾盐抗凝能力更强。

(5)血凝管:血凝管内含枸橼酸钠抗凝剂。枸橼酸钠主要通过与血液中钙离子螯合而起抗凝作用。CLSI推荐抗凝剂浓度是3.2%,相当于0.109 mol/L,抗凝剂与血液比例为1:9。为了防止血小板激活,保证凝血检测结果准确,建议使用无效腔真空采血管。

(6)血沉管:血沉试验要求枸橼酸钠浓度是3.2%(相当于0.109 mol/L),抗凝剂与血液比例为1:4。

(7)血糖管:血糖管内的添加剂为草酸钾/氟化钠或$EDTA-Na_2$/氟化钠。氟化钠是一种弱抗凝剂,同时也是血糖测定的优良保存剂,可保证室温条件下血糖值24小时内稳定。血糖管适用于血糖、糖化血红蛋白等项目的检测。

(8)血浆准备管:血浆准备管内添加了分离胶和EDTA二钾盐抗凝剂,离心时,凝胶发生迁移并在血浆和细胞组分之间形成隔离层,隔绝细胞污染,保证血浆纯度,且能保证室温条件下24小时血浆性质稳定、6小时全血性质稳定和4 ℃条件下5天血浆性质稳定,主要适用于HBV、HCV和HIV等病毒核酸定量或定性检测。血浆准备管实现了方便、安全的全血采集和血浆分离一体化。

**(二)动脉采血器材**

动脉血液标本主要用于血气分析。建议选择专业动脉采血器进行动脉血液标本采集,以保证血气结果的准确性(图3-2)。由于空气中的氧分压高于动脉血,二氧化碳分压低于动脉血,因此,动脉血液采集过程中应注意隔绝空气,采血后应立即排尽针筒里所有的气泡,并封闭针头,以避免因血液中$PaO_2$和$PaCO_2$的改变所致的测定结果无价值。标本采集后应立即送检,不得放置过久,否则血细胞继续新陈代谢,影响检验结果。

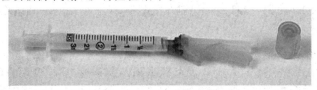

图3-2 动脉采血器

**(三)末梢采血器材**

1.采血器

推荐使用触压式一次性末梢采血器。触压式一次性末梢采血器具有一步式触压、快速、精确、穿刺稳定、针/刀片永久回缩,患者痛感低等特点。

2.末梢采血管

末梢采血管是一种主要用于婴幼儿和其他采血困难患者使用的采血管。其采集血样较少,主要用于血常规等血样需求较少的检验项目。末梢采血管应符合下列要求:①采血管内添加剂要分布均匀,以便混匀,防止微血块的形成;②采血管的管壁要光滑,防止挂壁和损坏细胞;③末梢采血管必须能够容易地取下管盖并能够牢固地重新盖上,不会发生泄漏(图3-3)。

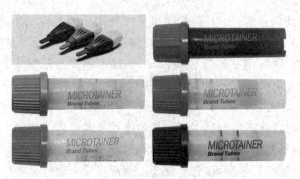

图 3-3  末梢采血器及采血管

## 二、采集容器及其标识

目前,用于采集血液标本的真空采血管已有权威的国际和国内标准,很大程度上规范了真空采血管的制备和使用,保证了血液标本的质量。使用时,应该注意依据检验目的选择相应的真空采血管并做好正确的标识。

### (一)采集容器标识基本要求

条形码应打印清晰规范、无折痕,粘贴应正确、牢固、平整无皱褶。建议使用专用条码打印机和热敏标签打印纸。粘贴条形码后,采血管上应留有能够直接观察血液标本状态的透明血窗位置。未贴条形码、使用纸质申请单的样本,容器/试管上需清晰写明姓名、性别、病区/床号、住院号/门诊号,并与申请单上信息完全一致。如果有编号,编号也应保持一致。保证容器上有患者的唯一性标识。

### (二)采集容器添加剂和容量的识别

标本采集人员可根据检验项目所预期的标本类型和要求的采集量选择不同的采血容器(采血管/瓶)。可通过粘贴在采血容器外壁标签的颜色、管盖的颜色或直接印在容器上的颜色来识别不同类型的采血容器;也可通过容器标签上给出内装添加剂的字母代码或文字描述区别不同类型的采血容器,如"$K_2E$"代表"EDTA 二钾盐"。此外,采血量应与采血容器标签上的所标注的公称液体容量(体积)相一致。

### (三)采集容器患者标本信息的标识要求

标本采集人员应在其所选择的采血容器上标识出与待采集标本相关的信息,通常采用在采血容器上粘贴患者检验项目医嘱条形码的方式做标识。如果不具备生成条形码的条件,也应采用手工填写必要信息的方式对采血容器进行标识。

1.检验申请医嘱条形码的基本要求

医嘱条形码应有唯一性标识,主要包含以下内容:检验条形码号、患者姓名、性别、门诊号/住院号、病区/床号、检验项目、标本类型、医嘱申请人、医嘱申请时间。要求待采集的标本类型应与条形码上标注的类型相一致。医嘱条形码应打印清晰,建议使用专用条码打印机和热敏标签打印纸。条形码应正确、完整、牢固地黏贴在采血容器上(这里以采血管为例,如下图 3-4~图 3-6)。若有多张条形码粘贴,需将条码上信息完整暴露,不能遮盖或缺失。

2.使用纸质申请单的采血管标识要求

对于未粘贴条形码、使用纸质申请单的样本,采血管上需清晰写明姓名、性别、住院号或门诊号等唯一性标识。

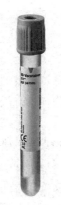

图 3-4　真空采血管(未贴条形码)

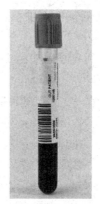

图 3-5　贴条形码的正确方法

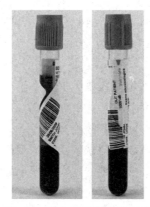

图 3-6　贴条形码的错误方法

## 三、门诊患者采样信息确认

门诊患者采集血样前,应认真核对患者姓名、性别、检验项目等基本信息,了解患者是否空腹等情况,对于餐后两小时血糖等特殊的检验项目还应了解其采样时间是否符合规定。对于成年人和神志清醒者,应通过与患者交流,核对申请单(或者条形码)上的信息;对于年幼患者或交流有困难者,应与监护人、陪伴者交流核对信息。

门诊就诊患者多,流动性很大,就诊主要持病历本和就诊卡,辨别患者身份存在困难。冒用他人就诊卡不仅涉及套用医保费用,还带来医疗安全隐患。应用合适的方式教育和提醒患者使用本人的就诊卡进行检验,在检验报告单上注明"检验结果仅对送检标本负责"等字样。

采血人员依靠申请条形码、申请单上显示的患者信息来识别门诊患者身份是不够的。遇到患者身份可疑时,采集员须进一步检查患者有效证件(如身份证)、病历本等。有条件的单位应采集患者的人头像予以保存。

## 四、静脉采血的一般流程

抽血室护士应严格执行无菌操作技术规程,业务熟练。抽血前,护士要洗手,戴口罩、帽子、乳胶手套。

**(一)相关用品及患者准备**

**1.物品准备**

采血器具必须符合国家的安全规范,检查各种可能出现的失效情况和有效期。

(1)穿刺托盘准备:内容包括所有采血用具(真空采血管、无菌采血针、持针器、压脉带、手套、消毒液、棉签、纱布等)。检查穿刺针头是否锐利平滑,有否空气和水分,采血管头盖是否有松动、裂缝。准备好锐器盒、污盆、医用垃圾桶等。

(2)采血系统:采血人员必须选择正确的种类和规格的采血管,采用颜色编码和标识有助于简化步骤和操作。如果采血系统各组件来自不同的生产厂家,应进行检查以保证其相容性。

(3)采血管准备:仔细阅读受试者申请单并在采血管上贴上标签或条码,包括患者姓名、项目名称、采集日期、门诊号或住院号,决定采血量。准备每个试验所需的采血管,并按一定顺序排列。

**2.患者准备**

原则上,患者应在平静、休息状态下采集样本,患者在接受采血前24小时内应避免运动和饮酒,不宜改变饮食习惯和睡眠习惯。一般主张在进食12小时后空腹取血,门诊患者提倡静坐15分钟后再采血。同时要注意采血时间、体位、生活方式、情绪、输液、生理周期等因素的影响。

**(二)患者体位**

协助患者取舒适自主体位,应舒适地坐在椅子上或平躺后采血。

**(三)绑扎压脉带以及采血部位的选择**

采血前要求受试者坐在采血台前,将前臂放在实验台上,掌心向上,并在肘下放一枕垫,卧床受检者要求前臂伸展,暴露穿刺部位。将压脉带绕手臂一圈打一活结,压脉带末端向上。要求患者紧握和放松拳头几次,使静脉隆起。压脉带应能减缓远端静脉血液回流,但又不能紧到压迫动脉血流。

仔细选择受检者血管,多采用位于体表的浅静脉,通常采用肘部静脉(图 3-7),因其粗大容易辨认。常用肘窝部贵要静脉、肘正中静脉、头静脉及前臂内侧静脉,或内踝静脉或股静脉,小儿可采颈外静脉血液。

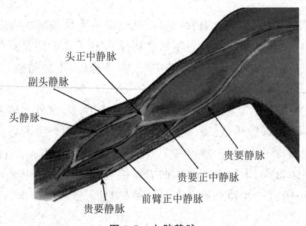

头正中静脉
副头静脉
头静脉
贵要静脉
贵要正中静脉
前臂正中静脉
贵要静脉

**图 3-7　上肢静脉**

**(四)确定静脉位置,确定穿刺部位**

**1.选择静脉**

适于采血的部位为手臂肘前区,位于手臂前侧略低于肘弯的区域,这个区域内皮下浅表处有多条较大的静脉,这些血管通常接近皮肤表面,位置更加稳定,进针时痛感较小。

2.确定穿刺部位

典型的方式是利用压脉带帮助选择静脉穿刺部位,静脉粗大且容易触及时并非必须使用压脉带,触及静脉一般用示指。采血人员拇指上有脉搏,因此不应用于触及静脉。当无法在肘前区的静脉进行采血时,从手背的静脉采血也可以(图3-8)。要尽量避免在静脉给药的同一手背上采血。

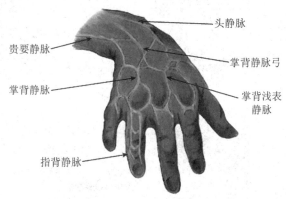

图3-8 手背静脉

一般在受试者穿刺位以上 7.5～10.0 cm 处绑扎压脉带,但不能太紧以致受试者不舒服,压脉带的捆绑时间不应超过 1 分钟,当轻压或轻拍时能感觉其回弹的静脉即为合适血管。如果压脉带在一个位置使用超过 1 分钟,应松开压脉带,等待 2 分钟后重新绑扎(图3-9、图3-10)。

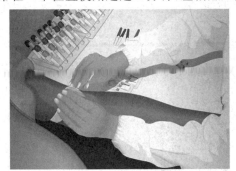

图3-9 正确使用压脉带

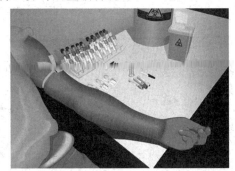

图3-10 正确使用压脉带

**(五)佩戴手套、消毒穿刺部位**

佩戴手套(图3-11),以进针点为中心,先用 30 g/L 碘酊棉签自所选静脉穿刺处从内向外顺时针消毒皮肤,范围大于 5 cm。待碘酊挥发后,再用 75％乙醇棉签以同样方法拭去碘迹(图3-12)。

**(六)静脉穿刺**

1.组合采血针和持针器

静脉穿刺前,按规章将采血针与持针器进行组合(图3-13)。

嘱受检者握紧拳头,使静脉充盈显露。在即将进行静脉采血的部位下方握住患者手臂,以左手拇指固定静脉穿刺部位下方 2.5～5.0 cm,右手拇指持穿刺针,穿刺针头斜面向上,呈 15°～30°穿刺入皮肤,然后呈 5°向前穿刺静脉壁进入静脉腔(图3-14)。见回血后,将针头顺势探入少许,以免采血时针头滑出,但不可用力深刺,以免造成血肿,见少量回血后,松开压脉带(图 3-15)。真空采血管插入持针器采血管端,因采血管内负压作用,血液自动流入采血管,在血液停止流动即真空负压耗尽时,从采血针/持针器上拔出/分离采血管,将下一支采血管推入/连接到采血针/持针器上,重复上述采血过程直至最后一支采血管。

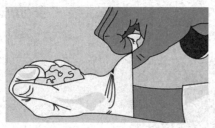
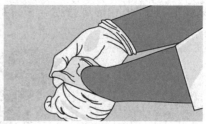

图 3-11 佩戴手套

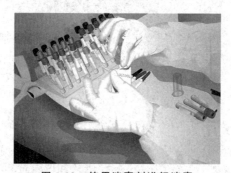

图 3-12 使用消毒剂进行消毒

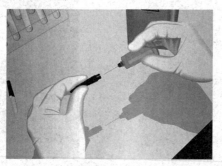

图 3-13 将采血针安装在持针器上

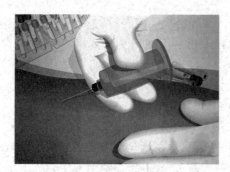
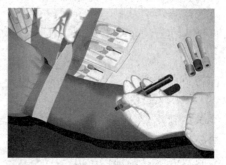

图 3-14 进针角度　　　　　图 3-15 血流进入采血管,松开压脉带

2.混匀血标本

混匀采血后每支含有添加剂的采血管应立即轻柔且充分混匀,颠倒混匀次数应按照生产厂商说明书的要求(图3-16、图3-17)。不要剧烈混匀和搅拌以避免出现溶血。

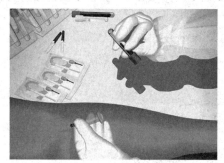

图 3-16　颠倒采血管混匀血样

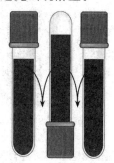

图 3-17　采血管上下颠倒再回到原始位置为颠倒1次

### (七)采血顺序

按照正确的采血顺序进行采血,以免试管间的添加剂交叉污染。根据 WHO 采血指南推荐,任何时候都应遵循表3-1中列出的顺序进行采血。采血后即刻按需颠倒混匀采血管,垂直放入试管架。

表 3-1　静脉采血顺序

| 试管类型 | 添加剂 | 作用方式 | 适用范围 |
|---|---|---|---|
| 血培养瓶 | 肉汤混合剂 | 保持微生物活性 | 微生物学,需氧菌、厌氧菌、真菌 |
| 无添加剂的试管 | | | |
| 凝血管 | 枸橼酸钠 | 形成钙盐以去除钙离子 | 血凝检测(促凝时间和凝血酶原时间),需要滴管采集 |
| 血沉管 | 枸橼酸钠 | | 血沉 |
| 促凝管 | 血凝活化剂 | 血液凝集,离心分离血清 | 生化、免疫学和血清学、血库(交叉配血) |
| 血清分离管 | 分离胶合促凝剂 | 底部凝胶离心分离出血清 | 生化、免疫学和血清学 |
| 肝素管 | 肝素或肝素锂 | 使凝血酶和促凝血酶原激酶失活 | 测锂水平用肝素,测氨水平都可以 |
| 血浆分离肝素管 | 分离胶合肝素锂 | 肝素锂抗凝,分离胶分离血浆 | 化学检测 |
| 乙二胺四乙酸(EDTA)管 | 乙二胺四乙酸(EDTA) | 形成钙素以去除钙离子 | 血液学、血库(交叉配型)需要满管采血 |
| 氟化钠/草酸钾或氟化钠/EDTA抗凝管 | 氟化钠/草酸钾或氟化钠/EDTA | 氟化钠抑制糖酵解,草酸钾/EDTA抗凝 | 血糖 |

### (八)按压止血,拔出和废弃针头

嘱受检者松拳,以医用棉签轻压在静脉穿刺部位上(图3-18)。

按照器械生产厂家的使用说明拔出针头并开启安全装置(图3-19)。将采血器具安全投入锐器盒中,锐器盒应符合现行规章要求(图3-20)。针头不应重新戴上保护鞘、弯曲、折断或剪断,也不应在废弃前从所在注射器上卸下。

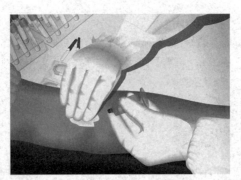

图 3-18　拔出针头,按压止血

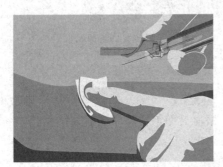

图 3-19　采血结束立刻激活安全装置

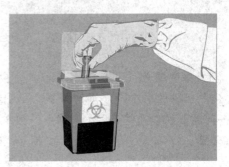

图 3-20　采血结束立刻激活安全装置

### (九)给患者止血固定(必要时绑扎绷带)

**1.正常情况**

嘱受检者中等力度按压针孔 3～5 分钟,不应让患者弯曲手臂以增加额外的压力,勿揉搓针孔处,以免穿刺部位淤血(图 3-21)。检查止血情况、观察血肿并在静脉穿刺部位上粘贴创可贴或包扎绷带。

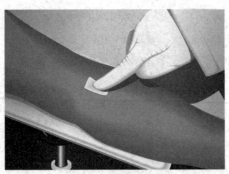

图 3-21　压住穿刺部位

**2.止血困难**

采血人员应观察是否有出血较多的情况,如果出现血肿或出血持续时间超过 5 分钟,应告知护士以便接诊医师了解情况。在采血部位覆盖纱布块并保持按压直到血流停止,在手臂上绑紧纱布绷带保持纱布块的位置,并告知患者原位保留 15 分钟以上。

### (十)核对并登记信息,及时送检

再次核对,并登记信息,不同标本应在规定的时间内及时送检。脱手套,整理用物。

若一次穿刺失败,重新穿刺需更换部位。

## 五、动脉采血的一般流程

### (一)采血准备

(1)常规准备所有必需的器材和物品,见采血器材的选择。

(2)采集动脉血气标本之前,使用动脉血气针,先把动脉血气针的针栓推到底然后再拉回到预设位置。其目的在于:确认针栓的工作状态;帮助抗凝剂在管壁上均匀分布。使用空针时,注射器必须先抽少量肝素,以湿润、肝素化注射器,然后排尽。其目的在于:①防止送检过程中血液凝集;②在注射器管壁形成液体膜,防止大气和血样的气体交换;③填充无效腔。动脉穿刺拔针后,针尖斜面刺入专用针塞隔绝空气。并应注意观察穿刺点有无渗血,局部有无肿胀、血肿,并注意观察有无供血不足的情况。动脉采血成功后,在按压止血的同时,立即检查动脉血气针或注射器中有无气泡,如发现气泡,应小心按照生产厂家的建议排出所有滞留的气泡。转动或颠倒采血器数次,并用手向两个维度搓动采血器使血液与抗凝剂充分混匀防止红细胞凝集(图3-22),保证充分抗凝,防止样本中出现血凝块。标本即刻送检(15分钟内)。

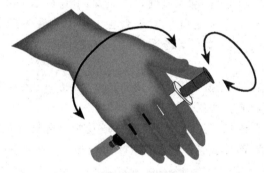

图 3-22　混匀

### (二)桡动脉穿刺

(1)桡动脉穿刺前需做改良 Allen 试验,如改良 Allen 试验阳性,可在桡动脉进行穿刺;改良 Allen 试验阴性,不得选择桡动脉作为动脉穿刺部位,应该选择其他动脉。

(2)根据患者病情取平卧位或半卧位,手掌向上伸展手臂,腕部外展30°绷紧,手指自然放松。必要时可以使用毛巾卷或小枕头以帮助腕部保持过伸和定位。

(3)操作者左手示指、中指,定位桡动脉搏动最明显部位。使用光纤光源进行手腕透照有助于小年龄婴儿桡动脉定位并确定掌弓轮廓。手指轻柔放在动脉上,感觉动脉的粗细、走向和深度。使用光线光源时应防止烫伤婴儿的皮肤。

(4)常规消毒穿刺区皮肤和操作者的示指、中指,消毒面积要大,患者皮肤消毒区域以预穿刺点为中心直径应在 5 cm 以上。

(5)桡动脉穿刺分斜刺和直刺两种方法。①斜刺:逆动脉血流方向穿刺,单手以类似持标枪的姿势持采血器或注射器,用以消毒的另一只手的手指触桡动脉搏动最明显的准确位置即针头刺入动脉(不是刺入皮肤的)的位置,使动脉恰在手指的下方。在距桡动脉上方的手指远端5~19 mm 的位置上,针头斜面向上与血流成 30°~45°刺入动脉,缓慢进针,见血后固定针头,待动脉血自动充盈针管至预设位置后拔针(动脉血气针)或待动脉血自动充盈针管 1~2 mL 后拔针

（空针）。②直刺：示指、中指在桡动脉搏动最明显处纵向两侧相距约 1 cm 固定桡动脉,持采血器在两指之间垂直刺入,刺入皮肤后,缓慢进针一般 0.5～1.0 cm,见血后固定针头,待动脉血自动充盈针管至预设位置后拔针（动脉血气针）或待动脉血自动充盈针管 1～2 mL 后拔针（空针）。③注意事项：如果使用比 6 号更细的针头,可能需要轻柔地抽动针栓使血液进入针筒,但用力不应过大,以免形成过大负压造成针筒内气泡产生。

（6）拔针后,局部立即用无菌棉签或干燥的无菌纱布按压 3～5 分钟止血。如果患者正在接受抗凝药物治疗或凝血时间较长,应在穿刺部位保持更长时间的按压。松开后立即检查穿刺部位。如果未能止血或开始形成血肿,重新按压 2 分钟。重复此步骤直到完全止血。如果在合理的时间内无法止血,应要求医疗救助。不能用加压包扎替代按压止血。

### （三）肱动脉穿刺

（1）患者平卧或半卧位,手臂完全伸展并转动手腕,手心向上。必要时肘关节下可以使用手巾卷或小枕头,以使患者手臂进一步舒适伸直和帮助肢体定位。

（2）以示指或中指在肘窝上方内侧 2～3 cm,感觉附近的动脉搏动,搏动最明显处为穿刺点。

（3）以预穿刺点为中心,常规消毒采血区域皮肤,直径应在 5 cm 以上。

（4）斜刺用中指、示指触及动脉搏动明显确定的位置,沿动脉走向将两指分开。针尖斜面向上成 45°从远侧的手指（示指）下方位置刺入皮肤,针头方向为连接两指直线位置。缓缓进针,待有回血,固定针头,让动脉血自然充盈针管至预设位置后拔针（动脉血气针）或待动脉血自动充盈针管 1～2 mL 后拔针（空针）。

（5）直刺以肘横纹为横轴,肱动脉搏动为纵轴交叉点上 0.5 cm 为穿刺点,在动脉搏动最明显处垂直进针刺入肱动脉,同斜刺方法采集动脉血。

（6）穿刺后用棉签或无菌纱布尽可能在肱骨上按压动脉 5 分钟或更长时间止血。有时肱动脉的有效按压止血比较困难,但在肱骨上按压往往十分有效。

### （四）股动脉穿刺

（1）采取适当措施（如屏风）遮挡,嘱患者脱去内裤。患者应当平卧伸直双腿；或将穿刺一侧大腿稍向外展外旋,小腿屈曲成 90°,呈蛙式。

（2）术者用示指和中指在腹股沟三角区内触及股动脉搏动最明显处为穿刺点。

（3）此区域通常污染比较严重,故采血部位应充分消毒。以穿刺点为中心,消毒面积应在 8 cm×10 cm 以上,必要时应剃除穿刺部位的阴毛。

（4）以搏动点最明显处为穿刺点,示指、中指放在股动脉两侧,然后触按动脉的示指、中指沿动脉走向分开约 2 cm 固定血管。在示指与中指之间中点,穿刺针头与皮肤垂直或 45°逆血流方向进针。见回血后固定穿刺针的方向和深度,动脉血充盈针管至预设位置后拔针（动脉血气针）或待动脉血自动充盈针管 1～2 mL 后拔针（空针）。

（5）穿刺后用棉签或无菌纱布按压股动脉止血 3～5 分钟。

### （五）足背动脉穿刺

（1）患者足背过伸绷紧。

（2）示指在内、外踝连线中点触及动脉搏动最明显处为穿刺点。

（3）以穿刺点为中点常规消毒皮肤面积直径为 10 cm 以上。

（4）以已消毒的示指触足背动脉的准确位置,使动脉恰在示指的下方,逆动脉血流方向,针头与皮肤表面成 45°～60°进针,见回血固定针头,血液充盈针管至预设位置后拔针（动脉血气针）或待动脉血自动充盈针管 1～2 mL 后拔针(空针)。

(5)棉签或无菌纱布压迫穿刺部位止血 3～5 分钟。

**(六)胫后动脉穿刺**

(1)婴儿平卧位,穿刺前按摩足部,改善血液循环。

(2)术者左手固定足部,绷紧足跟内侧面皮肤,右手示指尖与跟腱及内踝间触摸胫后动脉搏动点,确定穿刺点。

(3)以穿刺点为中心常规消毒皮肤面积直径为 10 cm 以上。

(4)右手持 5.5 号头皮针,针头斜面向上,进针点在距动脉搏动最强处后 0.5 cm 刺入皮肤,进针角度,足月儿针头与皮肤成 45°,早产儿针头与皮肤成 30°,逆动脉血流方向刺入动脉。见回血后,可能需要轻柔地抽动针栓使血液进入针筒,但用力不应过大,采血至预设位置后拔针(动脉血气针)或待动脉血自动充盈针管 1～2 mL 后拔针(空针)。

(5)穿刺部位棉签或纱布压迫止血 3～5 分钟。

**(七)头皮动脉穿刺**

(1)剃净患儿头部预穿刺部位毛发,以穿刺点为中心,面积约 10 cm×12 cm。

(2)用左手示指触摸颞浅动脉搏动最明显处为穿刺点。

(3)以穿刺点为中心常规消毒皮肤面积约 8 cm×10 cm。

(4)用 5.5 号头皮针连接 1 mL 动脉血气针或注射器,示指触摸搏动最明显动脉,于示指下方针头斜面向上,针头与皮肤成 30°～45°穿刺动脉,待动脉血流至采血器预设位置时,立刻用小止血钳分别夹住头皮针塑料管两端,然后拔出针头,样本立刻送检。

(5)穿刺局部棉签压迫止血 5～10 分钟。

## 六、末梢采血的一般流程

末梢血采集流程涉及采集对象的选择,采集前的准备(物品和患者),采集人员的个人防护(手卫生、戴手套),选择合适的穿刺部位,采集部位的消毒,穿刺、去除第一滴血、穿刺部位的止血、标本的标识、恰当处理废弃物、核对送检等步骤。

**(一)采集流程**

1.采集对象选择

静脉取血有困难的患者,如新生儿、婴幼儿、大面积烧伤或许频繁取血的患者。

2.采集前准备

(1)物品准备采血针、玻片和采血管、乳胶手套、口罩、一次性垫巾、棉签、消毒液和废弃物容器等。

(2)患者准备:核对患者身份信息等。

3.采集人员的个人防护

采血时必须佩戴手套。手部卫生要求:对每一患者操作前按规定用消毒液消毒,采集完成后脱去手套,并进行手部清洁卫生

4.选择穿刺部位

新生儿:足后跟。其他:手指。

5.采集部位的消毒

(1)用施有消毒液的棉签由内向外消毒整个进针区域。

（2）等待片刻,空气晾干,充分挥发残留乙醇。

（3）禁止对消毒部位吹干、扇干,清毒后禁止再次触摸。

（4）不推荐用碘/聚维酮清洁和消毒皮肤穿刺部位,因其会使钾、磷或尿酸假性升高。

**6.穿刺、去除第一滴**

准确迅速地穿刺皮肤保证顺利采血,避免多次穿刺。用无落干棉球或纱布垫擦去第一滴血因第一润血含有过量的组织液。

**7.标本采集**

（1）从采集点的下方捏住穿刺位点,轻柔、间歇性地对周围组织施加压力,增加血流量。

（2）用微量采集装置尖端接触到第二滴血液,血液自行流入管内。如果血滴卡在采集管顶部,可轻轻弹一下试管表面,促使其流入试管底部。

（3）如为全血标本,在采集样本时须立即混匀,防止血液凝固。

**8.穿刺部位止血**

门诊患者或陪同人员帮助压迫穿刺点5～10分钟。

**9.标本的标识**

样本采集、混匀后,立即进行标识之后方可离开患者;每个微量采集装置必须单独进行标识。

**10.穿刺装置处置**

（1）采血后告知患者或家属将止血棉球放置人医疗垃圾桶内。

（2）存在锐器刺伤风险的穿刺装置,应弃于有盖锐器废物桶中,容器应清晰地标识为生物危险品。

（3）儿童和新生儿患者采血后应注意收拾操作中使用的所有设备,小心处理掉患者床上的所有物品,决不能遗漏任何东西,以免意外发生。

**11.核对送检**

采集完成后核对、登记信息并及时送检。

**（二）采集顺序**

微量采集标本的顺序与静脉穿刺的不同,采集多种标本时应按照以下顺序:①动脉血气(ABG)标本;②乙二胺四乙酸(EDTA)标本(血液学检测);③其他抗凝剂的标本;④分离血清的标本(生化检测标本)。

由于末梢管不是真空管,无须经过采血针穿刺进样,因此添加剂之间没有交叉污染的机会。将EDTA管放在第一管采集是因为如果延迟采集,有可能增加血小板聚集的概率,进而导致血小板计数假性降低。随着时间的延长,血小板聚集以及纤维蛋白原激活的概率增加,即微血栓形成的可能性增加,而血浆管内含抗凝剂,期望得到的是抗凝充分的血液,因此要先于血清管采集。血清管内含促凝剂或不含添加剂,因此可放于最后采集。

**（三）末梢血标本识别和标记**

样本采集、混匀后,立即进行标识,之后方可离开患者。必须建立身份确认系统记录采血人员的姓名。每个微量采集装置必须单独进行标识。当使用微量血细胞比容管进行末梢血标本采集时,应把每个患者采集的密封好的毛细管放入独立的大试管中,并标记试管。或者,如果从一位患者采集多个毛细管时,标签可以围绕在试管上,像旗帜那样,然后将标识好的一组毛细管放入同一个大试管中。标签上必须注明患者的姓名、识别码、标本采集日期和时间,以及采集标本人员的姓名首字母。如果使用条形码标识,按照相应的操作程序规范粘贴条形码。**（李亚薇）**

# 第七节　门诊换药护理

## 一、伤口换药

换药又称更换敷料,包括检查伤口、除去脓液和分泌物、清洁伤口及覆盖敷料。是预防和控制创面感染,消除妨碍伤口愈合因素,促进伤口愈合的一项重要外科操作。

**（一）伤口换药适应证**

(1)观察和检查伤口局部情况后需要更换敷料。

(2)缝合伤口拆线或拔除引流管的同时,需要更换敷料。

(3)伤口有渗出、出血等液体湿透敷料。

(4)污染伤口、感染伤口、烧伤创面、肠造口、肠瘘、慢性溃疡、窦道等,根据不同情况每天换药一次或多次。

**（二）伤口换药禁忌证**

危重症需要抢救患者。

**（三）伤口换药前患者准备**

(1)精神准备:安抚患者情绪,避免患者过度紧张。

(2)体位:安全,舒适,便于操作,文明暴露,保暖。

**（四）伤口换药中配合**

(1)消除患者顾虑,做好心理指导。

(2)协助患者取合适体位,充分暴露换药部位。

(3)术中询问患者感受,交代注意事项,随时观察患者反应,必要时及时处理。

**（五）伤口换药后注意事项**

1.伤口保护

要根据不同情况采取止血和保护伤口的措施。

2.止痛

疼痛虽然不直接影响愈合,但会干扰睡眠和食欲,故可酌情使用镇痛药。

3.保持伤口清洁干燥

如有污染,要及时清洁伤口,更换敷料。

4.饮食指导

食用富含维生素食物,不要吃过于刺激的辛辣食物。

## 二、伤口拆线

伤口拆线是指在缝合的皮肤切口愈合以后或手术切口发生某些并发症时(如切口化脓性感染、皮下血肿压迫重要器官等)拆除缝线的操作过程。

**（一）伤口拆线适应证**

(1)无菌手术切口,局部及全身无异常表现,已到拆线时间,切口愈合良好者。

(1)伤口术后有红、肿、热、痛等明显感染者,应提前拆线。

**(二)伤口拆线禁忌证**

遇有下列情况,应延迟拆线:①严重贫血、消瘦,轻度恶病质者;②严重失水或水、电解质紊乱尚未纠正者;③老年患者及婴幼儿;④咳嗽没有控制时,胸、腹部切口应延迟拆线。

**(三)伤口拆线前的准备**

1.器械准备

无菌换药包,小镊子2把,拆线剪刀及无菌敷料等。

2.评估患者

了解患者伤口缝合时间,根据不同的部位确定拆线时间。

(1)面颈部4~5天拆线;下腹部、会阴部6~7天;胸部、上腹部、背部、臀部7~9天;四肢10~12天,近关节处可延长一些;减张缝线14天方可拆线。

(2)眼袋手术、面部瘢痕切除手术在手术后4~6天拆线。

(3)乳房手术在手术后7~10天拆线。

(4)关节部位及复合组织游离移植手术在手术后10~14天拆线。

(5)重睑手术、除皱手术在手术后7天左右拆线。

对营养不良、切口张力较大等特殊情况可考虑适当延长拆线时间。青少年可缩短拆线时间,年老、糖尿病患者、有慢性疾病者可延迟拆线时间。

**(四)伤口拆线的配合**

(1)消除患者顾虑,做好心理指导。

(2)协助患者取合适体位,充分暴露拆线部位。

(3)术中询问患者感受,交代注意事项,随时观察患者反应,必要时及时处理。

**(五)伤口拆线后注意事项**

(1)拆线后短期内避免剧烈活动,以免伤口裂开。

(2)保持伤口干燥,短期内避免淋湿伤口。

(3)拆线3天后去除伤口敷料,如出现伤口愈合不良的情况要及时就医。

# 三、脓肿切开引流术

**(一)脓肿切开引流术的适应证**

(1)表浅脓肿形成,查有波动者,应切开引流。

(2)深部脓肿穿刺证实有脓液者。

(3)口底蜂窝织炎、手部感染及其他特殊部位的脓肿,应于脓液尚未聚集成明显脓肿前切开引流。

**(二)脓肿切开引流术的禁忌证**

(1)结核性寒性脓肿无合并感染。

(2)急性化脓性蜂窝织炎,未形成脓肿者。

(3)合并全身脓毒血症,处于休克期者。

(4)血液系统疾病或凝血机制严重不全者。

(5)唇、面部疖痈虽有脓栓形成,也不宜广泛切开引流。

**（三）脓肿切开引流的术前准备**

（1）洗净局部皮肤，必要时剃毛。

（2）术前治疗并发症，如糖尿病、结核病。

（3）合理应用抗生素，防止炎症扩散。

（4）对重危患者或合并败血症者，应积极提高全身抵抗力。

**（四）脓肿切开引流术中的配合**

（1）消除患者顾虑，做好心理指导。

（2）协助患者取合适体位，充分暴露手术部位。

（3）术中询问患者感受，交代注意事项，随时观察患者反应，如有不适及时处理。

**（五）脓肿切开引流术后的注意事项**

（1）嘱患者术后第 2 天起更换敷料，拔除引流条，检查引流情况，并重新放置引流条后包扎。

（2）保持患处干燥，定时清洁换药。

（3）给予饮食指导，食用富含维生素的食物，不要吃过于刺激的辛辣食物。

（4）注意休息，避免过劳。

## 四、拔甲术

**（一）拔甲术的适应证**

（1）顽固性甲癣、嵌甲，甲下感染等。

（2）甲周疣、甲下外生骨疣、甲下血管瘤的治疗。

**（二）拔甲术的禁忌证**

禁忌证包括：①瘢痕；②炎症性皮肤病，如慢性放射性皮炎、化脓性皮肤病、复发性单纯疱疹、炎症明显的痤疮、着色性干皮病等；③出血倾向；④精神病；⑤严重内脏疾病；⑥白癜风活动期。

**（三）拔甲术的术前准备**

（1）医护人员会与患者进行术前谈话，交代拔甲术的目的、方法及可能出现的并发症。

（2）做出、凝血时间及血常规检查。

（3）排除重要脏器疾病。

（4）局部清洁处理。

**（四）拔甲术中的配合**

（1）协助患者取平卧位，充分暴露手术部位。

（2）操作中患肢要保持适当位置，避免活动。

（3）当术中有心悸、憋气、疼痛难忍时，应及时告诉医护人员。

**（五）拔甲术后的注意事项**

（1）保持患处干燥，及时清洁换药。

（2）给予饮食指导，食用富含维生素的食物，促进指甲生长，不要吃过于刺激的辛辣食物。

（3）如果拔除足趾甲，需穿宽松鞋子，以免挤伤患趾再次出血。

## 五、关节腔穿刺术

关节腔穿刺术是指在无菌技术操作下，用注射器刺入关节腔内抽取积液，了解积液性质，为临床诊断提供依据,并可向关节内注射药物以治疗关节疾病。

**(一)关节腔穿刺术的适应证**

(1)感染性关节炎关节肿胀积液。

(2)关节创伤所致关节积液、积血。

(3)骨性关节炎、滑膜炎所致关节积液。

(4)关节腔内药物注射治疗或向关节腔内注射造影剂行关节造影检查。

(5)不明原因的关节积液行滑液检查。

**(二)关节腔穿刺术的禁忌证**

(1)穿刺部位局部皮肤有破溃、严重皮疹或感染。

(2)严重凝血机制障碍、出血性疾病,如血友病等。

(3)严重的糖尿病,血糖控制不好。

(4)非关节感染患者,但体温升高,伴有其他部位的感染病灶者。

**(三)关节腔穿刺的术前准备**

术前一天,用肥皂水清洗穿刺局部,术前医师会向患者及家属说明穿刺的目的和可能出现的情况,做好心理准备。

**(四)关节腔穿刺术中的配合**

患者放松心情,术中轻微的酸胀感是正常的,但如果有难以忍受的疼痛感,应立即告知医护人员。

**(五)关节腔穿刺术后注意事项**

(1)24 小时内,尽量保持注射部位干燥无菌,避免冲淋或洗澡。

(2)可在医护人员指导下活动关节,让药液均匀分布。

(3)24 小时内,不建议进行剧烈活动。

(4)2～3 天内建议多休息,清淡饮食。

(5)个别患者可能出现关节轻或中度疼痛和肿胀,一般都能耐受,不需特殊治疗,也可以对症处理,2～3 天后症状消失。

(6)避免长时间的跑、跳、蹲,减少和避免爬楼梯,选择能够增加关节灵活性、伸展度以及加强肌肉力度的运动项目,如游泳、散步等。

(7)注意关节腔保暖,勿使关节腔受凉。

(8)可使用手杖、助步器等工具提升独立生活能力,避免因关节疼痛而活动受限。

(李亚薇)

# 第八节　门诊注射室核对药物护理质量控制

## 一、护理质量标准

(1)护士核对患者门诊病历、医卡通,核对其姓名、年龄、性别,确定患者信息的一致性。

（2）对照病历，查对患者医嘱内容，检查医嘱是否正确，查对药物，按医嘱收取液体和药物。检查药物质量，查看有效期，打印瓶签，打印输液单。在软包装液体背面贴标签，按医嘱内容从医卡通内扣除当天费用。

（3）将当天所需液体和药物、输液单及抽取的注射序号放入专用药盒里，将药盒交给患者，交代患者在输液椅上等候，听见广播叫号后到相应窗口进行注射。

## 二、护理质量缺陷问题

（1）未认真核对患者病历、医卡通。

（2）未认真核对医嘱内容。

（3）未认真检查药液质量。

（4）未检查药液是否为本院药物。

## 三、护理质量改进措施

（1）核对护士检查病历和医卡通信息，询问患者姓名、年龄，患者自行回答，确定无误后核对药物。

（2）护士应认真查对医嘱内容，包括药物剂量、用法频次、有效时间及是否有医师签名。若发现医嘱有误、药物与医嘱不符、病历与医卡通医嘱不一致、存在配伍禁忌等情况，则先向患者解释，打电话与医师核实，医师修改医嘱正确后，方可执行。

（3）护士应按照要求认真查对药物质量，检查药液的生产日期、批号、有无过期、瓶体有无裂纹、液体内有无絮状物，软包装液体要检查有无漏液、漏气，外包装有无损坏等。

（4）护士对首次进行注射的患者，在核对药物的同时，提示患者出示取药发票，检查是否为本院药品，确认无误后方可进行核对，如为外购药品，则不予执行。

（李亚薇）

# 第九节　门诊注射室静脉输液护理质量控制

## 一、护理质量标准

**（一）核对**

注射护士在各个注射窗口打开电子叫号器，按序号广播呼叫，收取患者药盒，查对医嘱。

**（二）配药**

（1）对照病历，首先核对医嘱是否正确，检查药液质量，按无菌操作原则进行配药。

（2）对于需做过敏试验的药物，护士需查看门诊病历上是否已盖皮试阴性章，是否有双人签名，手续完整后方可配药。

（3）配药后，再次查对药物。

### (三)注射

(1)注射护士询问患者姓名,如果只输一瓶液体,将病历出示给患者检查,核对无误后,嘱其收好。如患者需要输注多瓶液体,应将其门诊病历及后续药物置于巡回治疗台上,随时配药、换药。

(2)询问患者其注射药物的名称、作用,如为初次注射,则需向其交代相关注意事项。

(3)询问患者有无药物、材料类过敏史。询问患者有无皮试类药物过敏史、皮试结果及上次注射结束的时间。

(4)再次查对患者姓名、药物及输液单,无误后检查输液管并排气。消毒瓶口,插输液管排气,选择血管,按照无菌操作原则进行静脉穿刺。

(5)再次查对液体与输液单,在输液单上签注执行者姓名和注射时间。

(6)调节输液滴速,交代患者相关注意事项,患者携带液体回到输液椅上进行输液。

(7)护士整理用物,进行手消毒,准备下一位患者的用物。

## 二、护理质量缺陷问题

(1)注射护士在收药时未检查药盒内药物、门诊病历、输液单及序号,未认真核对医嘱。

(2)护士配药时未检查药液质量,未严格执行无菌技术操作。

(3)配药后护士未再次核对药液。

(4)注射时护士未核对患者身份。

(5)抗生素类药物要求两次用药间隔时间不超过 24 小时,但患者门诊病历上并未注明上次注射时间,因此仅仅通过患者口述,无法判断患者本次注射是否在有效时间内用药,无法确保安全的注射。

(6)护士在穿刺后未再次核对液体与输液单。

(7)护士未进行手消毒,易造成交叉感染。

## 三、护理质量改进措施

(1)注射护士在收药时,首先需要核对患者手中的号码牌,确认号码与广播呼叫号码一致后,认真检查药盒内用物,包括门诊病历、药物、输液单及号码单是否准确完整,药物、医嘱与输液单内容是否一致,查对药瓶序号、姓名、药名、剂量、浓度时间、用法及有效期是否准确。

(2)配药时,首先检查药液质量:瓶塞是否松动,瓶体有无裂纹,对光检查液体是否有浑浊、变色、结晶、沉淀,有无絮状物及其他杂质,查看有效期,查对安瓿类药物标签是否清楚。药液无质量问题后打开液体瓶盖,消毒,检查注射器有无漏气,配药时认真执行无菌操作原则,规范消毒,避免跨越无菌面。

(3)配完药后再次检查空安瓿,对光检查液体瓶内有无浑浊、沉淀物及絮状物,药物是否完全溶解。无误后在瓶体标签处清晰注明配药护士姓名及时间。

(4)注射前,护士需认真核对患者身份:采用问答式,听到回答后护士口头重复一遍,确保姓名准确无误,禁止直呼其名进行查对;将病历出示给患者,患者确定无误后嘱其收好。

(5)护士为患者注射抗生素类药物时,需要向患者交代注意事项,如两次用药间隔时间不可超过 24 小时、注射完毕需要观察 30 分钟方可离开等,并且在病历上注明当天注射的时间,告知患者第二天需要在此时间前进行注射。

(6)穿刺后,需要再次认真核对液体与输液单是否一致,查对患者姓名、液体质量,对光检查液体瓶内有无浑浊、沉淀物及絮状物,检查输液管内有无气体。无误后在输液单上签注执行者姓名及执行时间,临时医嘱需在门诊病历上签注姓名及时间。

(7)操作完毕,护士整理用物,洗手或用快速手消毒剂进行手消毒之后,方可准备下一位患者的用物。

（李亚薇）

# 第十节　门诊注射室医院感染质量控制

## 一、护理质量标准

(1)坚持每天清洁消毒制度。将注射大厅进行对流通风1小时,大厅天花板内安装通风系统,地面进行擦拭消毒,输液椅每天擦拭消毒,治疗室每天紫外线消毒1小时。

(2)各项技术操作严格执行无菌原则,消毒液、无菌物品及各种药液应均在有效期内。

(3)注射护士每次给患者注射后,注意做好手消毒,严格执行人一针一管一带的规定。治疗车内物品摆放有序,上层为清洁区,下层为污染区,注射窗口及治疗车均配备快速手消毒剂。注射盘及药筐每天浸泡消毒一次。每班工作结束后,责任护士做好工作区域终末消毒。

(4)注射室的医疗垃圾分为感染性与损伤性两类,按照标准进行分类放置,每天称重、登记,与回收人员交接。

(5)认真执行七步洗手法,配备专用洗手液及干净抽纸。每个操作区域均配备快速手消毒液,做到一操作一消毒。

## 二、护理质量缺陷问题

(1)注射大厅未定时通风,未进行消毒。

(2)护士操作中未严格执行无菌操作原则。

(3)护士未做好个人手消毒。

(4)医疗废物未做到分类放置。

(5)医疗垃圾无专人管理,对于称重、登记及回收无法做到责任明确、准确无误。

## 三、护理质量改进措施

(1)安排保洁人员每天早8时之前与晚5时之后,将注射大厅进行对流通风1小时;大厅天花板内安装通风系统;每天晚5时后,配置含氯消毒液对大厅地面进行擦拭消毒,并擦拭消毒输液椅;治疗室每天晚5时后有专人进行紫外线消毒1小时。

(2)各项技术操作认真执行无菌原则。消毒液开启后注明开启时间,连续使用不超过3天;无菌棉签开封启用不超过24小时;抽出的药液、开启的静脉输入用药物须注明启用时间,超过

2小时不得使用;启封抽吸的各种液体超过24小时不得使用。

(3)严格落实工作人员手消毒制度,配备专业洗手液。各注射窗口均配备快速手消毒液,护士操作结束后认真洗手或进行手消毒,之后方可进行下一步工作。

(4)注射室的医疗垃圾分为感染性与损伤性两类,按照标准进行分别放置;设置专门的医疗垃圾保存柜,每个注射窗口及配药操作台均设置医疗垃圾分类箱,操作中各种医疗垃圾随时进行明确分类:针头类锐器及碎安瓿放置于专门的锐器盒内,严防针刺伤;用过的输液管、输液袋、棉签等均放于感染性医疗垃圾袋内。

(5)每班人员做好各自工作区域医疗垃圾的分类及处理,每天医疗垃圾由专人进行总负责,在下午5时前将当天产生的所有医疗废物进行统一称重、登记,与回收人员进行明确交接,严防医疗垃圾外泄。

(李亚薇)

# 第四章

# 急诊科护理

## 第一节　急性呼吸窘迫综合征

急性呼吸窘迫综合征(acute respiratory distress syndrome,ARDS)是指严重感染、创伤、休克等非心源性疾病过程中,肺毛细血管内皮细胞和肺泡上皮细胞损伤造成弥漫性肺间质及肺泡水肿,导致的急性低氧性呼吸功能不全或衰竭,属于急性肺损伤(acute lung injury,ALI)的严重阶段。以肺容积减少、肺顺应性降低、严重的通气/血流比例失调为病理生理特征。临床上表现为进行性低氧血症和呼吸窘迫,肺部影像学表现为非均一性的渗出性病变。本病起病急、进展快、死亡率高。

ALI 和 ARDS 是同一疾病过程中的两个不同阶段,ALI 代表早期和病情相对较轻的阶段,而 ARDS 代表后期病情较为严重的阶段。发生 ARDS 时患者必然经历过 ALI,但并非所有的 ALI 都会发展为 ARDS。引起 ALI 和 ARDS 的原因和危险因素很多,根据肺部直接和间接损伤对危险因素进行分类,可分为肺内因素和肺外因素。肺内因素是指致病因素对肺的直接损伤,包括:①化学性因素,如吸入毒气和烟尘、胃内容物及氧中毒等。②物理性因素,如肺挫伤、放射性损伤等。③生物性因素,如重症肺炎。肺外因素是指致病因素通过神经体液因素间接引起肺损伤,包括严重休克、感染中毒症、严重非胸部创伤、大面积烧伤、大量输血、急性胰腺炎、药物或麻醉品中毒等。ALI 和 ARDS 的发生机制非常复杂,目前尚不完全清楚。多数学者认为,ALI 和 ARDS 是由多种炎性细胞、细胞因子和炎性介质共同参与引起的广泛肺毛细血管急性炎症性损伤过程。

### 一、临床特点

ARDS 的临床表现可以有很大差别,取决于潜在疾病和受累器官的数目和类型。

**(一)症状、体征**

(1)发病迅速:ARDS 多发病迅速,通常在发病因素攻击(如严重创伤、休克、败血症、误吸)后 12～48 小时发病,偶尔有长达 5 天者。

(2)呼吸窘迫:是 ARDS 最常见的症状,主要表现为气急和呼吸频率增快,呼吸频率大多在

25～50 次/分。其严重程度与基础呼吸频率和肺损伤的严重程度有关。

（3）咳嗽、咳痰、烦躁和神志变化：ARDS 可有不同程度的咳嗽、咳痰，可咳出典型的血水样痰，可出现烦躁、神志恍惚。

（4）发绀：是未经治疗 ARDS 的常见体征。

（5）ARDS 患者也常出现呼吸类型的改变，主要为呼吸浅快或潮气量的变化。病变越严重，这一改变越明显，甚至伴有吸气时鼻翼翕动及三凹征。在早期自主呼吸能力强时，常表现为深快呼吸，当呼吸肌疲劳后，则表现为浅快呼吸。

（6）早期可无异常体征，或仅有少许湿啰音；后期多有水泡音，亦可出现管状呼吸音。

**（二）影像学表现**

1.胸部 X 线片检查

早期病变以间质性为主，胸部 X 线片常无明显异常或仅见血管纹理增多，边缘模糊，双肺散在分布的小斑片状阴影。随着病情进展，上述的斑片状阴影进一步扩展，融合成大片状，或两肺均匀一致增加的毛玻璃样改变，伴有支气管充气征，心脏边缘不清或消失，称为"白肺"。

2.胸部 CT 检查

与胸部 X 线片检查相比，胸部 CT 检查尤其是高分辨 CT 检查可更为清晰地显示出肺部病变分布、范围和形态，为早期诊断提供帮助。由于肺毛细血管膜通透性一致性增高，引起血管内液体渗出，两肺斑片状阴影呈现重力依赖性现象，还可出现变换体位后的重力依赖性变化。在 CT 中上表现为病变分布不均匀：①非重力依赖区（仰卧时主要在前胸部）正常或接近正常。②前部和中间区域呈毛玻璃样阴影。③重力依赖区呈现实变影。这些均提示肺实质的实变出现在受重力影响最明显的区域。无肺泡毛细血管膜损伤时，两肺斑片状阴影均匀分布，既不出现重力依赖现象，也无变换体位后的重力依赖性变化。这一特点有助于与感染性疾病鉴别。

**（三）实验室检查**

1.动脉血气分析

$PaO_2 < 8.0$ kPa(60 mmHg)，有进行性下降趋势，在早期 $PaCO_2$ 多不升高，甚至可因过度通气而低于正常；早期多为单纯呼吸性碱中毒；随病情进展可合并代谢性酸中毒，晚期可出现呼吸性酸中毒。氧合指数较动脉氧分压更能反映吸氧时呼吸功能的障碍，而且与肺内分流量有良好的相关性，计算简便。氧合指数参照范围为 $53.2～66.5$ kPa($400～500$ mmHg)，在 ALI 时 $\leqslant 40.0$ kPa(300 mmHg)，ARDS 时 $\leqslant 26.7$ kPa(200 mmHg)。

2.血流动力学监测

通过漂浮导管，可同时测定并计算肺动脉压、肺动脉楔压等，不仅对诊断、鉴别诊断有价值，而且对机械通气治疗亦为重要的监测指标。肺动脉楔压一般 $< 1.6$ kPa(12 mmHg)，若 $> 2.4$ kPa(18 mmHg)，则支持左心衰竭的诊断。

3.肺功能检查

ARDS 发生后呼吸力学发生明显改变，包括肺顺应性降低和气道阻力增高，肺无效腔/潮气量是不断增加的，肺无效腔/潮气量增加是早期 ARDS 的一种特征。

## 二、诊断及鉴别诊断

中华医学会呼吸病学分会制订的诊断标准如下。

（1）有 ALI 和/或 ARDS 的高危因素。

（2）急性起病、呼吸频数和/或呼吸窘迫。

（3）低氧血症：ALI 时氧合指数≤40.0 kPa（300 mmHg）；ARDS 时氧合指数≤26.7 kPa（200 mmHg）。

（4）胸部 X 线检查显示两肺浸润阴影。

（5）肺动脉楔压≤2.4 kPa（18 mmHg）或临床上能除外心源性肺水肿。

符合以上 5 项条件者，可以诊断 ALI 或 ARDS。必须指出，ARDS 的诊断标准并不具有特异性，诊断时必须排除大片肺不张、自发性气胸、重症肺炎、急性肺栓塞和心源性肺水肿（表 4-1）。

表 4-1　ARDS 与心源性肺水肿的鉴别

| 鉴别点 | ARDS | 心源性肺水肿 |
| --- | --- | --- |
| 特点 | 高渗透性 | 高静水压 |
| 病史 | 创伤、感染等 | 心脏疾病 |
| 双肺浸润阴影 | ＋ | ＋ |
| 重力依赖性分布现象 | ＋ | ＋ |
| 发热 | ＋ | 可能 |
| 白细胞增多 | ＋ | 可能 |
| 胸腔积液 | － | ＋ |
| 吸纯氧后分流 | 较高 | 可较高 |
| 肺动脉楔压 | 正常 | 高 |
| 肺泡液体蛋白 | 高 | 低 |

## 三、急诊处理

ARDS 是呼吸系统的一个急症，必须在严密监护下进行合理治疗。治疗目标是改善肺的氧合功能、纠正缺氧、维护脏器功能和防治并发症。治疗措施如下。

### （一）氧疗

应采取一切有效措施尽快提高 $PaO_2$，纠正缺氧。可给高浓度吸氧，使 $PaO_2$≥8.0 kPa（60 mmHg）或 $SaO_2$≥90％。轻症患者可使用面罩给氧，但多数患者需采用机械通气。

### （二）去除病因

病因治疗在 ARDS 的防治中占有重要地位，主要是针对涉及的基础疾病。感染是 ALI 和 ARDS 常见原因，也是首位高危因素，而 ALI 和 ARDS 又易并发感染。如果 ARDS 的基础疾病是脓毒症，除了清除感染灶外，还应选择敏感抗生素，同时收集痰液或血液标本分离培养病原菌和进行药敏试验，指导下一步抗生素的选择。一旦建立人工气道并进行机械通气，即应给予广谱抗生素，以预防呼吸道感染。

### （三）机械通气

机械通气是最重要的支持手段。如果没有机械通气，许多 ARDS 患者会因呼吸衰竭在数小时至数天内死亡。机械通气的指征目前尚无统一标准，多数学者认为一旦诊断为 ARDS，就应进行机械通气。在 ALI 阶段可试用无创正压通气，使用无创机械通气治疗时应严密监测患者的生命体征及治疗反应。神志不清、休克、气道自洁能力障碍的 ALI 和 ARDS 患者不宜应用无创机械通气。如无创机械通气治疗无效或病情继续加重，应尽快建立人工气道，行有创机械通气。

为了防止肺泡萎陷,保持肺泡开放,改善氧合功能,避免机械通气所致的肺损伤,目前常采用肺保护性通气策略,主要措施包括以下两方面。

1.呼气末正压

适当加用呼气末正压可使呼气末肺泡内压增大,肺泡保持开放状态,从而达到防止肺泡萎陷,减轻肺泡水肿,改善氧合功能和提高肺顺应性的目的。应用呼气末正压应首先保证有效循环血容量足够,以免因胸内正压增加而降低心排血量,而减少实际的组织氧运输;呼气末正压先从低水平 0.29~0.49 kPa(3~5 cmH₂O)开始,逐渐增加,直到 PaO₂>8.0 kPa(60 mmHg)、SaO₂>90%时的呼气末正压水平,一般呼气末正压水平为 0.49~1.76 kPa(5~18 cmH₂O)。

2.小潮气量通气和允许性高碳酸血症

ARDS 患者采用小潮气量(6~8 mL/kg)通气,使吸气平台压控制在 2.94~34.3 kPa(30~35 cmH₂O)以下,可有效防止因肺泡过度充气而引起的肺损伤。为保证小潮气量通气的进行,可允许一定程度的 CO₂ 潴留[PaCO₂ 一般不宜高于 13.3 kPa(100 mmHg)]和呼吸性酸中毒(pH 7.25~7.30)。

**(四)控制液体入量**

在维持血压稳定的前提下,适当限制液体入量,配合利尿药,使出入量保持轻度负平衡(每天 500 mL 左右),使肺脏处于相对"干燥"状态,有利于肺水肿的消除。液体管理的目标是在最低 0.7~1.1 kPa(5~8 mmHg)的肺动脉楔压下维持足够的心排血量及氧运输量。在早期可给予高渗晶体液,一般不推荐使用胶体液。存在低蛋白血症的 ARDS 患者,可通过补充清蛋白等胶体溶液和应用利尿药,有助于实现液体负平衡,并改善氧合。若限液后血压偏低,可使用多巴胺和多巴酚丁胺等血管活性药物。

**(五)加强营养支持**

营养支持的目的在于不但纠正现有的患者的营养不良,还应预防患者营养不良的恶化。营养支持可经胃肠道或胃肠外途径实施。如有可能应尽早经胃肠补充部分营养,不但可以减少补液量,而且可获得经胃肠营养的有益效果。

**(六)加强护理、防治并发症**

有条件时应在重症监护病房中动态监测患者的呼吸、心律、血压、尿量及动脉血气分析等,及时纠正酸碱失衡和电解质紊乱。注意预防呼吸机相关性肺炎的发生,尽量缩短病程和机械通气时间,加强物理治疗,包括体位、翻身、拍背、排痰和气道湿化等。积极防治应激性溃疡和多器官功能障碍综合征。

**(七)其他治疗**

糖皮质激素、肺泡表面活性物质替代治疗、吸入一氧化氮在 ALI 和 ARDS 的治疗中可能有一定价值,但疗效尚不肯定。不推荐常规应用糖皮质激素预防和治疗 ARDS。糖皮质激素既不能预防 ARDS 的发生,对早期 ARDS 也没有治疗作用。ARDS 发病>14 天应用糖皮质激素会明显增加死亡率。感染性休克并发 ARDS 的患者,如合并肾上腺皮质功能不全,可考虑应用替代剂量的糖皮质激素。肺表面活性物质有助于改善氧合,但是还不能将其作为 ARDS 的常规治疗手段。

## 四、急救护理

在救治 ARDS 过程中,精心护理是抢救成功的重要环节。护士应做到及早发现病情,迅速协助医师采取有力的抢救措施。密切观察患者生命体征,做好各项记录,准确完成各种治疗,备齐抢救器械和药品,防止机械通气和气管切开的并发症。

**(一)护理目标**

(1)及早发现 ARDS 的迹象,及早有效地协助抢救。维持生命体征稳定,挽救患者生命。

(2)做好人工气道的管理,维持患者最佳气体交换,改善低氧血症,减少机械通气并发症。

(3)采取俯卧位通气护理,缓解肺部压迫,改善心脏的灌注。

(4)积极预防感染等各种并发症,提高救治成功率。

(5)加强基础护理,增加患者舒适感。

(6)减轻患者心理不适,使其合作、平静。

**(二)护理措施**

(1)及早发现病情变化,ARDS 通常在疾病或严重损伤的最初 24～48 小时后发生。首先出现呼吸困难,通常呼吸浅快。吸气时可存在肋间隙和胸骨上窝凹陷。皮肤可出现发绀和斑纹,吸氧不能使之改善。

护士发现上述情况要高度警惕,及时报告医师,进行动脉血气和胸部 X 线等相关检查。一旦诊断考虑 ARDS,立即积极治疗。若没有机械通气的相应措施,应尽早转至有条件的医院。患者转运过程中应有专职医师和护士陪同,并准备必要的抢救设备,氧气必不可少。若有指征行机械通气治疗,可以先行气管插管后转运。

(2)迅速连接监测仪,密切监护心率、心律、血压等生命体征,尤其是呼吸的频率、节律、深度及血氧饱和度等。观察患者意识、发绀情况、末梢温度等。注意有无呕血、黑便等消化道出血的表现。

(3)氧疗和机械通气的护理:治疗 ARDS 最紧迫问题在于纠正顽固性低氧、改善呼吸困难,为治疗基础疾病赢得时间。需要对患者实施氧疗甚至机械通气。

严密监测患者呼吸情况及缺氧症状。若单纯面罩吸氧不能维持满意的血氧饱和度,应予以辅助通气。首先可尝试采用经面罩持续气道正压吸氧等无创通气,但大多需要机械通气吸入氧气。遵医嘱给予高浓度氧气吸入或使用呼气末正压通气(positive end expiratory pressure,PEEP)并根据动脉血气分析值的变化调节氧浓度。

使用 PEEP 时应严密观察,防止患者出现气压伤。PEEP 是在呼气终末时给予气道以一恒定正压使之不能回复到大气压的水平。可以增加肺泡内压和功能残气量改善氧合,防止呼气使肺泡萎陷,增加气体分布和交换,减少肺内分流,从而提高 $PaO_2$。由于 PEEP 使胸腔内压升高,静脉回流受阻,致心搏减少、血压下降,严重者可引起循环衰竭,另外正压过高,肺泡过度膨胀、破裂有导致气胸的危险。所以在监护过程中,注意 PEEP 观察有无心率增快、突然胸痛、呼吸困难加重等相关症状,发现异常立即调节 PEEP 压力并报告医师处理。

帮助患者采取有利于呼吸的体位,如端坐位或高枕卧位。

人工气道的管理有以下几方面:①妥善固定气管插管,观察气道是否通畅,定时对比听诊双肺呼吸音。经口插管者要固定好牙垫,防止阻塞气道。每班检查并记录导管刻度,观察有无脱出或误入一侧主支气管。套管固定松紧适宜,以能放入一指为准。②气囊充气适量。充气过少易产生漏气,充气过多可压迫气管黏膜导致气管食管瘘,可以采用最小漏气技术,用来减少并发症发生。方法:用 10 mL 注射器将气体缓慢注入,直至在喉及气管部位听不到漏气声,每次向外抽出气体 0.25～0.5 mL,至吸气压力到达峰值时出现少量漏气为止,再注入 0.25～0.5 mL 气体,此时气囊容积为最小封闭容积,气囊压力为最小封闭压力,记录注气量。观察呼吸机上气道峰压是否下降及患者能否发音说话,长期机械通气患者要观察气囊有无破损、漏气现象。③保持气道通畅。严格无菌操作,按需适时吸痰。过多反复抽吸会刺激黏膜,使分泌物增加。先吸气道再吸口、鼻腔,吸痰前给予充分气道湿化、翻身叩背、吸纯氧 3 分钟,吸痰管最大外径不超过气管导管内径的 1/2,迅速插吸痰管至气管插管,感到阻力后撤回吸痰管 1~2 cm,打开负压边后退边旋转吸痰管,吸痰时间不应超过 15 秒。吸痰后密切观察痰液的颜色、性状、量及患者心率、心律、血压和血氧饱和度的变化,一旦出现心律失常和呼吸窘迫,立即停止吸痰,给予吸氧。④用加温湿化器对吸入气体进行湿化,根据病情需要加入盐酸氨溴索、异丙托溴铵等,每天 3 次雾化吸入。湿化满意标准为痰液稀薄、无泡沫、不附壁能顺利吸出。

呼吸机使用过程中注意电源插头要牢固,不要与其他仪器共用一个插座;机器外部要保持清洁,上端不可放置液体;开机使用期间定时倒掉管道及集水瓶内的积水,集水瓶安装要牢固;定时检查管道是否漏气、有无打折、压缩机工作是否正常。

(4)维持有效循环,维持出入液量轻度负平衡。循环支持治疗的目的是恢复和提供充分的全身灌注,保证组织的灌流和氧供,促进受损组织的恢复。在能保持酸碱平衡和肾功能前提下达到最低水平的血管内容量。①护士应迅速帮助完成该治疗目标。选择大血管,建立 2 个以上的静脉通道,正确补液,改善循环血容量不足。②严格记录出入量、每小时尿量。出入量管理的目标是在保证血容量、血压稳定前提下,24 小时出量大于入量 500~1 000 mL,利于肺内水肿液的消退。充分补充血容量后,护士遵医嘱给予利尿药,消除肺水肿。观察患者对治疗的反应。

(5)俯卧位通气护理:由仰卧位改变为俯卧位,可使 75% ARDS 患者的氧合改善。可能与血流重新分布,改善背侧肺泡的通气,使部分萎陷肺泡再膨胀达到"开放肺"的效果有关。随着通气/血流比例的改善进而改善了氧合。但存在血流动力学不稳定、颅内压增高、脊柱外伤、急性出血、骨科手术、近期腹部手术、妊娠等禁忌实施俯卧位。①患者发病 24~36 小时后取俯卧位,翻身前给予纯氧吸入 3 分钟。预留足够的管路长度,注意防止气管插管过度牵拉致脱出。②为减少特殊体位给患者带来的不适,用软枕垫高头部 15°~30°,嘱患者双手放在枕上,并在髋、膝、踝部放软枕,每 1~2 小时更换 1 次软枕的位置,每 4 小时更换 1 次体位,同时考虑患者的耐受程度。③注意血压变化,因俯卧位时支撑物放置不当,可使腹压增加,下腔静脉回流受阻而引起低血压,必要时在翻身前提高吸氧浓度。④注意安全、防坠床。

(6)预防感染的护理:①注意严格无菌操作,每天更换气管插管切口敷料,保持局部清洁干燥,预防或消除继发感染。②加强口腔及皮肤护理,以防护理不当而加重呼吸道感染及发生压疮。③密切观察体温变化,注意呼吸道分泌物的情况。

(7)心理护理,减轻恐惧,增加心理舒适度:①评估患者的焦虑程度,指导患者学会自我调整心理状态,调控不良情绪。主动向患者介绍环境,解释治疗原则,解释机械通气、监测及呼吸机的报警系统,尽量消除患者的紧张感。②耐心向患者解释病情,对患者提出的问题要给予明确、有效和积极的信息,消除心理紧张和顾虑。③护理患者时保持冷静和耐心,表现出自信和镇静。④如果患者由于呼吸困难或人工通气不能讲话,可提供纸笔或以手势与患者交流。⑤加强巡视,了解患者的需要,帮助患者解决问题。⑥帮助并指导患者及家属应用松弛疗法、按摩等。

(8)营养护理:ARDS 患者处于高代谢状态,应及时补充热量和高蛋白、高脂肪营养物质。能量的摄取既应满足代谢的需要,又应避免糖类的摄取过多,蛋白摄取量一般为每天 1.2~1.5 g/kg。尽早采用肠内营养,协助患者取半卧位,充盈气囊,证实胃管在胃内后,用加温器和输液泵匀速泵入营养液。若有肠鸣音消失或胃潴留,暂停鼻饲,给予胃肠减压。一般留置5~7天拔除,更换到对侧鼻孔,以减少鼻窦炎的发生。

**(三)健康指导**

在疾病的不同阶段,根据患者的文化程度做好有关知识的宣传和教育,让患者了解病情的变化过程。

(1)提供舒适安静的环境以利于患者休息,指导患者正确卧位休息,讲解由仰卧位改变为俯卧位的意义,尽可能减少特殊体位给患者带来的不适。

(2)向患者解释咳嗽、咳痰的重要性,指导患者掌握有效咳痰的方法,鼓励并协助患者咳嗽,排痰。

(3)指导患者自己观察病情变化,如有不适及时通知医护人员。

(4)嘱患者严格按医嘱用药,按时服药,不要随意增减药物剂量及种类。服药过程中,需密切观察患者用药后反应,以指导用药剂量。

(5)出院指导指导患者出院后仍以休息为主,活动量要循序渐进,注意劳逸结合。此外,患者病后生活方式的改变需要家人的积极配合和支持,应指导患者家属给患者创造一个良好的身心休养环境。出院后1个月内来院复查1~2次,出现情况随时来院复查。

(徐晓燕)

# 第二节　急性肺栓塞

## 一、定义

急性肺栓塞是指内源性或外源性栓子堵塞肺动脉或其分支引起肺循环障碍的病理综合征。如发生肺出血或坏死则称为肺梗死。急性肺栓塞是世界上误诊率和死亡率较高的疾病之一,对人类的健康造成了严重的威胁。

## 二、临床表现

**(一)症状**

临床症状多种多样,但缺乏特异性。常见症状:①不明原因的呼吸困难及气促,尤以活动后明显,为肺栓塞最多见的症状。②胸痛,包括胸膜炎性胸痛或心绞痛样胸痛。③晕厥,可为肺栓塞的唯一或首发症状。④烦躁不安、惊恐甚至濒死感。⑤咯血,常为小量咯血,大咯血少见。⑥咳嗽、心悸等。各病例可出现以上症状的不同组合。临床上有时出现所谓"三联征",即同时出现呼吸困难、胸痛及咯血,但仅见于约20%的患者。

**(二)体征**

1.呼吸系统

呼吸急促最常见,发绀,肺部有时可闻及哮鸣音和/或细湿啰音,肺野偶可闻及血管杂音,合并肺不张或胸腔积液时出现相应的体征。

**2.循环系统**

心动过速;血压变化,严重者可出现血压下降,甚至休克;颈静脉充盈或异常搏动;肺动脉瓣区第二心音亢进或分裂,三尖瓣区收缩期杂音。

**3.其他**

可伴发热,多为低热,少数患者体温达 38 ℃以上。

## 三、病因及发病机制

### (一)病因

临床上常见的栓子包括深静脉血栓、感染性病灶、右心房或右心室附壁血栓、空气栓、羊水栓等。引起肺栓塞的基础疾病及诱因有深静脉血栓形成、创伤、肿瘤、制动、妊娠和分娩、口服避孕药、肥胖等。

### (二)发病机制

急性肺栓塞所致病理生理改变及其严重程度受多种因素影响,包括栓子的大小和数量、多次栓塞的时间间隔、是否同时存在其他心肺疾病、个体反应的差异及血栓溶解的快慢等。其病理生理改变主要包括血流动力学改变、右心功能不全、心室间相互作用及呼吸生理变化等。轻者可无任何异常改变,重者肺循环阻力突然升高,肺动脉压突然升高,心排血量急骤下降,患者出现休克,甚至死亡。

## 四、辅助检查

### (一)动脉血气分析

动脉血气分析显示低氧血症、低碳酸血症,肺泡-动脉血氧分压差增大。

### (二)实验室检查

急性肺栓塞时,血浆 $D$-二聚体升高,但多种病因可导致其升高,故在临床中对肺栓塞有较大的排除价值,若其含量低于 500 $\mu g/L$,则可基本排除肺栓塞。

### (三)影像学检查

肺动脉造影为过去诊断急性肺栓塞的"金标准",但属于有创检查。近年来,CT、MRI 的发展使急性肺栓塞的诊断率明显提高。

### (四)心电图检查

心电图缺乏特异性表现,但若发现心电图动态性变化多较单一固定性异常,对肺栓塞有更大的临床意义。

### (五)深静脉血栓的检查

静脉超声检查和静脉造影可辅助诊断深静脉血栓,后者是深静脉血栓诊断的"金标准"。

## 五、诊断要点

肺栓塞的临床表现多样,有时隐匿,缺乏特异性,确诊需特殊检查。检出肺栓塞的关键是提高诊断意识,对有疑似表现、特别是高危人群中出现疑似表现者,应及时安排相应检查。诊断程序一般包括疑诊、确诊、求因 3 个步骤。

### (一)疑诊

如患者出现上述临床症状、体征,特别是存在前述危险因素的病例出现不明原因的呼吸困难、胸痛、晕厥、休克,或伴有单侧或双侧不对称性下肢肿胀、疼痛等,应进行如下检查:动脉血气分析、心电图、胸部 X 线片、超声心动图和血浆 $D$-二聚体检查。

**（二）确诊**

在临床表现和初步检查提示肺栓塞的情况下,应安排肺栓塞的确诊检查:放射性核素肺通气/灌注扫描、螺旋 CT 和电子束 CT、磁共振成像和肺动脉造影。

**（三）求因**

对怀疑肺栓塞的病例,无论其是否有深静脉血栓性成症状,均应进行体检,并行静脉超声、放射性核素或 X 线静脉造影、CT 静脉造影、MRI 静脉造影、肢体阻抗容积图等检查,以帮助明确是否存在深静脉血栓性成及栓子的来源。

## 六、治疗要点

**（一）一般处理**

对患者进行严密监护,监测呼吸、心率、血压、静脉压、心电图及动脉血气的变化;卧床休息,保持大便通畅,避免用力,以防血栓脱落;可适当使用镇静、止痛、镇咳等相应的对症治疗。

**（二）呼吸循环支持治疗**

纠正低氧血症。出现心功能不全但血压正常者,可使用多巴酚丁胺和多巴胺;若出现血压下降,可增大剂量或使用其他血管加压药物,如去甲肾上腺素等。

**（三）抗凝治疗**

可防止血栓的发展和再发。主要抗凝剂有肝素、华法林。

**（四）溶栓治疗**

可迅速溶解血栓、恢复肺组织的血液灌注,降低肺动脉压、改善右心室功能。常用的溶栓药物有尿激酶、链激酶和阿替普酶。

## 七、护理问题

**（一）气体交换受损**

其与肺通气、换气功能障碍有关。

**（二）疼痛**

其与肺栓塞有关。

**（三）低效型呼吸形态**

其与肺的顺应性降低、气道阻力增加不能维持自主呼吸有关。

**（四）焦虑/恐惧**

其与担心疾病预后有关。

**（五）睡眠形态紊乱**

其与呼吸困难、咳嗽、咯血等有关。

**（六）活动无耐力**

其与日常活动供氧不足、疲乏有关。

**（七）体液不足**

其与痰液排出、出汗增加、摄入减少有关。

### (八)营养失调

低于机体需要量与食欲下降、摄入不足、消耗增加有关。

### (九)有皮肤完整性受损的危险

其与长期卧床有关。

## 八、护理措施

### (一)病情观察

评估患者的呼吸频率、节律和深度,呼吸困难程度,呼吸音的变化,患者意识状态、瞳孔、皮肤温度及颜色,询问患者胸闷、憋气、胸部疼痛等症状有无改善。严密监测患者的呼吸、血压、心率、血氧饱和度、心律失常的变化情况,如有异常,及时通知医师。昏迷患者应评估瞳孔、肌张力、腱反射及病理反射。观察痰液的量、颜色及性状,及时了解尿常规、血电解质检查结果。准确记录24小时出入量。

### (二)抢救配合

急性肺栓塞属临床急症,抢救不及时可危及患者生命。应加强患者病情的观察和血流动力学的监测,严密观察心率、心律、血氧饱和度、血压、呼吸的变化,备好抢救物品和药品,如发现患者出现剧烈胸痛、呼吸困难、咯血、面色苍白、血压下降等,立即通知医师并协助抢救。

### (三)一般护理

#### 1.环境

提供安静、舒适、整洁的休息环境,限制探视,减少交叉感染。保持室温在20～22 ℃和相对湿度60%～70%;没有层流装置的病室,应注意经常通风换气,每天通风3次。装有层流装置的病室,应保持层流装置的有效。

#### 2.体位

急性肺栓塞患者应绝对卧床休息、肢体制动。若肺栓塞的位置已经确定,应取健侧卧位。床上活动时应避免突然坐起、转身及改变体位,禁止搬动患者,防止栓子的脱落。下肢静脉血栓者应抬高患肢,并高于肺平面20～30 cm,密切观察患肢的皮肤有无发绀、肿胀、发冷、麻木等感觉障碍,发现异常及时通知医师给予处理,严禁挤压、热敷、按摩患肢,防止血栓脱落。

#### 3.饮食护理

指导患者进食富含维生素、高蛋白、粗纤维、易消化的饮食,多饮水,保持大便通畅,避免便秘、咳嗽等,以免增加腹腔压力,影响下肢静脉血液回流。做好口腔护理,以增进食欲。

#### 4.吸氧

及早给予氧气吸入,遵医嘱合理氧疗。采用鼻导管或鼻塞给氧,必要时面罩吸氧。氧流量控制在4～6 L/min。注意及时根据血氧饱和度指数或血气分析结果来调整氧流量。必要时行机械通气。

#### 5.疼痛护理

教会患者自我放松的技巧,如缓慢深呼吸、全身肌肉放松、听音乐、看书报等,以分散注意力,减轻疼痛。剧烈疼痛时,遵医嘱给予药物止痛,如吗啡、哌替啶、可待因等,及时评价止痛效果并观察可能出现的不良反应。

#### 6.心理护理

胸闷、胸痛、呼吸困难,易给患者带来紧张、恐惧的情绪,甚至造成濒死感。尽量帮助患者适应环境,向患者讲解治疗的目的、要求、方法,减少其焦虑和恐惧心理。采取心理暗示和现身说教,帮助患者树立信心,使其积极配合治疗。情绪过于激动可诱发栓子脱落,应指导患者保持情绪稳定。启动家庭支持系统,帮助患者树立治疗的信心。

**(四)溶栓及抗凝的护理**

(1)使用抗凝剂时,应严格掌握药物的剂量、用法及速度,认真核对,严密观察用药后的反应,发现异常及时通知医师,调整剂量。

(2)进行溶栓、抗凝治疗期间,最主要的并发症是出血,因此应严密观察患者有无出血倾向。注意观察患者皮肤、黏膜、牙龈及穿刺部位有无出血,有无咯血、呕血、便血等现象。观察患者的意识状态、神志的变化,发现患者出现头痛、呕吐症状,要及时报告医师并给予处理,谨防颅内出血的发生。溶栓治疗期间应准备好各种抢救物品。

(3)用药期间应监测凝血时间及凝血酶原时间,避免各种侵入性的操作。指导患者预防出血的方法,如选用质软的牙刷,防止碰伤、抓伤,勿挖鼻、用力咳嗽、排便等。

(徐晓燕)

# 第三节 急性呼吸衰竭

呼吸衰竭是指由于各种原因引起的肺通气和/或换气功能严重障碍,以致不能进行有效的气体交换,导致缺氧和/或二氧化碳潴留,从而引起一系列生理功能和代谢功能紊乱的临床综合征。一般认为在海平面、标准大气压、休息状态、呼吸空气条件下($FiO_2 = 21\%$),动脉血氧分压($PaO_2$)$<8.0$ kPa(60 mmHg)和/或血二氧化碳分压($PaCO_2$)$>6.7$ kPa(50 mmHg)时,作为呼吸衰竭的血气诊断标准。根据血气变化,将呼吸衰竭分为两型:Ⅰ型(换气性)指 $PaO_2$ 下降而 $PaCO_2$ 正常或降低,多为急性呼吸衰竭的表现;Ⅱ型(通气性)指 $PaO_2$ 下降伴有 $PaCO_2$ 升高,多为慢性呼吸衰竭或兼有急性发作的表现。急性呼吸衰竭是指由于某些突发的致病因素,使肺通气和/或换气功能迅速出现严重障碍,在短时间内引起呼吸衰竭。因机体不能很快代偿,若不及时抢救,会危及患者生命。

## 一、病因与发病机制

**(一)病因**

1.呼吸道及肺疾病

严重支气管哮喘、原发性或继发性肺炎、急性肺损伤、ARDS、肺水肿、上呼吸道异物堵塞、喉头水肿、慢性支气管炎急性发作及肺气肿等。

2.中枢神经及传导系统疾病

急性脑炎、颅脑外伤、脑出血、脑梗死、脑肿瘤、安眠药中毒及吸入有害气体等。

3.周围神经传导系统及呼吸肌疾病

脊髓灰质炎、重症肌无力、颈椎外伤、有机磷农药中毒等。

4.胸部病变

胸廓狭窄、胸外伤、自发性气胸、手术损伤、急剧增加的胸腔积液等。

5.肺血管性疾病

急性肺栓塞、肺血管炎、多发性肺微血管栓塞等。

**(二)发病机制**

急性呼吸衰竭的发生主要有肺泡通气不足、通气/血流比例（V/Q）失调、气体弥散障碍、肺内分流四种机制。

1.肺泡通气不足

肺泡通气不足其结果引起低氧和高碳酸血症。机制主要有以下几点。

(1)呼吸驱动不足：如中枢神经系统病变或中枢神经抑制药过量抑制呼吸中枢，使呼吸驱动力减弱，导致肺容量减少和肺泡通气不足。

(2)呼吸负荷过重：胸廓或横膈机械性运动能力下降，致肺泡通气下降及气道阻力增加，胸肺顺应性下降。

(3)呼吸泵功能障碍：由于呼吸肌本身的病变导致呼吸运动受限，如呼吸肌疾病、有机磷农药中毒等。

2.通气/血流比例（V/Q）失调

正常人肺泡通气量（V）约为 4 L/min，流经肺泡的血流（Q）约为 5 L/min，V/Q 约为 0.8。有效的气体交换主要取决于 V/Q 保持在 0.8 水平。当 V/Q 低于 0.8 时，肺泡通气不足、血流过剩，肺动脉内混合静脉血未经充分氧合即进入肺静脉，引起低氧血症。当 V/Q 大于 0.8 时，肺泡过度通气，肺泡内气体不能与血液进行充分的气体交换而成为无效通气，结果也导致低氧血症。严重的通气/血流比例失调亦可导致二氧化碳潴留。

3.气体弥散障碍

氧和二氧化碳可自由通过肺泡毛细血管膜进行气体交换，氧的弥散能力约为二氧化碳的 1/20。当肺不张、肺水肿、肺气肿、肺纤维化导致气体弥散面积减少、弥散距离加大时，往往影响氧的弥散，从而引起低氧血症。

4.肺内分流

肺动脉内的静脉血未经氧合直接流入肺静脉，引起低氧血症，是通气/血流比例失调的特例。常见于肺动脉-静脉瘘。

## 二、病情评估

**(一)临床表现**

急性呼吸衰竭患者除原发病表现外，还表现为低氧血症、高碳酸血症或两者兼有，可使机体各组织器官发生不同程度的功能改变。

1.呼吸系统改变

呼吸困难是临床最早出现的症状，表现为呼吸频率加快、呼吸费力、辅助呼吸肌活动增强、胸闷、发绀等。严重时表现为呼吸节律改变，如潮式呼吸、叹息样呼吸、陈-施呼吸。呼吸系统病变所致者，肺部有喘鸣音、湿啰音或呼吸音降低等原发病体征。

2.循环系统改变

早期心率加快，血压正常或轻度升高，严重时心率减慢、心律失常、血压下降。晚期由于严重缺氧和二氧化碳潴留可引起心肌损害，发生心力衰竭、休克、心搏骤停。

3.神经系统改变

大脑皮质对缺氧最敏感。轻度缺氧时出现头晕、注意力下降。明显缺氧时出现焦虑不安、躁动、定向力障碍和精神错乱。明显高碳酸血症时出现中枢神经系统抑制症状,如嗜睡、昏睡,严重缺氧和高碳酸血症均可导致昏迷。

4.其他系统改变

急性缺氧可造成凝血功能障碍、造血功能衰竭、弥散性血管内凝血。急性缺氧和二氧化碳潴留可致胃肠黏膜充血、水肿、糜烂而引起胃肠道出血。也可引起肾血管收缩、肾血流量减少、肾小球滤过率下降而致肾功能不全。

(二)辅助检查

1.实验室检查

尽早抽动脉血进行血气分析,$PaO_2$、$PaCO_2$ 和 pH 是最重要的血气参数。定时检查有助于判断呼吸衰竭的程度、类型、代偿情况及酸碱平衡紊乱程度和类型。

2.胸部 X 线检查

有助于明确病因、病变范围和程度。根据 X 线检查能了解心脏及血管的状态,分析气胸和血胸的存在及有无肺栓塞、肺炎、肺水肿等。

3.心电图检查

急性呼吸衰竭者可出现心动过速和其他各种心律失常。急性大块肺栓塞者,心电图检查可表现为心动过速,并有电轴右偏、完全性右束支传导阻滞和肺型 P 波。

## 三、急救护理

### (一)紧急处理

1.保持气道通畅

患者缺氧与二氧化碳潴留,主要是由于通气功能障碍所致,而通气功能障碍主要原因是气道阻塞。因此及时清除气道分泌物,保持气道通畅,维持气道完整性,是纠正缺氧与二氧化碳潴留的前提。护理措施包括胸部物理治疗、气道吸引、必要时建立人工气道。

(1)胸部物理治疗:包括指导患者有效咳嗽、协助翻身、体位引流、背部叩击和振动,以促进痰液排出,有助于改善通气和血流灌注,促进某些肺段的痰液引流。

(2)气道吸引:吸引导管可经鼻或经口通过咽部到达呼吸道进行分泌物和痰液抽吸。吸痰时会造成短暂的缺氧,应注意心率、心律、血氧饱和度的变化。

(3)建立人工气道:对昏迷舌根后坠的患者,采用口咽通气管或鼻咽通气管支撑舌体,使其离开咽后壁,从而在短期内保持气道通畅。对需机械通气的患者,采用经鼻或经口气管内插管。经鼻气管插管易于固定,清醒患者易于耐受,用于需气管内插管时间较长者;经口气管插管操作简便,常用于紧急情况,但不易固定,易引起牙齿脱落与口腔黏膜破损。对需长期机械通气者,应行气管造口。气管造口包括气管切开术与经皮扩张气管导管留置术,均需严格无菌操作。

2.氧疗

缺氧是引起呼吸衰竭的直接原因,氧疗是急性呼吸衰竭的重要治疗措施。氧疗要根据缺氧原因和程度调整氧流量与氧浓度,严格掌握适应证,防止不良反应发生。①Ⅰ型呼吸衰竭,原则上是按需给氧,根据血气分析结果及时调整氧浓度,一般为 50%～60%。②Ⅱ型呼吸衰竭,应采用控制性氧疗,持续性低流量吸氧。一般氧流量为 1～3 L/min,浓度为 25%～30%。氧疗途径采用鼻塞法、面罩法等,对危重患者常规氧疗无效时,及早考虑机械通气给氧。

3.机械通气

机械通气是治疗急性呼吸衰竭重要而有效的措施。但因引起急性呼吸衰竭的病因各异,所造成的病理生理改变不同,故应根据具体病情特点来选择不同的通气模式。机械通气护理:保持呼吸机正常运行;保持各连接口紧密;了解通气量是否合适;及时解除报警原因;积极防治机械通气并发症;防止感染与交叉感染。

4.病因治疗

原发病治疗至关重要。有些病例在去除病因后可逆转呼吸衰竭,如急性上呼吸道阻塞时,治疗关键是建立人工气道;严重肺部感染或全身感染所致者,应尽早给予有效抗生素治疗;心源性肺水肿所致者,可给予硝酸甘油、利尿药或正性肌力药治疗;气胸或大量胸腔积液所致者,应行胸膜腔穿刺或置导管引流。

**(二)用药观察**

1.呼吸兴奋剂

(1)尼可刹米:用于各种原因引起的中枢性呼吸抑制,特别是肺性脑病时常用。能兴奋脑干呼吸中枢或刺激颈动脉体的化学感受器,反射性兴奋呼吸中枢,提高呼吸中枢对二氧化碳的敏感性。静脉注射给药,每次 0.375 g,必要时每 1~2 小时重复 1 次,也可用 1.875~3.75 g 静脉微量注射泵维持。

(2)纳洛酮:主要用于解除外源性阿片(吗啡和美沙酮等)对中枢神经系统的抑制,对麻醉、镇静催眠药过量和乙醇中毒也有效。能与脑干特异性阿片受体竞争性结合,阻断内源性和外源性阿片的呼吸抑制作用。推荐剂量为 0.4~0.8 mg,静脉注射,作用维持时间短。对长效呼吸抑制药如美沙酮过量者,首次静脉注射后,继续以 0.4~2.0 mg/h 速度静脉滴注,持续 12~24 小时。

应用呼吸兴奋剂时注意:①保持气道通畅。②有心功能不全或 ARDS 时不宜使用。③观察不良反应,如尼可刹米可致心动过速、血压升高、肌肉震颤或僵直、咳嗽、呕吐、出汗等症状。

2.糖皮质激素

严重支气管哮喘患者对支气管扩张药无效时,给予糖皮质激素治疗。氢化可的松 2 mg/kg,静脉注射,继而 0.5 mg/(kg·h),静脉滴注;或甲泼尼龙 40~125 mg 静脉注射,每 6 小时 1 次。吸入性糖皮质激素对严重支气管哮喘无效。ARDS 患者发病后 7~10 天应用糖皮质激素可减少肺纤维化。

应用糖皮质激素时注意:①用糖皮质激素期间应经常检测血糖,以便及时发现类固醇性糖尿病。②防止各种感染的发生,特别是防止多重感染的发生。③为减少对胃肠道的刺激,加用胃黏膜保护药物。

3.镇静药

预防呼吸衰竭患者的氧输送与氧消耗比例失常。

(1)丙泊酚:用于维持镇静,为短效静脉全身麻醉药,起效迅速,无明显蓄积,停药后苏醒快而完全。根据患者病情及所需镇静深度,可在静脉注射 0.2~0.7 mg/kg 负荷量后,以 0.3~4.0 mg/(kg·h)持续静脉微量注射泵输入,保持患者镇静,可使患者耐受机械通气。小儿禁用丙泊酚镇静。

(2)咪达唑仑:咪达唑仑为最新的苯二氮䓬类药物,起效和消除迅速。咪达唑仑 1~2 mg 静脉注射,根据病情需要也可持续静脉微量注射泵输入。

应用镇静药时注意:①应用镇静药时必须建立人工气道和机械通气。②定时评估患者精神状态,防止镇静过深。③丙泊酚可致血压下降需动态观察血压变化。

4.肌肉松弛药

应用于人机对抗时,消除自主呼吸;减少心肺功能不全者的氧消耗。常选用非去极化性肌肉松弛药。常用药物有潘库溴铵、阿曲库铵和维库溴铵。应用肌肉松弛药时注意:①必须在机械通气下使用。②必须先镇静后肌松。

5.祛痰药

呼吸系统感染常产生黏稠痰液。祛痰药能降低气道分泌物的黏滞性,有利于气道分泌物的清除。常用药物为氨溴索,可静脉注射,也可雾化吸入。应用祛痰药时注意与胸部物理治疗相结合。

**(三)病情观察**

1.观察生命体征

(1)呼吸:观察呼吸节律、频率、幅度。正常人呼吸频率为 16～20 次/分,新生儿为 30～40 次/分,呼吸幅度均匀,节律规则。成人自主呼吸频率超过 20 次/分,提示呼吸功能不全。超过 30 次/分,常需要机械辅助通气。呼吸节律改变提示脑干呼吸中枢病变或脑水肿。听诊两肺呼吸音是否对称,听诊顺序:肺尖－前胸－侧胸－背部,左右对比,有无痰鸣音、哮鸣音、湿啰音,是否伴咳嗽、咳痰,注意患者对治疗的反应。

(2)心率:观察心率、心律变化。缺氧早期心脏发生代偿作用,导致心率增快。严重缺氧可出现各种类型的心律失常如窦性心动过缓、期前收缩、心室颤动等。如进一步加重,可发展为周围循环衰竭甚至心搏停止。气道吸引时可引起短暂缺氧会诱发各种心律失常,需及时发现和纠正。

(3)体温:建立人工气道及应用机械通气期间,患者鼻、咽、喉自然防御屏障功能丧失、咳嗽咳痰能力减弱或丧失、气道吸引及全身抵抗力下降等增加感染机会,体温波动较大。观察体温变化,有助于判断感染控制情况。当体温升高超过 38.5 ℃时,积极做好降温处理,遵医嘱留取细菌培养标本。

(4)意识:意识反映脑血流灌注和脑组织氧供情况。氧供正常时,患者意识清楚,定向力、计算力良好,能配合治疗。轻度缺氧时,患者兴奋、焦虑和烦躁不安。严重缺氧时出现意识模糊、嗜睡甚至昏迷。当患者出现意识异常时,注意安全防护,适当约束肢体,防止坠床与意外拔管。

2.血氧饱和度

原理:通过红外光传感器来测量毛细血管内氧合血红蛋白的含量。通过氧饱和度估计氧分压,氧饱和度小于 95%,氧分压小于 10.7 kPa(80 mmHg),显示轻度缺氧;氧饱和度小于 90%,氧分压小于 8.0 kPa(60 mmHg),显示中度缺氧;氧饱和度小于 75%,氧分压小于 5.3 kPa (40 mmHg),显示重度缺氧。影响脉搏血氧饱和度测定结果的有:末梢循环不良如低血压、血管收缩药、低温、动脉压迫等;指甲条件如灰指甲、涂抹指甲油等。对水肿或末梢循环较差的患者,应经常检查、更换检测部位。注意氧饱和度高低不能真正反映组织供氧情况,只能作为参考。

3.血气指标

动态测定血气指标有助于判断血液氧合及酸碱平衡状态,可作为诊断呼吸衰竭、指导机械通气参数调节、纠正酸碱失衡的重要依据。$PaO_2$ 反映机体氧合情况,对诊断缺氧和判断缺氧程度有重要价值。$PaCO_2$ 是判断肺通气功能的重要参数。机械通气开始前及治疗后 30 分钟常规测定血气指标,以了解治疗效果。根据血气数据调整呼吸机参数。

(徐晓燕)

# 第四节　急性一氧化碳中毒

## 一、概述

急性一氧化碳中毒是吸入较高浓度一氧化碳（CO）后引起的急性脑缺氧性疾病，少数患者可有迟发的神经精神症状，部分患者亦可有其他脏器的缺氧性改变。

## 二、病情观察与评估

（1）监测生命体征，观察患者有无体温升高、血压下降、呼吸浅快的临床表现。

（2）观察患者有无颜面潮红，口唇呈樱桃红色或口唇苍白或发绀。

（3）观察有无恶心、呕吐、步态蹒跚、大汗、大小便失禁、无尿等。

（4）观察有无头痛、头昏、意识模糊、嗜睡，甚至昏迷，有无瞳孔缩小或散大及抽搐等。

（5）评估患者的中毒程度。①轻度中毒：头痛、头昏、恶心、呕吐、四肢无力，有短暂的意识模糊。②中度中毒：颜面潮红、口唇呈樱桃红色、脉快多汗、步态蹒跚、嗜睡，甚至昏迷。③重度中毒：各种反射明显减弱或消失、大小便失禁、四肢湿冷、血压下降、潮式呼吸、瞳孔缩小、不等大或扩大等休克症状及脑水肿、酸中毒及肾功能不全等表现。

## 三、护理措施

### （一）迅速脱离有毒现场
在房间内应立即开窗通风，将患者置于空气新鲜、通风良好处。

### （二）氧疗
1.高流量吸氧

8～10 L/min，一般认为吸氧浓度＞60％，持续 24 小时以上，则可能发生氧中毒。

2.高压氧治疗

尽早行高压氧治疗可以使血液中物理溶解氧增加，供组织、细胞利用，并使肺泡氧分压提高，可加速碳氧血红蛋白的解离，促进一氧化碳清除。

### （三）用药护理
1.脑保护剂

遵医嘱使用保护脑细胞药物，如醒脑静、胞磷胆碱等，观察用药后的疗效。

2.脱水剂

重度一氧化碳中毒后 24～48 小时是脑水肿发展高峰期，应遵医嘱给予 20％甘露醇注射液快速静脉滴注、地塞米松或氢化可的松静脉注射，防治脑水肿。

### （四）防止意外受伤
抽搐者加床挡，防跌倒或坠床的发生，必要时使用舌钳防止舌咬伤。

### （五）加强心理护理
必要时给予心理干预，防止再次自伤。

## 四、健康指导

(1)告知患者及家属安全用氧及高压氧治疗的注意事项。

(2)宣传有关一氧化碳中毒的防护知识。

(3)出院后 3 个月内门诊随访,一旦有不适及时就诊。

(徐晓燕)

# 第五节　百草枯中毒

## 一、定义

百草枯(PQ)又名克芜踪,属于吡啶类除草剂,国内商品为 20％的百草枯溶液,是目前我国农村使用比较广泛的、毒性最大的除草剂之一,国外报道中毒病死率为 64％,国内有报道病死率高达 95％。

百草枯可经皮肤、呼吸道、消化道吸收,吸收后通过血液循环几乎分布于所有的组织器官,肺中浓度最高,肺纤维化常在第 5～9 天发生,2～3 周达到高峰,最终因肺纤维化呼吸窘迫综合征死亡。中毒机制与超氧离子的产生有关,急性中毒主要以肺水肿、肺出血、肺纤维化和肝、肾损害为主要表现。吸收后主要蓄积于肺组织,被肺泡Ⅰ、Ⅱ型细胞主动摄取和转运,经线粒体还原酶Ⅱ、细胞色素 C 还原酶催化,产生超氧化物阴离子($O_2$)、羟自由基(OH－)过氧化氢($H_2O_2$)等,引起细胞膜脂质过氧化,造成细胞破坏,导致多系统损害。

## 二、护理评估

(1)评估神志、面色、呼吸、氧饱和度。

(2)询问服用毒物名称、剂量、时间,服毒前后是否饮酒,是否在当地医院洗胃或采取其他抢救措施。

(3)了解患者的生活史、过去史、近期精神状况等。

(4)查看药液是否溅在皮肤上或双眼上。

(5)局部皮肤有否擦伤。

(6)评估患者有无洗胃的禁忌证。

(7)体位、饮食、活动、睡眠状况。

(8)皮肤颜色,尿量、尿色。

(9)心理状况:有无紧张、焦虑等心理反应。

(10)家庭支持和经济状况。

(11)实验室检查:血常规、电解质、肝功、肾功。

(12)辅助检查:胸片、CT。

(13)用药的效果及不良反应。

### 三、护理问题/关键点

舌、口及咽部烧灼疼痛;咳嗽;进行性呼吸困难;发绀;少尿;黄疸;恐惧。

### 四、护理措施

(1)无心跳呼吸立即给予心肺脑复苏及进一步生命支持;有心跳呼吸,清除口鼻分泌物,保持呼吸道通畅;昏迷患者去枕平卧位,头偏向一侧,并给予持续心电监护、血压、氧饱和度监测。

(2)立即洗胃:患者来院后立即洗胃,洗胃时洗胃液体温度要适宜,适宜温度即可避免促进毒物吸收,又可避免因温度低而使患者发生寒战等不良反应,每次注入量以 $200\sim300$ mL 为宜,若 $>500$ mL,会促进胃内容物进入肠道,影响洗胃效果。

(3)清除体内尚未吸收的毒物,在尽早洗胃的基础上,口服 20%甘露醇导泻,口服活性炭吸附毒物。

(4)开通静脉通路,根据患者情况给予胃黏膜保护剂、保肝药物,给予抗氧化剂(维生素 C)及抗生素等。尽早应用激素、抗自由基药物,尽早应用大剂量激素可预防肺纤维化的形成。激素应早期、足量、全程。

(5)密切观察病情变化:百草枯中毒后密切观察患者意识状态、瞳孔、心率、心律、血压、脉搏、呼吸、血氧饱和度等情况,发现异常及时报告医师,积极抢救。准确记录尿量,必要时留置尿管,观察尿液性状、颜色,有无肉眼血尿、茶色尿,有无少尿、无尿症状出现。观察呕吐物及大便颜色、性状及量,以判断有无消化道出血,还要防止呕吐物误吸入呼吸道引起窒息。特别注意有无肺损害现象,因百草枯对机体各个组织器官有严重损害,尤以肺损害为主。应密切观察呼吸的频率、节律,有无胸闷、咳嗽及进行性呼吸困难,有无呼吸道梗阻及咯血等。

(6)口腔护理:百草枯具有腐蚀性,口服 $2\sim3$ 天可出现口腔黏膜、咽喉部糜烂溃疡,舌体、扁桃体肿大疼痛,黏膜脱落易继发感染。在护理过程中要特别注意保持口腔清洁,可用生理盐水及利多卡因溶液交替含漱,随时保持口腔清洁,减少因分泌物渗出引起的粘连、出血、感染。出现腹部疼痛、消化道出血,给予止血药物,并仔细观察大便的颜色、次数和量。

(7)呼吸道护理:由于肺是百草枯毒性作用的靶器官,进入人体的百草枯被组织细胞摄取后在肺内产生氧自由基,造成细胞膜脂质氧化,破坏细胞结构,引起细胞肿胀、变性、坏死,进而导致肺内出血、肺水肿、透明膜变性或纤维细胞增生。肺纤维化多在中毒后 $5\sim9$ 天内发生,2 周或 3 周达高峰。因此,应保持呼吸道通畅,鼓励患者深呼吸,用力咳嗽,积极进行肺功能锻炼,定期进行胸部 X 线检查,发现异常及时处理。

(8)肾功能的监测:百草枯中毒可造成肾小管急性坏死,导致不同程度的肾功能损害。百草枯中毒 $1\sim3$ 天即可出现肾功能损害,在中毒 12 小时,患者即可出现蛋白尿及血尿,甚至出现肾衰竭。尿量是反映肾功能情况最直接的指标,严格记录 24 小时尿量,观察尿量及有无尿频、尿急、尿痛等膀胱刺激症状;根据尿量调整输液量及输液速度,发现少尿或多尿,要及时报告医师,定期做生化、肾功能、尿常规化验。

(9)饮食护理:禁食期过后鼓励患者饮食,早期如牛奶、米汤等,逐渐加入鸡蛋、瘦肉等高蛋白、高维生素、高碳水化合物类食品,如因咽喉部疼痛不能进食时,可于进食前给予利多卡因稀释后含漱,以减轻疼痛,必要时给予鼻饲,以保证营养供给。

(10)基础护理:患者入院后立即脱去污染衣物并清洗皮肤,有呕吐者,随时更换衣服及床单,给患者创造一个整洁、舒适的环境;同时加强营养支持,按医嘱要求完成当天补液量及输入各种药物。

(11)心理护理:服药中毒后给患者造成的身心痛苦及预后的担忧使之产生焦虑、恐惧心理,护理人员应同情、理解患者,给患者讲解治疗措施对抢救生命的重要性,加强心理疏导、安慰。多给予劝导、鼓励,尽可能满足患者的合理要求,帮助患者渡过情绪的低谷,使其能积极配合治疗与护理。

## 五、护理评价

(1)患者生命体征是否稳定。
(2)洗胃是否彻底。
(3)患者有无并发症发生。

## 六、健康教育

(1)向患者和家属讲解此病的疗程,让患者和家属积极配合治疗。
(2)普及防毒知识,讲解口服百草枯的毒性和危害性。
(3)定期随访,了解患者的活动能力和生存质量。

(徐晓燕)

# 第六节 电 击 伤

## 一、定义

电击伤(亦称触电)是指当一定的电流或电能量(静电)通过人体后致使机体组织损伤或功能障碍,甚至死亡的病理过程,一般常见于违章用电、电器年久失修、漏电、雷击及意外事故等。电击伤可以分为超高压电或雷击伤、高压电伤和低压电伤3种。

## 二、临床表现

轻者仅有瞬间感觉异常,重者可致死亡。

**(一)全身表现**

1.轻型

表现为精神紧张,表情呆滞、面色苍白、四肢软弱、呼吸及心搏加速。敏感患者可发生晕厥、短暂意识丧失。

2.重型

表现为神志清醒患者有恐惧、心悸和呼吸频率快;昏迷患者则出现肌肉抽搐、血压下降、呼吸由浅快转为不规则以至停止,心律失常,很快导致心搏骤停。

**(二)局部表现**

主要表现为电流通过的部位出现电灼伤。

1.低压电引起的灼伤

伤口小,呈椭圆形或圆形,焦黄或灰白色,干燥,边缘整齐,与正常皮肤分界清楚,一般不损伤内脏。如有衣服点燃,可出现与触电部位无关的大面积烧伤。

2.高压电引起的烧伤

烧伤面积不大,但可深达肌肉、血管、神经和骨骼,有"口小底大,外浅内深"的特征:肌肉组织常呈夹心性坏死;电流可造成血管壁变性、坏死或血管栓塞,从而引起继发性出血或组织的继发性坏死。

### (三)并发症

可有短期精神异常、心律失常、肢体瘫痪、继发性出血或血供障碍、局部组织坏死继发感染、急性肾功能障碍、内脏破裂或穿孔、周围性神经病、永久性失明或耳聋等。孕妇电击后常发生死胎、流产。

## 三、病因及发病机制

### (一)病因

1.人体直接接触电源

如电动机、变压器等电器设备不检修,不装接地线;不懂安全用电知识,自行安装电器;家用电器漏电而手直接接触开关等。

2.电流或静电电荷经空气或其他介质电击人体

因台风、火灾、地震、房屋倒塌等使高压线断后掉在地上,在高压和超高压电场中,10 cm 内都有电击伤的危险;在大树下避雷雨,衣服被淋湿后更易被雷击。

### (二)发病机制

电击伤主要发病机制是组织缺氧。人体作为导体,在接触电流时,即成为电路中的一部分。电击通过产热和电化学作用引起人体器官生理功能障碍,如抽搐、心室颤动、呼吸中枢麻痹或呼吸停止等,以及组织损伤。电击伤对人体的危害与接触电压高低、电流强弱、电流类型、频率高低、电流接触时间、接触部位、电流方向和所在环境的气象条件都有密切关系。

(1)电流类型:同样电压下,交流电比直流电的危险性大 3 倍。交流电能使肌肉持续抽搐,能牵引住接触者,使其脱离不开电流,因而危险性较直流电大。

(2)电流强度:一般而论,通过人体的电流越强,对人体造成的损害越重,危险也越大。

(3)电压高低:电压越高,流经人体的电流越大,机体受到的损害也越严重。

(4)电阻大小:在一定电压下,皮肤电阻越低,通过的电流越大,造成的损伤越大。

(5)电流接触时间:电流对人体的损害程度与接触电源时间成正比。

(6)通电途径:电流通过人体的途径不同,对人体造成的伤害也不同。

## 四、辅助检查

早期可出现肌酸磷酸激酶(CK)及其同工酶(CK-MB)/乳酸脱氢酶(LDH)、丙氨酸氨基转移酶(ALT)的活性增高。尿液检测可见血红蛋白尿或肌红蛋白尿。

## 五、诊断要点

### (一)病史

患者有明确的触电史或被雷、电击伤史。

## （二）诊断注意事项

应了解有无从高处坠落或被电击抛开的情节,注意颈髓损伤、骨折和内脏损伤的可能性。监测血 LDH、CK-MB、淀粉酶,尿肌红蛋白,肝、肾功能等,可辅助判断组织器官损伤程度。有些患者触电后,心跳和呼吸极其微弱,甚至暂时停止,处于"假死状态",因此要认真鉴别,不可轻易放弃对触电患者的抢救。

# 六、治疗要点

救治原则为迅速脱离电源,争分夺秒地实施有效的心肺复苏及心电监护。

## （一）现场急救

**1.迅速脱离电源**

根据触电现场情况,采用最安全、最迅速的办法脱离电源。

(1)切断电源:拉开电源闸刀或者拔除电源插头。

(2)挑开电线:应用绝缘物或干燥的木棒、竹竿、扁担等将电线挑开。

(3)拉开触电者:施救者可穿胶鞋,站在木凳上,用干燥的绳子、围巾或干衣服等拧成条状套在触电者身上拉开触电者。

(4)切断电线:如在野外或远离电源及存在电磁场效应的触电现场,施救者不能接近触电者,不便将电线挑开时,可用干燥绝缘的木柄刀、斧或锄头等物将电线斩断,中断电流,并妥善处理残端。

**2.防止感染**

现场应保护好电烧伤创面,防止感染。

**3.轻型触电者:**

就地观察及休息1～2小时,以减轻心脏负荷,促进恢复。

**4.重型触电者**

对心搏骤停或呼吸停止者,应立即实施心肺复苏术。

## （二）院内急救

**1.维持有效呼吸**

呼吸停止者应立即气管插管,给予呼吸机辅助通气。

**2.补液**

低血容量性休克和组织严重电烧伤的患者,应迅速给予静脉补液,补液量较同等面积烧伤患者要多。

**3.纠正心律失常**

最严重的心律失常是心室颤动,室颤者应尽早给予除颤。

**4.创面处理**

创面应用无菌液冲洗后以无菌敷料包扎,局部坏死组织如与周围组织分界清楚,应在伤后3～6天及时切除焦痂。如皮肤缺损较大,则需植皮治疗,必要时应用抗生素和 TAT 预防破伤风的发生。

**5.筋膜松解术和截肢**

肢体受高压电热灼伤,大块软组织灼伤引起的局部水肿和小血管内血栓形成,可使电热灼伤远端肢体发生缺血性坏死,因而有时需要进行筋膜松解术,减轻灼伤部位周围压力,改善肢体远端血液循环,严重时可能需要做截肢手术。

6.对症处理

预防感染,纠正水和电解质紊乱,抗休克,防治应激性溃疡、脑水肿、急性肾衰竭等。

## 七、护理问题

### (一)焦虑/恐惧

其与电击伤后出现短暂的电休克、担心植皮、截肢(指、趾)、电击伤知识的缺乏有关。

### (二)皮肤完整性受损

其与皮肤烧伤,失去皮肤屏障功能有关。

### (三)心排血量减少

其与电击伤后心律失常有关。

### (四)体液不足

其与大面积电击伤后大量体液自创面丢失、血容量减少有关。

### (五)疼痛

其与电击伤后创面疼痛及局部炎症有关。

### (六)潜在并发症

急性肾衰竭、感染、继发性出血、高钾血症。

## 八、护理措施

### (一)即刻护理

心搏骤停或呼吸骤停者应立即实施心肺复苏术,应配合医师做好抢救,尽早尽快建立人工气道和机械通气,注意清除气道内分泌物。

### (二)用药护理

尽快建立静脉通路,根据医嘱给予输液,恢复循环容量。应用抗生素后所造成的厌氧菌感染,遵医嘱注射破伤风抗毒素预防发生破伤风。

### (三)合并伤的护理

因触电后弹离电源或自高空跌下,常伴有颅脑伤、气胸、血胸、内脏破裂、四肢与骨盆骨折等合并伤。搬运过程注意保护颈部、脊柱和骨折处,配合医师做好抢救。如有颅脑外伤,心搏呼吸停止时间较长,伤员昏迷不醒等情况,应遵医嘱在伤员头部放置冰袋,并快速静脉滴注20%甘露醇250 mL或50%葡萄糖溶液60~100 mL,脱水降低颅压,防止脑疝引起突然死亡。

### (四)严密观察病情变化

1.密切监测生命体征变化

测量呼吸、脉搏、血压及体温。注意呼吸频率,判断有无呼吸抑制及窒息发生;注意患者神志变化,对清醒患者应予心理安慰,消除其恐惧心理,同时注意患者出现电击后精神兴奋症状,应说服患者休息。

2.心律失常的监测

复苏后患者尤其应仔细检查心率和心律,每次心脏听诊应保持5分钟以上,判断有无心律失常。

3.肾功能监测

观察尿的颜色和量的变化,对严重肾功能损害或脑水肿损害使用利尿药和脱水剂者,应准确记录尿量。

**（五）加强基础护理**

保持患者局部伤口敷料的清洁、干燥，防止脱落。观察创面颜色、气味，有无发绀、干性坏死等，警惕糜烂坏死组织腐蚀血管致大出血。保守治疗效果不好的，应及早截肢，并遵医嘱应用止痛药，注意观察患者有无幻肢痛。做好口腔和皮肤护理，预防发生口腔感染和压疮等。

**（六）心理护理**

医务人员应沉着冷静，操作熟练，多与患者进行肢体接触和眼神沟通，给患者更多的信任感；同时多安慰患者，告知其治疗方法、过程及效果，鼓励患者表达自身感受，教会患者自我放松的方法；适当延长患者家属探视时间，家属的关心鼓励和陪伴能够给予患者更多战胜疾病的信心。

**（七）健康教育**

教育患者出院后自我保健知识、普及安全用电知识，尤其应加强学龄前儿童和小学生的安全用电知识教育。

（徐晓燕）

# 第七节　多器官功能障碍综合征

多器官功能障碍综合征（multiple organ dysfunction syndrome，MODS）是指在严重创伤、感染和休克时，原无器官功能障碍的患者同时或者在短时间内相继出现两个以上器官系统的功能障碍以致机体内环境的稳定必须靠临床干预才能维持的综合征。

MODS 的原发致病因素是急性而继发受损器官可在远隔原发伤部位，不能将慢性疾病、组织器官退化、机体失代偿时归属其中。常呈序惯性器官受累，致病因素与发生 MODS 必须＞24 小时。发生 MODS 前，机体器官功能基本正常，功能损害呈可逆性，一旦发病机制阻断、及时救治，器官功能有望恢复。

## 一、病因

**（一）严重创伤**

严重创伤是诱发 MODS 的常见因素之一，主要见于复合伤、多发伤、战地伤、烧伤及大手术创伤，并由此可引起心、肺、肝、肾、造血系统、消化道等多个组织器官系统的功能障碍。

**（二）休克**

各种原因导致的休克是引起 MODS 的重要发病因素，尤其是出血性休克和感染性休克更易引发 MODS。休克过程中机体各重要器官血流不足而呈低灌注状态，引起广泛性全身组织缺氧、缺血，代谢产物蓄积，影响细胞代谢、损害器官的功能，最后导致 MODS。

**（三）严重感染**

严重感染是引发 MODS 的最主要因素之一，尤其是腹腔感染，是诱发 MODS 的重要原因。据相关资料统计，腹腔感染在多种 MODS 致病因素中占首位。其中革兰阴性杆菌占大多数，如腹腔内脓肿、急性化脓性阑尾炎、急性坏死性胰腺炎、急性腹膜炎、急性胆囊炎等更易导致 MODS 的发生。有报道 MODS 患者 69%～75% 的病因与感染有关。

### (四)医源性因素

医源性因素也是造成 MODS 的一个重要因素。尤其是急危重症患者,病情错综复杂,如治疗措施应用不当,对脏器容易造成不必要的损伤而引发 MODS。较常见的因素如下。

(1)长时间(>6 小时)高浓度给氧可破坏肺表面活性物质,损害肺血管内皮细胞。

(2)大量输血、输液可导致急性肺水肿、急性左心功能不全。

(3)药物使用不当可导致肝、肾等重要脏器功能障碍。

(4)不适当的人工机械通气可造成心肺功能障碍。

(5)血液吸附或血液透析造成的不均衡综合征、出血和血小板减少。

### (五)心搏、呼吸骤停

心搏、呼吸骤停致使机体各重要脏器严重缺血、缺氧,若能在短时间内得到有效及时的抢救,复苏成功后,血流动力学改善,各大器官恢复灌流,形成"缺血-再灌注",但同时也可能引发"再灌注"损伤,导致 MODS。

## 二、临床表现

MODS 多以某一器官功能受损开始发病,并序贯地影响到其他器官,由于首先受累器官的不同及受累器官组合的不同,因此,其临床表现也不尽相同,下面将各器官受累时的主要表现分别介绍(表 4-2)。

表 4-2 MODS 的临床表现

| 项目 | 休克 | 复苏 | 高分解代谢 | MOF |
|---|---|---|---|---|
| 全身情况 | 萎靡、不安 | 差、烦躁 | 很差 | 终末 |
| 循环 | 需输液 | 依赖容量 | $CO\downarrow$,休克 | 药物依赖 |
| 呼吸 | 气促 | 呼碱低氧 | ARDS | $O_2\downarrow$,$CO_2\uparrow$ |
| 肾脏 | 少尿 | 氨↑ | 氨↑,需透析 | 恶化 |
| 胃肠 | 胀气 | 摄食↓ | 应激性溃疡 | 功能紊乱 |
| 肝脏 | 肝功能轻度↓ | 中度↓ | 严重↓ | 衰竭 |
| 代谢 | 血糖↑需胰岛素 | 高分解代谢 | 代谢性酸中毒,血糖↑ | 肌萎缩,酸中毒 |
| CNS | 模糊 | 嗜睡 | 昏迷 | 深昏迷 |
| 血液 | 轻度异常 | BPC↓,WBC↑ | 凝血异常 | DIC |

### (一)心脏

心脏的主要功能是泵功能,并推动血液在体内进行周而复始的循环,无论是心脏发生继发性损伤或原发性损伤都能够引起泵功能障碍,从而引起急性心功能不全,主要临床特征表现为急性肺循环淤血和供血不足。

急性心功能不全可概括为急性右心功能不全和急性左心功能不全,临床上急性右心功能不全极为少见,因此一般急性心功能不全即泛指急性左心功能不全,临床上最常见的是急性左心室功能不全。临床症状及体征表现如下。

1.呼吸困难

按诱发呼吸困难急性程度的不同又可分为劳力性呼吸困难、夜间阵发性呼吸困难和端坐呼吸,而端坐呼吸和夜间阵发性呼吸困难是急性左心功能不全早期或急性发作时的典型表现之一,必须给予高度重视。

2.咳嗽与咯血

急性心功能不全引起的咳嗽主要特征为无其他原因可解释的刺激性干咳,尤以平卧或活动时为明显,半卧位或坐起及休息时咳嗽可缓解。若发生肺水肿时可见大量白色或粉红色泡沫样痰,严重者可发生咯血。

心排血量急剧下降是严重急性左心功能不全可引起的病变,从而引起心源性晕厥、心源性休克及心搏骤停。

### (二)呼吸功能

临床特征表现为发绀和呼吸困难,血气分析检查常呈现为低氧血症。严重者可出现急性呼吸窘迫综合征(ARDS)或急性呼吸功能不全。ARDS 是 MODS 常伴发的一种临床表现,其病理改变为急性非心源性肺水肿。临床特点如下。

(1)起病急,呼吸极度困难,经鼻导管高流量吸氧不能缓解。

(2)呼吸频率加快,常超过每分钟 28 次,并进行性加快,严重者可达每分钟 60 次以上,患者所有呼吸肌都参与了呼吸运动,仍不能满足呼吸对氧的需求而呈现为窘迫呼吸。

(3)血气分析呈现为 $PO_2 < 8.0$ kPa(60 mmHg),并呈进行性下降,高流量氧疗也难以使 $PO_2$ 提高,而必须采用人工机械通气。

### (三)肝

当肝脏功能遭到严重损害时,临床表现为肝细胞性黄疸,巩膜、皮服黄染,尿色加深呈豆油样,血清生化检查显示:总胆红素升高(直接胆红素与间接胆红素均升高)并伴有肝脏酶学水平升高,同时 ALT、AST、LDH 均大于正常值的 2 倍以上,还可伴有清蛋白含量、血清总蛋白下降及凝血因子减少,既往有肝病史者或病情严重者即可发生肝性脑病。

### (四)肾

在急危重症的抢救过程中,多种原因都可能造成肾小管功能受损或急性肾小球功能受损,从而引起急性肾功能不全,其临床表现主要为氮质血症、少尿、无尿和水、电解质及酸碱平衡失调。当发生急性肾功能不全后,常易导致病情急剧进展或明显恶化,在以各种原因所导致的休克为 MODS 的原发病变时,肾功能不全也可能为最早的表现。

### (五)胃肠道

各种原因引起的胃肠黏膜缺血及病变、治疗过程中的应激,导致的胃泌素与肾上腺皮质激素分泌增加,而导致胃黏膜病变,引起消化道大出血;或者其他因素所致的胃肠道蠕动减弱,从而发生胃肠麻痹。

### (六)凝血功能

毛细血管床开放,血流缓慢或淤积,致使凝血系统被激活,引起微循环内广泛形成微血栓,导致弥散性血管内凝血可由任何原因所致的组织微循环功能障碍造成。进一步使大量凝血因子和血小板被消耗,引发全身组织发生广泛出血。临床常表现为黏膜、皮肤形成花斑,皮下出血,注射部位或手术切口、创面自发性弥漫性渗血,术后引流管内出血量增多,严重者内脏器官也发生出血。化验检查可见血浆蛋白原含量降低,纤维组织蛋白原降解产物增加,血小板计数呈进行性减少,凝血酶原时间延长。

### (七)脑

由于危重病病变发生发展过程中的多种因素影响而使脑组织发生缺血、缺氧和水肿,从而在临床上引起患者意识障碍。如出现淡漠、烦躁、自制力和定向力下降,对外界环境、自己及亲人不能确认,甚至出现嗜睡、昏睡、昏迷。同时常伴有瞳孔、出现神经系统的病理反射及呼吸病理性变化等。

## 三、护理

### (一)一般护理

#### 1.饮食护理

MODS 患者机体常处于全身炎性反应高代谢状态,机体消耗极度升高,免疫功能受损,内环境紊乱,因此保证营养供应至关重要。根据病情选择进食方式,尽量经口进食,必要时给予管饲或静脉营养,管饲时注意营养液的温度及速度,避免误吸及潴留。

(1)肠道营养:根据患者病情选择管饲途径:口胃管、鼻胃管、鼻肠管、胃造口管、空肠造瘘等。

(2)肠外营养:根据患者病情给予不同成分的 TPN 治疗。

#### 2.环境管理

病室清洁安静,最好住单人房间,室内每天消毒 1 次。

#### 3.心理护理

因患者起病突然、病情严重,容易恐惧,护士耐心解释疾病发生发展的原因,帮助患者树立信心并取得积极配合,保证患者情绪稳定。

### (二)重症护理

#### 1.病情观察

全面观察,及早发现、预防各器官功能不全征象。

(1)循环系统:血压,心率及心律,CVP,PCWP 的监测,严格记录出入液量。

(2)呼吸系统:呼吸频率及节律,动脉血气分析,经皮血氧饱和度的监测。

(3)肾功能监测:监测尿量,计算肌酐清除率,规范使用抗生素,避免使用肾毒性强的药物,必要时行 CRRT 治疗。

(4)神经系统:观察患者的意识状态、神志、瞳孔、反应等的变化。

(5)定时检测肝功能,注意保肝,必要时行人工肝治疗。加强血糖监测。

(6)肠道功能监测与支持:根据医嘱正确给予营养支持,合理使用肠道动力药物,保持肠道通畅。

(7)观察末梢温度和皮肤色泽。

#### 2.各脏器功能的护理

(1)呼吸功能的护理:加强呼吸道的湿化与管理,合理湿化,建立人工气道患者及时吸痰。根据患者病情,及时稳定脱机。多次进行机械通气、病情反复的患者,对脱机存在恐惧感,得知要脱机即表现为紧张、恐惧,这种情绪将影响患者的正常生理功能,如产生呼吸、心率加快、血压升高等,影响脱机的实施。需对患者实施有效的心理护理。

(2)循环功能的护理:MODS 患者在抢救治疗过程中,循环系统不稳定,血压波动大且变化迅速,需通过有创动脉测压及时可靠准确的连续提供动脉血压,为及时发现病情变化并给治疗提供可靠的资料。同时注意观察患者痰液色质量,及时发现心力衰竭早期表现。严格控制出入液量。

(3)肝、肾功能的护理:注意肝、肾功能化验指标的变化,严密监测尿量、尿色、尿比重,保持水、电解质平衡。避免使用肝肾毒性药物。维持血容量及血压,保证和改善肾脏血流灌注。严重衰竭患者及时采用连续血液净化治疗。

（4）胃肠道功能的护理：应激性溃疡出血是 MODS 常见的胃肠功能衰竭症状，早期进行胃肠道内营养，补充能量，促进胃肠蠕动的恢复，维持菌群平衡，保护胃黏膜。观察患者是否存在腹胀，及时听诊肠鸣音，观察腹部体征的变化。患者发生恶心、呕吐时及时清理呕吐物，避免误吸。发生腹泻时，及时清理，保持床单位清洁，观察大便性状、色质量，留取异常大便标本并及时送检。

（徐晓燕）

# 第八节　高血压急症

高血压急症是指短时间内（数小时或数天）血压明显升高，舒张压＞16.0 kPa（120 mmHg）和/或收缩压＞24.0 kPa（180 mmHg），伴有重要器官组织，如心脏、脑、肾、眼底、大动脉的严重功能障碍或不可逆性损害。高血压急症可以发生在高血压患者，表现为高血压危象或高血压脑病；也可发生在其他许多疾病过程中，主要在心、脑血管病急性阶段，如脑出血、蛛网膜下腔出血、缺血性脑卒中、急性左心衰竭伴肺水肿、不稳定型心绞痛、急性主动脉夹层和急、慢性肾衰竭等情况时。

单纯的血压升高并不构成高血压急症，血压的高低也不代表患者的危重程度；是否出现靶器官损害及哪个靶器官受累不仅是高血压急症诊断的关键，也直接决定治疗方案的选择。及时正确处理高血压急症，可在短时间内使病情缓解，预防进行性或不可逆性靶器官损害，降低死亡率。根据降压治疗的紧迫程度，高血压急症可分为紧急和次急两类。前者需要采用静脉途径给药，在几分钟到 1 小时内迅速降低血压；后者需要在几小时到 24 小时内降低血压，可使用快速起效的口服降压药。

## 一、发病机制

长期高血压及伴随的危险因素引起小动脉中层平滑肌细胞增生和纤维化，中动脉、大动脉粥样硬化，管壁增厚和管腔狭窄，导致重要靶器官，如心、脑、肾缺血。在此基础上或在其他许多疾病过程中，因紧张、疲劳、情绪激动、突然停服降压药、嗜铬细胞瘤阵发性高血压发作等诱因，小动脉发生强烈痉挛，血压急剧上升，使重要靶器官缺血加重而产生严重功能障碍或不可逆性损害；或由于过高的血压突破了脑血流自动调节范围，脑组织血流灌注过多引起脑水肿、脑功能障碍。

妊娠时子宫胎盘血流灌注减少，使前列腺素在子宫合成减少，从而促使肾素分泌增加，通过血管紧张素系统使血压升高。

## 二、临床表现

### （一）高血压脑病

高血压脑病常见于急性肾小球肾炎，亦可见于其他原因高血压，但醛固酮增多症和嗜铬细胞瘤者少见。常表现为剧烈头痛、烦躁、恶心、呕吐、抽搐、昏迷、暂时局部神经体征。舒张压常≥18.7 kPa（130 mmHg），眼底几乎均能见到视网膜动脉强烈痉挛，脑脊液压力可高达3.9 kPa（400 mmH$_2$O），蛋白增加。经有效的降压治疗，症状可迅速缓解，否则将导致不可逆脑损害。

### (二)急进性或恶性高血压

此类多见于中青年,血压显著升高,舒张压持续≥18.7 kPa(130 mmHg),并有头痛、视力减退、眼底出血、渗出和视盘水肿;肾损害突出,持续蛋白尿、血尿与管型尿;若不积极降压治疗,预后很差,常死于肾衰竭、脑卒中、心力衰竭。病理上以肾小球纤维样坏死为特征。

### (三)急性脑血管病

急性脑血管病包括脑出血、脑血栓形成和蛛网膜下腔出血。

### (四)慢性肾疾病合并严重高血压

原发性高血压可以导致肾小球硬化、肾功能损害,在各种原发性或继发性肾实质疾病中,包括各种肾小球肾炎、糖尿病肾病、红斑狼疮肾炎、梗阻性肾病等,出现肾性高血压者可达80%～90%,是继发性高血压的主要原因。随着肾功能损害加重,高血压的出现率、严重程度和难治程度也加重。

### (五)急性左心衰竭

高血压是急性心力衰竭最常见的原因之一。

### (六)急性冠脉综合征

血压升高引起内膜受损而诱发血栓形成致急性冠脉综合征。

### (七)主动脉夹层

主动脉内的血液经内膜撕裂口流入囊样变性的中层,形成血肿,随血流压力的驱动,逐渐在主动脉中层内扩展。临床特点为急性起病,突发剧烈胸、背部疼痛,休克和血肿压迫相应的主动脉分支血管时出现的脏器缺血症状。多见于中老年患者,约3/4的患者有高血压。超高速CT和MRI能明确诊断,必要时行主动脉造影。一旦诊断明确,立即进行解除疼痛、降低血压、减慢心率的治疗。

### (八)子痫

先兆子痫是指以下三项中有两项者:血压＞21.3/14.7 kPa(160/110 mmHg);尿蛋白≥3 g/24 h;伴水肿、头痛、头晕、视物不清、恶心、呕吐等自觉症状。子痫指妊娠高血压综合征的孕产妇发生抽搐。辅助检查:血液浓缩、血黏度升高、重者肌酐升高、凝血机制异常,眼底可见视网膜痉挛、水肿、出血。

### (九)嗜铬细胞瘤

嗜铬细胞瘤可产生和释放大量去甲肾上腺素和肾上腺素,常见的肿瘤部位在肾上腺髓质,也可在其他具有嗜铬组织的部位,如主动脉分叉处、胸腹部交感神经节等。临床表现为血压急剧升高,伴心动过速、头痛、苍白、大汗、麻木、手足发冷。发作持续数分钟至数小时。通过发作时尿儿茶酚胺代谢产物香草基杏仁酸和血儿茶酚胺的测定可以确诊。

高血压次急症也称为高血压紧迫状态,指血压急剧升高而尚无靶器官损害。允许在数小时内将血压降低,不一定需要静脉用药。包括急进性或恶性高血压无心、肾和眼底损害,以及先兆子痫、围术期高血压等。

## 三、诊断与评估

### (一)诊断依据

(1)原发性高血压病史。

(2)血压突然急剧升高。

（3）伴有心功能不全、高血压脑病、肾功能不全、视盘水肿、渗出、出血等靶器官严重损害。

### （二）评估

发生高血压急症的患者基础条件不同，临床表现形式各异，要决定合适的治疗方案，有必要早期对患者进行评估，作出危险分层，针对患者的具体情况制订个体化的血压控制目标和用药方案。

在病情诊断及评估中，简洁但完整的病史收集有助于了解高血压的持续时间和严重性、并发症情况及药物使用情况；需要明确患者是否有心血管、肾、神经系统疾病病史，检查是否有靶器官损害的相关征象；进行必要的辅助检查，如血电解质、尿常规、心电图、检眼镜等。根据早期评估选择适当的急诊检查，如胸部 X 线片、脑 CT 等。一旦发现患者有靶器官急性受损的迹象，就应该进行紧急治疗，绝不能一味等待检查结果。

## 四、治疗原则

### （一）迅速降低血压

选择适宜有效的降压药物静脉滴注，在监测下将血压迅速降至安全水平，以预防进行性或不可逆性靶器官损害，避免使血压下降过快或过低，导致局部或全身灌注不足。

### （二）降压目标

高血压急症降压治疗的第一个目标是在 30～60 分钟将血压降到一个安全水平。由于患者基础血压水平各异，合并的靶器官损害不一，这一安全水平必须根据患者的具体情况决定。指南建议：①1 小时内使平均动脉血压迅速下降但不超过 25%。一般掌握在近期血压升高值的 2/3 左右。但注意对于临床的一些特殊情况，如主动脉夹层和急性脑血管病患者等，血压控制另有要求。②在达到第一个目标后，应放慢降压速度，加用口服降压药，逐步减慢静脉给药的速度，逐渐将血压降低到第二个目标。在以后的 2～6 小时将血压降至 21.3/(13.3～14.7 kPa) [160/(100～110)mmHg]，根据患者的具体病情适当调整。③如果这样的血压水平可耐受和临床情况稳定，在以后 24～48 小时逐步降低血压达到正常水平，即高血压急症血压控制的第三步。

## 五、常见高血压急症的急诊处理

### （一）高血压脑病

高血压脑病临床处理的关键一方面要考虑将血压降低到目标范围内，另一方面要保证脑血流灌注，尽量减少颅内压的波动。脑动脉阻力在一定范围内直接随血压变化而变化，慢性高血压时，该设定点也相应升高，迅速、过度降低血压可能降低脑血流量，造成不利影响。因而降压治疗以静脉给药为主，1 小时内将收缩压降低 20%～25%，血压下降幅度不可超过 50%，舒张压一般不低于 14.7 kPa(110 mmHg)。在治疗时要同时兼顾减轻脑水肿、降颅压，避免使用降低脑血流量的药物。迅速降压过去首选硝普钠，起始量为 20 $\mu$g/min，视血压和病情可逐渐增至 200～300 $\mu$g/min。但硝普钠可能引起颅内压增高，并影响脑血流灌注，以及可能产生蓄积中毒，在用药时需对患者进行密切监护。现多用尼卡地平、拉贝洛尔等。其中尼卡地平不仅能够安全平稳地控制血压，同时还能较好的保证脑部、心脏、肾等重要脏器的血供。尼卡地平急诊应用于高血压急症时，以静脉泵入为主，剂量为每分钟 0.5～6.0 $\mu$g/kg，起始量为每分钟 0.5 $\mu$g/kg，达到目标血压后，根据血压调节滴注速度。拉贝洛尔 50 mg 缓慢静脉注射，以后每隔 15 分钟重复注射,总剂量不超过 300 mg,或给初始量后以 0.5~2.0 mg/min 的速度静脉滴注。合并有冠心病、心功能不全者,可选用硝酸甘油。颅压明显升高者应加用甘露醇、利尿药。一般禁用单纯受体阻滞剂、可乐定和甲基多巴等。二氮嗪可反射性地使心率增快,并可增加每搏输出量和升高血糖,故有冠心病、心绞痛、糖尿病者慎用。

### (二)急性脑血管病

高血压患者在出现急性脑血管病时,脑部血流的调节机制进一步紊乱,特别是急性缺血性脑卒中患者,几乎完全依靠平均动脉血压的增高来维持脑组织的血液灌注。因而在严重高血压合并急性脑血管病的治疗中,需首先把握的一个原则就是"无害原则",避免血流灌注不足。急性卒中期间迅速降低血压的风险和好处并不清楚,因此,一般不主张对急性脑卒中患者采用积极的降压治疗,在病情尚未稳定或改善的情况下,宜将血压控制在中等水平[21.3/13.3 kPa(160/100 mmHg)],血压下降不要超过 20%。治疗时避免使用减少脑血流灌注的药物,可选用尼卡地平、拉贝洛尔、卡托普利等。联合使用血管紧张素转化酶抑制剂和噻嗪类利尿药有利于减少卒中发生率。

#### 1.脑梗死

许多脑梗死患者在发病早期,其血压均有不同程度的升高,且其升高的程度与脑梗死病灶大小及是否患有高血压有关。脑梗死早期的高血压处理取决于血压升高的程度及患者的整体情况和基础血压。如收缩压在 24.0~29.3 kPa(180~220 mmHg)或舒张压在 14.7~16.0 kPa(110~120 mmHg),一般不急于降压治疗,但应严密观察血压变化;如血压>29.3/16.0 kPa(220/120 mmHg),或伴有心肌缺血、心力衰竭、肾功能不全及主动脉夹层等,或考虑溶栓治疗的患者,则应给予降压治疗。根据患者的具体情况选择合适的药物及合适剂量。如尼卡地平 5 mg/h 作为起始量静脉滴注,每 5 分钟增加 2.5 mg/h 至满意效果,最大 15 mg/h。拉贝洛尔 50 mg 缓慢静脉注射,以后每隔 15 分钟重复注射,总剂量不超过 300 mg,或给初始量后以 0.5~2 mg/min 的速度静脉滴注。效果不满意者可谨慎使用硝普钠。β 受体阻滞剂可使脑血流量降低,急性期不宜用。

#### 2.脑出血

脑出血时血压升高是颅内压增高情况下保持正常脑血流的脑血管自动调节机制,脑出血患者合并严重高血压的治疗方案目前仍有争论,降压可能影响脑血流量,导致低灌注或脑梗死,但持续高血压可使脑水肿恶化。一般认为,在保持呼吸道通畅、纠正缺氧、降低颅内压后,如血压≥26.7/14.7 kPa(200/110 mmHg)时,才考虑在严密血压监测下使用经静脉降压药物进行治疗,使血压维持在略高于发病前水平或 24.0/14.0 kPa(180/105 mmHg)左右;收缩压在 22.7~26.7 kPa(170~200 mmHg)或舒张压在 13.3~14.7 kPa(100~110 mmHg),暂不必使用降压药,先脱水降颅压,并严密观察血压情况,必要时再用降压药。可选择血管紧张素转化酶抑制剂、利尿药、拉贝洛尔等。钙通道阻滞剂能扩张脑血管、增加脑血流,但可能增高颅内压,应慎重使用。α 受体阻滞剂往往出现明显的降压作用及明显的直立性低血压,应避免使用。在调整血压的同时,防止继续出血,保护脑组织,防治并发症,需要时采取手术治疗。

### (三)急性冠脉综合征

急性冠脉综合征包括不稳定型心绞痛和心肌梗死,其治疗目标在于降低血压、减少心肌耗氧量,但不可影响到冠脉灌注压,从而减少冠脉血流量。血压控制的目标是使其收缩压下降10%~15%。治疗时首选硝酸酯类药物,如硝酸甘油,开始时以 5~10 μg/min 速率静脉滴注,逐渐增加剂量,每5～10分钟增加5～10 μg/min。早期联合使用其他降血压药物治疗,如β受体阻滞剂、血管紧张素转化酶抑制剂、α₁受体阻滞剂,必要时还可配合使用利尿药和钙通道阻滞剂。另外,配合使用镇痛、镇静药等。特别是尼卡地平能增加冠状动脉血流、保护缺血心肌,静脉滴注能发挥降压和保护心脏的双重效果。拉贝洛尔能同时阻断α₁和β受体,在降压的同时能减少心肌耗氧量,也可选用。心肌梗死后的患者可选用血管紧张素转化酶抑制剂、β受体阻滞剂和醛固酮拮抗剂。此外,原发病的治疗如溶栓、抗凝、血管再通等也非常重要,对ST段抬高的患者溶栓前应将血压控制在20.0/12.0 kPa(150/90 mmHg)以下。

**(四)急性左心衰竭**

急性左心衰竭主要是由收缩期高血压和缺血性心脏病导致的。严重高血压伴急性左心衰竭治疗的主要手段是通过静脉用药,迅速降低心脏的前、后负荷。在应用血管扩张药迅速降低血压的同时,配合使用强效利尿药,尽快缓解患者的缺氧和高度呼吸困难。就心脏功能而言,应力求将血压降到正常水平。血压被控制的同时,心力衰竭亦常得到控制。血管扩张药可选用硝普钠、硝酸甘油、酚妥拉明等,广泛心肌缺血引起的急性左心衰竭,首选硝酸甘油。在降压的同时以吗啡3～5 mg静脉缓注,必要时每隔15分钟重复1次,共2～3次,老年患者酌减剂量或改为肌内注射;呋塞米20～40 mg静脉注射,2分钟内推完,4小时后可重复1次;并给予吸氧、氨茶碱等。洋地黄仅在心脏扩大或心房颤动伴快速心室率时应用。

**(五)急性主动脉夹层**

3/4的主动脉夹层患者有高血压,血压增高是病情进展的重要诱因。治疗目标为通过扩张血管、减缓心动过速、抑制心脏收缩、降低血压及左心室射血速度、降低血流对动脉的剪切力,从而阻止夹层血肿的扩展。主动脉夹层在升主动脉及有并发症者尽快手术治疗;主动脉夹层病变局限在降主动脉者应积极内科治疗。患者应绝对卧床休息,严密监测生命体征和血管受累征象,给予有效止痛、迅速降压、镇静和吸氧,忌用抗凝或溶栓治疗。疼痛剧烈患者立即静脉使用较大剂量的吗啡或哌替啶。不论患者有无收缩期高血压,都应首先静脉应用β受体阻滞剂来减弱心肌收缩力、减慢心率、降低左心室射血速度。如普萘洛尔0.5 mg静脉注射,随后每3～5分钟注射1～2 mg,直至心率降至60～70次/分。心率控制后,如血压仍然很高,应加用血管扩张药。降压的原则是在保证脏器足够灌注的前提下,迅速将血压降低并维持在尽可能低的水平。一般要求在30分钟内将收缩压降至13.3 kPa(100 mmHg)左右。如果患者不能耐受或有心、脑、肾缺血情况,也应尽量将血压维持在16.0/10.7 kPa(120/80 mmHg)以下。治疗首选硝普钠或尼卡地平静脉滴注。其他常用药物有乌拉地尔、艾司洛尔、拉贝洛尔等。必要时加用血管紧张素Ⅱ受体阻滞剂、血管紧张素转化酶抑制剂或小剂量利尿药,但要注意血管紧张素转化酶抑制剂可引起刺激性咳嗽,可能加重病情。肼苯达嗪和二氮嗪因有反射性增快心率、增加心排血量作用,不宜应用。主动脉大分支阻塞患者,因降压后使缺血加重,不宜采用降压治疗。

**(六)子痫和先兆子痫**

妊娠急诊患者的处理需非常小心,因为要同时顾及母亲和胎儿的安全。在加强母儿监测的同时,治疗时需把握三项原则:镇静防抽搐、止抽搐;积极降压;终止妊娠。

(1)镇静防抽搐、止抽搐:常用药物为硫酸镁,肌内注射或静脉给药,用药时监测患者血压、尿量、腱反射、呼吸,避免发生中毒反应。镇静药可选用冬眠1号或地西泮。

(2)积极降压:当血压升高>22.7/14.7 kPa(170/110 mmHg)时,宜静脉给予降压药物,控制血压,以防脑卒中及子痫发生。究竟血压应降至多少合适,目前尚无一致意见。注意避免血压下降过快、幅度过大,影响胎儿血供。保证分娩前舒张压在 12.0 kPa(90 mmHg)以上,否则会增加胎儿死亡风险。紧急降压时可静脉滴注尼卡地平、拉贝洛尔或肼苯达嗪。尼卡地平是欧洲妊娠血压综合征治疗的首选药,它的胎盘转移率低,长时间使用对胎儿也无不良影响,能在有效降压的同时,延长妊娠,有利于改善胎儿结局,尤其适用于先兆子痫患者使用。另外,尼卡地平有针剂和口服制剂两种剂型,适合孕产妇灵活应用。但应注意其可能抑制子宫收缩而影响分娩,在与硫酸镁合用时应小心产生协同作用。肼苯达嗪常用剂量为 40 mg 加于 5% 葡萄糖溶液 500 mL 静脉滴注,0.5~10.0 mg/h。血压稳定后改为口服药物维持。血管紧张素转化酶抑制剂、血管紧张素 Ⅱ 受体阻滞剂可能对胎儿产生不利影响,禁用;利尿药可进一步减少血容量,加重胎儿缺氧,除非存在少尿情况,否则不宜使用利尿药;硝普钠可致胎儿氰化物中毒,亦为禁忌。

(3)结合患者病情和产科情况,适时终止妊娠。

**(七)特殊人群高血压急症的处理**

1.老年性高血压急症

老年人患高血压比例较高,容易出现靶器官损害,甚至是多个靶器官损害,高血压急症的发展速度较快,危险度更高。降压治疗可减少老年患者的心脑血管病的发生率及死亡率。但是老年高血压患者血压波动大,控制效果差。另外,老年患者多有危险因素和复杂的基础疾病,因而在遵循一般处理原则的同时,需格外注意以下几点:①降压不要太快,尤其是对于体质较弱者。②脏器的低灌注对老年患者的危害更大,建议血压控制目标为收缩压降至 20.0 kPa(150 mmHg),如能耐受可进一步降低。舒张压若<9.3 kPa(70 mmHg)可能产生不利影响。③大多数患者的药物初始剂量宜降低,注意药物不良反应。④常需要两种或更多药物控制血压。由于尼卡地平具有脏器保护功能的优势,对于老年人高血压急症,建议优先使用。⑤注意原有的和药物治疗后出现的直立性低血压。

2.肾功能不全患者

治疗原则为在强效控制血压的同时,避免对肾功能的进一步损害,通常需要联合用药,根据患者的具体情况选择合适的降压药物。血压一般以降至 20.0~21.3/12.0~13.3 kPa(150~160/90~100 mmHg)为宜,第 1 小时使平均动脉压下降 10%,第 2 小时下降 10%~15%,在 12 小时内使平均动脉压下降约 25%。选用增加或不减少肾血流量的降压药,首选血管紧张素转化酶抑制剂和血管紧张素 Ⅱ 受体阻滞剂,常与钙通道阻滞剂、小剂量利尿药、β 受体阻滞剂联合应用;避免使用有肾毒性的药物;经肾排泄或代谢的降压药,剂量应控制在常规用量的 1/3~1/2。病情稳定后建议长期联合使用降压药,将血压控制在<17.3/10.7 kPa(130/80 mmHg)。

## 六、常用于高血压急症的药物评价

高血压急症的降压治疗除了选择起效迅速、作用持续时间短、停药后作用消失较快、不良反应小的静脉用药外,为增强降压作用、减少不良反应、保护重要脏器血流,以及出于特殊人群的需要,常需联合使用口服降压药,并且在血压控制后逐步减少静脉用药,转而用口服降压药物长期维持治疗。选择药物时应充分权衡血压与组织灌注、心脏负荷、血管损害、出血、凝血等的关系,合理控制降压的幅度与速度,考虑各种降压药物的作用和不良反应。

临床上用于降低血压的药物主要分为钙通道阻滞剂、血管紧张素转化酶抑制剂、血管紧张素 Ⅱ 受体阻滞剂、α 受体阻滞剂、β 受体阻滞剂、利尿药及其他降压药 7 类,其中,常用于高血压急症的静脉注射药物为硝普钠、尼卡地平、乌拉地尔、二氮嗪、肼苯达嗪、拉贝洛尔、艾司洛尔、酚妥拉明等。其他药物则根据患者的具体情况酌情配合使用,如紧急处理时可选用硝酸甘油、卡托普利等舌下含服;血管紧张素转化酶抑制剂、血管紧张素Ⅱ受体阻滞剂对肾功能不全的患者有很好的肾保护作用;α受体阻滞剂可用于前列腺增生的患者;在预防卒中和改善左心室肥厚方面,血管紧张素Ⅱ受体阻滞剂优于β受体阻滞剂;心力衰竭时需采用利尿药联合使用血管紧张素转化酶抑制剂、β受体阻滞剂、血管紧张素Ⅱ受体阻滞剂等药物。

部分常用药物比较如下。

**(一)硝普钠**

硝普钠能直接扩张动脉和静脉,降压作用迅速,停药后效果持续时间短,可用于各种高血压急症。但是由于快速降低血压的同时也带来一系列不良反应,从而使硝普钠在临床的应用具有一定的局限性。如其控制血压呈剂量依赖性,同时还可以降低脑血流量,增加颅内压;对心肌供血的影响可引起冠脉缺血,增加急性心肌梗死早期的死亡率。静脉滴注时需密切观察血压,以免过度降压,造成器官组织血流灌注不足。长期或大剂量应用时可导致血中氰化物蓄积中毒,引起急性精神病和甲状腺功能低下等。小儿、冠状动脉或脑血管供血不足、肝和肾或甲状腺功能不全者禁用;代偿性高血压、动静脉并联、主动脉狭窄者和孕妇禁用。高血压急症伴急性冠状动脉综合征、高血压脑病、急性脑血管病或严重肾功能不全者使用时应谨慎。

**(二)尼卡地平**

尼卡地平为二氢吡啶类钙通道阻滞剂,是世界上第一个取得抗高血压适应证的钙通道阻滞剂。尼卡地平主要扩张动脉,降低心脏后负荷,对椎动脉、冠状动脉、肾动脉和末梢小动脉的选择性远高于心肌,在降低血压的同时,能改善脑、心脏、肾的血流量,并对缺血心肌具有保护作用。另外,它还具有利尿作用,也不影响肺部的气体交换。基于以上机制,尼卡地平在治疗高血压急症时具有以下特点:降压作用起效迅速、效果显著、血压控制过程平稳、血压波动性小;能有效保护靶器官;不易引起血压的过度降低,用量调节简单、方便;不良反应少且症状轻微,停药后不易出现反跳,长期用药也不会产生耐药性,安全性很好。与硝普钠相比降压效果上近似,而其安全性及对靶器官的保护作用明显优于硝普钠,因而尼卡地平不仅是治疗高血压的一线药物,也是急诊科在处理大多数高血压急症的理想选择。

**(三)乌拉地尔**

乌拉地尔为选择性 $\alpha_1$ 受体阻滞剂,具有外周和中枢双重降压作用,起效快,效果显著,不影响心率,无反跳现象,对嗜铬细胞瘤引起的高血压危象有特效。暂不提倡与血管紧张素转化酶抑制剂合用;主动脉峡部狭窄者、哺乳期妇女禁用;妊娠妇女仅在绝对必要的情况下方可使用;老年患者需慎用,初始剂量宜小,在脏器供血维持方面欠佳。

**(四)拉贝洛尔**

拉贝洛尔对 $\alpha_1$ 和 β 受体均有阻断作用,能减慢心率,减少心排血量,减小外周血管阻力。其降压作用温和,效果持续时间较长。特别适用于妊娠高血压患者。充血性心力衰竭、房室传导阻滞、心率过缓或心源性休克、肺气肿、支气管哮喘、脑出血患者禁用;肝肾功能不全及甲状腺功能低下等患者慎用。

**(五)艾司洛尔**

艾司洛尔为选择性 $\beta_1$ 受体阻滞剂,起效快,作用时间短。能减慢心率、减少心排血量、降低血压,特别是收缩压。支气管哮喘、严重慢性阻塞性肺病、窦性心动过缓、二度至三度房室传导阻滞、难治性心功能不全、心源性休克及对本品过敏者禁用。

### 七、急救护理

#### (一)保持安静

绝对卧床休息,半卧位。减少患者搬动,教会患者缓慢改变体位。避免一切不良刺激和不必要的活动。消除紧张恐惧心理、稳定情绪,必要时按医嘱使用镇静药。

#### (二)保持呼吸道通畅

吸氧 4～5 L/min,如呼吸道分泌物较多,患者呼吸功能较差,应用吸引器吸出。呕吐时头偏向一侧,防止误吸导致窒息。

#### (三)建立有效静脉通路

立即建立静脉通路,迅速按医嘱使用降压药及时降低血压。降低血管阻力,解除血管的痉挛状态。一般首选硝普钠,应避光静脉注射,以微量泵控制注入速度,缓慢降压。4～6 小时更换 1 次,持续静脉注射一般不超过 72 小时,以免发生硫氰酸盐中毒,严重肝、肾疾病患者应慎用。

#### (四)密切监测病情变化

严密观察血压变化,尤其在更换药物或改变给药速度时;降压不宜过快或过低,应在短时间内把血压降至安全范围,并不要将血压降至完全正常水平,以免造成脑供血不足和肾血流量下降,如出现出汗、不安、头痛、心悸、胸骨后疼痛等血管过度扩张现象,应立即停止用药。也可选用硝酸甘油、硝苯地平舌下含服;制止抽搐用地西泮肌内注射或静脉注射;降低颅内压、减轻脑水肿用呋塞米或甘露醇快速静脉滴注。

严密观察脉搏、呼吸、心率、血压、神志、瞳孔、尿量变化,如发现异常,随时与医师联系。准确记录 24 小时出入量。

#### (五)提供保护性护理

患者意识不清时应加床栏以防止坠床;发生抽搐时用牙垫置于上、下磨牙间防止唇舌咬伤;避免屏气用力呼气或用力排便;保持周围安静,减少噪声的刺激。

#### (六)饮食护理

合理饮食,给予低盐、低脂、低胆固醇、清淡饮食,少量多餐,避免过饱及食用刺激性食物。适当控制总热量,多食含维生素和蛋白质食物,增加蔬菜、水果、高膳食纤维食物的摄入,限烟酒,达到减轻心脏负荷、防止水钠潴留、预防便秘、降低血压的效果。

#### (七)心理护理

长期的抑郁或情绪激动、急剧而强烈的精神创伤可使交感-肾上腺素活性增强、血压升高,因此,保持良好的心理状态非常重要。可通过了解患者性格特征及有关心理社会因素进行心理疏导,说明本病需长期甚至终身治疗,取得患者的充分理解和配合,教会患者训练自我控制能力,消除紧张恐惧心理、安定情绪,保持最佳的心理状态。

#### (八)康复护理

指导并鼓励患者坚持非药物治疗,如给予低盐、低脂、低胆固醇和富含维生素食物,少量多餐,适当控制总热量;减肥、控制体重;合理安排休息和活动,保证充足的睡眠,参加适当的体育锻炼和劳动,避免重体力劳动、精神过度紧张和情绪激动等诱发因素。帮助患者建立长期治疗的思想准备,按时遵医嘱服药。定期门诊随访,教会患者及家属测量血压,病情变化时随时就医。

(徐晓燕)

# 第五章

# 呼吸内科护理

## 第一节 肺 炎

### 一、概述

#### (一)疾病概述

肺炎是指终末气道、肺泡和肺间质的炎症,可由病原微生物、理化因素、免疫损伤、过敏及药物所致。细菌性肺炎是最常见的肺炎,也是最常见的感染性疾病之一。在抗菌药物应用以前,细菌性肺炎对儿童及老年人的健康威胁极大,抗菌药物的出现及发展曾一度使肺炎病死率明显下降。但近年来,尽管应用强力的抗菌药物和有效的疫苗,肺炎总的病死率却不再降低,甚至有所上升。

#### (二)肺炎分类

肺炎可按解剖、病因或患病环境加以分类。

1.解剖分类

(1)大叶性(肺泡性):肺炎病原体先在肺泡引起炎症,经肺泡间孔(Cohn孔)向其他肺泡扩散,致使部分肺段或整个肺段、肺叶发生炎症改变。典型者表现为肺实质炎症,通常并不累及支气管。致病菌多为肺炎链球菌。X线胸片显示肺叶或肺段的实变阴影。

(2)小叶性(支气管性):肺炎病原体经支气管入侵,引起细支气管、终末细支气管及肺泡的炎症,常继发于其他疾病,如支气管炎、支气管扩张、上呼吸道病毒感染以及长期卧床的危重患者。其病原体有肺炎链球菌、葡萄球菌、病毒、肺炎支原体以及军团菌等。支气管腔内有分泌物,故常可闻及湿啰音,无实变的体征。X线显示为沿肺纹理分布的不规则斑片状阴影,边缘密度浅而模糊,无实变征象,肺下叶常受累。

(3)间质性肺炎:以肺间质为主的炎症,可由细菌、支原体、衣原体、病毒或肺孢子菌等引起。累及支气管壁以及支气管周围,有肺泡壁增生及间质水肿,因病变仅在肺间质,故呼吸道症状较轻,异常体征较少。X线通常表现为一侧或双侧肺下部的不规则条索状阴影,从肺门向外伸展,可呈网状,其间可有小片肺不张阴影。

2.病因分类

(1)细菌性肺炎:如肺炎链球菌、金黄色葡萄球菌、甲型溶血性链球菌、肺炎克雷伯杆菌、流感嗜血杆菌、铜绿假单胞菌肺炎等。

(2)非典型病原体所致肺炎:如军团菌、支原体和衣原体等。

(3)病毒性肺炎:如冠状病毒、腺病毒、呼吸道合胞病毒、流感病毒、麻疹病毒、巨细胞病毒、单纯疱疹病毒等。

(4)肺真菌病:如白念珠菌、曲霉菌、隐球菌、肺孢子菌等。

(5)其他病原体所致肺炎:如立克次体(如 Q 热立克次体)、弓形虫(如鼠弓形虫)、寄生虫(如肺包虫、肺吸虫、肺血吸虫)等。

(6)理化因素所致的肺炎:如放射性损伤引起的放射性肺炎,胃酸吸入引起的化学性肺炎,或对吸入或内源性脂类物质产生炎症反应的类脂性肺炎等。

3.患病环境分类

由于细菌学检查阳性率低,培养结果滞后,病因分类在临床上应用较为困难,目前多按肺炎的获得环境分成两类,有利于指导经验治疗。

(1)社区获得性肺炎(community-acquired pneumonia,CAP)是指在医院外罹患的感染性肺实质炎症,包括具有明确潜伏期的病原体感染而在入院后平均潜伏期内发病的肺炎。其临床诊断依据是:①新近出现的咳嗽、咳痰或原有呼吸道疾病症状加重,并出现脓性痰,伴或不伴胸痛。②发热。③肺实变体征和/或闻及湿啰音。④白细胞$>10\times10^9$/L 或$<4\times10^9$/L,伴或不伴中性粒细胞核左移。⑤胸部 X 线检查显示片状、斑片状浸润性阴影或间质性改变,伴或不伴胸腔积液。以上(1)~(4)项中任何 1 项加第(5)项,除外非感染性疾病可做出诊断。CAP 常见病原体为肺炎链球菌、支原体、衣原体、流感嗜血杆菌和呼吸道病毒(甲、乙型流感病毒,腺病毒,呼吸合胞病毒和副流感病毒)等。

(2)医院获得性肺炎(hospital-acquired pneumonia,HAP)亦称医院内肺炎,是指患者入院时不存在,也不处于潜伏期,而于入院 48 小时后在医院(包括老年护理院、康复院等)内发生的肺炎。HAP 还包括呼吸机相关性肺炎(ventilator associated pneumonia,VAP)和卫生保健相关性肺炎。其临床诊断依据是 X 线检查出现新的或进展的肺部浸润影加上下列三个临床征候中的两个或以上即可诊断为肺炎:①发热超过 38 ℃。②血白细胞计数增多或减少。③脓性气道分泌物。但 HAP 的临床表现、实验室和影像学检查特异性低,应注意与肺不张、心力衰竭和肺水肿、基础疾病肺侵犯、药物性肺损伤、肺栓塞和急性呼吸窘迫综合征等相鉴别。无感染高危因素患者的常见病原体依次为肺炎链球菌、流感嗜血杆菌、金黄色葡萄球菌、大肠埃希菌、肺炎克雷伯杆菌、不动杆菌属等;有感染高危因素患者为铜绿假单胞菌、肠杆菌属、肺炎克雷伯杆菌等,金黄色葡萄球菌的感染有明显增加的趋势。

**(三)肺炎发病机制**

正常的呼吸道免疫防御机制(支气管内黏液-纤毛运载系统、肺泡巨噬细胞等细胞防御的完整性等)使气管隆凸以下的呼吸道保持无菌。是否发生肺炎取决于两个因素:病原体和宿主因素。如果病原体数量多,毒力强和/或宿主呼吸道局部和全身免疫防御系统损害,即可发生肺炎。病原体可通过下列途径引起肺炎:①空气吸入;②血行播散;③邻近感染部位蔓延;④上呼吸道定植菌的误吸。肺炎还可通过误吸胃肠道的定植菌(胃食管反流)和通过人工气道吸入环境中的致病菌引起。病原体直接抵达下呼吸道后滋生繁殖,引起肺泡毛细血管充血、水肿,肺泡内纤维蛋白渗出及细胞浸润。除了金黄色葡萄球菌、铜绿假单胞菌和肺炎克雷伯杆菌等可引起肺组织的坏死性病变易形成空洞外,肺炎治愈后多不遗留瘢痕,肺的结构与功能均可恢复。

## 二、几种常见病原体所致肺炎

不同病原体所致肺炎在临床表现、辅助检查及治疗要点等方面均有差异。

### (一)肺炎链球菌肺炎

肺炎链球菌肺炎是由肺炎链球菌或称肺炎球菌所引起的肺炎,约占社区获得性肺炎的半数。

1.临床表现

(1)症状:发病前常有受凉、淋雨、疲劳、醉酒、病毒感染史,多有上呼吸道感染的前驱症状。起病多急骤,高热、寒战,全身肌肉酸痛,体温通常在数小时内升至 39~40 ℃,高峰在下午或傍晚,或呈稽留热,脉率随之增速。可有患侧胸部疼痛,放射到肩部或腹部,咳嗽或深呼吸时加剧。痰少,可带血或呈铁锈色,胃纳锐减,偶有恶心、呕吐、腹痛或腹泻,易被误诊为急腹症。

(2)体征:患者呈急性热病容,面颊绯红,鼻翼翕动,皮肤灼热、干燥,口角及鼻周有单纯疱疹;病变广泛时可出现发绀。有败血症者,可出现皮肤、黏膜出血点,巩膜黄染。早期肺部体征无明显异常,仅有胸廓呼吸运动幅度减小,叩诊稍浊,听诊可有呼吸音减低及胸膜摩擦音。肺实变时叩诊浊音、触觉语颤增强并可闻及支气管呼吸音。消散期可闻及湿啰音。心率增快,有时心律不齐。重症患者有肠胀气,上腹部压痛多与炎症累及隔胸膜有关。重症感染时可伴休克、急性呼吸窘迫综合征及神经精神症状,表现为神志模糊、烦躁、呼吸困难、嗜睡、谵妄、昏迷等。累及脑膜时有颈抵抗及出现病理性反射。

本病自然病程大致 1~2 周。发病 5~10 天,体温可自行骤降或逐渐消退;使用有效的抗菌药物后可使体温在 1~3 天内恢复正常。患者的其他症状与体征亦随之逐渐消失。

(3)并发症:肺炎链球菌肺炎的并发症近年来已很少见。严重败血症或毒血症患者易发生感染性休克,尤其是老年人。表现为血压降低、四肢厥冷、多汗、发热、心动过速、心律失常等,而高热、胸痛、咳嗽等症状并不突出。其他并发症有胸膜炎、脓胸、心包炎、脑膜炎和关节炎等。

2.辅助检查

(1)血液检查:血白细胞计数(10~20)×10⁹/L,中性粒细胞多在 80% 以上,并有核左移,细胞内可见中毒颗粒。年老体弱、酗酒、免疫功能低下者的白细胞计数可不增高,但中性粒细胞的百分比仍增高。

(2)细菌学检查:痰直接涂片做革兰染色及荚膜染色镜检,如发现典型的革兰染色阳性、带荚膜的双球菌或链球菌,即可初步作出病原诊断。痰培养 24~48 小时可以确定病原体。聚合酶链反应(PCR)检测及荧光标记抗体检测可提高病原学诊断率。痰标本送检应注意器皿洁净无菌,在抗菌药物应用之前漱口后采集,取深部咳出的脓性或铁锈色痰。10%~20% 患者合并菌血症,故重症肺炎应做血培养。

(3)X 线检查:早期仅见肺纹理增粗,或受累的肺段、肺叶稍模糊。随着病情进展,肺泡内充满炎性渗出物,表现为大片炎症浸润阴影或实变影,在实变阴影中可见支气管充气征,肋膈角可有少量胸腔积液。在消散期,X 线显示炎性浸润逐渐吸收,可有片状区域吸收较快,呈现"假空洞"征,多数病例在起病 3~4 周后才完全消散。老年患者肺炎病灶消散较慢,容易出现吸收不完全而成为机化性肺炎。

**3.治疗要点**

(1)抗菌药物治疗:一经诊断即应给予抗菌药物治疗,不必等待细菌培养结果。首选青霉素 G,用药途径及剂量视病情轻重及有无并发症而定:对于成年轻症患者,可用 240 万 U/d,分 3 次肌内注射,或用普鲁卡因青霉素每 12 小时肌内注射 60 万 U。病情稍重者,宜用青霉素 G 240 万～480 万 U/d,分次静脉滴注,每 6～8 小时 1 次;重症及并发脑膜炎者,可增至 1 000 万～3 000 万 U/d,分 4 次静脉滴注。对青霉素过敏者,或耐青霉素或多重耐药菌株感染者,可用呼吸氟喹诺酮类、头孢噻肟或头孢曲松等药物,多重耐药菌株感染者可用万古霉素、替考拉宁等。

(2)支持疗法:患者应卧床休息,注意补充足够蛋白质、热量及维生素。密切监测病情变化,注意防止休克。剧烈胸痛者,可酌用少量镇痛药,如可待因 15 mg。不用阿司匹林或其他解热药,以免过度出汗、脱水及干扰真实热型,导致临床判断错误。鼓励饮水每天 1～2 L,轻症患者不需常规静脉输液,确有失水者可输液,保持尿比重在 1.020 以下,血清钠保持在 145 mmol/L 以下。中等或重症患者[$PaO_2 < 8.0$ kPa(60 mmHg)或有发绀]应给氧。若有明显麻痹性肠梗阻或胃扩张,应暂时禁食、禁饮和胃肠减压,直至肠蠕动恢复。烦躁不安、谵妄、失眠者酌用地西泮 5 mg 或水合氯醛 1.0～1.5 g,禁用抑制呼吸的镇静药。

(3)并发症的处理:经抗菌药物治疗后,高热常在 24 小时内消退,或数天内逐渐下降。若体温降而复升或 3 天后仍不降者,应考虑肺炎链球菌的肺外感染,如脓胸、心包炎或关节炎等。持续发热的其他原因尚有耐青霉素的肺炎链球菌或混合细菌感染、药物热或并存其他疾病。肿瘤或异物阻塞支气管时,经治疗后肺炎虽可消散,但阻塞因素未除,肺炎可再次出现。10%～20% 肺炎链球菌肺炎伴发胸腔积液者,应酌情取胸液检查及培养以确定其性质。若治疗不当,约 5% 并发脓胸,应积极排脓引流。

**(二)葡萄球菌肺炎**

葡萄球菌肺炎是由葡萄球菌引起的急性肺化脓性炎症。常发生于有基础疾病如糖尿病、血液病、艾滋病、肝病、营养不良、酒精中毒、静脉吸毒或原有支气管肺疾病者。儿童患流感或麻疹时也易罹患。多急骤起病,高热、寒战、胸痛,痰脓性,可早期出现循环衰竭。X 线表现为坏死性肺炎,如肺脓肿、肺气囊肿和脓胸。若治疗不及时或不当,病死率甚高。

**1.临床表现**

(1)症状:本病起病多急骤,寒战、高热,体温多高达 39～40 ℃,胸痛,痰脓性,量多,带血丝或呈脓血状。毒血症状明显,全身肌肉、关节酸痛,体质衰弱,精神萎靡,病情严重者可早期出现周围循环衰竭。院内感染者通常起病较隐袭,体温逐渐上升。老年人症状可不典型。血源性葡萄球菌肺炎常有皮肤伤口、疖痈和中心静脉导管置入等,或静脉吸毒史,咳脓性痰较少见。

(2)体征:早期可无体征,常与严重的中毒症状和呼吸道症状不平行,其后可出现两肺散在性湿啰音。病变较大或融合时可有肺实变体征,气胸或脓气胸则有相应体征。血源性葡萄球菌肺炎应注意肺外病灶,静脉吸毒者多有皮肤针口和三尖瓣赘生物,可闻及心脏杂音。

**2.辅助检查**

(1)血液检查:外周血白细胞计数明显升高,中性粒细胞比例增加,核左移。

(2)X 线检查:胸部 X 线显示肺段或肺叶实变,可形成空洞,或呈小叶状浸润,其中有单个或多发的液气囊腔。另一特征是 X 线阴影的易变性,表现为一处炎性浸润消失而在另一处出现新的病灶,或很小的单一病灶发展为大片阴影。治疗有效时,病变消散,阴影密度逐渐减低,2～4 周后病变完全消失,偶可遗留少许条索状阴影或肺纹理增多等。

3.治疗要点

强调应早期清除引流原发病灶,选用敏感的抗菌药物。近年来,金黄色葡萄球菌对青霉素 G 的耐药率已高达 90％左右,因此可选用耐青霉素酶的半合成青霉素或头孢菌素,如苯唑西林钠、氯唑西林、头孢呋辛钠等,联合氨基糖苷类如阿米卡星等,亦有较好疗效。阿莫西林、氨苄西林与酶抑制剂组成的复方制剂对产酶金黄色葡萄球菌有效,亦可选用。对于耐甲氧西林金黄色葡萄球菌,则应选用万古霉素、替考拉宁等,近年国外还应用链阳霉素和噁唑烷酮类药物(如利奈唑胺)。万古霉素 1～2 g/d 静脉点滴,或替考拉宁首日 0.8 g 静脉点滴,以后 0.4 g/d,偶有药物热、皮疹、静脉炎等不良反应。临床选择抗菌药物时可参考细菌培养的药物敏感试验。

**(三)肺炎支原体肺炎**

肺炎支原体肺炎是由肺炎支原体引起的呼吸道和肺部的急性炎症改变,常同时有咽炎、支气管炎和肺炎。支原体肺炎约占非细菌性肺炎的 1/3 以上,或各种原因引起的肺炎的 10％。秋冬季节发病较多,但季节性差异并不显著。

1.临床表现

潜伏期 2～3 周,通常起病较缓慢。症状主要为乏力、咽痛、头痛、咳嗽、发热、食欲缺乏、腹泻、肌痛、耳痛等。咳嗽多为阵发性刺激性呛咳,咳少量黏液。发热可持续 2～3 周,体温恢复正常后可能仍有咳嗽。偶伴有胸骨后疼痛。肺外表现更为常见,如皮炎(斑丘疹和多形红斑)等。体格检查可见咽部充血,儿童偶可并发鼓膜炎或中耳炎,颈淋巴结肿大。胸部体格检查与肺部病变程度常不相称,可无明显体征。

2.辅助检查

(1)X 线检查:X 线显示肺部多种形态的浸润影,呈节段性分布,以肺下野多见,有的从肺门附近向外伸展。病变常经 3～4 周后自行消散。部分患者出现少量胸腔积液。

(2)血常规检查:血白细胞总数正常或略增高,以中性粒细胞为主。

(3)病原体检查:起病 2 周后,约 2/3 的患者冷凝集试验阳性,滴度＞1：32,如果滴度逐步升高,更有诊断价值。约半数患者对链球菌 MG 凝集试验阳性。凝集试验为诊断肺炎支原体感染的传统实验方法,但其敏感性与特异性均不理想。血清支原体 IgM 抗体的测定(酶联免疫吸附试验最敏感,免疫荧光法特异性强,间接血凝法较实用)可进一步确诊。直接检测标本中肺炎支原体抗原,可用于临床早期快速诊断。单克隆抗体免疫印迹法、核酸杂交技术及 PCR 技术等具有高效、特异而敏感等优点,易于推广,对诊断肺炎支原体感染有重要价值。

3.治疗要点

早期使用适当抗菌药物可减轻症状及缩短病程。本病有自限性,多数病例不经治疗可自愈。大环内酯类抗菌药物为首选,如红霉素、罗红霉素和阿奇霉素。氟喹诺酮类如左氧氟沙星、加替沙星和莫西沙星等,四环素类也用于肺炎支原体肺炎的治疗。疗程一般 2～3 周。因肺炎支原体无细胞壁,青霉素或头孢菌素类等抗菌药物无效。对剧烈呛咳者,应适当给予镇咳药。若继发细菌感染,可根据痰病原学检查,选用针对性的抗菌药物治疗。

**(四)肺炎衣原体肺炎**

肺炎衣原体肺炎是由肺炎衣原体引起的急性肺部炎症,常累及上下呼吸道,可引起咽炎、喉炎、扁桃体炎、鼻窦炎、支气管炎和肺炎。常在聚居场所的人群中流行,如军队、学校、家庭,通常感染所有的家庭成员,但 3 岁以下的儿童患病较少。

1.临床表现

起病多隐袭,早期表现为上呼吸道感染症状。临床上与支原体肺炎颇为相似。通常症状较轻,发热、寒战、肌痛、干咳,非胸膜炎性胸痛,头痛、不适和乏力。少有咯血。发生咽喉炎者表现为咽喉痛、声音嘶哑,有些患者可表现为双阶段病程:开始表现为咽炎,经对症处理好转,1～3周后又发生肺炎或支气管炎,咳嗽加重。少数患者可无症状。肺炎衣原体感染时也可伴有肺外表现,如中耳炎,关节炎,甲状腺炎,脑炎,吉兰-巴雷综合征等。体格检查肺部偶闻湿啰音,随肺炎病变加重湿啰音可变得明显。

2.辅助检查

(1)血常规检查:血白细胞计数正常或稍高,红细胞沉降率(血沉)加快。

(2)病原体检查:可从痰、咽拭子、咽喉分泌物、支气管肺泡灌洗液中直接分离肺炎衣原体。也可用PCR方法对呼吸道标本进行DNA扩增。原发感染者,早期可检测血清IgM,急性期血清标本如IgM抗体滴度多1:16或急性期和恢复期的双份血清IgM或IgG抗体有4倍以上的升高。再感染者IgG滴度)1:512或4倍增高,或恢复期IgM有较大的升高。咽拭子分离出肺炎衣原体是诊断的金标准。

(3)X线检查:X线胸片表现以单侧、下叶肺泡渗出为主。可有少到中量的胸腔积液,多在疾病的早期出现。肺炎衣原体肺炎常可发展成双侧,表现为肺间质和肺泡渗出混合存在,病变可持续几周。原发感染的患者胸片表现多为肺泡渗出,再感染者则为肺泡渗出和间质病变混合型。

3.治疗要点

肺炎衣原体肺炎首选红霉素,亦可选用多西环素或克拉霉素,疗程均为14～21天。阿奇霉素0.5 g/d,连用5天。氟喹诺酮类也可选用。对发热、干咳、头痛等可对症治疗。

**(五)病毒性肺炎**

病毒性肺炎是由上呼吸道病毒感染,向下蔓延所致的肺部炎症。可发生在免疫功能正常或抑制的儿童和成人。本病大多发生于冬春季节,暴发或散发流行。密切接触的人群或有心肺疾病者容易罹患。社区获得性肺炎住院患者约8%为病毒性肺炎。婴幼儿、老人、原有慢性心肺疾病者或妊娠妇女,病情较重,甚至导致死亡。

1.临床表现

好发于病毒疾病流行季节,临床症状通常较轻,与支原体肺炎的症状相似,但起病较急,发热、头痛、全身酸痛、倦怠等较突出,常在急性流感症状尚未消退时,即出现咳嗽、少痰或白色黏液痰、咽痛等呼吸道症状。小儿或老年人易发生重症病毒性肺炎,表现为呼吸困难、发绀、嗜睡、精神萎靡,甚至发生休克、心力衰竭和呼吸衰竭等并发症,也可发生急性呼吸窘迫综合征。本病常无显著的胸部体征,病情严重者有呼吸浅速、心率增快、发绀、肺部干、湿啰音。

2.辅助检查

(1)血常规检查:白细胞计数正常、稍高或偏低,血沉通常在正常范围。

(2)病原体检查:痰涂片所见的白细胞以单核细胞居多,痰培养常无致病细菌生长。

(3)X线检查:胸部X线检查可见肺纹理增多,小片状浸润或广泛浸润,病情严重者显示双肺弥漫性结节性浸润,但大叶实变及胸腔积液者均不多见。病毒性肺炎的致病源不同,其X线征象亦有不同的特征。

3.治疗要点

以对症为主,卧床休息,居室保持空气流通,注意隔离消毒,预防交叉感染。给予足量维生素及蛋白质,多饮水及少量多次进软食,酌情静脉输液及吸氧。保持呼吸道通畅,及时消除上呼吸道分泌物等。

原则上不宜应用抗菌药物预防继发性细菌感染,一旦明确已合并细菌感染,应及时选用敏感的抗菌药物。

目前已证实较有效的病毒抑制药物有:①利巴韦林具有广谱抗病毒活性,包括呼吸道合胞病毒、腺病毒、副流感病毒和流感病毒。0.8~1.0 g/d,分 3 或 4 次服用;静脉滴注或肌内注射每天 10~15 mg/kg,分 2 次。亦可用雾化吸入,每次 10~30 mg,加蒸馏水 30 mL,每天 2 次,连续5~7 天。②阿昔洛韦具有广谱、强效和起效快的特点。临床用于疱疹病毒、水痘病毒感染。尤其对免疫缺陷或应用免疫抑制剂者应尽早应用。每次 5 mg/kg,静脉滴注,一天 3 次,连续给药 7 天。③更昔洛韦可抑制 DNA 合成。主要用于巨细胞病毒感染,7.5~15 mg/(kg·d),连用 10~15 天。④奥司他韦为神经氨酸酶抑制剂,对甲、乙型流感病毒均有很好作用,耐药发生率低,75 mg,每天 2 次,连用 5 天。⑤阿糖腺苷具有广泛的抗病毒作用。多用于治疗免疫缺陷患者的疱疹病毒与水痘病毒感染,5~15 mg/(kg·d),静脉滴注,每 10~14 天为 1 个疗程。⑥金刚烷胺有阻止某些病毒进入人体细胞及退热作用。临床用于流感病毒等感染。成人量每次100 mg,晨晚各 1 次,连用 3~5 天。

### (六)肺真菌病

肺真菌病是最常见的深部真菌病。近年来由于广谱抗菌药物、糖皮质激素、细胞毒性药物及免疫抑制剂的广泛使用,器官移植的开展,以及免疫缺陷病如艾滋病增多,肺真菌病有增多的趋势。真菌多在土壤中生长,孢子飞扬于空气中,被吸入到肺部引起肺真菌病(外源性)。有些真菌为寄生菌,当机体免疫力下降时可引起感染。体内其他部位真菌感染亦可循淋巴或血液到肺部,为继发性肺真菌病。

#### 1.临床表现

临床上表现为持续发热、咳嗽、咳痰(黏液痰或乳白色、棕黄色痰,也可有血痰)、胸痛、消瘦、乏力等症状。肺部体征无特异性改变。

#### 2.辅助检查

肺真菌病的病理改变可有过敏、化脓性炎症反应或形成慢性肉芽肿。X 线表现无特征性可为支气管肺炎、大叶性肺炎、单发或多发结节,乃至肿块状阴影和空洞。病理学诊断仍是肺真菌病的金标准。

#### 3.治疗要点

轻症患者经去除诱因后病情常能逐渐好转,念珠菌感染常使用氟康唑、氟胞嘧啶治疗,肺曲霉素病首选两性霉素 B。肺真菌病重在预防,合理使用抗生素、糖皮质激素,改善营养状况加强口鼻腔的清洁护理,是减少肺真菌病的主要措施。

## 三、护理评估

### (一)病因评估

主要评估患者发病史与健康史,询问与本病发生相关的因素,如有无受凉、淋雨、劳累等诱因;有无上呼吸道感染史;有无性阻塞性肺疾病、糖尿病等慢性基础疾病;是否吸烟及吸烟量;是否长期使用激素、免疫抑制剂等。

## (二)一般评估

### 1.生命体征

有无心率加快、脉搏细速、血压下降、脉压变小、体温不升、高热、呼吸困难等。

### 2.患者主诉

有无畏寒、发热、咳嗽、咳痰、胸痛、呼吸困难等症状。

### 3.精神和意识状态

有无精神萎靡、表情淡漠、烦躁不安、神志模糊等。

### 4.皮肤黏膜

有无发绀、肢端湿冷。

### 5.尿量

疑有休克者,测每小时尿量。

### 6.相关记录

体温、呼吸、血压、心率、意识、尿量(必要时记录出入量)痰液颜色、性状和量等情况。

## (三)身体评估

### 1.视诊

观察患者有无急性面容和鼻翼翕动等表现;有无面颊绯红、口唇发绀、有无唇周疱疹、有无皮肤黏膜出血判断患者意识是否清楚,有无烦躁、嗜睡、惊厥和表情淡漠等意识障碍;患者呼吸时双侧呼吸运动是否对称,有无一侧胸式呼吸运动的增强或减弱;有无三凹征,有无呼吸频率加快或节律异常。

### 2.触诊

有无头颈部浅表淋巴结肿大与压痛,气管是否居中,双肺触觉语颤是否对称;有无胸膜摩擦感。

### 3.听诊

有无闻及肺泡呼吸音减弱或消失、异常支气管呼吸音;胸膜摩擦音和干、湿啰音等。

## (四)心理-社会评估

患者在疾病治疗过程中的心理反应与需求,家庭及社会支持情况,引导患者正确配合疾病的治疗与护理。

## (五)辅助检查结果评估

### 1.血常规检查

有无白细胞计数和中性粒细胞增高及核左移、淋巴细胞升高。

### 2.胸部 X 线检查

有无肺纹理增粗、炎性浸润影等。

### 3.痰培养

有无致病菌生长,药敏试验结果如何。

### 4.血气分析

是否有 $PaO_2$ 减低和/或 $PaCO_2$ 升高。

## (六)治疗常用药效果的评估

(1)应用抗生素的评估要点:①记录每次给药的时间与次数,评估有无按时,按量给药,是否足疗程。②评估用药后患者症状有否缓解。③评估用药后患者是否出现皮疹、呼吸困难等变态反应。④评估用药后患者有无胃肠道不适,使用氨基糖苷类抗生素注意有无肾、耳等不良反应。老年人或肾功能减退者应特别注意有无耳鸣、头晕、唇舌发麻不良反应。⑤使用抗真菌药后,评估患者有无肝功能受损。

(2)使用血管活性药时,需密切监测与评估患者血压、心率情况及外周循环改善情况。评估药液有无外渗等。

## 四、主要护理诊断/问题

### (一)体温过高

与肺部感染有关。

### (二)清理呼吸道无效

与气道分泌物多、痰液黏稠、胸痛、咳嗽无力等有关。

### (三)潜在并发症

感染性休克。

## 五、护理措施

### (一)体温过高

1.休息和环境

患者应卧床休息。环境应保持安静、阳光充足、空气清新,室温为 $18\sim20\ ℃$ ,湿度 $55\%\sim60\%$ 。

2.饮食

提供足够热量、蛋白质和维生素的流质或半流质,以补充高热引起的营养物质消耗。鼓励患者足量饮水( $2\sim3\ L/d$ )。

3.口腔护理

做好口腔护理,鼓励患者经常漱口;口唇疱疹者局部涂液体石蜡或抗病毒软膏。

4.病情观察

监测患者神志、体温、呼吸、脉搏、血压和尿量,做好记录,观察热型。重症肺炎不一定有高热,应重点观察儿童、老年人、久病体弱者的病情变化。

5.高热护理

寒战时注意保暖,及时添加被褥,给予热水袋时防止烫伤。高热时采用温水擦浴、冰袋、冰帽等物理降温措施,以逐渐降温为宜,防止虚脱。患者大汗时,及时协助擦汗和更换衣物,避免受凉。必要时遵医嘱使用退烧药。必要时遵医嘱静脉补液,补充因发热丢失的水分和盐,加快毒素排泄的热量散发。心脏病或老年人应注意补液速度,避免过快导致急性肺水肿。

6.用药护理

遵医嘱及时使用抗生素,观察疗效和不良反应。如头孢唑啉钠(先锋 V)可有发热、皮疹、胃肠道不适,偶见白细胞减少和丙氨酸氨基转移酶增高。喹诺酮类药(氧氟沙星、环丙沙星)偶见皮疹、恶心等。注意氨基糖苷类抗生素有肾、耳毒性的不良反应,老年人或肾功能减退者应慎用或适当减量。

### (二)清理呼吸道无效

1.痰液观察

观察痰液颜色、性质、气味和量,如肺炎球菌肺炎呈铁锈色痰,克雷伯杆菌肺炎典型痰液为砖红色胶冻状,厌氧菌感染者痰液多有恶臭味等。最好在用抗生素前留取痰标本,痰液采集后应在10分钟内接种培养。

2.鼓励患者有效咳嗽,清除呼吸道分泌物

痰液黏稠不易咳出、年老体弱者,可给予翻身、拍背、雾化吸入、机械吸痰等协助排痰。

### (三)潜在并发症(感染性休克)

1.密切观察病情

一旦出现休克先兆,应及时通知医师,准备药品,配合抢救。

2.体位

将患者安置在监护室,仰卧中凹位,抬高头胸部20°、抬高下肢约30°,有利于呼吸和静脉血回流,尽量减少搬动。

3.吸氧

迅速给予高流量吸氧。

4.尽快建立两条静脉通道

遵医嘱补液,以维持有效血容量,输液速度个体化,以中心静脉压作为调整补液速度的指标,中心静脉压 $<0.5$ kPa(5 cmH$_2$O)可适当加快输液速度,中心静脉压 $\geq 1.0$ kPa(10 cmH$_2$O)时,输液速度则不宜过快,以免诱发急性左心衰竭。

5.纠正水、电解质和酸碱失衡

监测和纠正钾、钠、氯和酸碱失衡。纠正酸中毒常用5%的碳酸氢钠静脉滴注,但输液不宜过多过快。

6.血管活性药物

在输入多巴胺、间羟胺(阿拉明)等血管活性药物时,应根据血压随时调整滴速,维持收缩压在 $12.0 \sim 13.3$ kPa(90~100 mmHg),保证重要器官的血液供应,改善微循环。注意防止液体溢出血管外引起局部组织坏死。

7.糖皮质激素应用

激素有抗炎抗休克,增强人体对有害刺激的耐受力的作用,有利于缓解症状,改善病情,及回升血压,可在有效抗生素使用的情况下短期应用,如氢化可的松100~200 mg或地塞米松5~10 mg静脉滴注,重症休克可加大剂量。

8.控制感染

联合使用广谱抗生素时,注意观察药物疗效和不良反应。

9.健康指导

(1)疾病预防指导:避免上呼吸道感染、受凉、淋雨、吸烟、酗酒,防止过疲劳。尤其是免疫功能低下者(糖尿病、血液病、艾滋病、肝病、营养不良等)和慢支、支气管扩张者。易感染人群如年老体弱者,慢性病患者可接种流感染疫苗、肺炎疫苗等,以预防发病。

(2)疾病知识指导:对患者与家属进行有关肺炎知识的教育,使其了解肺炎的病因和诱因。指导患者遵医嘱按疗程用药,出院后定期随访。慢性病、长期卧床、年老体弱者,应注意经常改变体位、翻身、拍背,咳出气道痰液。

(3)就诊指标:出现高热、心率增快、咳嗽、咳痰、胸痛等症状及时就诊。

(张淑华)

# 第二节 慢性阻塞性肺疾病

## 一、概述

### (一)疾病概念

慢性阻塞性肺疾病(chronic obstructive pulmonary disease,COPD)是一组气流受限为特征的肺部疾病,气流受限不完全可逆,呈进行性发展,但是可以预防和治疗的疾病。COPD 主要累及肺部,但也可以引起肺外各器官的损害。

COPD 是呼吸系统疾病中的常见病和多发病,患病率和病死率均居高不下。近年来对我国7 个地区 20 245 名成年人进行调查,COPD 的患病率占 40 岁以上人群的 8.2%。因肺功能进行性减退,严重影响患者的劳动力和生活质量。

### (二)相关病理生理

慢性支气管炎并发肺气肿时,视其严重程度可引起一系列病理生理改变。早期病变局限于细小气道,仅闭合容积增大,反映肺组织弹性阻力及小气道阻力的动态肺顺应性降低。病变累及大气道时,肺通气功能障碍,最大通气量降低。随着病情的发展,肺组织弹性日益减退,肺泡持续扩大,回缩障碍,则残气量及残气量占肺总量的百分比增加。肺气肿加重导致大量肺泡周围的毛细血管受膨胀肺泡的挤压而退化,致使肺毛细血管大量减少,肺泡间的血流量减少,此时肺泡虽有通气,但肺泡壁无血液灌流,导致生理无效腔气量增大;也有部分肺区虽有血液灌流,但肺泡通气不良,不能参与气体交换。如此,肺泡及毛细血管大量丧失,弥散面积减少,产生通气与血流比例失调,导致换气功能发生障碍。通气和换气功能障碍可引起缺氧和二氧化碳潴留,发生不同程度的低氧血症和高碳酸血症,最终出现呼吸功能衰竭。

### (三)病因与诱因

确切的病因不清楚。但认为与肺部对香烟烟雾等有害气体或有害颗粒的异常炎症反应有关。这些反应存在个体易感因素和环境因素的互相作用。

(1)吸烟:为重要的发病因素,吸烟者慢性支气管炎的患病率比不吸烟者高 2～8 倍,烟龄越长,吸烟量越大,COPD 患病率越高。

(2)职业粉尘和化学物质:接触职业粉尘及化学物质,如烟雾、变应原、工业废气及室内空气污染等,浓度过高或时间过长时,均可能产生与吸烟类似的 COPD。

(3)空气污染:大气中的有害气体如二氧化硫、二氧化氮、氯气等可损伤气道黏膜上皮,使纤毛清除功能下降,黏液分泌增加,为细菌感染增加条件。

(4)感染因素:与慢性支气管炎类似,感染亦是 COPD 发生发展的重要因素之一。

(5)蛋白酶-抗蛋白酶失衡。

(6)炎症机制。

(7)其他:自主神经功能失调、营养不良、气温变化等都有可能参与 COPD 的发生、发展。

### (四)临床表现

起病缓慢、病程较长。主要症状如下。

1.慢性咳嗽

随病程发展可终身不愈。常晨间咳嗽明显,夜间有阵咳或排痰。

2.咳痰

一般为白色黏液或浆液性泡沫性痰,偶可带血丝,清晨排痰较多。急性发作期痰量增多,可有脓性痰。

3.气短或呼吸困难

早期在劳力时出现,后逐渐加重,以致在日常活动甚至休息时也感到气短,是COPD的标志性症状。

4.喘息和胸闷

部分患者特别是重度患者或急性加重时出现喘息。

5.其他

晚期患者有体重下降,食欲减退等。

6.COPD病程分期

COPD的病程可以根据患者的症状和体征的变化分为:①急性加重期,是指在疾病发展过程中,短期内出现咳嗽、咳痰、气促、和/或喘息加重、痰量增多,呈脓性或黏液脓性痰,可伴发热等症状。②稳定期,指患者咳嗽、咳痰、气促等症状稳定或较轻。

7.并发症

(1)慢性呼吸衰竭:常在COPD急性加重时发生,其症状明显加重,发生低氧血症和/或高碳酸血症,可具有缺氧和二氧化碳潴留的临床表现。

(2)自发性气胸:如有突然加重的呼吸困难,并伴有明显的发绀,患侧肺部叩诊为鼓音,听诊呼吸音减弱或消失,应考虑并发自发性气胸,通过X线检查可以确诊。

(3)慢性肺源性心脏病:由于COPD肺病变引起肺血管床减少及缺氧致肺动脉痉挛、血管重塑,导致肺动脉高压、右心室肥厚扩大,最终发生右心功能不全。

**(五)辅助检验**

1.肺功能检查

肺功能检查是判断气流受限的主要客观指标,对COPD诊断、严重程度评价、疾病进展、预后及治疗反应等有重要意义。

(1)第一秒用力呼气容积占用力肺活量百分比($FEV_1/FVC$)是评价气流受限的一项敏感指标。

(2)第一秒用力呼气容积占预计值百分比($FEV_1$%预计值),是评估COPD严重程度的良好指标,其变异性小,易于操作。

(3)吸入支气管舒张药后$FEV_1/FVC<70$%及$FEV_1<80$%预计值者,可确定为不能完全可逆的气流受限。

2.胸部X线检查

COPD早期胸片可无变化,以后可出那肺纹理增粗、紊乱等非特异性改变,也可出现肺气肿改变。X线胸片改变对COPD诊断特异性不高,主要作为确定肺部并发症及与其他肺疾病鉴别之用。

3.胸部CT检查

CT检查不应作为COPD的常规检查。高分辨CT,对有疑问病例的鉴别诊断有一定意义。

**4.血气分析**

对确定发生低氧血症、高碳酸血症、酸碱平衡失调以及判断呼吸衰竭的类型有重要价值。

**5.其他**

COPD合并细菌感染时,外周血白细胞计数增高,核左移。痰培养可能查出病原菌;常见病原菌为肺炎链球菌、流感嗜血杆菌、卡他莫拉菌、肺炎克雷伯杆菌等。

### (六)治疗原则

**1.缓解期治疗原则**

减轻症状,阻止COPD病情发展,缓解或阻止肺功能下降,改善COPD患者的活动能力,提高其生活质量,降低病死率。

**2.急性加重期治疗原则**

控制感染、抗炎、平喘、解痉,纠正呼吸衰竭与右心衰竭。

### (七)缓解期药物治疗

**1.支气管舒张药**

该药物治疗包括短期按需应用以暂时缓解症状,及长期规则应用以减轻症状。

(1)$\beta_2$肾上腺素受体激动剂:主要有沙丁胺醇气雾剂,每次 $100\sim200~\mu g$(1~2喷),定量吸入,疗效持续4~5小时,每24小时不超过8~12喷。特布他林气雾剂亦有同样作用。可缓解症状,尚有沙美特罗、福莫特罗等长效 $\beta_2$肾上腺素受体激动剂,每天仅需吸入2次。

(2)抗胆碱能药:是COPD常用的药物,主要品种为异丙托溴铵气雾剂,定量吸入,起效较沙丁胺醇慢,持续 6~8小时,每次 $40\sim80~mg$,每天 3~4次。长效抗胆碱药有噻托溴铵选择性作用于 $M_1$、$M_3$受体,每次吸入 $18~\mu g$,每天1次。

(3)茶碱类:茶碱缓释或控释片,0.2 g,每12小时1次;氨茶碱,0.1 g,每天3次。

**2.祛痰药**

对痰不易咳出者可应用。常用药物有盐酸氨溴索,30 mg,每天3次,N-乙酰半胱氨酸0.2 g,每天3次,或羧甲司坦0.5 g,每天3次。稀化黏素0.5 g,每天3次。

**3.糖皮质激素**

对重度和极重度患者(Ⅲ级和Ⅳ级),反复加重的患者,长期吸入糖皮质激素与长效 $\beta_2$肾上腺素受体激动剂联合制剂,可增加运动耐量、减少急性加重发作频率、提高生活质量,甚至有些患者的肺功能得到改善。

**4.长期家庭氧疗**

对COPD慢性呼吸衰竭者可提高生活质量和生存率。对血流动力学、运动能力、肺生理和精神状态均会产生有益的影响。长期家庭氧疗指征:①$PaO_2 \leqslant 7.3$ kPa(55 mmHg)或 $SaO_2 \leqslant 88\%$,有或没有高碳酸血症。②$PaO_2$ 7.3~8.0 kPa(55~60 mmHg),或 $SaO_2 < 89\%$,并有肺动脉高压、心力衰竭水肿或红细胞增多症(血细胞比容$>0.55$)。一般用鼻导管吸氧,氧流量为1.0~2.0 L/min,吸氧时间 10~15 小时/d。目的是使患者在静息状态下,达到 $PaO_2 \geqslant 8.0$ kPa(60 mmHg)和/或使 $SaO_2$升至90%。

### (八)急性发作期药物治疗

**1.支气管舒张药**

药物同稳定期。有严重喘息症状者可给予较大剂量雾化吸入治疗,如应用沙丁胺醇500 $\mu g$或异丙托溴铵 500 $\mu g$,或沙丁胺醇 1 000 $\mu g$加异丙托溴铵 250~500 $\mu g$,通过小型雾化器给患者吸入治疗以缓解症状。

**2.抗生素**

应根据患者所在地常见病原菌类型及药物敏感情况积极选用抗生素治疗。如给予 β 内酰胺类/β 内酰胺酶抑制剂；第二代头孢菌素、大环内酯类或喹诺酮类。如果找到确切的病原菌,根据药敏结果选用抗生素。

**3.糖皮质激素**

对需住院治疗的急性加重期患者可考虑口服泼尼松龙 30～40 mg/d,也可静脉给予甲泼尼龙 40～80 mg,每天 1 次。连续 5～7 天。

**4.祛痰剂**

溴己新 8～16 mg,每天 3 次;盐酸氨溴索 30 mg,每天 3 次酌情选用。

**5.吸氧**

低流量吸氧。

## 二、护理评估

### (一)一般评估

**1.生命体征**

急性加重期时合并感染患者可有体温升高;呼吸频率常达每分钟 30～40 次。

**2.患者主诉**

有无慢性咳嗽、咳痰、气短、喘息和胸闷等症状。

**3.相关记录**

体温、呼吸、心率、皮肤、饮食、出入量、体重等记录结果。

### (二)身体评估

**1.视诊**

胸廓前后径增大,肋间隙增宽,剑突下胸骨下角增宽,称为桶状胸。部分患者呼吸变浅,频率增快,严重者可有缩唇呼吸等。

**2.触诊**

双侧语颤减弱。

**3.叩诊**

肺部过清音,心浊音界缩小,肺下界和肝浊音界下降。

**4.听诊**

两肺呼吸音减弱,呼气延长,部分患者可闻及湿啰音和/或干啰音。

### (三)心理-社会评估

患者在疾病治疗过程中的心理反应与需求,家庭及社会支持情况,引导患者正确配合疾病的治疗与护理。

### (四)辅助检查结果评估

**1.肺功能检查**

吸入支气管舒张药后 $FEV_1/FVC < 70\%$ 及 $FEV_1 < 80\%$ 预计值者,可确定为不能完全可逆的气流受限。

2.血气分析

对确定发生低氧血症、高碳酸血症、酸碱平衡失调以及判断呼吸衰竭的类型有重要价值。

3.痰培养

痰培养可能查出病原菌。

### (五)COPD常用药效果的评估

1.应用支气管扩张剂的评估要点

(1)用药剂量/天、用药的方法(雾化吸入法、口服、静脉滴注)的评估与记录。

(2)评估急性发作时,是否能正确使用定量吸入器,用药后呼吸困难是否得到缓解。

(3)评估患者是否掌握常用三种雾化吸器的正确使用方法:定量吸入器、都保干粉吸入器,准纳器。并注意用后漱口。

2.应用抗生素的评估要点

参照其他相关章节。

## 三、主要护理诊断/问题

### (一)气体交换受损

与气道阻塞、通气不足、呼吸肌疲劳、分泌物过多和肺泡呼吸面积减少有关。

### (二)清理呼吸道无效

与分泌物增多而黏稠、气道湿度减低和无效咳嗽有关。

### (三)焦虑

与健康状况改变、病情危重、经济状况有关。

## 四、护理措施

### (一)休息与活动

中度以上COPD急性加重期患者应卧床休息,协助患者采取舒适体位,极重度患者宜采取身体前倾坐位,视病情增加适当的活动,以患者不感到疲劳,不加重病情为宜。

### (二)病情观察

观察咳嗽、咳痰及呼吸困难的程度,观察血压、心率,监测动脉血气和水、电解质、酸碱平衡情况。

### (三)控制感染

遵医嘱给予抗感染治疗,有效地控制呼吸道感染

### (四)合理用氧

采用低流量持续给氧,流量 $1\sim2$ L/min。提倡长期家庭氧疗,每天氧疗时间在 15 小时以上。

### (五)用药护理

遵医嘱应用抗生素、支气管舒张药和祛痰药,注意观察部效及不良反应。

### (六)呼吸功能训练

指导患者正确进行缩唇呼吸和腹式呼吸训练。

1.缩唇呼吸

呼气时将口唇缩成吹笛子状,气体经缩窄的口唇缓慢呼出。作用:提高支气管内压,防止呼气时小气道过早陷闭,以利肺泡气体排出。

2.腹式呼吸

患者可取立位、平卧位、半卧位,两手分别放于前胸部和上腹部。用鼻缓慢吸气,膈肌最大程度下降,腹部松弛,腹部凸出,手感到腹部向上抬起;经口呼气,吸气时腹肌收缩,膈肌松弛,膈肌别的腹部腔内压增加而上抬,推动肺部气体排出,手感到下降。

3.缩唇呼气和腹式呼吸训练

每天训练 3～4 次,每次重复 8～10 次。

**(七)保持呼吸道通畅**

(1)痰多黏稠、难以咳出的患者需要多饮水,以达到稀释痰液的目的。

(2)遵医嘱每天进行氧气或超声雾化吸入。

(3)护士或家属协助给予胸部叩击和体位引流。

(4)指导有效咳嗽。尽可能加深吸气,以增加或达到必要的吸气容量;吸气后要有短暂的闭气,以使气体在肺内得到最大的分布,稍后关闭声门,可进一步增强气道中的压力,而后增加胸膜腔内压即增高肺泡内压力,这是使呼气时产生高气流的重要措施;最后声门开放,肺内冲出的高速气流,使分泌物从口中喷出。

(5)必要时给予机械吸痰或纤支镜吸痰。

**(八)减轻焦虑**

护士与家属共同帮助患者去除焦虑产生的原因;与家属、患者共同制订和实施康复计划;指导患者放松技巧。但要向家属与患者强调镇静安眠药对该病的危害,会抑制呼吸中枢,加重低氧血症和高碳酸血症。需慎用或不用。

**(九)健康指导**

1.疾病预防指导

戒烟是预防 COPD 的重要措施,避免粉尘和刺激性气体的吸入;避免和呼吸道感染患者接触,在呼吸道传染病流行期间,尽量避免去人群密集的公共场所;指导患者要根据气候变化,及时增减衣物,避免受凉感冒。

制订个体化锻炼计划:增强体质,按患者情况坚持全身有氧运动;坚持进行腹式呼吸及缩唇呼气训练。

2.饮食指导

重视缓解期营养摄入,改善营养状况。应制订高热量、高蛋白、高维生素饮食计划。

3.家庭氧疗的指导

护士应指导患者和家属做到:①了解氧疗的目的、必要性及注意事项;②注意安全:供氧装置周围严禁烟火,防止氧气燃烧爆炸;③氧疗装置定期更换、清洁、消毒。

4.就诊指标

(1)患者咳嗽、咳痰症状加重。

(2)原有的喘息症状加重,或出现呼吸困难伴或不伴皮肤、口唇、甲床发绀。

(3)咳出脓性或黏液脓性痰,伴发热。

(4)突发明显的胸痛,咳嗽时明显加重。

(5)出现下垂部位水肿,如下肢等。

# 五、护理效果评估

(1)患者自觉症状好转(咳嗽、咳痰、呼吸困难减轻)。

（2）患者体温降至正常,生命体征稳定。

（3）患者能学会缩唇呼吸与腹式呼吸,学会有效咳嗽。

（4）患者能独立操作3种常用支气管扩张剂气雾剂的使用方法和注意事项。

（5）患者能掌握家属氧疗的方法与使用注意事项。

（6）患者情绪稳定。

（张淑华）

# 第三节 支气管哮喘

支气管哮喘是一种慢性气管炎症性疾病,其支气管壁存在以肥大细胞、嗜酸性粒细胞和T淋巴细胞为主的炎性细胞浸润,可经治疗缓解或自然缓解。本病多发于青少年,儿童多于成人,城市多于农村。近年的流行病学显示,哮喘的发病率或病死率均有所增加,我国哮喘发病率为1‰~2‰。支气管哮喘的病因较为复杂,大多在遗传因素的基础上,受到体内外多种因素激发而发病,并反复发作。

## 一、临床表现

### （一）症状和体征

典型的支气管哮喘,发作前多有鼻痒、打喷嚏、流涕、咳嗽、胸闷等先兆症状,进而出现呼气性的呼吸困难伴喘鸣,患者被迫呈端坐呼吸,咳嗽、咳痰。发作持续几十分钟至数小时后自行或经治疗缓解。此为速发性哮喘反应。迟发性哮喘反应时,患者气管呈持续高反应性状态,上述表现更为明显,较难控制。

少数患者可出现哮喘重度或危重度发作,表现为重度呼气性呼吸困难、焦虑,烦躁、端坐呼吸、大汗淋漓、嗜睡或意识模糊,经应用一般支气管扩张药物不能缓解。此类患者不及时救治,可危及生命。

### （二）辅助检查

1.血液检查

嗜酸性粒细胞、血清总免疫球蛋白E(IgE)及特异性免疫球蛋白E均可增高。

2.胸部X线检查

哮喘发作期由于肺脏充气过度,肺部透亮度增高,合并感染时可见肺纹理增多及炎症阴影。

3.肺功能检查

哮喘发作期有关呼气流速的各项指标,如第一秒用力呼气容积(FEV)、最大呼气流速峰值(PEF)等均降低。

## 二、治疗原则

本病的防治原则是去除病因,控制发作和预防发作。控制发作应根据患者发作的轻重程度,抓住解痉、抗炎两个主要环节,迅速控制症状。

## （一）解痉

哮喘轻、中度发作时,常用氨茶碱稀释后静脉注射或加入液体中静脉滴注。根据病情吸入或口服 $\beta_2$ 受体激动剂。常用的 $\beta_2$ 受体激动剂气雾吸入剂有特布他林、沙丁胺醇等。

哮喘重度发作时,应及早静脉给予足量氨茶碱及琥珀酸氢化可的松或甲泼尼松龙琥珀酸钠,待病情得到控制后再逐渐减量,改为口服泼尼松龙,或根据病情吸入糖皮质激素,应注意不宜骤然停药,以免复发。

### （二）抗感染

肺部感染的患者,应根据细菌培养及药敏结果选择应用有效抗生素。

### （三）稳定内环境

及时纠正水、电解质及酸碱失衡。

### （四）保证气管通畅

痰多而黏稠不易咳出或有严重缺氧及二氧化碳潴留者,应及时行气管插管吸出痰液,必要时行机械通气。

## 三、护理

### （一）一般护理

(1)将患者安置在清洁、安静、空气新鲜、阳光充足的房间,避免接触变应原,如花粉、皮毛、油烟等。护理操作时防止灰尘飞扬。喷洒灭蚊蝇剂或某些消毒剂时要转移患者。

(2)患者哮喘发作呼吸困难时应给予适宜的靠背架或过床桌,让患者伏桌而坐,以帮助呼吸,减少疲劳。

(3)给予营养丰富的易消化的食物,多食蔬菜、水果,多饮水。同时注意保持大便通畅,减少因用力排便所致的疲劳。严禁食用与患者发病有关的食物,如鱼、虾、蟹等,并协助患者寻找变态原。

(4)危重期患者应保持皮肤清洁干燥,定时翻身,防止压疮发生。因大剂量使用糖皮质激素,应做好口腔护理,防止发生口腔炎。

(5)哮喘重度发作时,由于大汗淋漓,呼吸困难甚至有窒息感,所以患者极度紧张、烦躁、疲倦。要耐心安慰患者,及时满足患者需求,缓解紧张情绪。

### （二）观察要点

1.观察哮喘发作先兆

如患者主诉有鼻、咽、眼部发痒及咳嗽、流鼻涕等黏膜过敏症状时,应及时报告医师采取措施,减轻发作症状,尽快控制病情。

2.观察药物毒性作用

氨茶碱 0.25 g 加入 25%～50% 葡萄糖注射液 20 mL 中静脉推注,时间至少要在 5 分钟以上,因浓度过高或推注过快可使心肌过度兴奋而产生心悸、惊厥、血压骤降等严重反应。使用时要现配现用,静脉滴注时,不宜和维生素 C、促皮质激素、去甲肾上腺素、四环素类等配伍。糖皮质激素类药物久用可引起钠潴留、血钾降低、消化道溃疡、高血压、糖尿病、骨质疏松、停药反跳等,须加强观察。

3.根据患者缺氧情况调整氧流量

一般为 3～5 L/min。保持气体充分湿化,氧气湿化瓶每天更换、消毒,防止医源性感染。

4.观察痰液黏稠度

哮喘发作患者由于过度通气,出汗过多,因而身体丢失水分增多,致使痰液黏稠形成痰栓,阻塞小支气管,导致呼吸不畅,感染难以控制。应通过静脉补液和饮水补足水分和电解质。

5.严密观察有无并发症

如自发性气胸、肺不张、脱水、酸碱失衡、电解质紊乱、呼吸衰竭、肺性脑病等并发症。监测动脉血气、生化指标,如发现异常需及时对症处理。

6.注意呼吸频率、深浅幅度和节律

重度发作患者喘鸣音减弱乃至消失,呼吸变浅,神志改变,常提示病情危急,应及时处理。

### (三)家庭护理

1.增强体质,积极防治感染

平时注意增加营养,根据病情做适量体力活动,如散步、做简易操、打太极拳等,以提高机体免疫力。当感染发生时应及时就诊。

2.注意防寒避暑

寒冷可引起支气管痉挛,分泌物增加,同时感冒易致支气管及肺部感染。因此,冬季应适当提高居室温度,秋季进行耐寒锻炼防治感冒,夏季避免大汗,防止痰液过稠不易咳出。

3.尽量避免接触变应原

患者应戒烟,尽量避免到人员众多、空气污浊的公共场所。保持居室空气清新,室内可安装空气净化器。

4.防止呼吸肌疲劳

坚持进行呼吸锻炼。

5.稳定情绪

一旦哮喘发作,应控制情绪,保持镇静,及时吸入支气管扩张气雾剂。

6.家庭氧疗

家庭氧疗又称缓解期氧疗,对于患者的病情控制,存活期的延长和生活质量的提高有着重要意义。家庭氧疗时应注意氧流量的调节,严禁烟火,防止火灾。

7.缓解期处理

哮喘缓解期的防治非常重要,对于防止哮喘发作及恶化,维持正常肺功能,提高生活质量,保持正常活动量等均具有重要意义。哮喘缓解期患者,应坚持吸入糖皮质激素,可有效控制哮喘发作,吸入色甘酸钠和口服酮替酚亦有一定的预防哮喘发作的作用。

(张淑华)

# 第四节 支气管扩张

支气管扩张是指直径＞2 mm的支气管由于管壁的肌肉和弹性组织破坏引起的慢性异常扩张。临床特点为慢性咳嗽、咳大量脓性痰和/或反复咯血。患者常有童年麻疹、百日咳或支气管肺炎等病史。随着人民生活条件的改善,麻疹、百日咳疫苗的预防接种,以及抗生素的应用,本病发病率已明显降低。

## 一、病因及发病机制

### (一)支气管-肺组织感染和支气管阻塞

支气管-肺组织感染和支气管阻塞是支气管扩张的主要病因。感染和阻塞症状相互影响,促使支气管扩张的发生和发展。其中婴幼儿期支气管-肺组织感染是最常见的病因,如婴幼儿麻疹、百日咳、支气管肺炎等。

由于儿童支气管较细,易阻塞,且管壁薄弱,反复感染破坏支气管壁各层结构,尤其是平滑肌和弹性纤维的破坏削弱了对管壁的支撑作用。支气管炎使支气管黏膜充血、水肿、分泌物阻塞管腔,导致引流不畅而加重感染。支气管内膜结核、肿瘤、异物引起管腔狭窄、阻塞,也是导致支气管扩张的原因之一。由于左下叶支气管细长,且受心脏血管压迫引流不畅,容易发生感染,故支气管扩张左下叶比右下叶多见。肺结核引起的支气管扩张多发生在上叶。

### (二)支气管先天性发育缺陷和遗传因素

此类支气管扩张较少见,如巨大气管-支气管症、Kartagener 综合征(支气管扩张、鼻窦炎和内脏转位)、肺囊性纤维化、先天性丙种球蛋白缺乏症等。

### (三)全身性疾病

目前已发现类风湿关节炎、克罗恩病、溃疡性结肠炎、系统性红斑狼疮、支气管哮喘等疾病可同时伴有支气管扩张;有些不明原因的支气管扩张患者,其体液免疫和/或细胞免疫功能有不同程度的异常,提示支气管扩张可能与机体免疫功能失调有关。

## 二、临床表现

### (一)症状

#### 1.慢性咳嗽、大量脓痰

痰量与体位变化有关。晨起或夜间卧床改变体位时,咳嗽加剧、痰量增多。痰量多少可估计病情严重程度。感染急性发作时,痰量明显增多,每天可达数百毫升,外观呈黄绿色脓性痰,痰液静置后出现分层的特征:上层为泡沫;中层为脓性黏液;下层为坏死组织沉淀物。合并厌氧菌感染时痰有臭味。

#### 2.反复咯血

50%~70%的患者有程度不等的反复咯血,咯血量与病情严重程度和病变范围不完全一致。大量咯血最主要的危险是窒息,应紧急处理。部分发生于上叶的支气管扩张,引流较好,痰量不多或无痰,以反复咯血为唯一症状,称为"干性支气管扩张"。

#### 3.反复肺部感染

其特点是同一肺段反复发生肺炎并迁延不愈。

#### 4.慢性感染中毒症状

反复感染者可出现发热、乏力、食欲减退、消瘦、贫血等,儿童可影响发育。

### (二)体征

早期或干性支气管扩张多无明显体征,病变重或继发感染时在下胸部、背部常可闻及局限性、固定性湿啰音,有时可闻及哮鸣音;部分慢性患者伴有杵状指/趾。

## 三、辅助检查

### (一)胸部 X 线检查

早期无异常或仅见患侧肺纹理增多、增粗现象。典型表现是轨道征和卷发样阴影,感染时阴影内出现液平面。

### (二)胸部 CT 检查

管壁增厚的柱状扩张或成串成簇的囊状改变。

### (三)纤维支气管镜检查

有助于发现患者出血的部位,鉴别腔内异物、肿瘤或其他支气管阻塞原因。

## 四、诊断要点

根据患者有慢性咳嗽、大量脓痰、反复咯血的典型临床特征,以及肺部闻及固定而局限性的湿啰音,结合儿童时期有诱发支气管扩张的呼吸道病史,一般可做出初步临床诊断。胸部影像学检查和纤维支气管镜检查可进一步明确诊断。

## 五、治疗要点

治疗原则是保持呼吸道引流通畅,控制感染,处理咯血,必要时手术治疗。

### (一)保持呼吸道通畅

1.药物治疗

祛痰药及支气管舒张药具有稀释痰液、促进排痰作用。

2.体位引流

对痰多且黏稠者作用尤其重要。

3.经纤维支气管镜吸痰

若体位引流排痰效果不理想,可经纤维支气管镜吸痰及生理盐水冲洗痰液,也可局部注入抗生素。

### (二)控制感染

控制感染是支气管扩张急性感染期的主要治疗措施。应根据症状、体征、痰液性状,必要时参考细菌培养及药物敏感试验结果选用抗菌药物。

### (三)手术治疗

对反复呼吸道急性感染或大咯血,病变局限在一叶或一侧肺组织,经药物治疗无效,全身状况良好的患者,可考虑手术切除病变肺段或肺叶。

## 六、常用护理诊断

### (一)清理呼吸道无效

咳嗽、大量脓痰、肺部湿啰音与痰液黏稠和无效咳嗽有关。

### (二)有窒息的危险

与痰多、痰液黏稠或大咯血造成气道阻塞有关。

### (三)营养失调

乏力、消瘦、贫血、发育迟缓与反复感染导致机体消耗增加,以及患者食欲缺乏、营养物质摄入不足有关。

### (四)恐惧

精神紧张、面色苍白、出冷汗与突然或反复大咯血有关。

## 七、护理措施

### (一)一般护理

**1.休息与环境**

急性感染或咯血时应卧床休息,大咯血患者需绝对卧床,取患侧卧位。病室内保持空气流通,维持适宜的温、湿度,注意保暖。

**2.饮食护理**

提供高热量、高蛋白、高维生素食物,发热患者给予高热量流质或半流质饮食,避免冰冷、油腻、辛辣食物诱发咳嗽。鼓励患者多饮水,每天 1 500 mL 以上,以稀释痰液。指导患者在咳痰后及进食前后用清水或漱口液漱口,保持口腔清洁,促进食欲。

### (二)病情观察

观察痰液量、颜色、性质、气味和与体位的关系,记录 24 小时痰液排出量;定期测量生命体征,记录咯血量,观察咯血的颜色、性质及量;病情严重者需观察有无窒息前症状,发现窒息先兆,立即向医师汇报并配合处理。

### (三)对症护理

**1.促进排痰**

(1)指导有效咳嗽和正确的排痰方法。

(2)采取体位引流者需依据病变部位选择引流体位,使病肺居上,引流支气管开口向下,利于痰液流出。一般于饭前 1 小时进行。引流时可配合胸部叩击,提高引流效果。

(3)必要时遵医嘱选用祛痰剂或 $\beta_2$ 受体激动剂喷雾吸入,扩张支气管、促进排痰。

**2.预防窒息**

(1)痰液排除困难者,鼓励多饮水或雾化吸入,协助患者翻身、拍背或体位引流,以促进痰液排除,减少窒息发生的危险。

(2)密切观察患者的表情、神志、生命体征,观察并记录痰液的颜色、量与性质,及时发现和判断患者有无发生窒息的可能。如患者突然出现烦躁不安、神志不清、面色苍白或发绀、出冷汗、呼吸急促、咽喉部明显的痰鸣音,应警惕窒息的发生,并及时通知医师。

(3)对意识障碍、年老体弱、咳嗽咳痰无力、咽喉部明显的痰鸣音、神志不清者、突然大量呕吐物涌出等高危患者,立即做好抢救准备,如迅速备好吸引器、气管插管或气管切开等用物,积极配合抢救工作。

### (四)心理护理

病程较长,咳嗽、咳痰、咯血反复发作或逐渐加重时,患者易产生焦虑、沮丧情绪。护士应多与其交谈,讲明支气管扩张反复发作的原因及治疗进展,帮助患者树立战胜疾病的信心,缓解焦虑不安情绪。咯血时医护人员应陪伴、安慰患者,帮助情绪稳定,避免因情绪波动加重出血。

### (五)健康教育

**1.疾病知识指导**

帮助患者及家属了解疾病发生、发展与治疗、护理过程。与其共同制订长期防治计划。宣传防治百日咳、麻疹、支气管肺炎、肺结核等呼吸道感染的重要性;及时治疗上呼吸道慢性病灶;避免受凉,预防感冒;戒烟、减少刺激性气体吸入,防止病情恶化。

2.生活指导

讲明加强营养对机体康复的作用,使患者能主动摄取必需的营养素,以增强机体抗病能力。鼓励患者参加体育锻炼,建立良好的生活习惯,劳逸结合,以维护心、肺功能状态。

3.用药指导

向患者介绍常用药物的用法和注意事项,观察疗效及不良反应。指导患者及家属学习和掌握有效咳嗽、胸部叩击、雾化吸入和体位引流的方法,以利于长期坚持,控制病情的发展;了解抗生素的作用、用法和不良反应。

4.自我监测指导

定期复查。嘱患者按医嘱服药,教患者学会观察药物的不良反应。教会患者识别病情变化的征象,观察痰液量、颜色、性质、气味和与体位的关系,并记录 24 小时痰液排出量。如有咯血、窒息先兆,立即前往医院就诊。

(张淑华)

# 第六章

# 消化内科护理

## 第一节 急性胃炎

急性胃炎是由多种病因引起的急性胃黏膜炎症,内镜检查可见胃黏膜充血、水肿、出血、糜烂及浅表溃疡等一过性病变。临床上以急性糜烂出血性胃炎最常见。

### 一、病因与发病机制

#### (一)药物

最常引起胃黏膜炎症的药物是非甾体抗炎药,如阿司匹林、吲哚美辛等,可破坏胃黏膜上皮层,引起黏膜糜烂。

#### (二)急性应激

严重的重要脏器衰竭、严重创伤、大手术、大面积烧伤、休克甚至精神心理因素等引起的急性应激,导致胃黏膜屏障破坏和 $H^+$ 弥散进入黏膜,引起胃黏膜糜烂和出血。

#### (三)其他

乙醇具有亲脂性和溶脂能力,高浓度乙醇可直接破坏胃黏膜屏障。某些急性细菌或病毒感染、胆汁和胰液反流、胃内异物及肿瘤放疗后的物理性损伤,可造成胃黏膜损伤引起上皮细胞损害、黏膜出血和糜烂。

### 二、临床表现

#### (一)症状

轻者大多无明显症状;有症状者主要表现为非特异性消化不良的表现。上消化道出血是该病突出的临床表现。

#### (二)体征

上腹部可有不同程度的压痛。

## 三、辅助检查

### (一)实验室检查

大便潜血试验呈阳性。

### (二)内镜检查

纤维胃镜检查是诊断的主要依据。

## 四、治疗

治疗原则是去除致病因素和积极治疗原发病。药物引起者,立即停药。急性应激者,在积极治疗原发病的同时,给予抑制胃酸分泌的药物。发生上消化道大出血时,按上消化道出血处理。

## 五、护理措施

### (一)休息与活动

注意休息,减少活动。急性应激致病者应卧床休息。

### (二)饮食护理

定时、规律进食,少食多餐,避免辛辣刺激性食物。

### (三)用药指导

指导患者遵医嘱慎用或禁用对胃黏膜有刺激作用的药物,并指导患者正确服用抑酸剂、胃黏膜保护剂等药物。

(张淑华)

# 第二节 慢 性 胃 炎

慢性胃炎是指由多种原因引起的胃黏膜慢性炎症。其发病率在各种胃病中居首位,男性多于女性,各个年龄段均可发病,且随年龄增长发病率逐渐增高。慢性胃炎的分类方法很多,全国慢性胃炎研讨会共识意见中采纳了国际上新悉尼系统的分类方法,将慢性胃炎分为浅表性(又称非萎缩性)、萎缩性和特殊类型三大类。慢性浅表性胃炎是指不伴有胃黏膜萎缩性改变的慢性炎症,幽门螺杆菌感染是其主要病因;慢性萎缩性胃炎是指胃黏膜已经发生了萎缩性改变,常伴有肠上皮化生,又分为多灶萎缩性胃炎和自身免疫性胃炎两大类;特殊类型胃炎种类很多,临床上较少见。

## 一、病因及诊断检查

### (一)致病因素

1.幽门螺杆菌感染

幽门螺杆菌感染是慢性浅表性胃炎最主要的病因。幽门螺杆菌具有鞭毛,其分泌的黏液素可直接侵袭胃黏膜,释放的尿素酶可分解尿素产生 $NH_3$ 中和胃酸,使幽门螺杆菌在胃黏膜定居和繁殖,同时可损伤上皮细胞膜;幽门螺杆菌产生的细胞毒素还可引起炎症反应和菌体壁诱导自身免疫反应的发生,导致胃黏膜慢性炎症。

**2.饮食因素**

高盐饮食,长期饮烈酒、浓茶、咖啡,摄取过热、过冷、过于粗糙的食物等,均易引起慢性胃炎。

**3.自身免疫**

患者血液中存在自身抗体,如抗壁细胞抗体和抗内因子抗体,可使壁细胞数目减少,胃酸分泌减少或缺失,还可使维生素 $B_{12}$ 吸收障碍导致恶性贫血。

**4.其他因素**

各种原因引起的十二指肠液反流入胃,削弱或破坏胃黏膜的屏障功能而损伤胃黏膜;老年人胃黏膜退行性病变;胃黏膜营养因子缺乏,如胃泌素缺乏;服用非甾体抗炎药等,均可引起慢性胃炎。

**(二)身体状况**

慢性胃炎起病缓慢,病程迁延,常反复发作,缺乏特异性症状。由幽门螺杆菌感染引起的慢性胃炎患者多数无症状;部分患者有上腹不适、腹部隐痛、腹胀、食欲减退、恶心和呕吐等消化不良的表现;少数患者可有少量上消化道出血;自身免疫性胃炎患者可出现明显厌食、体重减轻和贫血。体格检查可有上腹部轻微压痛。

**(三)心理-社会状况**

病情反复、病程迁延不愈可使患者出现烦躁、焦虑等不良情绪。

**(四)实验室及其他检查**

**1.胃镜及活组织检查**

胃镜及活组织检查是诊断慢性胃炎最可靠的方法。慢性浅表性胃炎可见红斑(点、片状或条状)、黏膜粗糙不平、出血点或出血斑;慢性萎缩性胃炎可见黏膜呈颗粒状、黏膜血管显露、色泽灰暗、皱襞细小。

**2.幽门螺杆菌检测**

可通过侵入性(如快速尿素酶试验、组织学检查和幽门螺杆菌培养等)和非侵入性(如[13]C或[14]C尿素呼气试验、粪便幽门螺杆菌抗原检测和血清学检查等)方法检测幽门螺杆菌。

**3.胃液分析**

自身免疫性胃炎时,胃酸缺乏;多灶萎缩性胃炎时,胃酸分泌正常或偏低。

**4.血清学检查**

自身免疫性胃炎时,血清抗壁细胞抗体和抗内因子抗体可呈阳性,血清胃泌素水平明显升高;多灶萎缩性胃炎时,血清胃泌素水平正常或偏低。

## 二、护理诊断及医护合作性问题

**(一)疼痛**

腹痛与胃黏膜炎性病变有关。

**(二)营养失调**

低于机体需要量与厌食、消化吸收不良等有关。

**(三)焦虑**

焦虑与病情反复、病程迁延有关。

**（四）潜在并发症**

癌变。

**（五）知识缺乏**

缺乏对慢性胃炎病因和预防知识的了解。

## 三、治疗及护理措施

**（一）治疗要点**

治疗原则是积极祛除病因,根除幽门螺杆菌感染,对症处理,防治癌前病变。

1.病因治疗

（1）根除幽门螺杆菌感染:目前多采用的治疗方案是以胶体铋剂或质子泵抑制药为基础加上两种抗生素的三联治疗方案。如常用奥美拉唑或枸橼酸铋钾,与阿莫西林及甲硝唑或克拉霉素3种药物联用,两周为1个疗程。治疗失败后再治疗比较困难,可换用两种抗生素,或采用胶体铋剂和质子泵抑制药合用的四联疗法。

（2）其他病因治疗:因非甾体抗炎药引起者,应立即停药并给予制酸药或硫糖铝;因十二指肠液反流引起者,应用硫糖铝或氢氧化铝凝胶吸附胆汁;因胃动力学改变引起者,应给予多潘立酮或莫沙必利等。

2.对症处理

有胃酸缺乏和贫血者,可用胃蛋白酶合剂等以助消化;对于上腹胀满者,可选用胃动力药、理气类中药;有恶性贫血时可肌内注射维生素 $B_{12}$。

3.胃黏膜异型增生的治疗

异型增生是癌前病变,应定期随访,给予高度重视。对不典型增生者可给予维生素 C、维生素 E、β 胡萝卜素、叶酸和微量元素硒预防胃癌的发生;对已经明确的重度异型增生可手术治疗,目前多采用内镜下胃黏膜切除术。

**（二）护理措施**

1.病情观察

主要观察有无上腹不适、腹胀、食欲减退等消化不良的表现;观察腹痛的部位、性质,呕吐物与大便的颜色、量及性状;评估实验室及胃镜检查结果。

2.饮食护理

（1）营养状况评估:观察并记录患者每天进餐次数、量和品种,以了解机体的营养摄入状况。定期监测体重,监测血红蛋白浓度、血清蛋白等有关营养指标的变化。

（2）制定饮食计划:①与患者及其家属共同制定饮食计划,以营养丰富、易消化、少刺激为原则。②胃酸低者可适当食用刺激胃酸分泌或酸性的食物,如浓肉汤、鸡汤、山楂、食醋等;胃酸高者应指导患者避免食用酸性和多脂肪食物,可进食牛奶、菜泥、面包等。③鼓励患者养成良好的饮食习惯,进食应规律,少食多餐,细嚼慢咽。④避免摄入过冷、过热、过咸、过甜、辛辣和粗糙的食物,戒除烟酒。⑤提供舒适的进餐环境,改进烹饪技巧,保持口腔清洁卫生,以促进患者的食欲。

3.药物治疗的护理

（1）严格遵医嘱用药,注意观察药物的疗效及不良反应。

（2）枸橼酸铋钾:宜在餐前半小时服用,因其在酸性环境中方起作用;服药时要用吸管直接吸入,防止将牙齿、舌染黑;部分患者服药后出现便秘或黑粪,少数患者有恶心、一过性血清转氨酶升高,停药后可自行消失,极少数患者可能出现急性肾衰竭。

(3)抗菌药物:服用阿莫西林前应详细询问患者有无青霉素过敏史,用药过程中要注意观察有无变态反应的发生;服用甲硝唑可引起恶心、呕吐等胃肠道反应及口腔金属味、舌炎、排尿困难等不良反应,宜在餐后半小时服用。

(4)多潘立酮及西沙必利:应在餐前服用,不宜与阿托品等解痉药合用。

4.心理护理

护理人员应主动安慰、关心患者,向患者说明不良情绪会诱发和加重病情,经过正规的治疗和护理慢性胃炎可以康复。

5.健康指导

向患者及家属介绍本病的有关知识、预防措施等;指导患者避免诱发因素,保持愉快的心情,生活规律,养成良好的饮食习惯,戒除烟酒;向患者介绍服用药物后可能出现的不良反应,指导患者按医嘱坚持用药,定期复查,如有异常及时复诊。

(张淑华)

# 第三节　消化性溃疡

消化性溃疡主要指发生于胃和十二指肠的慢性溃疡,即胃溃疡(GU)和十二指肠溃疡(DU),因溃疡的形成与胃酸/胃蛋白酶的消化作用有关而得名。临床以慢性病程、周期性发作和节律性上腹部疼痛为主要特点。消化性溃疡是消化系统的常见病,我国总发病率为10%～12%,秋冬和冬春之交好发。临床上十二指肠溃疡较胃溃疡多见,二者之比约为3:1。男性患病较女性多见,男女之比为(3～4):1。十二指肠溃疡好发于青壮年,胃溃疡的发病年龄高峰比十二指肠溃疡约晚10年。

## 一、病因及诊断检查

### (一)致病因素

1.幽门螺杆菌感染

大量研究表明幽门螺杆菌感染是消化性溃疡的主要病因,尤其是十二指肠溃疡。其机制尚未完全阐明,可能是幽门螺杆菌感染通过直接或间接作用于胃、十二指肠黏膜,胃酸分泌增加,使黏膜屏障作用削弱,引起局部炎症和免疫反应,导致胃、十二指肠黏膜损害和溃疡形成。

2.胃酸和胃蛋白酶

消化性溃疡的最终形成是由于胃酸/胃蛋白酶对黏膜的自身消化所致。胃酸分泌增多不仅破坏胃黏膜屏障,还能激活胃蛋白酶,从而降解蛋白质分子,损伤黏膜,故胃酸在溃疡的形成过程中起关键作用,是溃疡形成的直接原因。

3.非甾体抗炎药

非甾体抗炎药如阿司匹林、吲哚美辛、糖皮质激素等可直接作用于胃、十二指肠黏膜,损害黏膜屏障,主要通过抑制前列腺素合成,削弱其对黏膜的保护作用。

4.其他因素

（1）遗传：O型血人群的十二指肠溃疡发病率高于其他血型。

（2）吸烟：烟草中的尼古丁成分可引起胃酸分泌增加、幽门括约肌张力降低、胆汁及胰液反流增多，从而削弱胃肠黏膜屏障。

（3）胃十二指肠运动异常：胃排空增快，可使十二指肠壶腹部酸负荷增大；胃排空延缓，可引起十二指肠液反流入胃，而损伤胃黏膜。

总之，胃酸/胃蛋白酶的损害作用增强和/或胃、十二指肠黏膜防御/修复机制减弱是本病发生的根本环节。但胃和十二指肠溃疡发病机制也有所不同，胃溃疡的发病主要是防御/修复机制减弱，十二指肠溃疡的发病主要是损害作用增强。

**（二）身体状况**

临床表现轻重不一，部分患者可无症状或症状较轻，或以出血、穿孔等并发症为首发表现。典型的消化性溃疡有如下临床特点。①慢性病程：病史可达数年至数十年。②周期性发作：发作与缓解交替出现，发作常有季节性，多在春秋季好发。③节律性上腹部疼痛：腹痛与进食之间有明显的相关性和节律性。

1.症状

（1）上腹部疼痛：为本病的主要症状，疼痛部位多位于中上腹，偏右或偏左。疼痛性质可为钝痛、胀痛、灼痛、剧痛或饥饿不适感。多数患者疼痛有典型的节律性，胃溃疡疼痛常在餐后1小时内发生，至下次餐前消失，即进食-疼痛-缓解，故又称饱食痛；十二指肠溃疡疼痛常在两餐之间发生，至下次进餐后缓解，即疼痛-进食-缓解，故又称空腹痛或饥饿痛，部分患者也可出现午夜痛。

（2）其他：可有反酸、嗳气、恶心、呕吐、腹胀、食欲减退等消化不良的症状，或有失眠、多汗等自主神经功能失调的表现，病程长者可出现消瘦、体重下降和贫血。

2.体征

溃疡发作期上腹部可有局限性轻压痛，胃溃疡压痛点常位于剑突下或剑突下稍偏左，十二指肠溃疡压痛点多在中上腹或中上腹稍偏右。缓解期无明显体征。

3.并发症

（1）出血：是最常见的并发症。出血引起的临床表现取决于出血的量和速度，轻者仅表现为呕血与黑粪，重者可出现低血量持久休克征象。

（2）穿孔：急性穿孔是最严重的并发症，常见诱因有饮食过饱、饮酒、劳累、服用非甾体抗炎药等。表现为突发的剧烈腹痛，迅速蔓延至全腹，并出现腹肌紧张、弥漫性腹部压痛、反跳痛、肝浊音界缩小或消失、肠鸣音减弱或消失等体征，部分患者出现休克。慢性穿孔的症状不如急性穿孔剧烈，往往表现为腹痛规律的改变，顽固而持久，常放射至背部。

（3）幽门梗阻：多由十二指肠溃疡或幽门管溃疡引起。溃疡急性发作时炎症水肿可引起暂时性梗阻，慢性溃疡愈合后形成瘢痕可致永久性梗阻。主要表现为上腹胀痛，餐后明显，频繁大量呕吐，呕吐物含酸腐味宿食。严重呕吐可致脱水和低氯低钾性碱中毒，常继发营养不良和体重减轻。上腹部空腹振水音、胃蠕动波及插胃管抽液量超过200 mL是幽门梗阻的特征性表现。

（4）癌变：少数胃溃疡可发生癌变。对有长期胃溃疡病史、年龄在45岁以上、胃溃疡上腹痛的节律性消失、症状顽固且经严格内科治疗无效、粪便隐血试验持续阳性者，应考虑癌变，需进一步检查和定期随访。

### (三)心理-社会状况

由于本病病程长、周期性发作和节律性腹痛,会使患者产生紧张、焦虑或抑郁等情绪,当并发出血、穿孔或癌变时,易产生恐惧心理。

### (四)实验室及其他检查

**1.胃镜及胃黏膜活组织检查**

胃镜及胃黏膜活组织检查是确诊消化性溃疡首选的检查方法。胃镜检查可直接观察溃疡部位、病变大小和性质,还可在直视下取活组织做病理学检查及幽门螺杆菌检测。

**2.X线钡剂检查**

龛影是溃疡的X线检查直接征象,对溃疡有确诊价值;激惹和变形等间接征象,提示可能有溃疡的发生。

**3.幽门螺杆菌检测**

幽门螺杆菌检测是消化性溃疡诊断的常规检查项目,因为有无幽门螺杆菌感染决定治疗方案的选择。

**4.粪便隐血试验**

隐血试验阳性提示溃疡活动期,胃溃疡患者如隐血试验持续阳性,提示有癌变的可能。

## 二、护理诊断及医护合作性问题

(1)疼痛:腹痛与胃酸刺激溃疡面、引起化学性炎症或并发穿孔等有关。

(2)营养失调(低于机体需要量):与疼痛所致摄食减少或频繁呕吐有关。

(3)焦虑:与溃疡反复发作、迁延不愈或出现并发症使病情加重有关。

(4)潜在并发症:上消化道出血、穿孔、幽门梗阻、癌变。

(5)缺乏溃疡病防治知识。

## 三、治疗及护理措施

### (一)治疗要点

本病的治疗目的是消除病因、控制症状、促进溃疡愈合、防止复发和防治并发症。

**1.一般治疗**

注意休息,劳逸结合,饮食规律,戒烟、酒,消除紧张、焦虑情绪,停用或慎用非甾体抗炎药等。

**2.药物治疗**

(1)抑制胃酸药物:有碱性抗酸药和抑制胃酸分泌药两大类。

碱性抗酸药:如氢氧化铝、铝碳酸镁及其复方制剂等,能中和胃酸,缓解疼痛,因其疗效差,不良反应较多,现很少应用。

抑制胃酸分泌的药物。①$H_2$受体拮抗药:目前临床使用最为广泛的抑制胃酸分泌、治疗消化性溃疡的药物。常用药物有西咪替丁、雷尼替丁和法莫替丁等,4~6周为1个疗程。②质子泵抑制药:目前最强的抑制胃酸分泌药物,其解除溃疡疼痛,促进溃疡愈合的效果优于$H_2$受体拮抗药,且能抑制幽门螺杆菌的生长。常用药物有奥美拉唑、兰索拉唑和泮托拉唑等,疗程一般为6~8周。

(2)保护胃黏膜药物:常用硫糖铝、枸橼酸铋钾和米索前列醇。

(3)根除幽门螺杆菌药物:对于有幽门螺杆菌感染的消化性溃疡,无论初发或复发、活动或静止、有无并发症,均应予以根除幽门螺杆菌治疗。

3.手术治疗

对于大量出血经内科治疗无效、急性穿孔、瘢痕性幽门梗阻、胃溃疡有癌变、正规内科治疗无效的顽固性溃疡者可选择手术治疗。

**(二)护理措施**

1.病情观察

密切观察患者腹痛的规律和特点,与进食、服药的关系,呕吐物及粪便的颜色和性状;监测生命体征及腹部体征的变化。观察患者有无出血、穿孔、幽门梗阻和癌变征象,一旦发现及时通知医师,并配合做好各项护理工作。

2.生活护理

(1)适当休息:溃疡活动期且症状较重或有并发症者,应适当休息。

(2)饮食护理:基本要求同慢性胃炎。指导患者进餐定时定量、少食多餐、细嚼慢咽。选择营养丰富、易消化、低脂、适量蛋白质的食物,如脱脂牛奶、鸡蛋和鱼等;主食以面食为主,因其柔软、含碱且易消化,不习惯于面食则以软米饭或米粥代替;避免辛辣、油炸、过酸、过咸食物及浓茶、咖啡等刺激食物和饮料,以减少胃酸分泌。

3.药物治疗的护理

严格遵医嘱用药,注意观察药物的疗效及不良反应,并告知患者用药的注意事项。

(1)碱性抗酸药:应在饭后 1 小时和睡前服用,避免与奶制品、酸性食物及饮料同服。氢氧化铝凝胶能阻碍磷的吸收,引起磷缺乏症,长期大量服用还可引起严重便秘;服用镁制剂可引起腹泻。

(2)$H_2$受体拮抗药:应在餐中或餐后即刻服用,也可将一天的剂量在睡前顿服,若与抗酸药联用时,两药间隔 1 小时以上。静脉给药时要注意控制速度,避免低血压和心律失常的发生。长期大量应用西咪替丁可出现男性乳房肿胀、性欲减退、腹泻、眩晕、头痛、肌肉痉挛或肌痛、皮疹、脱发,偶见粒细胞减少、精神错乱等。

(3)质子泵抑制药:奥美拉唑可引起头晕,告知患者服药期间避免从事注意力高度集中的工作;兰索拉唑的主要不良反应有荨麻疹、皮疹、瘙痒、头痛、口干、肝功能异常等,不良反应严重时应及时停药;泮托拉唑的不良反应较少,偶有头痛和腹泻。

(4)保护胃黏膜药物:硫糖铝片应在餐前 1 小时服用,可有便秘、口干、皮疹、眩晕、嗜睡等不良反应;米索前列醇可引起子宫收缩,孕妇禁用。

(5)根除幽门螺杆菌药物:应在餐后服用抗生素,尽量减少对胃黏膜的刺激,服药要定时定量,以达到根除幽门螺杆菌的目的。

4.并发症的护理

(1)穿孔:急性消化道穿孔时,禁食并胃肠减压,做好术前准备工作;慢性穿孔时,密切观察疼痛的性质,指导患者遵医嘱用药。

(2)幽门梗阻:观察患者呕吐物的性状,准确记录出入液量,重者禁食禁水、胃肠减压,及时纠正水、电解质、酸碱平衡紊乱。

5.心理护理

正确评估患者及家属的心理反应,告知患者及家属,经过正规治疗和积极预防,溃疡是可以痊愈的,并说明不良情绪会诱发和加重病情,使患者树立信心,消除紧张、恐惧心理。指导患者心理放松,转移注意力,保持乐观的情绪。

6.健康指导

(1)疾病知识指导:向患者及家属介绍导致溃疡发生及加重的相关因素;指导患者生活规律,保持乐观的心态,保证充足的睡眠和休息,适当锻炼,提高机体抵抗力;建立合理的饮食习惯和结构,戒除烟酒,避免摄入刺激性食物。

(2)用药指导:指导患者严格遵医嘱正确服药,学会观察药物疗效和不良反应,不可擅自停药和减量,以避免溃疡复发;忌用或慎用对胃黏膜有损害的药物,如阿司匹林、咖啡因、糖皮质激素等;若用药后腹痛节律改变或出现并发症应及时就医。

(张淑华)

# 第四节　脂肪性肝病

## 一、非酒精性脂肪性肝病

非酒精性脂肪性肝病(non-alcoholic fatty liver disease,NAFLD)是指除外酒精和其他明确的损肝因素所致的肝细胞内脂肪过度沉积为主要特征的临床病理综合征,与胰岛素抵抗和遗传易感性密切相关的获得性代谢应激性肝损伤。包括单纯性脂肪肝(SFL)、非酒精性脂肪性肝炎(NASH)及其相关肝硬化。随着肥胖及其相关代谢综合征全球化的流行趋势,非酒精性脂肪性肝病现已成为欧美等发达国家和我国富裕地区慢性肝病的重要病因,普通成人 NAFLD 患病率10%～30%,其中10%～20%为 NASH,后者 10 年内肝硬化发生率高达 25%。

非酒精性脂肪性肝病除可直接导致失代偿期肝硬化、肝细胞癌和移植肝复发外,还可影响其他慢性肝病的进展,并参与 2 型糖尿病和动脉粥样硬化的发病。代谢综合征相关恶性肿瘤、动脉硬化性心脑血管疾病以及肝硬化是影响非酒精性脂肪性肝病患者生活质量和预期寿命的重要因素。

### (一)临床表现

(1)脂肪肝的患者多无自觉症状,部分患者可有乏力、消化不良、肝区隐痛、肝大等非特异性症状及体征。

(2)患者可有体重超重和/或内脏性肥胖、空腹血糖增高、血脂紊乱、高血压等代谢综合征相关症状。

### (二)并发症

肝纤维化、肝硬化、肝癌。

### (三)治疗

(1)基础治疗:制订合理的能量摄入以及饮食结构、中等量有氧运动、纠正不良生活方式和行为。

(2)避免加重肝脏损害、体重急剧下降、滥用药物及其他可能诱发肝病恶化的因素。

(3)减肥:所有体重超重、内脏性肥胖以及短期内体重增长迅速的非酒精性脂肪性肝病患者,都需通过改变生活方式、控制体重、减小腰围。

(4)胰岛素增敏剂:合并 2 型糖尿病、糖耐量损害、空腹血糖增高以及内脏性肥胖者,可考虑应用二甲双胍和噻唑烷二酮类药物,以期改善胰岛素抵抗和控制血糖。

(5)降血脂药:血脂紊乱经基础治疗、减肥和应用降糖药物 3 个月以上,仍呈混合性高脂血症或高脂血症合并 2 个以上危险因素者,需考虑加用贝特类、他汀类或普罗布考等降血脂药物。

（6）针对肝病的药物:非酒精性脂肪性肝病伴肝功能异常、代谢综合征、经基础治疗 3～6 个月仍无效,以及肝活体组织检查证实为 NASH 和病程呈慢性进展性者,可采用针对肝病的药物辅助治疗,但不宜同时应用多种药物。

**（四）健康教育与管理**

（1）树立信心,相信通过长期合理用药、控制生活习惯,可以有效地治疗脂肪性肝病。

（2）了解脂肪性肝病的发病因素及危险因素。

（3）掌握脂肪性肝病的治疗要点。

（4）矫正不良饮食习惯,少食高脂饮食,戒烟酒。

（5）建立合理的运动计划,控制体重,监测体重的变化。

（6）定期随访,与医师一起制定合理的健康计划。

**（五）预后**

绝大多数非酒精性脂肪性肝病预后良好,肝组织学进展缓慢甚至呈静止状态,预后相对良好。部分患者即使已并发脂肪性肝炎和肝纤维化,如能得到及时诊治,肝组织学改变仍可逆转,罕见脂肪囊肿破裂并发脂肪栓塞而死亡。少数脂肪性肝炎患者进展至肝硬化,一旦发生肝硬化则其预后不佳。对于大多数脂肪肝患者,有时通过节制饮食、坚持中等量的有氧运动等非药物治疗措施就可达到控制体重、血糖、降低血脂和促进肝组织学逆转的目的。

**（六）护理**

见表 6-1。

表 6-1　非酒精性脂肪性肝病的护理

| 日期 | 项目 | 护理内容 |
|---|---|---|
| 入院当天 | 评估 | 一般评估:生命体征、体重、皮肤等 |
| | | 专科评估:脂肪厚度、有无胃肠道反应、出血点等 |
| | 治疗 | 根据病情避免诱因,调整饮食,根据情况使用保肝药 |
| | 检查 | 按医嘱行相关检查,如血常规、肝功能、B超、CT、肝穿刺等 |
| | 药物 | 按医嘱正确使用保肝药物,注意用药后的观察 |
| | 活动 | 嘱患者卧床休息为主,避免过度劳累 |
| | 饮食 | 低脂、高纤维、高维生素、少盐饮食 |
| | | 禁止进食高脂肪、高胆固醇、高热量食物,如动物内脏、油炸食物 |
| | | 戒烟酒,嘱多饮水 |
| | 护理 | 做好入院介绍,主管护士自我介绍 |
| | | 制定相关的护理措施,如饮食护理、药物护理、皮肤护理、心理护理 |
| | | 视病情做好各项监测记录 |
| | | 密切观察病情,防止并发症的发生 |
| | | 做好健康宣教 |
| | | 根据病情留陪员,上床挡,确保安全 |
| | 健康宣教 | 向患者讲解疾病相关知识、安全知识、服药知识等,教会患者观察用药效果,指导各种检查的注意事项 |

| 日期 | 项目 | 护理内容 |
|---|---|---|
| 第2天 | 评估 | 神志、生命体征及患者的心理状态,对疾病相关知识的了解等情况 |
| | 治疗 | 按医嘱执行治疗 |
| | 检查 | 继续完善检查 |
| | 药物 | 密切观察各种药物作用和不良反应 |
| | 活动 | 卧床休息,进行适当的有氧运动 |
| | 饮食 | 同前 |
| | 护理 | 进一步做好基础护理,如导管护理、饮食护理、药物护理、皮肤护理等 |
| | | 视病情做好各项监测记录 |
| | | 密切观察病情,防止并发症的发生 |
| | | 做好健康宣教 |
| | 健康宣教 | 讲解药物的使用方法及注意事项,各项检查前后注意事项 |
| 第3~9天 | 活动 | 进行有氧运动,如太极、散步、慢跑等 |
| | 健康宣教 | 讲解有氧运动的作用、运动的时间及如何根据自身情况调整运动量,派发健康教育宣传单 |
| | 其他 | 同前 |
| 出院前1天 | 健康宣教 | 出院宣教: |
| | | 服药指导 |
| | | 疾病相关知识指导 |
| | | 调节饮食,控制体重 |
| | | 保持良好的生活习惯和心理状态 |
| | | 定时专科门诊复诊 |
| 出院随访 | | 出院1周内电话随访第1次,3个月内随访第2次,6个月内随访第3次,以后1年随访1次 |

## 二、酒精性肝病

酒精性肝病是由于长期大量饮酒导致的肝脏疾病。初期通常表现为脂肪肝,进而可发展成酒精性肝炎、肝纤维化和肝硬化。其主要临床特征是恶心、呕吐、黄疸,可有肝脏肿大和压痛,并可并发肝功能衰竭和上消化道出血等。严重酗酒时可诱发广泛肝细胞坏死,甚至肝功能衰竭。酒精性肝病是我国常见的肝脏疾病之一,严重危害人民健康。

### (一)临床表现

临床症状为非特异性,可无症状,或有右上腹胀痛、食欲缺乏、乏力、体质减轻、黄疸等;随着病情加重,可有神经精神症状和蜘蛛痣、肝掌等表现。

### (二)并发症

肝性脑病、肝衰竭、上消化道出血。

### (三)治疗

治疗酒精性肝病的原则是:戒酒和营养支持,减轻酒精性肝病的严重程度,改善已存在的继发性营养不良和对症治疗酒精性肝硬化及其并发症。

1.戒酒

戒酒是治疗酒精性肝病的最重要的措施,戒酒过程中应注意防治戒断综合征。

**2.营养支持**

酒精性肝病患者需良好的营养支持,应在戒酒的基础上提供高蛋白、低脂饮食,并注意补充B族维生素、维生素C、维生素K及叶酸。

**3.药物治疗**

糖皮质激素、保肝药等。

**4.手术治疗**

肝移植。

### (四)健康教育与管理

(1)树立信心,坚持长期合理用药并严格控制生活习惯。

(2)了解酒精性肝病的发病因素及危险因素。

(3)掌握酒精性肝病的治疗要点。

(4)矫正不良饮食习惯,戒烟酒,合理饮食。

(5)遵医嘱服药,学会观察用药效果及注意事项。

(6)定期随访,与医师一起制定合理的健康计划。

### (五)预后

一般预后良好,戒酒后可完全恢复。酒精性肝炎如能及时戒酒和治疗,大多可以恢复,主要死亡原因为肝衰竭。若不戒酒,酒精性脂肪肝可直接或经酒精性肝炎阶段发展为酒精性肝硬化。

### (六)护理

见表 6-2。

表 6-2　酒精性脂肪性肝病的护理

| 日期 | 项目 | 护理内容 |
|---|---|---|
| 入院当天 | 评估 | 一般评估:神志、生命体征等 |
| | | 专科评估:饮酒的量、有无胃肠道反应、出血点等 |
| | 治疗 | 根据医嘱使用保肝药 |
| | 检查 | 按医嘱行相关检查,如血常规、肝功能、B超、CT、肝穿刺等 |
| | 药物 | 按医嘱正确使用保肝药物,注意用药后的观察 |
| | 活动 | 嘱患者卧床休息为主,避免过度劳累 |
| | 饮食 | 低脂、高纤维、高维生素、少盐饮食 |
| | | 禁食高脂肪、高胆固醇、高热量食物,如动物内脏、油炸食物 |
| | | 戒烟酒,嘱多饮水 |
| | 护理 | 做好入院介绍,主管护士自我介绍 |
| | | 制定相关的护理措施,如饮食护理、药物护理、皮肤护理、心理护理 |
| | | 视病情做好各项监测记录 |
| | | 密切观察病情,防止并发症的发生 |
| | | 做好健康宣教 |
| | | 根据病情留陪员,上床挡,确保安全 |
| | 健康宣教 | 向患者讲解疾病相关知识、安全知识、服药知识等,教会患者观察用药效果,指导各种检查的注意事项 |

| 日期 | 项目 | 护理内容 |
| --- | --- | --- |
| 第2天 | 评估 | 神志、生命体征及患者的心理状态,对疾病相关知识的了解等情况 |
| | 治疗 | 按医嘱执行治疗 |
| | 检查 | 继续完善检查 |
| | 药物 | 密切观察各种药物作用和不良反应 |
| | 活动 | 卧床休息,可进行散步等活动 |
| | 饮食 | 同前 |
| | 护理 | 做好基础护理,如皮肤护理、导管护理等 |
| | | 按照医嘱正确给药,并观察药物疗效及不良反应 |
| | | 视病情做好各项监测记录 |
| | | 密切观察病情,防止并发症的发生 |
| | | 做好健康宣教 |
| | 健康宣教 | 讲解药物的使用方法及注意事项、各项检查前后注意事项 |
| 第3~10天 | 活动 | 同前 |
| | 健康宣教 | 讲解有氧运动的作用、运动的时间及如何根据自身情况调整运动量,派发健康教育宣传单 |
| | 其他 | 同前 |
| 出院前1天 | 健康宣教 | 出院宣教 |
| | | 　服药指导 |
| | | 　疾病相关知识指导 |
| | | 　戒酒,调整饮食 |
| | | 　保持良好的生活习惯和心理状态 |
| | | 　定时专科门诊复诊 |
| 出院随访 | | 出院1周内电话随访第1次,3个月内随访第2次,6个月内随访第3次,以后1年随访1次 |

（张淑华）

# 第七章

# 神经外科护理

## 第一节　颅内压增高症

颅内压增高症是由于颅内任何一种主要内容物(血液、脑脊液、脑组织)容积增加或者有占位性病变时,其所增加的容积超过代偿限度所致。正常人侧卧位时,测定颅内压(ICP)为 $0.8\sim1.8$ kPa $(6\sim13.5$ mmHg $)$, $>2.0$ kPa $(15$ mmHg $)$ 为颅内压增高, $2.0\sim2.6$ kPa $(15\sim20$ mmHg $)$ 为轻度增高, $2.6\sim5.3$ kPa $(20\sim40$ mmHg $)$ 为中度增高, $>5.3$ kPa $(40$ mmHg $)$ 为重度增高。

### 一、病因和发病机制

引起颅内压增高的疾病很多,但发生颅内压增高的主要因素如下。

#### (一)脑脊液增多

(1)分泌过多,如脉络丛乳头状瘤。

(2)吸收减少:如交通性脑积水,蛛网膜下腔出血后引起蛛网膜粘连。

(3)循环交通受阻:如脑室及脑中线部位的肿瘤引起的梗阻性脑积水或先天性脑畸形。

#### (二)脑血液增多

(1)脑外伤后 $<24$ 小时的脑血管扩张、充血,以及呼吸道梗阻,呼吸中枢衰竭引起的二氧化碳蓄积,高碳酸血症和丘脑下部、鞍区或脑干部位手术,使自主神经中枢或血管运动中枢受刺激引起的脑血管扩张充血。

(2)颅内静脉回流受阻。

(3)出血。

#### (三)脑容积增加

正常情况下颅内容积除颅内容物体积外有 $8\%\sim10\%$ 的缓冲体积即代偿容积。因此颅内容积很大,但代偿调节作用很小。常见脑水肿如下。①血管源性脑水肿:多见于颅脑损伤、脑肿瘤、脑手术后。②细胞毒性脑水肿:多见于低氧血症,高碳酸血症,脑缺血和缺氧。③渗透性脑水肿:常见于严重电解质紊乱 $(Na^+$ 丢失),渗透压降低,水中毒。

#### (四)颅内占位病变

常见于颅内血肿、颅内肿瘤、脑脓肿和脑寄生虫等。

141

## 二、临床表现

### (一)头痛

头痛是颅内压增高最常见的症状,有时是唯一的症状。可呈持续性或间歇性,当用力、咳嗽、负重,早晨清醒时和较剧烈活动时加重,这是由颅内压增高使脑膜、血管或神经受挤压、牵扯或炎症变化的刺激所致。急性和重度的颅内压增高可引起剧烈的头痛并常伴喷射性呕吐。

### (二)恶心呕吐

多数颅内压增高患者都伴有恶心、不思饮食,重度颅内压增高可引起喷射性呕吐,呕吐之后头痛随之缓解,小儿较成人多见,其原因是迷走神经中枢和神经受刺激所引起。

### (三)视力障碍和眼底变化

长期颅内压增高,使视神经受压,眼底静脉回流受阻,引起视神经萎缩,造成视力下降、模糊和复视,眼底视盘水肿,严重者出现失明和眼底出血。

头痛、恶心呕吐、视盘水肿为颅内压增高的三大主要症状。

### (四)意识障碍

意识障碍是反映脑受压的可靠及敏感指标,当大脑皮质、脑干网状结构广泛受压和损害即可出现意识障碍。颅内压增高早期患者可出现烦躁、嗜睡和定向障碍等意识不清的表现,晚期则出现蒙眬和昏迷。末期出现深昏迷。梗阻性脑积水所引起的颅内压增高一般无意识障碍。

### (五)瞳孔变化

由于颅内压不断增高而引起脑移位,中脑和脑干移位压迫和牵拉动眼神经可引起瞳孔对光反射迟钝。瞳孔不圆,瞳孔忽大忽小,一侧瞳孔逐渐散大,光反射消失;末期出现双侧瞳孔散大、固定。

### (六)生命体征变化

颅内压增高,早期一般不会出现生命体征变化,急性或重度的颅内压增高可引起血压增高,脉压增大,呼吸、脉搏减慢综合征。随时有呼吸骤停及生命危险。常见于急性脑损伤患者,而脑肿瘤患者则很少出现血压升高。

### (七)癫痫发作

约有 20% 的颅内压增高患者发生癫痫,为局限性癫痫小发作,如口角、单侧上、下肢抽搐,或癫痫大发作,大发作时可引起呼吸道梗阻,加重脑缺氧、脑水肿而加剧颅内压增高。

### (八)颅内高压危象(脑疝形成)

1.颞叶钩回疝

幕上肿瘤、水肿、血肿引起急剧的颅内压力增高,挤压颞叶向小脑幕裂孔或下方移位,同时压迫动眼神经、大脑后动脉和中脑,使脑干移位,产生剧烈的头痛、呕吐,血压升高,呼吸、脉搏减慢、不规则。很快进入昏迷,一侧瞳孔散大,对光反射消失,对侧肢体偏瘫,去脑强直。此时如未及时进行降颅压处理则会出现呼吸停止,双侧瞳孔散大、固定、血压下降、心跳停止。

2.枕骨大孔疝

枕骨大孔疝又称小脑扁桃体疝,主要是幕下肿瘤、血肿、水肿致颅内压力增高,挤压小脑扁桃体进入压力偏低的枕骨大孔,压迫延脑和颈1~2颈髓,患者出现剧烈头痛、呕吐、呼吸不规则、血压升高、心跳缓慢,随之很快出现昏迷、瞳孔缩小或散大、固定、呼吸停止。

### 三、护理

#### (一)护理目标

(1)了解引起颅内压增高的原因,及时对症处理。

(2)通过监测及早发现病情变化,避免意识障碍发生。

(3)颅内压得到控制,脑疝危象得以解除。

(4)患者主诉头痛减轻,自觉舒适,头脑清醒,睡眠改善。

(5)体液恢复平衡,尿比重在正常范围,无脱水症状和体征。

#### (二)护理措施

(1)每小时观察神志、瞳孔变化1次。如出现神志不清及瞳孔改变,预示颅内压力增高,需及时报告医师进行降颅内压处理。

(2)观察头痛的程度,有无伴随呕吐,对剧烈头痛应及时对症降颅压处理。

(3)1～2小时监测血压、脉搏、呼吸1次,观察有无呼吸、脉搏慢,血压高,即"两慢一高"征。

(4)保持呼吸道通畅:呼吸道梗阻时,因患者呼吸困难,可致胸腔内压力增高、$PaCO_2$增高,致脑血管扩张、脑血流量增多进而使颅内压增高。护理时应及时清除呼吸道分泌物和呕吐物。抬高床头15°～30°,持续或间断吸氧,改善脑缺氧,减轻脑水肿。

(5)脱水治疗的护理:应用高渗性脱水剂,使脑组织间的水分通过渗透作用进入血循环再由肾脏排出,可达到降低颅内压的目的。常用20%甘露醇250 mL,15～30分钟内滴完,2～4次/天;呋塞米20～40 mg,静脉或肌内注射,2～4次/天。脱水治疗期间,应准确记录24小时出入液量,观察尿量、色,监测尿素氮和肌酐含量,注意有无水、电解质紊乱和肝肾功能损害。脱水药物应严格按医嘱执行,并根据病情及时调整脱水药物的用量。

(6)激素治疗的护理:肾上腺皮质激素通过稳定血-脑屏障,预防和缓解脑水肿,改善患者症状。常用地塞米松5～10 mg,静脉注射;或氢化可的松100 mg静脉注射,1～2次/天;由于激素有引起消化道应激性溃疡出血、增加感染机会等不良反应,故用药的同时应加强观察,预防感染,避免发生并发症。

(7)颅内压监护。①监护方法:颅内压监护有植入法和导管法两种。植入法是将微型传感器植入颅内,传感器直接与颅内组织(硬脑膜外、硬脑膜下、蛛网膜下腔、脑实质等)接触而测压。导管法是以引流出的脑脊液或生理盐水充填导管,将传感器(体外传感器)与导管相连接,借导管内的液体与传感器接触而测压。两种方法的测压原理均是利用压力传感器将压力转换为与颅内压力大小成正比的电信号,再经信号处理装置将信号放大后记录下来。植入法中的硬脑膜外法及导管法中的脑室法优点较多,使用较广泛。②颅内压监护的注意事项:监护的零点参照点一般位于外耳道的位置,患者需平卧或头抬高10°～15°;监护前注意记录仪与传感器的零点核正,并注意大气压改变而引起的"零点飘移";脑室法时在脑脊液引流期间每4～6小时关闭引流管测压,了解颅内压真实情况;避免非颅内情况而引起的颅内压增高,如出现呼吸不畅、躁动、高热或体位不舒适、尿潴留时应及时对症处理;监护过程严格无菌操作,监护时间以72～96小时为宜,防止颅内感染。③颅内压监护的优点:颅内压增高早期,由于颅内容积代偿作用,患者无明显颅内压增高的临床表现,而颅内压监护时可发现颅内压提高和基线不平稳;较重的颅内压升高时,颅内压监护基线水平与临床症状出现及其严重程度一致;有些患者临床症状好转,但颅内压逐渐上升,预示迟发性(继发性)颅内血肿的形成;根据颅内压监护使用脱水剂,可以避免盲目使用脱水剂及减少脱水剂的用量,减少急性肾衰竭及电解质紊乱等并发症的发生。

(8)降低耗氧量:对严重脑挫裂伤、轴索损伤、脑干损伤的患者进行头部降温,降低脑耗氧量。有条件者行冬眠低温治疗。①冬眠低温的目的:降低脑耗氧量,维持脑血流和脑细胞能量代谢,减轻乳酸堆积,降低颅内压;保护血-脑屏障功能,抑制白三烯 $B_4$ 生成及内源性有害因子的生成,减轻脑水肿反应;调节脑损伤后钙调蛋白酶 II 活性和蛋白激酶活力,保护脑功能;当体温降至 30 ℃,脑的耗氧量约为正常的 55%,颅内压力较降温前低 56%。②降温方法:根据医嘱首先给予足量冬眠药物,如冬眠 I 号合剂(包括氯丙嗪、异丙嗪及哌替啶)或冬眠 II 号合剂(哌替啶、异丙嗪、双氢麦角碱),待自主神经充分阻滞,御寒反应消失,进入昏睡状态后,方可加用物理降温措施。物理降温方法可采用头部戴冰帽,在颈动脉、腋动脉、肱动脉、股动脉等主干动脉表浅部放置冰袋,此外还可采用降低室温、减少被盖、体表覆盖冰毯等方法。降温速度以每小时下降 1 ℃为宜,体温降至肛温 33~34 ℃,腋温 31~33 ℃较为理想。体温过低易诱发心律失常、低血压、凝血障碍等并发症;体温>35 ℃,则疗效不佳。③缓慢复温:冬眠低温治疗一般为 3~5 天,复温应先停物理降温,再逐步减少药物剂量或延长相同剂量的药物维持时间直至停用;加盖被毯,必要时用热水袋复温,严防烫伤;复温不可过快,以免出现颅内压"反跳"、体温过高或中毒等。④预防并发症:定时翻身拍背、吸痰、雾化吸入,防止肺部感染;低温使心排血量减少,冬眠药物使外周血管阻力降低,在搬动患者或为其翻身时,动作应轻稳,以防发生直立性低血压;观察皮肤及肢体末端,冰袋外加用布套,并定时更换部位,定时局部按摩,以防冻伤。

(9)防止颅内压骤然升高:对烦躁不安的患者查明原因,对症处理,必要时给予镇静剂,避免剧烈咳嗽和用力排便;控制液体摄入量,成人每天补液量<2 000 mL,输液速度应控制在 30~40 滴/分;保持病室安静,避免情绪紧张,以免血压骤升而增加颅内压。

(李玮玮)

# 第二节　脑　　疝

当颅腔内某分腔有占位性病变时,该分腔的压力大于邻近分腔,脑组织由高压力区向低压力区移位,致脑组织、血管及脑神经等结构受压或移位,出现相应的临床表现,称为脑疝。脑疝是颅内压增高的危象和死亡的主要原因。治疗脑疝的关键在于及时发现和处理。处理原则包括快速降低颅内压和手术去除病因。

## 一、脑疝的解剖学基础

颅腔内部空间被硬脑膜形成的大脑镰及小脑幕分隔成幕上左右两个腔及幕下一个腔;幕上左右两个腔容纳左右大脑半球,幕下的腔容纳脑桥、延髓及小脑。大脑镰下的镰下孔容纳着联结左右大脑的胼胝体等结构,左右大脑半球活动度较大;中脑在小脑幕切迹裂孔中通过,外侧面有颞叶的钩回、海马回紧邻包绕环抱。发自大脑脚内侧的动眼神经环绕着大脑脚外侧向后沿着小脑幕切迹走行进入海绵窦的外侧壁经眶上裂出颅。颅腔与脊髓腔经后颅窝的枕骨大孔相通,延髓下端通过枕骨大孔与椎管中的脊髓相连。小脑蚓椎体下部两侧的小脑扁桃体位于延髓下端的背面,下缘与枕骨大孔后缘紧密相邻。

## 二、脑疝的名词解释

颅内病变所致的颅内压增高达到一定程度时,可使一部分脑组织移位,通过颅内硬脑膜结构或颅腔骨性结构形成的结构间隙,如大脑镰下缘、小脑幕切迹边缘、枕骨大孔,移位的脑组织被挤压到压力较低的位置,即为脑疝。脑疝是颅脑损伤、颅内占位性病变或脑积水等伤、病发展过程中的一种紧急而严重的情况,疝出的脑组织压迫脑干等重要结构或生命中枢,如发现不及时或救治不力,往往导致严重后果,临床必须给予足够重视。

根据脑疝发生的部位及所疝出的脑组织部位不同,脑疝可分为小脑幕切迹疝(又名颞叶钩回疝)、枕骨大孔疝(又名小脑扁桃体疝)、大脑镰(下)疝(又名扣带回疝)、小脑幕切迹上疝(小脑蚓疝)。上述脑疝可以单独发生,也可以同时或相继发生。

## 三、小脑幕切迹疝

### (一)病因及发病机制

当幕上一侧占位性病变不断增长引起颅内压增高时,脑干和患侧大脑半球向对侧移位;半球上部由于有大脑镰限制导致其移位较轻,而半球底部近中线结构(如颞叶的海马沟回等)则移位较明显,可疝入脚间池,形成小脑幕切迹疝,使患侧的动眼神经、脑干、后交通动脉及大脑后动脉受到挤压和牵拉。

### (二)病理

1.动眼神经损害

受损的情形有 4 种:①颞叶钩回疝入脚间池内,直接压迫动眼神经及其营养血管。②颞叶钩回先压迫位于动眼神经上方的大脑后动脉,再使夹在大脑后动脉与小脑上动脉之间的动眼神经受压。③脑干受压下移时,动眼神经受牵拉。④脑干受压,动眼神经核和邻近部位发生缺血、水肿或出血。

2.脑干变化

小脑幕切迹疝使中脑直接受压,脑干下移引起供血障碍,向上累积下丘脑,向下影响脑桥乃至延髓。

(1)中脑受颞叶钩回疝挤压时,前后径变长,横径变短,疝出的脑组织首先挤压同侧大脑脚,导致临床症状和体征发生在同侧(患侧)。继续发展则可累及整个中脑。脑干下移时使脑干纵行变形,严重时发生扭曲。如果是脑内出血性疾病,因为出血的速度快、出血量大则可导致疝出的脑组织首先挤压对侧大脑脚,导致临床症状和体征发生在对侧(健侧)。

(2)小脑幕切迹疝引起脑干缺血或出血的原因可能有 2 种:①脑干受压,静脉回流不畅、瘀滞,以致破裂出血。②因基底动脉受大脑后动脉、后交通动脉和颈内动脉牵拉固定作用,导致脑干下移程度远较基底动脉下移为甚,造成中脑和脑桥上部旁中区的动脉受到牵拉,引起血管痉挛或脑干内的小动脉破裂出血,导致脑干出血,并继发水肿和软化。

3.脑脊液循环障碍

中脑周围的脑池是脑脊液循环的必经之路,小脑幕切迹疝可以使该部位脑池阻塞,导致脑脊液向幕上回流障碍。脑干受压、变形、扭曲时,可引起中脑导水管梗阻,使被阻塞导水管以上的脑室系统扩大,形成脑积水,颅内压进一步增高。

**4.疝出的脑组织的改变**

疝出的脑组织如不能及时还纳,可因血液回流障碍而发生充血、水肿甚至嵌顿,跟严重的压迫脑干。

**5.枕叶梗死**

后交通动脉或大脑后动脉直接受压、牵张,可引起枕叶脑梗死。

**(三)临床表现**

**1.颅内压增高**

表现为头痛剧烈并逐渐加重,与进食无关频繁喷射性呕吐,随着头痛进行性加重伴有躁动不安,提示病情加重;急性脑疝患者视神经盘水肿可有可无。

**2.意识障碍**

随着病情进展,患者逐渐出现意识障碍,由嗜睡、朦胧到浅昏迷、昏迷,对外界的刺激反应迟钝或消失,系脑干网状结构上行激活系统受累的结果。

**3.瞳孔变化**

最初由于动眼神经受刺激可有时间短暂的患侧瞳孔变小,对光反应迟钝,但多不易被发现。以后随着动眼神经麻痹,该侧瞳孔逐渐散大,对光反射迟钝、消失,并有患侧上睑下垂,眼球斜视,说明动眼神经背侧部的副交感神经纤维已经受损。晚期如果脑疝进行性恶化,影响脑干血供时,由于脑干内动眼神经核功能丧失,则双侧瞳孔散大,直接和间接对光反应均消失,眼球固定不动,此时患者多处于濒死状态。

**4.锥体束征**

由于患侧大脑脚受压,出现对侧肢体力弱或瘫痪,肌张力增高,腱反射亢进,病理反射阳性。有时患侧快速出血性疾病导致脑干被推向对侧,在患侧脑干尚未受压前导致健侧大脑脚与小脑幕切迹游离缘相挤压,造成脑疝同侧的锥体束征,需引起注意,避免导致病变定侧定位错误。脑疝进展时可致双侧肢体自主活动消失,严重时可出现去脑强直发作,这是脑干严重受损的信号。

**5.生命体征改变**

表现为血压升高,脉搏有力,呼吸深慢,体温上升。到晚期,由于脑干受压,生命中枢功能紊乱而逐渐衰竭,呼吸不规则,出现潮式或叹息样病理呼吸,脉弱,血压忽高忽低,大汗淋漓或汗闭,面色潮红或苍白;体温可高达 41 ℃以上,体温不升或体温下降;最后呼吸循环衰竭致呼吸停止,血压下降,继而心跳也停止,患者临床死亡。

**(四)辅助检查**

**1.CT 检查**

头部 CT 扫描在小脑幕切迹疝诊断上中线移位程度及小脑幕切迹附近结构改变有助于病情判断。

**2.MRI 检查**

对神经组织结构显像优于 CT,有助于病情判断。

**(五)诊断及鉴别诊断**

根据临床表现及 CT 或 MRI 影像资料进行定位及定性诊断和鉴别诊断。

**(六)治疗及预后**

根据典型的临床表现,小脑幕切迹疝的诊断较容易,但临床上因发现不及时或处理不当而酿成严重后果甚至死亡的病例并不鲜见,尤其是瞳孔变化初期不易被发现,医护人员应该予以关注。

脑疝的紧急处理措施包括:①维持呼吸道通畅。②立即经静脉推注 20％甘露醇 250～500 mL。③病变性质和部位明确者,立即手术切除病变;尚不明确者,尽快检查头部 CT 确诊后手术或做姑息性减压术,如颞肌下减压术,单侧或双侧去大骨瓣减压术,部分脑叶切除内减压术等。④对有脑积水的患者,立即穿刺侧脑室做脑脊液外引流,待病情缓解后再开颅切除病变或做脑室-腹腔分流术。

经上述处理后,疝出的脑组织多可自行还纳,表现为散大的瞳孔逐渐回缩,患者意识好转。但也有少数患者症状不改善,估计疝出的脑组织已经嵌顿,术中可用脑压板将颞叶底面轻轻上抬或切开小脑幕,使嵌顿的脑组织得到解放,并解除其对脑干的压迫。

脑疝早期如经及时抢救大多数预后良好,晚期预后较差形成植物生存状态甚或死亡。

## 四、枕骨大孔疝

### (一)病因及发病机制

颅内压增高时,因后颅窝出现压力梯度,颅内脑脊液经枕骨大孔向椎管内移动,颅内蛛网膜下腔和脑池体积逐渐缩小,导致两侧小脑扁桃体及邻近小脑组织也逐步下移,随脑脊液的移动经枕骨大孔疝入到颈椎椎管内,称为枕骨大孔疝或小脑扁桃体疝。多发生于后颅窝占位性病变,也见于小脑幕切迹疝晚期。

枕骨大孔疝又可分为慢性和急性疝出两种:前者见于长期颅内压增高或后颅窝占位病变的患者,症状较轻;后者多突然发生,或在慢性疝出的基础上因某些诱因,如腰穿、排便用力使疝出程度加重,延髓生命中枢遭受急性压迫而功能衰竭,患者常迅速死亡。

### (二)病理

枕骨大孔疝的病理改变有:①慢性延髓受压,患者可无明显症状或症状轻微;急性延髓受压常很快引起生命中枢衰竭,危及生命。②脑脊液循环障碍,由于第四脑室正中孔梗阻引起脑积水和小脑延髓池阻塞所致的脑脊液循环障碍,均可使颅内压进一步升高,脑疝程度加重。③疝出的脑组织,即小脑扁桃体发生充血、水肿或出血,使延髓和颈髓上端受压加重。④慢性疝出的扁桃体可与周围结构粘连。

### (三)临床表现

1.枕下疼痛、项强或强迫头位

疝出的脑组织压迫牵拉颈上部神经根,或因枕骨大孔区脑膜或血管壁的敏感神经末梢受牵拉,可引起枕下部疼痛,颈硬及局部压痛。为避免延髓受压加重,机体发生保护性或反射性颈肌痉挛,患者保持头部固定维持在适当位置而呈强迫头位。

2.颅内压增高

表现为剧烈头痛、频繁呕吐、慢性脑疝患者多有视神经盘水肿。

3.后组颅神经受累

由于脑干下移,后组颅神经受牵拉,或因脑干受压,出现眩晕、听力减退、轻度吞咽困难、饮食呛咳等症状。

4.生命体征改变

慢性脑疝者生命体征变化不明显;急性脑疝者生命体征改变显著,迅速出现呼吸和循环功能障碍,先呼吸减慢、脉搏细速、血压下降,很快出现潮式呼吸和呼吸停止,如不采取措施,不久心跳也停止。与小脑幕切迹疝相比,枕骨大孔疝的特点是:生命体征变化出现较早,瞳孔改变和意识障碍出现较晚,患者常可突然呼吸停止,昏迷而死亡。

5.其他

部分病例可出现眼震及小脑体征;锥体束征多数阳性;意识保持不变,很少有瞳孔变化。

**(四)辅助检查**

同小脑幕切迹疝

**(五)诊断及鉴别诊断**

同小脑幕切迹疝

**(六)治疗及预后**

枕骨大孔疝治疗原则与小脑幕切迹疝基本相同。凡有枕骨大孔疝症状而诊断已经明确者,应尽早手术切除责任病变;症状明显且有脑积水的应及时做脑室穿刺并给予脱水剂,然后手术切除病变;对呼吸骤停的患者,立即做气管插管呼吸机辅助呼吸,同时行脑室穿刺外引流脑脊液,静脉推注脱水剂,并紧急开颅清除原发责任病灶;术中将枕骨大孔后缘和寰椎后弓切除,硬脑膜敞开或扩大修补,以解除小脑扁桃体疝的压迫。若扁桃体与周围结构粘连,可试行粘连松解;必要时可在软膜下切除水肿、出血的小脑扁桃体,亦可电凝烧灼小脑扁桃体软膜下极使之向上段收缩,以减轻对延髓和颈髓上段的压迫及疏通脑脊液循环通路。

## 五、常见护理诊断/问题

**(一)有脑组织灌注无效的危险**

与颅内压增高、脑疝有关。

**(二)潜在并发症**

呼吸、心搏骤停。

## 六、护理措施

脑疝确诊后应立即采取降低颅内压的措施,为紧急手术争取时间。

**(一)快速降低颅内压**

一旦出现脑疝,应立即给予脱水治疗,以缓解病情,争取时间。遵医嘱快速静脉输注甘露醇、甘油果糖、呋塞米、地塞米松等药物,并观察脱水治疗的效果。

**(二)保持呼吸道通畅**

立即给予氧气吸入,并保持呼吸道通畅。对呼吸功能障碍者,配合医师行气管插管和人工气囊辅助呼吸。

**(三)观察病情**

密切观察意识、生命体征、瞳孔及肢体活动等变化。

**(四)紧急术前准备**

协助医师尽快完善有关术前检查,做好急诊手术准备,尽快手术去除原发病。

(1)若难以确诊或虽确诊但病变无法切除,可通过脑脊液分流术、侧脑室外引流术或病变侧颞肌下、枕肌下减压术等降低颅内压,挽救生命。

(2)对于呼吸骤停的枕骨大孔疝,应立即做好钻颅术准备,进行脑室穿刺,缓慢放出脑脊液,使颅内压慢慢降低,然后行脑室引流,同时静脉滴注高渗脱水剂,以达到迅速降低颅内压的目的。

**(五)心搏骤停的急救**

若病情恶化并出现心搏骤停时,应即刻心肺复苏。

## 七、健康教育

指导患者避免颅内压增高的因素,如情绪剧烈波动、便秘、剧烈咳嗽、发热、呼吸道梗阻及癫痫发作。

## 八、关键点

(1)密切观察患者的生命体征、瞳孔、意识状态、神经系统症状和体征是早期发现脑疝的关键护理措施。

(2)颅内压增高者禁忌高压灌肠,避免诱发脑疝。

(3)有明显颅内压增高者,禁做腰椎穿刺,避免引发脑疝。

（纪明霞）

# 第八章

# 产 科 护 理

## 第一节 妊娠剧吐

妊娠剧吐是指妊娠期恶心，频繁呕吐，不能进食，导致脱水，酸、碱平衡失调以及水、电解质紊乱，甚至肝、肾功能损害，严重可危及孕妇生命。其发生率 0.3%～1.0%。

### 一、病因

尚未明确，可能与下列因素有关。

#### (一)绒毛膜促性腺激素(HCG)水平增高

因早孕反应的出现和消失的时间与孕妇血清 HCG 值上升、下降的时间一致；另外多胎妊娠、葡萄胎患者 HCG 值，显著增高，发生妊娠剧吐的比率也增高；而终止妊娠后，呕吐消失。但症状的轻重与血 HCG 水平并不一定呈正相关。

#### (二)精神及社会因素

恐惧妊娠、精神紧张、情绪不稳、经济条件差的孕妇易患妊娠剧吐。

#### (三)幽门螺杆菌感染

近年研究发现妊娠剧吐的患者与同孕周无症状孕妇相比，血清抗幽门螺杆菌的 IgG 浓度升高。

#### (四)其他因素

维生素缺乏，尤其是维生素 B₆ 缺乏可导致妊娠剧吐；变态反应；研究发现几种组织胺受体亚型与呕吐有关，临床上抗组胺治疗呕吐有效。

### 二、病理生理

(1)频繁呕吐导致失水、血容量不足、血液浓缩、细胞外液减少，钾、钠等离子丢失使电解质平衡失调。

(2)不能进食，热量摄入不足，发生负氮平衡，使血浆尿素氮及尿酸升高；由于机体动用脂肪组织供给热量，脂肪氧化不全，导致丙酮、乙酰乙酸及 β-羟丁酸聚集，产生代谢性酸中毒。

（3）由于脱水、缺氧血转氨酶值升高，严重时血胆红素升高。机体血液浓缩及血管通透性增加。另外，钠盐丢失，不仅尿量减少，尿中可出现蛋白及管型。肾脏继发性损害，肾小管有退行性变，部分细胞坏死，肾小管的正常排泄功能减退，终致血浆中非蛋白氮、肌酐、尿酸的浓度迅速增加。肾功能受损和酸中毒使细胞内钾离子较多地移到细胞外，出现高钾血症，严重时心脏停搏。

（4）病程长达数周者，可致严重营养缺乏，由于维生素 C 缺乏，血管脆性增加，可致视网膜出血。

## 三、临床表现

### （一）恶心、呕吐

多见于年轻初孕妇，一般停经 6 周左右出现恶心、呕吐，逐渐加重直至频繁呕吐不能进食。

### （二）水、电解质紊乱

严重呕吐、不能进食导致失水、电解质紊乱，使氢、钠、钾离子大量丢失，出现低钾血症。营养摄入不足可致负氮平衡，使血浆尿素氮及尿素增高。

### （三）酸、碱平衡失调

机体动用脂肪组织供给能量，使脂肪代谢中间产物酮体增多，引起代谢性酸中毒。病情发展，可出现意识模糊。

### （四）维生素缺乏

频繁呕吐、不能进食可引起维生素 $B_1$ 缺乏，导致 Wernicke-Korsakoff 综合征。维生素 K 缺乏，可致凝血功能障碍，常伴血浆蛋白及纤维蛋白原减少，增加孕妇出血倾向。

## 四、辅助检查

### （一）尿液检查

患者尿比重增加，尿酮体阳性，肾功能受损时，尿中可出现蛋白和管型。

### （二）血液检查

血液浓缩，红细胞计数增多，血细胞比容上升，血红蛋白值增高；血酮体可为阳性，二氧化碳结合力降低；肝、肾功能受损害时胆红素、转氨酶、肌酐和尿素氮升高。

### （三）眼底检查

严重者出现眼底出血。

## 五、诊断及鉴别诊断

根据病史、临床表现及妇科检查，诊断并不困难。可用 B 型超声检查排除滋养叶细胞疾病，此外尚需与可引起呕吐的疾病，如急性病毒性肝炎、胃肠炎、胰腺炎、胆管疾病、脑膜炎、脑血管意外及脑肿瘤等相鉴别。

## 六、并发症

### （一）Wernicke-Korsakoff 综合征

该病发病率为妊娠剧吐患者的 10%，是由于妊娠剧吐长期不能进食，导致维生素 $B_1$ 缺乏引起的中枢系统疾病，Wernicke 脑病和 Korsakoff 综合征是一个病程中的先后阶段。

维生素 $B_1$ 是糖代谢的重要辅酶，参与糖代谢的氧化脱羧代谢，维生素 $B_1$ 缺乏时，体内丙酮酸及乳酸堆积,发生糖代谢的三羧酸循环障碍,使得主要靠糖代谢供给能量的神经组织、骨骼肌和心肌代谢出现严重障碍。病理变化主要发生在丘脑、下丘脑的脑室旁区域、中脑导水管的周围区灰质、乳头体、第四脑室底部、迷走神经运动背核,可出现不同程度的神经细胞和神经纤维轴索或髓鞘的丧失,伴有星形细胞和小胶质细胞的增生。毛细血管扩张,血管的外膜和内皮细胞明显增生,有散在小出血灶。

Wernicke 脑病表现为眼球震颤、眼肌麻痹等眼部症状,躯干性共济失调及精神障碍,可同时出现,但大多数患者精神症状迟发。Korsakoff 综合征表现为严重的近事记忆障碍,表情呆滞、缺乏主动性,产生虚构与错构。部分伴有周围神经病变。严重时发展为永久性的精神、神经功能障碍,出现神经错乱、昏迷甚至死亡。

### (二)Mallory-Weis 综合征

胃-食管连接处的纵向黏膜撕裂出血,引起呕血和黑粪。严重时,可使食管穿孔,表现为胸痛、剧吐、呕血,需急症手术治疗。

## 七、治疗

治疗原则:休息,适当禁食,计出入量,纠正脱水、酸中毒及电解质紊乱,补充营养,并需要良好的心理支持。

### (一)补液治疗

每天应补充葡萄糖液、生理盐水、平衡液,总量 3 000 mL 左右,加维生素 $B_6$ 100 mg。维生素 C $2\sim3$ g,维持每天尿量$\geq$1 000 mL,肌内注射维生素 $B_1$,每天 100 mg。为了更好地利用输入的葡萄糖,可适当加用胰岛素。根据血钾、血钠情况决定补充剂量。根据二氧化碳结合力值或血气分析结果,予以静脉滴注碳酸氢钠溶液。

一般经上述治疗 $2\sim3$ 天后,病情大多迅速好转,症状缓解。待呕吐停止后,可试进少量流食,以后逐渐增加进食量,调整静脉输液量。

### (二)终止妊娠

经上述治疗后,若病情不见好转,反而出现下列情况,应迅速终止妊娠:①持续黄疸。②持续尿蛋白。③体温升高,持续在 38 ℃以上。④心率>120 次/分。⑤多发性神经炎及神经性体征。⑥出现Wernicke-Korsakoff 综合征。

### (三)妊娠剧吐并发 Wernicke-Korsakoff 综合征的治疗

如不紧急治疗,该综合征的死亡率高达 50%,即使积极处理,死亡率约 17%。在未补给足量维生素 $B_1$ 前,静脉滴注葡萄糖会进一步加重三羧酸循环障碍,使病情加重,导致患者昏迷甚至死亡。对长期不能进食的患者应给维生素 $B_1$ 注射液 $400\sim600$ mg 分次肌内注射,以后每天 100 mg肌内注射至能正常进食为止,然后改口服,并给予多种维生素。同时应对其内分泌及神经状态进行评价,对病情严重者及时终止妊娠。早期大量维生素 $B_1$ 治疗,上述症状可在数天至数周内有不同程度的恢复,但仍有 60%的患者不能得到完全恢复,特别是记忆恢复往往需要1 年左右的时间。

## 八、护理

### (一)心理护理

了解患者的心理状态,充分调动患者的主动性,帮患者分析病情,使患者了解妊娠剧吐是一种常见的生理现象,经过治疗和护理是可以预防和治愈的,消除不必要的思想顾虑,克服妊娠剧吐带来的不适,树立妊娠的信心,提高心理舒适度。

**(二)输液护理**

考虑患者的感受,输液前做好解释工作,操作时做到沉着、稳健、熟练、一针见血,尽可能减少穿刺中的疼痛,经常巡视输液情况,观察输液是否通畅,针头是否脱出,输液管有无扭曲、受压,注射部位有无液体外溢、疼痛等。

**(三)饮食护理**

妊娠剧吐往往与孕妇自主神经系统稳定性、精神状态、生活环境有密切关系,患者在精神紧张下,呕吐更加频繁,引起水、电解质紊乱,由于呕吐后怕进食,长期饥饿热量摄入不足,故在治疗同时应注意患者的心理因素,予以解释安慰,妊娠剧吐患者见到食物往往有种恐惧心理,食欲缺乏,因此呕吐时禁食,使胃肠得到休息。但呕吐停止后应适当进食,饮食以清淡、易消化为主,还应含丰富蛋白质和碳水化合物,可少量多餐,对患者进行营养与胎儿发育指导,把进餐当成轻松愉快的享受而不是负担,使胎儿有足够的营养,顺利度过早孕反应期。

**(四)家庭护理**

(1)少吃多餐,选择能被孕妇接受的食物,以流质为主,避免油腻、异味,吐后应继续再吃,若食后仍吐,多次进食补充,仍可保持身体营养的需要,同时避免过冷过热的食物。必要时饮口服补液盐。

(2)卧床休息,环境安静,通风,减少在视线范围内引起不愉快的情景和异味。呕吐时做深呼吸和吞咽动作(大口喘气),呕吐后要及时漱口,注意口腔卫生。另外要保持外阴的清洁,床铺的整洁。

(3)关心、体贴孕妇,解除不必要的顾虑,孕妇保持心情愉快,避免急躁和情绪激动。

(4)若呕吐导致体温上升,脉搏增快,眼眶凹陷,皮肤无弹性,精神异常,要立即送医院。

## 九、健康指导

(1)保持情绪的安定与舒畅。

(2)居室尽量布置得清洁、安静、舒适。避免异味的刺激。呕吐后应立即清除呕吐物,以避免恶性刺激,并用温开水漱口,保持口腔清洁。

(3)注意饮食卫生,饮食宜营养价值稍高且易消化为主。可采取少吃多餐的方法。

(4)为防止脱水,应保持每天的液体摄入量,平时宜多吃一些西瓜、生梨、甘蔗等水果。

(5)呕吐严重者,须卧床休息。

(6)保持大便的通畅。

(7)呕吐较剧者,可在食前口中含生姜1片,以达到暂时止呕的目的。

(彭姗姗)

# 第二节 异位妊娠

受精卵在子宫体腔以外着床称为异位妊娠,习称宫外孕。异位妊娠依受精卵在子宫体腔外种植部位不同分为输卵管妊娠、卵巢妊娠、腹腔妊娠、阔韧带妊娠和宫颈妊娠(图8-1)。

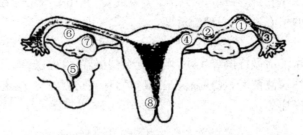

①输卵管壶腹部妊娠;②输卵管峡部妊娠;③输卵管伞部妊娠;④输卵管间质部妊娠;⑤腹腔妊娠;⑥阔韧带妊娠;⑦卵巢妊娠;⑧宫颈妊娠

**图 8-1　异位妊娠的发生部位**

异位妊娠是妇产科常见的急腹症,发病率约 1%,是孕产妇的主要死亡原因之一。以输卵管妊娠最常见。输卵管妊娠占异位妊娠 95% 左右,其中壶腹部妊娠最多见,约占 78%,其次为峡部、伞部、间质部妊娠较少见。

## 一、病因

### (一)输卵管炎症

此是异位妊娠的主要病因,可分为输卵管黏膜炎和输卵管周围炎。输卵管黏膜炎轻者可发生黏膜皱褶粘连、管腔变窄。或使纤毛功能受损,从而导致受精卵在输卵管内运行受阻并于该处着床;输卵管周围炎病变主要在输卵管浆膜层或浆肌层,常造成输卵管周围粘连、输卵管扭曲、管腔狭窄、蠕动减弱而影响受精卵运行。

### (二)输卵管手术史、输卵管绝育史及手术史者

输卵管妊娠的发生率为 10%～20%。尤其是腹腔镜下电凝输卵管及硅胶环套术绝育,可因输卵管瘘或再通而导致输卵管妊娠。曾经接受输卵管粘连分离术、输卵管成形术(输卵管吻合术或输卵管造口术)者,在再次妊娠时输卵管妊娠的可能性亦增加。

### (三)输卵管发育不良或功能异常

输卵管过长、肌层发育差、黏膜纤毛缺乏、双输卵管、输卵管憩室或有输卵管副伞等,均可造成输卵管妊娠。输卵管功能(包括蠕动、纤毛活动以及上皮细胞分泌)受雌、孕激素调节。若调节失败,可影响受精卵正常运行。

### (四)辅助生殖技术

近年,由于辅助生育技术的应用,使输卵管妊娠发生率增加,既往少见的异位妊娠,如卵巢妊娠、宫颈妊娠、腹腔妊娠的发生率增加。1998 年,美国报道因助孕技术应用所致输卵管妊娠的发生率为 2.8%。

### (五)避孕失败

宫内节育器避孕失败,发生异位妊娠的机会较大。

### (六)其他

子宫肌瘤或卵巢肿瘤压迫输卵管,影响输卵管管腔通畅,使受精卵运行受阻。输卵管子宫内膜异位可增加受精卵着床于输卵管的可能性。

## 二、病理

### (一)输卵管妊娠的特点

输卵管管腔狭小,管壁薄且缺乏黏膜下组织,其肌层远不如子宫肌壁厚与坚韧,妊娠时不能形成完好的蜕膜,不利于胚胎的生长发育,常发生以下结局。

1.输卵管妊娠流产

多见于妊娠 8~12 周输卵管壶腹部妊娠。受精卵种植在输卵管黏膜皱襞内,由于蜕膜形成不完整,发育中的胚泡常向管腔突出,最终突破包膜而出血,胚泡与管壁分离,若整个胚泡剥离落入管腔,刺激输卵管逆蠕动经伞端排出到腹腔,形成输卵管妊娠完全流产,出血一般不多。若胚泡剥离不完整,妊娠产物部分排出到腹腔,部分尚附着于输卵管壁,形成输卵管妊娠不全流产,滋养细胞继续侵蚀输卵管壁,导致反复出血,形成输卵管血肿或输卵管周围血肿,血液不断流出并积聚在直肠子宫陷窝形成盆腔血肿,量多时甚至流入腹腔。

2.输卵管妊娠破裂

多见于妊娠 6 周左右输卵管峡部妊娠。受精卵着床于输卵管黏膜皱襞间,胚泡生长发育时绒毛向管壁方向侵蚀肌层及浆膜,最终穿破浆膜,形成输卵管妊娠破裂。输卵管肌层血管丰富。短期内可发生大量腹腔内出血,使患者出现休克。其出血量远较输卵管妊娠流产多,腹痛剧烈;也可反复出血,在盆腔与腹腔内形成血肿。孕囊可自破裂口排出,种植于任何部位。若胚泡较小则可被吸收;若过大则可在直肠子宫陷凹内形成包块或钙化为石胎。

输卵管间质部妊娠虽少见,但后果严重,其结局几乎均为输卵管妊娠破裂。由于输卵管间质部管腔周围肌层较厚、血运丰富,因此破裂常发生于孕 12~16 周。其破裂犹如子宫破裂,症状较严重,往往在短时间内出现低血容量休克症状。

3.陈旧性宫外孕

输卵管妊娠流产或破裂,若长期反复内出血形成的盆腔血肿不消散,血肿机化变硬并与周围组织粘连,临床上称为陈旧性宫外孕。

4.继发性腹腔妊娠

无论输卵管妊娠流产或破裂,胚胎从输卵管排入腹腔内或阔韧带内,多数死亡,偶尔也有存活者。若存活胚胎的绒毛组织附着于原位或排至腹腔后重新种植而获得营养,可继续生长发育,形成继发性腹腔妊娠。

### (二)子宫的变化

输卵管妊娠和正常妊娠一样,合体滋养细胞产生 HCG 维持黄体生长,使类固醇激素分泌增加,致使月经停止来潮、子宫增大变软、子宫内膜出现蜕膜反应。若胚胎受损或死亡,滋养细胞活力消失,蜕膜自宫壁剥离而发生阴道流血。有时蜕膜可完整剥离,随阴道流血排出三角形蜕膜管型;有时呈碎片排出。排出的组织见不到绒毛,组织学检查无滋养细胞,此时血 β-HCG 下降。子宫内膜形态学改变呈多样性,若胚胎死亡已久,内膜可呈增生期改变,有时可见 Arias-Stella (A-S)反应,镜检见内膜腺体上皮细胞增生、增大,细胞边界不清,腺细胞排列成团突入腺腔,细胞极性消失,细胞核肥大、深染,细胞质有空泡。这种子宫内膜过度增生和分泌反应,可能为类固醇激素过度刺激所引起;若胚胎死亡后部分深入肌层的绒毛仍存活,黄体退化迟缓,内膜仍可呈分泌反应。

### 三、临床表现

输卵管妊娠的临床表现与受精卵着床部位、有无流产或破裂,以及出血量多少与时间长短等有关。

#### (一)症状

典型症状为停经后腹痛与阴道流血。

##### 1.停经

除输卵管间质部妊娠停经时间较长外,多有6~8周停经史。有20%~30%患者无停经史,将异位妊娠时出现的不规则阴道流血误认为月经。或由于月经过期仅数天而不认为是停经。

##### 2.腹痛

腹痛是输卵管妊娠患者的主要症状。在输卵管妊娠发生流产或破裂之前,由于胚胎在输卵管内逐渐增大,常表现为一侧下腹部隐痛或酸胀感。当发生输卵管妊娠流产或破裂时,突感一侧下腹部撕裂样疼痛,常伴有恶心、呕吐。若血液局限于病变区,主要表现为下腹部疼痛,当血液积聚于直肠子宫陷凹时,可出现肛门坠胀感。随着血液由下腹部流向全腹,疼痛可由下腹部向全腹部扩散,血液刺激膈肌,可引起肩胛部放射性疼痛及胸部疼痛。

##### 3.阴道流血

胚胎死亡后。常有不规则阴道流血,色暗红或深褐,量少呈点滴状,一般不超过月经量,少数患者阴道流血量较多,类似月经。阴道流血可伴有蜕膜管型或蜕膜碎片排出,系子宫蜕膜剥离所致。阴道流血一般常在病灶去除后方能停止。

##### 4.昏厥与休克

由于腹腔内出血及剧烈腹痛,轻者出现昏厥,严重者出现失血性休克。出血量越多越快,症状出现越迅速越严重,但与阴道流血量不成正比。

##### 5.腹部包块

输卵管妊娠流产或破裂时所形成的血肿时间较久者,由于血液凝固并与周围组织或器官(如子宫、输卵管、卵巢、肠管或大网膜等)发生粘连形成包块,包块较大或位置较高者,腹部可扪及。

#### (二)体征

根据患者内出血的情况,患者可呈贫血貌。腹部检查:下腹压痛、反跳痛明显,出血多时,叩诊有移动性浊音。

### 四、处理原则

处理原则以手术治疗为主,其次是药物治疗。

#### (一)药物治疗

##### 1.化学治疗(简称化疗)

主要适用于早期输卵管妊娠、要求保存生育能力的年轻患者。符合下列条件可采用此法:①无药物治疗的禁忌证;②输卵管妊娠未发生破裂或流产;③输卵管妊娠包块直径≤4 cm;④血β-HCG<2 000 U/L;⑤无明显内出血,常用甲氨蝶呤(MTX),治疗机制是抑制滋养细胞增生,破坏绒毛,使胚胎组织坏死、脱落、吸收。但在治疗中若病情无改善,甚至发生急性腹痛或输卵管破裂症状,则应立即进行手术治疗。

2.中医药治疗

中医学认为本病属血瘀少腹,不通则痛的实证。以活血化瘀、消癥为治则,但应严格掌握指征。

### (二)手术治疗

手术治疗分为保守手术和根治手术。保守手术为保留患侧输卵管,根治手术为切除患侧输卵管。手术治疗适用于:①生命体征不稳定或有腹腔内出血征象者;②诊断不明确者;③异位妊娠有进展者(如血β-HCG处于高水平,附件区大包块等);④随诊不可靠者;⑤药物治疗禁忌证者或无效者。

1.保守手术

此适用于有生育要求的年轻女性,特别是对侧输卵管已切除或有明显病变者。

2.根治手术

此适用于无生育要求的输卵管妊娠内出血并发休克的急症患者。

3.腹腔镜手术

这是近年治疗异位妊娠的主要方法。

## 五、护理

### (一)护理评估

1.病史

应仔细询问月经史,以准确推断停经时间。注意不要将不规则阴道流血误认为末次月经,或由于月经仅过期几天,不认为是停经。此外,对不孕、放置宫内节育器、绝育术、输卵管复通术、盆腔炎等与发病相关的高危因素应予高度重视。

2.身心状况

输卵管妊娠发生流产或破裂前,症状及体征不明显。当患者腹腔内出血较多时呈贫血貌,严重者可出现面色苍白,四肢湿冷,脉快、弱、细,血压下降等休克症状。体温一般正常,出现休克时体温略低,腹腔内血液吸收时体温略升高,但不超过 38 ℃。下腹有明显压痛、反跳痛,尤以患侧为重,肌紧张不明显,叩诊有移动性浊音。血凝后下腹可触及包块。

由于输卵管妊娠流产或破裂后,腹腔内急性大量出血及剧烈腹痛,以及妊娠终止的现实都将是孕妇出现较为激烈的情绪反应。可表现为哭泣、自责、无助、抑郁和恐惧等行为。

3.诊断检查

(1)腹部检查:输卵管妊娠流产或破裂者,下腹部有明显压痛或反跳痛,尤以患侧为甚,轻度腹肌紧张;出血多时,叩诊有移动性浊音;如出血时间较长,形成血凝块,在下腹可触及软性肿块。

(2)盆腔检查:输卵管妊娠未发生流产或破裂者,除子宫略大较软外,仔细检查可能触及胀大的输卵管并有轻度压痛。输卵管妊娠流产或破裂者,阴道后穹隆饱满,有触痛。将宫颈轻轻上抬或左右摇动时引起剧烈疼痛,称为宫颈抬举痛或摇摆痛,是输卵管妊娠的主要体征之一。子宫稍大而软,腹腔内出血多时子宫检查呈漂浮感。

(3)阴道后穹隆穿刺:是一种简单、可靠的诊断方法,适用于疑有腹腔内出血的患者。由于腹腔内血液易积聚于子宫直肠陷凹,抽出暗红色不凝血为阳性,说明存在血腹症。无内出血、内出血量少、血肿位置较高或子宫直肠陷凹有粘连者,可能抽不出血液,因而穿刺阴性不能排除输卵管妊娠存在。如有移动性浊音,可做腹腔穿刺。

(4)妊娠试验:放射免疫法测血中 HCG,尤其是 β-HCG 阳性有助诊断。虽然此方法灵敏度高,异位妊娠的阳性率一般可达 80%～90%,但 β-HCG 阴性者仍不能完全排除异位妊娠。

(5)血清孕酮测定:对判断正常妊娠胚胎的发育情况有帮助,血清孕酮<5 ng/mL 应考虑宫内妊娠流产或异位妊娠。

(6)超声检查:B 超显像有助于诊断异位妊娠。阴道 B 超检查较腹部 B 超检查准确性高。诊断早期异位妊娠。单凭 B 超现象有时可能会误诊。若能结合临床表现及 β-HCG 测定等,对诊断的帮助很大。

(7)腹腔镜检查:适用于输卵管妊娠尚未流产或破裂的早期患者和诊断有困难的患者,腹腔内有大量出血或伴有休克者,禁做腹腔镜检查。在早期异位妊娠患者,腹腔镜可见一侧输卵管肿大,表面紫蓝色,腹腔内无出血或有少量出血。

(8)子宫内膜病理检查:诊刮仅适用于阴道流血量较多的患者,目的在于排除宫内妊娠流产。将宫腔排出物或刮出物做病理检查,切片中见到绒毛,可诊断为宫内妊娠,仅见蜕膜未见绒毛者有助于诊断异位妊娠。现已经很少依靠诊断性刮宫协助诊断。

(二)护理诊断

1.潜在并发症

出血性休克。

2.恐惧

与担心手术失败有关。

(三)预期目标

(1)患者休克症状得以及时发现并缓解。

(2)患者能以正常心态接受此次妊娠失败的事实。

(四)护理措施

1.接受手术治疗患者的护理

(1)护士在严密监测患者生命体征的同时,配合医师积极纠正患者休克症状,做好术前准备。手术治疗是输卵管异位妊娠的主要处理原则。对于严重内出血并发休克的患者,护士应立即开放静脉,交叉配血,做好输血输液的准备。以便配合医师积极纠正休克,补充血容量,并按急症手术要求迅速做好手术准备。

(2)加强心理护理:护士于术前简洁明了地向患者及家属讲明手术的必要性,并以亲切的态度和切实的行动赢得患者及家属的信任,保持周围环境的安静、有序,减少和消除患者的紧张、恐惧心理,协助患者接受手术治疗方案。术后,护士应帮助患者以正常的心态接受此次妊娠失败的现实,向她们讲述异位妊娠的有关知识,一方面可以减少因害怕再次发生移位妊娠而抵触妊娠的不良情绪,另一方面也可以增加和提高患者的自我保健意识。

2.接受非手术治疗患者的护理

对于接受非手术治疗方案的患者,护士应从以下几方面加强护理。

(1)护士需密切观察患者的一般情况、生命体征,并重视患者的主诉,尤应注意阴道流血量与腹腔内出血量不成比例,当阴道流血量不多时,不要误认为腹腔内出血量亦很少。

(2)护士应告诉患者病情发展的一些指征,如出血增多、腹痛加剧、肛门坠胀感明显等,以便当患者病情发展时,医患均能及时发现,给予相应处理。

(3)患者应卧床休息,避免腹部压力增大,从而减少异位妊娠破裂的机会。在患者卧床期间,护士需提供相应的生活护理。

(4)护士应协助正确留取血标本,以检测治疗效果。

(5)护士应指导患者摄取足够的营养物质,尤其是富含铁蛋白的食物,如动物肝脏、肉类、豆类、绿叶蔬菜以及黑木耳等,以促进血红蛋白的增加,增强患者的抵抗力。

3.出院指导

输卵管妊娠的预后在于防治输卵管的损伤和感染,因此护士应做好女性的健康保健工作,防止发生盆腔感染。教育患者保持良好的卫生习惯,勤洗浴、勤换衣,性伴侣稳定。发生盆腔炎后须立即彻底治疗,以免延误病情。另外,由于输卵管妊娠者中约有10%的再发生率和50%~60%的不孕率。因此,护士需告诫患者,下次妊娠时要及时就医,并且不宜轻易终止妊娠。

### (五)护理评价

(1)患者的休克症状得以及时发现并纠正。

(2)患者消除了恐惧心理,愿意接受手术治疗。

(彭姗姗)

# 第三节 过 期 妊 娠

## 一、概述

### (一)定义

平时月经周期规则,妊娠达到或超过42周(≥294天)尚未分娩者,称为过期妊娠,其发生率占妊娠总数的3%~15%。

### (二)发病机制

各种原因引起的雌孕激素失调导致孕激素优势,分娩发动延迟,胎位不正、头盆不称,胎儿、子宫不能密切接触,反射性子宫收缩减少,引起过期妊娠。

### (三)处理原则

妊娠40周以后胎盘功能逐渐下降,42周以后明显下降,因此,在妊娠41周以后,即应考虑终止妊娠,尽量避免过期妊娠。应根据胎儿安危状况、胎儿大小、宫颈成熟度综合分析,选择恰当的分娩方式。

(1)促宫颈成熟:目前常用的促宫颈成熟的方法主要有PGE$_2$阴道制剂和宫颈扩张球囊。

(2)人工破膜可减少晚期足月和过期妊娠的发生。

(3)引产术:常用静脉滴注缩宫素,诱发宫缩直至临产;胎头已衔接者,通常先人工破膜,1小时后开始滴注缩宫素引产。

(4)适当放宽剖宫产指征。

## 二、护理评估

### (一)健康史

详细询问患者病史,准确判断预产期、妊娠周数等。

### (二)症状、体征

孕期达到或超过 42 周,通过胎动、胎心率、B 超检查、雌孕激素测定、羊膜镜检查等确定胎盘功能是否正常。

### (三)辅助检查

B 超检查、雌孕激素测定、羊膜镜检查;胎儿监测的方法包括 NST、CST、生物物理评分(BPP)、改良 BPP(NST＋羊水测量)。尽管 41 周及以上孕周者应行胎儿监测,但采用何种方法及以何频率目前都尚无充分的资料予以确定。

### (四)高危因素

高危因素包括初产妇、既往过期妊娠史、男性胎儿、孕妇肥胖。对双胞胎的研究也提示遗传倾向对晚期或过期妊娠的风险因素占 23％～30％。某些胎儿异常可能也与过期妊娠相关,如无脑儿和胎盘硫酸酯酶缺乏,但并不清楚两者之间联系的确切原因。

### (五)心理-社会因素

过期妊娠加大胎儿、新生儿及孕产妇风险,导致个人、家庭成员产生紧张、焦虑、担忧等不良情绪。

## 三、护理措施

### (一)常规护理

(1)查看历次产检记录,准确核实孕周。

(2)听胎心,待产期间每 4 小时听 1 次或遵医嘱;交接班必须听胎心;临产后按产程监护常规进行监护;每天至少进行一次胎儿电子监护,特殊情况随时监护。

(3)重视自觉胎动并记录于入院病历中。

### (二)产程观察

(1)加强胎心监护。

(2)观察胎膜是否破裂,以及羊水量、颜色、性状等。

(3)注意产程进展、观察胎位变化。

(4)不提倡常规会阴侧切。

### (三)用药护理

1.缩宫素静脉滴注

缩宫素作用时间短,半衰期为 5～12 分钟。

(1)静脉滴注中缩宫素的配制方法:应先用生理盐水或乳酸钠林格注射液 500 mL,用 7 号针头行静脉滴注,按每分钟 8 滴调好滴速,然后再向输液瓶中加入 2.5 U 缩宫素,将其摇匀后继续滴入。切忌先将 2.5 U 缩宫素溶于生理盐水或乳酸钠林格注射液中直接穿刺行静脉滴注,因此法初调时不易掌握滴速,可能在短时间内使过多的缩宫素进入体内,不够安全。

(2)合适的浓度与滴速:因缩宫素个体敏感度差异极大,静脉滴注缩宫素应从小剂量开始循序增量,起始剂量为 2.5 U 缩宫素溶于 500 mL 生理盐水或乳酸钠林格注射液中,即 0.5％缩宫素浓度,以每毫升 15 滴计算,相当于每滴液体中含缩宫素 0.33 mU。从每分钟 8 滴开始,根据宫缩、胎心情况调整滴速,一般每隔 20 分钟调整 1 次。应用等差法,即从每分钟 8 滴(2.7 mU/min)调整至 16 滴(5.4 mU/min),再增至 24 滴(8.4 mU/min);为安全起见,也可从每分钟 8 滴开始,每次增加4滴,直至出现有效宫缩。

（3）有效宫缩的判定标准：10分钟内出现3次宫缩，每次宫缩持续30～60秒，伴有宫颈的缩短和宫口扩张。最大滴速不得超过每分钟40滴，即13.2 mU/min，如达到最大滴速，仍不出现有效宫缩时可增加缩宫素浓度，但缩宫素的应用量不变。增加浓度的方法是500 mL生理盐水或乳酸钠林格注射液中加5 U缩宫素，即1%缩宫素浓度，先将滴速减半，再根据宫缩情况进行调整，增加浓度后，最大增至每分钟40滴（26.4 mU），原则上不再增加滴数和缩宫素浓度。

（4）注意事项：①要有专人观察宫缩强度、频率、持续时间及胎心率变化并及时记录，调好宫缩后行胎心监护，破膜后要观察羊水量及有无胎粪污染及其程度。②警惕变态反应。③禁止肌内、皮下、穴位注射及鼻黏膜用药。④输液量不宜过大，以防止发生水中毒。⑤宫缩过强时应及时停用缩宫素，必要时使用宫缩抑制剂。⑥引产失败：缩宫素引产成功率与宫颈成熟度、孕周、胎先露高低有关，如连续使用2～3天仍无明显进展，应改用其他引产方法。

2.前列腺素制剂促宫颈成熟

常用的促宫颈成熟的药物主要是前列腺素制剂。目前常在临床使用的前列腺素制剂如下。

（1）可控释地诺前列酮栓：一种可控制释放的前列腺素 $E_2$（$PGE_2$）栓剂，含有10 mg地诺前列酮，以0.3 mg/h的速度缓慢释放，需低温保存，可以控制药物释放，在出现宫缩过频时能方便取出。

1）应用方法：外阴消毒后将可控释地诺前列酮栓置于阴道后穹隆深处，并旋转90°，使栓剂横置于阴道后穹隆，宜于保持原位。在阴道口外保留2～3 cm终止带，以便于取出。在药物置入后，嘱孕妇平卧20～30分钟，以利栓剂吸水膨胀；2小时后复查，若栓剂仍在原位孕妇可下地活动。

2）出现以下情况时应及时取出：①出现规律宫缩（每3分钟1次的宫缩）并同时伴随有宫颈成熟度的改善，宫颈Bishop评分大于等于6分。②自然破膜或行人工破膜术。③子宫收缩过频（每10分钟有5次及以上的宫缩）。④置药24小时。⑤有胎儿出现不良状况的证据：胎动减少或消失、胎动过频、胎儿电子监护结果分级为Ⅱ类或Ⅲ类。⑥出现不能用其他原因解释的母体不良反应，如恶心、呕吐、腹泻、发热、低血压、心动过速或者阴道流血增多。取出至少30分钟后方可静脉滴注缩宫素。

3）禁忌证：包括哮喘、青光眼、严重肝功能、肾功能不全等；有急产史或有3次以上足月产史的经产妇；瘢痕子宫妊娠；有子宫颈手术史或子宫颈裂伤史；已临产；Bishop评分大于等于6分；急性盆腔炎；前置胎盘或不明原因阴道流血；胎先露异常；可疑胎儿窘迫；正在使用缩宫素；对地诺前列酮或任何赋形剂成分过敏者。

（2）米索前列醇：一种人工合成的前列腺素 $E_1$（$PGE_1$）制剂，有100 $\mu$g和200 $\mu$g两种片剂，美国食品与药品监督管理局（FDA）批准米索前列醇用于妊娠中期促宫颈成熟和引产，而用于妊娠晚期促宫颈成熟虽未经FDA和中国国家食品药品监督管理总局认证，但美国ACOG后来又重申了米索前列醇在产科领域使用的规范。参考美国ACOG的规范并结合我国米索前列醇的临床使用经验，经中华医学会妇产科学分会产科学组多次讨论，米索前列醇在妊娠晚期促宫颈成熟的应用常规如下：用于妊娠晚期未破膜而宫颈不成熟的孕妇，是一种安全有效的引产方法。每次阴道放药剂量为25 $\mu$g，放药时不要将药物压成碎片。如6小时后仍无宫缩，在重复使用米索前列醇前应行阴道检查，重新评价宫颈成熟度，了解原放置药物是否溶化、吸收，如未溶化和吸收则不宜再放。每天总量不超过50 $\mu$g，以免药物吸收过多。如需加用缩宫素，应该在最后一次放置米索前列醇后再过4小时以上，并行阴道检查证实米索前列醇已经吸收才可以加用。使用米索前列醇者应在产房观察,监测宫缩和胎心率,一旦出现宫缩过频,应立即进行阴道检查,并取出残留药物。

1)优点:价格低、性质稳定、易于保存、作用时间长,尤其适合基层医疗机构应用。一些前瞻性随机临床试验和荟萃分析表明,米索前列醇可有效促进宫颈成熟。母体和胎儿使用米索前列醇产生的多数不良后果与每次用药量超过 25 μg 相关。

2)禁忌证与取出指征:应用米索前列醇促宫颈成熟的禁忌证及药物取出指征与可控释地诺前列酮栓相同。

### (四)产程处理

进入产程后,应鼓励产妇取左侧卧位、吸氧。产程中最好连续监测胎心,注意羊水形状,必要时取胎儿头皮血测 pH,及早发现胎儿宫内窘迫,并及时处理。过期妊娠时,常伴有胎儿窘迫、羊水粪染,分娩时应做相应准备。胎儿娩出后立即在直接喉镜指引下行气管插管,吸出气管内容物,以减少胎粪吸入综合征的发生。

### (五)心理护理

(1)为孕产妇提供心理支持,帮助其建立母亲角色。

(2)安抚产妇家属,帮助产妇家庭应对过期妊娠分娩。

(3)接纳可能出现的难产,行胎头吸引、产钳助产等。

## 四、健康指导

(1)合理、适当地休息、饮食、睡眠等。

(2)情绪放松、身体放松。

(3)适当运动,无其他特殊情况时取自由体位待产。

(4)讲解临产征兆、自觉胎动计数等,指导产妇如何积极配合治疗。

(5)讲解过期妊娠分娩及过期产儿护理原则。

## 五、注意事项

应急处理:做好正常分娩、难产助产、剖宫产准备。

**(彭姗姗)**

# 第四节　多胎妊娠

## 一、概述

### (一)定义

一次妊娠宫腔内同时有两个或两个以上的胎儿时为多胎妊娠,以双胎妊娠为多见。随着辅助生殖技术广泛开展,多胎妊娠发生率明显增高。

### (二)类型特点

多胎妊娠包括由一个卵子受精后分裂而形成的单卵双胎妊娠和由两个卵子分别受精而形成

的双卵双胎妊娠,双卵双胎妊娠约占双胎妊娠的 70%,两个卵子可来源于同一成熟卵泡或两侧卵巢的成熟卵泡。

### (三)治疗原则

**1.妊娠期**

及早诊断出双胎妊娠者并确定羊膜绒毛性,增加其产前检查次数,注意休息,加强营养,注意预防贫血、妊娠期高血压疾病的发生,防止早产、羊水过多、产前出血等。

**2.分娩期**

观察产程和胎心变化,如发现有宫缩乏力或产程延长,应及时处理。第一个胎儿娩出后,应立即断脐,助手扶正第二个胎儿的胎位,使其保持纵产式,等待 15～20 分钟后,第二个胎儿自然娩出。如等待 15 分钟仍无宫缩,则可人工破膜或静脉滴注催产素促进宫缩。如发现有脐带脱垂或怀疑胎盘早剥时,即手术助产。如第一个胎儿为臀位,第二个胎儿为头位,应注意防止胎头交锁导致难产。

**3.产褥期**

第二个胎儿娩出后应立即肌内注射或静脉滴注催产素,腹部放置沙袋,防止腹压骤降引起休克,同时预防发生产后出血。

## 二、护理评估

### (一)健康史

评估本次妊娠的双胎羊膜绒毛膜性,孕妇的早孕反应程度,食欲、呼吸情况,以及下肢水肿、静脉曲张程度。

### (二)生理状况

**1.孕妇的并发症**

妊娠期高血压疾病、妊娠期肝内胆汁淤积症、贫血、羊水过多、胎膜早破、宫缩乏力、胎盘早剥、产后出血、流产等。

**2.围产儿并发症**

早产、脐带异常、胎头交锁、胎头碰撞、胎儿畸形以及单绒毛膜双胎特有的并发症,如双胎输血综合征、选择性生长受限、一胎无心畸形等;极高危的单绒毛膜单羊膜囊双胎,由于两个胎儿共用一个羊膜腔,两胎儿间无羊膜分隔,因脐带缠绕和打结而发生宫内意外的可能性较大。

### (三)辅助检查

**1.B 超检查**

B 超检查可以早期诊断双胎、畸胎,能提高双胎妊娠的孕期监护质量。在妊娠 6～9 周,可通过孕囊数目判断绒毛膜性;妊娠 10～14 周,可以通过双胎间的羊膜与胎盘交界的形态判断绒毛膜性。单绒毛膜双胎羊膜分隔与胎盘呈"T"征,而双绒毛膜双胎胎膜融合处夹有胎盘组织,所以胎盘融合处表现为"双胎峰"(或"λ"征)。

妊娠 18～24 周,最晚不要超过 26 周,对双胎妊娠进行超声结构筛查。双胎容易因胎儿体位的关系影响结构筛查质量,有条件的医院可根据孕周分次进行包括胎儿心脏在内的结构筛查。

**2.血清学筛查**

唐氏综合征在单胎与双胎妊娠孕中期血清学筛查的检出率分别为 60%～70% 和 45%,其假阳性率分别为 5% 和 10%。由于双胎妊娠筛查检出率较低,而且假阳性率较高,目前并不推荐单独使用血清学指标进行双胎的非整倍体筛查。

3.有创性产前诊断

双胎妊娠有创性产前诊断操作带来的胎儿丢失率要高于单胎妊娠,以及后续的处理如选择性减胎等也存在危险性,建议转诊至有能力进行宫内干预的产前诊断中心进行。

**(四)高危因素**

多胎妊娠者可出现妊娠期高血压疾病、妊娠肝内胆汁淤积症、贫血、羊水过多、胎膜早破、宫缩乏力、胎盘早剥、产后出血、流产等多种并发症。

**(五)心理-社会因素**

双胎妊娠的孕妇在孕期必须适应两次角色转变,首先是接受妊娠,其次当被告知是双胎妊娠时,必须适应第二次角色转变,即成为两个孩子的母亲;双胎妊娠属于高危妊娠,孕妇既兴奋又常常担心母儿的安危,尤其担心胎儿的存活率。

## 三、护理措施

**(一)常规护理**

(1)增加产前检查的次数,每次监测宫高、腹围和体重。

(2)注意休息;卧床时最好取左侧卧位,增加子宫、胎盘的血供,减少早产的机会。

(3)加强营养,尤其是注意补充铁、钙、叶酸等,以满足妊娠的需要。

**(二)症状护理**

双胎妊娠孕妇胃区受压致食欲减退,因此应鼓励孕妇少量多餐,满足孕期需要,必要时给予饮食指导,如增加铁、叶酸、维生素的供给。因双胎妊娠的孕妇腰背部疼痛症状较明显,应注意休息,可指导其做骨盆倾斜运动,局部热敷也可缓解症状。采取措施预防静脉曲张的发生。

**(三)用药护理**

双胎妊娠可能出现妊娠期高血压疾病、妊娠肝内胆汁淤积症、贫血、羊水过多、胎膜早破、胎盘早剥等多种并发症,按相应用药情况护理。

**(四)分娩期护理**

(1)阴道分娩时严密观察产程进展和胎心率变化,及时处理问题。

(2)防止第二胎儿胎位异常、胎盘早剥;防止产后出血的发生;产后腹部加压,防止腹压骤降引起的休克。

(3)如行剖宫产,需要配合医师做好剖宫产术前准备和产后双胎新生儿护理准备;如系早产,产后应加强对早产儿的观察和护理。

**(五)心理护理**

帮助双胎妊娠的孕妇完成两次角色转变,使其接受成为两个孩子母亲的事实。告知双胎妊娠虽属高危妊娠,但孕妇不必过分担心母儿的安危,说明保持心情愉快、积极配合治疗的重要性,指导家属准备双份新生儿用物。

## 四、健康指导

护士应指导孕妇注意休息,加强营养,注意阴道流血量和子宫复旧情况,防止产后出血。并指导产妇正确进行母乳喂养,选择有效的避孕措施。

## 五、注意事项

合理营养,注意补充铁剂,防止妊娠期贫血,妊娠晚期特别注意避免疲劳,加强休息,预防早产和分娩期并发症。

(彭姗姗)

# 第五节 前置胎盘

妊娠28周后,胎盘附着于子宫下段,甚至胎盘下缘达到或覆盖宫颈内口,其位置低于胎先露部,称为前置胎盘。前置胎盘是妊娠晚期严重并发症,也是妊娠晚期阴道流血最常见的原因。其发病率国外报道0.5%,国内报道0.24%~1.57%。

## 一、病因

目前尚不清楚,高龄初产妇(年龄>35岁)、经产妇及多产妇、吸烟或吸毒女性为高危人群。其病因可能与下述因素有关。

### (一)子宫内膜病变或损伤

多次刮宫、分娩、子宫手术史等是前置胎盘的高危因素。上述情况可损伤子宫内膜,引起子宫内膜炎或萎缩性病变,再次受孕时子宫蜕膜血管形成不良、胎盘血供不足,刺激胎盘面积增大延伸到子宫下段。前次剖宫产手术瘢痕可妨碍胎盘在妊娠晚期向上迁移。增加前置胎盘的可能性。据统计发生前置胎盘的孕妇,85%~95%为经产妇。

### (二)胎盘异常

双胎妊娠时胎盘面积过大,前置胎盘发生率较单胎妊娠高1倍;胎盘位置正常而副胎盘位于子宫下段接近宫颈内口;膜状胎盘大而薄,扩展到子宫下段,均可发生前置胎盘。

### (三)受精卵滋养层发育迟缓

受精卵到达子宫腔后,滋养层尚未发育到可以着床的阶段,继续向下游走到达子宫下段,并在该处着床而发育成前置胎盘。

## 二、分类

根据胎盘下缘与宫颈内口的关系,将前置胎盘分为3类(图8-2)。

(1)完全性前置胎盘又称中央性前置胎盘,胎盘组织完全覆盖宫颈内口。

(2)部分性前置胎盘宫颈内口部分为胎盘组织所覆盖。

(3)边缘性前置胎盘胎盘附着于子宫下段,胎盘边缘到达宫颈内口,未覆盖宫颈内口。

胎盘位于子宫下段,与胎盘边缘极为接近,但未达到宫颈内口,称为低置胎盘。胎盘下缘与宫颈内口的关系可因宫颈管消失、宫口扩张而改变。前置胎盘类型可因诊断时期不同而改变,如临产前为完全性前置胎盘,临产后因宫口扩张而成为部分性前置胎盘。目前临床上均依据处理前最后一次检查结果来决定其分类。

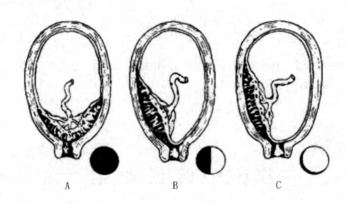

**图 8-2　前置胎盘的类型**

A.完全性前置胎盘；B.部分性前置胎盘；C.边缘性前置胎盘

## 三、临床表现

### (一)症状

前置胎盘的典型症状是妊娠晚期或临产时，发生无诱因、无痛性反复阴道流血。妊娠晚期子宫下段逐渐伸展，牵拉宫颈内口，宫颈管缩短；临产后规律宫缩使宫颈管消失成为软产道的一部分。宫颈外口扩张，附着于子宫下段及宫颈内口的胎盘前置部分不能相应伸展而与其附着处分离，血窦破裂出血。前置胎盘出血前无明显诱因，初次出血量一般不多，剥离处血液凝固后，出血自然停止；也有初次即发生致命性大出血而导致休克的。由于子宫下段不断伸展，前置胎盘出血常反复发生，出血量也越来越多。阴道流血发生的迟早、反复发生次数、出血量多少与前置胎盘类型有关。完全性前置胎盘初次出血时间早，多在妊娠28周左右，称为"警戒性出血"。边缘性前置胎盘出血多发生于妊娠晚期或临产后，出血量较少。部分性前置胎盘的初次出血时间、出血量及反复出血次数，介于两者之间。

### (二)体征

患者一般情况与出血量有关，大量出血呈现面色苍白、脉搏增快微弱、血压下降等休克表现。腹部检查：子宫软，无压痛，大小与妊娠周数相符。由于子宫下段有胎盘占据，影响胎先露部入盆，故胎先露高浮，易并发胎位异常。反复出血或一次出血量过多，使胎儿宫内缺氧，严重者胎死宫内。当前置胎盘附着于子宫前壁时，可在耻骨联合上方听到胎盘杂音。临产时检查见宫缩为阵发性，间歇期子宫完全松弛。

## 四、处理原则

处理原则是抑制宫缩、止血、纠正贫血和预防感染。根据阴道流血量、有无休克、妊娠周数、胎位、胎儿是否存活、是否临产及前置胎盘类型等综合作出决定。

### (一)期待疗法

应在保证孕妇安全的前提下尽可能延长孕周，以提高围生儿存活率。适用于妊娠＜34周、胎儿体重＜2 000 g、胎儿存活、阴道流血量不多、一般情况良好的孕妇。

尽管国外有资料证明，前置胎盘孕妇的妊娠结局住院与门诊治疗并无明显差异，但我国仍应强调住院治疗。住院期间密切观察病情变化，为孕妇提供全面优质护理是期待疗法的关键措施。

**(二)终止妊娠**

1.终止妊娠指征

(1)孕妇反复发生多量出血甚至休克者,无论胎儿成熟与否,为了母亲安全应终止妊娠。

(2)期待疗法中发生大出血或出血量虽少,但胎龄达孕36周以上,胎儿成熟度检查提示胎儿肺成熟者。

(3)胎龄未达孕36周,出现胎儿窘迫征象,或胎儿电子监护发现胎心异常者。

(4)出血量多,危及胎儿。

(5)胎儿已死亡或出现难以存活的畸形,如无脑儿。

2.剖宫产

剖宫产可在短时间内娩出胎儿,迅速结束分娩,对母儿相对安全,是处理前置胎盘的主要手段。剖宫产指征应包括完全性前置胎盘,持续大量阴道流血;部分性和边缘性前置胎盘出血量较多,先露高浮,短时间内不能结束分娩;胎心异常。术前应积极纠正贫血、预防感染等,备血,做好处理产后出血和抢救新生的准备。

3.阴道分娩

边缘性前置胎盘、枕先露、阴道流血不多、无头盆不称和胎位异常,估计在短时间内能结束分娩者,可予以试产。

## 五、护理

**(一)护理评估**

1.病史

除个人健康史外,在孕产史中尤其注意识别有无剖宫产术、人工流产术及子宫内膜炎等前置胎盘的易发因素。此外妊娠中特别是孕28周后,是否出现无痛性、无诱因、反复阴道流血症状,并详细记录具体经过及医疗处理情况。

2.身心状况

患者的一般情况与出血量的多少密切相关。大量出血时可见面色苍白、脉搏细速、血压下降等休克症状。孕妇及其家属可因突然阴道流血而感到恐惧或焦虑,既担心孕妇的健康,更担心胎儿的安危,可能显得恐慌、紧张、手足无措。

3.诊断检查

(1)产科检查:子宫大小与停经月份一致,胎儿方位清楚,先露高浮,胎心可以正常,也可因孕妇失血过多致胎心异常或消失。前置胎盘位于子宫下段前壁时,可于耻骨联合上方听见胎盘血管杂音。临产后检查,宫缩为阵发性,间歇期子宫肌肉可以完全放松。

(2)超声波检查:B超断层相可清楚看到子宫壁、胎头、宫颈和胎盘的位置,胎盘定位准确率达95%以上,可反复检查,是目前最安全、有效的首选检查方法。

(3)阴道检查:目前一般不主张应用。只有在近临产期出血不多时,终止妊娠前为除外其他出血原因或明确诊断决定分娩方式前考虑采用。要求阴道检查操作必须在输血、输液和做好手术准备的情况下方可进行。怀疑前置胎盘的个案,切忌肛查。

(4)术后检查胎盘及胎膜:胎盘的前置部分可见陈旧血块附着呈黑紫色或暗红色,如这些改变位于胎盘的边缘,而且胎膜破口处距胎盘边缘<7 cm,则为部分性前置胎盘。如行剖宫产术,术中可直接了解胎盘附着的部分并确立诊断。

## (二)护理诊断

### 1.潜在并发症

出血性休克。

### 2.有感染的危险

有感染的危险与前置胎盘剥离面靠近子宫颈口、细菌易经阴道上行感染有关。

## (三)预期目标

(1)接受期待疗法的孕妇血红蛋白不再继续下降,胎龄可达或更接近足月。

(2)产妇产后未发生产后出血或产后感染。

## (四)护理措施

根据病情须立即接受终止妊娠的孕妇,立即安排孕妇去枕侧卧位,开放静脉,配血,做好输血准备。在抢救休克的同时,按腹部手术患者的护理进行术前准备,并做好母儿生命体征监护及抢救准备工作。接受期待疗法的孕妇的护理措施如下。

### 1.保证休息

减少刺激孕妇需住院观察,绝对卧床休息,尤以左侧卧位为佳,并定时间断吸氧,每天 3 次,每次 1 小时,以提高胎儿血氧供应。此外,还需避免各种刺激,以减少出血可能。医护人员进行腹部检查时动作要轻柔,禁做阴道检查和肛查。

### 2.纠正贫血

除采取口服硫酸亚铁、输血等措施外,还应加强饮食营养指导,建议孕妇多食高蛋白及含铁丰富的食物,如动物肝脏、绿叶蔬菜和豆类等,一方面有助于纠正贫血,另一方面还可以增强机体抵抗力,同时也促进胎儿发育。

### 3.监测生命体征

及时发现病情变化严密观察并记录孕妇生命体征,阴道流血的量、色,流血事件及一般状况,检测胎儿宫内状态。按医嘱及时完成实验室检查项目,并交叉配血备用。发现异常及时报告医师并配合处理。

### 4.预防产后出血和感染

(1)产妇回病房休息时严密观察产妇的生命体征及阴道流血情况,发现异常及时报告医师处理,以防止或减少产后出血。

(2)及时更换会阴垫,以保持会阴部清洁、干燥。

(3)胎儿分娩后,以及早使用宫缩剂,以预防产后大出血;对新生儿严格按照高危儿处理。

### 5.健康教育

护士应加强对孕妇的管理和宣教。指导围孕期女性避免吸烟、酗酒等不良行为,避免多次刮宫、引产或宫内感染,防止多产,减少子宫内膜损伤或子宫内膜炎。对妊娠期出血,无论量多少均应就医,做到及时诊断、正确处理。

## (五)护理评价

(1)接受期待疗法的孕妇胎龄接近(或达到)足月时终止妊娠。

(2)产妇产后未出现产后出血和感染。

(彭姗姗)

# 第六节 胎 盘 早 剥

妊娠 20 周以后或分娩期正常位置的胎盘在胎儿娩出前部分或全部从子宫壁剥离,称为胎盘早剥。胎盘早剥是妊娠晚期严重并发症,具有起病急、发展快特点,若处理不及时可危及母儿生命。胎盘早剥的发病率:国外 1%～2%,国内 0.46%～2.1%。

## 一、病因

胎盘早剥确切的原因及发病机制尚不清楚,可能与下述因素有关。

### (一)孕妇血管病变

孕妇患严重妊娠期高血压疾病、慢性高血压、慢性肾脏疾病或全身血管病变时,胎盘早剥的发生率增高。妊娠合并上述疾病时,底蜕膜螺旋小动脉痉挛或硬化,引起远端毛细血管变性坏死甚至破裂出血,血液流至底蜕膜层与胎盘之间形成胎盘后血肿。致使胎盘与子宫壁分离。

### (二)机械性因素

外伤尤其是腹部直接受到撞击或挤压;脐带过短(<30 cm)或脐带围绕颈、绕体相对过短时,分娩过程中胎儿下降牵拉脐带造成胎盘剥离;羊膜穿刺时刺破前壁胎盘附着处,血管破裂出血引起胎盘剥离。

### (三)宫腔内压力骤减

双胎妊娠分娩时,第一胎儿娩出过速;羊水过多时,人工破膜后羊水流出过快,均可使宫腔内压力骤减,子宫骤然收缩,胎盘与子宫壁发生错位剥离。

### (四)子宫静脉压突然升高

妊娠晚期或临产后,孕妇长时间仰卧位,巨大妊娠子宫压迫下腔静脉,回心血量减少,血压下降。此时子宫静脉淤血、静脉压增高、蜕膜静脉床淤血或破裂,形成胎盘后血肿,导致部分或全部胎盘剥离。

### (五)其他一些高危因素

如高龄孕妇、吸烟、可卡因滥用、孕妇代谢异常、孕妇有血栓形成倾向、子宫肌瘤(尤其是胎盘附着部位肌瘤)等与胎盘早剥发生有关。有胎盘早剥史的孕妇再次发生胎盘早剥的危险性比无胎盘早剥史者高 10 倍。

## 二、分类及病理变化

胎盘早剥主要病理改变是底蜕膜出血并形成血肿,使胎盘从附着处分离。按病理类型,胎盘早剥可分为显性、隐性及混合性 3 种(图 8-3)。若底蜕膜出血量少,出血很快停止,多无明显的临床表现,仅在产后检查胎盘时发现胎盘母体面有凝血块及压迹。若底蜕膜继续出血,形成胎盘后血肿,胎盘剥离面随之扩大,血液冲开胎盘边缘并沿胎膜与子宫壁之间经过颈管向外流出,称为显性剥离或外出血。若胎盘边缘仍附着于子宫壁或由于胎先露部固定于骨盆入口,使血液积聚于胎盘与子宫壁之间,称为隐性剥离或内出血。由于子宫内有妊娠产物存在,子宫肌不能有效收缩,以压迫破裂的血窦而止血,血液不能外流,胎盘后血肿越积越大,子宫底随之升高。当出血达到一定程度时,血液终会冲开胎盘边缘及胎膜外流,称为混合型出血。偶有出血穿破胎膜溢入羊水中成为血性羊水。

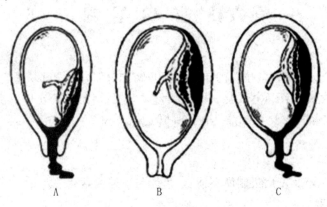

**图 8-3　胎盘早剥类型**
A.显性剥离;B.隐性剥离;C.混合性剥离

胎盘早剥发生内出血时,血液积聚于胎盘与子宫壁之间,随着胎盘后血肿压力的增加,血液浸入子宫肌层,引起肌纤维分离、断裂甚至变性,当血液渗透至子宫浆膜层时,子宫表面现紫蓝色瘀斑,称为子宫胎盘卒中,又称为库弗莱尔子宫。有时血液还可渗入输卵管系膜、卵巢生发上皮下、阔韧带内。子宫肌层由于血液浸润、收缩力减弱,造成产后出血。

严重的胎盘早剥可以引发一系列病理生理改变。从剥离处的胎盘绒毛和蜕膜中释放大量组织凝血活酶,进入母体血循环,激活凝血系统,导致弥散性血管内凝血(DIC),肺、肾等脏器的毛细血管内微血栓形成,造成脏器缺血和功能障碍。胎盘早剥持续时间越长,促凝物质不断进入母血,激活纤维蛋白溶解系统,产生大量的纤维蛋白原降解产物(FDP),引起继发性纤溶亢进。发生胎盘早剥后,消耗大量凝血因子,并产生高浓度 FDP,最终导致凝血功能障碍。

## 三、临床表现

根据病情严重程度,Sher 将胎盘早剥分为 3 度。

### (一)Ⅰ度

Ⅰ度多见于分娩期,胎盘剥离面积小,患者常无腹痛或腹痛轻微,贫血体征不明显。腹部检查见子宫软,大小与妊娠周数相符,胎位清楚,胎心率正常。产后检查见胎盘母体面有凝血块及压迹即可诊断。

### (二)Ⅱ度

Ⅱ度为胎盘剥离面为胎盘面积 1/3 左右。主要症状为突然发生持续性腹痛、腰酸或腰背痛,疼痛程度与胎盘后积血量成正比。无阴道流血或流血量不多,贫血程度与阴道流血量不相符。腹部检查见子宫大于妊娠周数,子宫底随胎盘后血肿增大而升高。胎盘附着处压痛明显(胎盘位于后壁则不明显),宫缩有间歇,胎位可扪及,胎儿存活。

### (三)Ⅲ度

Ⅲ度为胎盘剥离面超过胎盘面积 1/2。临床表现较Ⅱ度重。患者可出现恶心、呕吐、面色苍白、四肢湿冷、脉搏细数、血压下降等休克症状,且休克程度大多与阴道流血量不成正比。腹部检查见子宫硬如板状,宫缩间歇时不能松弛,胎位扪不清,胎心消失。

## 四、处理原则

纠正休克、及时终止妊娠是处理胎盘早剥的原则。患者入院时,情况危重、处于休克状态,应积极补充血容量,及时输入新鲜血液,尽快改善患者状况。胎盘早剥一旦确诊,必须及时终止妊娠。终止妊娠的方法根据胎次、早剥的严重程度、胎儿宫内状况及宫口开大等情况而定。此外,对并发症如凝血功能障碍、产后出血和急性肾衰竭等进行紧急处理。

## 五、护理

### (一)护理评估

#### 1.病史

孕妇在妊娠晚期或临产时突然发生腹部剧痛,有急性贫血或休克现象,应引起高度重视。护士需结合有无妊娠期高血压疾病或高血压病史、胎盘早剥史、慢性肾炎史、仰卧位低血压综合征史及外伤史,进行全面评估。

#### 2.身心状况

胎盘早剥孕妇发生内出血时,严重者常表现为急性贫血和休克症状,而无阴道流血或有少量阴道流血。因此对胎盘早剥孕妇除进行阴道流血的量、色评估外,应重点评估腹痛的程度、性质、孕妇的生命体征和一般情况,以及时、准确地了解孕妇的身体状况。胎盘早剥孕妇入院时情况危急,孕妇及其家属常常感到高度紧张和恐惧。

#### 3.诊断检查

(1)产科检查:通过四步触诊判断胎方位、胎心情况、宫高变化、腹部压痛范围和程度等。

(2)B型超声检查:正常胎盘B型超声图像应紧贴子宫体部后壁、前壁或侧壁,若胎盘与子宫体之间有血肿时,在胎盘后方出现液性低回声区,暗区常不止一个,并见胎盘增厚。若胎盘后血肿较大时,能见到胎盘胎儿面凸向羊膜腔,甚至能使子宫内的胎儿偏向对侧。若血液渗入羊水中,见羊水回声增强、增多,系羊水混浊所致。当胎盘边缘已与子宫壁分离,未形成胎盘后血肿,则见不到上述图像,故B型超声检查诊断胎盘早剥有一定的局限性。重型胎盘早剥时常伴胎心、胎动消失。

(3)实验室检查:主要了解患者贫血程度及凝血功能。重型胎盘早剥患者应检查肾功能与二氧化碳结合力。若并发DIC时进行筛选试验(血小板计数、凝血酶原时间、纤维蛋白原测定),结果可疑者可做纤溶确诊试验(凝血酶时间、优球蛋白溶解时间、血浆鱼精蛋白副凝时间)。

### (二)可能的护理诊断

#### 1.潜在并发症

弥散性血管内凝血。

#### 2.恐惧

此与胎盘早剥引起的起病急、进展快,危及母儿生命有关。

#### 3.预感性悲哀

此与死产、切除子宫有关。

### (三)预期目标

(1)孕妇出血性休克症状得到控制。

(2)患者未出现凝血功能障碍、产后出血和急性肾衰竭等并发症。

**(四)护理措施**

胎盘早剥是一种妊娠晚期严重危及母儿生命的并发症,积极预防非常重要。护士应使孕妇接受产前检查,预防和及时治疗妊娠期高血压疾病、慢性高血压、慢性肾病等;妊娠晚期避免仰卧位及腹部外伤;施行外倒转术时动作要轻柔;处理羊水过多和双胎者时,避免子宫腔压力下降过快等。对于已诊断为胎盘早剥的患者,护理措施如下。

**1.纠正休克**

改善患者的一般情况护士应迅速开放静脉,积极补充其血容量,及时输入新鲜输血。既能补充血容量,又可补充凝血因子。同时密切监测胎儿状态。

**2.严密观察病情变化**

及时发现并发症凝血功能障碍表现为皮下、黏膜或注射部位出血,子宫出血不凝,有时有尿血、咯血及呕血等现象;急性肾衰竭可表现为尿少或无尿。护士应高度重视上述症状,一旦发现,及时报告医师并配合处理。

**3.为终止妊娠做好准备**

一旦确诊,应及时终止妊娠,以孕妇病情轻重、胎儿宫内状况、产程进展、胎产式等具体状态决定分娩方式,护士需为此做好相应准备。

**4.预防产后出血**

胎盘早剥的产妇胎儿娩出后易发生产后出血,因此分娩后应及时给予宫缩剂,并配合按摩子宫,必要时按医嘱做切除子宫的术前准备。未发生出血者,产后仍应加强生命体征观察,预防晚期产后出血的发生。

**5.产褥期的处理**

患者在产褥期应注意加强营养,纠正贫血。更换消毒会阴垫,保持会阴清洁,预防感染。根据孕妇身体情况给予母乳指导。死产者及时给予退乳措施,可在分娩后 24 小时内尽早服用大剂量雌激素,同时紧束双乳,少进汤类;水煎生麦芽当茶饮;针刺足临泣、悬钟等穴位。

**(五)护理评价**

(1)母亲分娩顺利,婴儿平安出生。

(2)患者未出现并发症。

(彭姗姗)

# 第七节 胎膜早破

胎膜早破(PROM)是指在临产前胎膜自然破裂。它是常见的分娩期并发症,妊娠满 37 周的发生率为 10%,妊娠不满 37 周的发生率为 2.0%~3.5%。胎膜早破可引起早产及围生儿死亡率增加,亦可导致孕产妇宫内感染率和产褥期感染率增加。

## 一、病因

一般认为胎膜早破与以下因素有关,常为多因素所致。

### (一)上行感染

可由生殖道病原微生物上行感染,引起胎膜炎,使胎膜局部张力下降而破裂。

### (二)羊膜腔压力增高

常见于多胎妊娠、羊水过多等。

### (三)胎膜受力不均

胎先露高浮、头盆不称、胎位异常可使胎膜受压不均导致破裂。

### (四)营养因素

缺乏维生素 C、锌及铜,可使胎膜张力下降而破裂。

### (五)宫颈内口松弛

常因手术创伤或先天性宫颈组织薄弱,宫颈内口松弛,胎膜进入扩张的宫颈或阴道内,导致感染或受力不均,而使胎膜破裂。

### (六)细胞因子

IL-1、IL-6、IL-8、TNF-α 升高,可激活溶酶体酶,破坏羊膜组织,导致胎膜早破。

### (七)机械性刺激

创伤或妊娠后期性交也可导致胎膜早破。

## 二、临床表现

### (一)症状

孕妇突感有较多液体自阴道流出,有时可混有胎脂及胎粪,无腹痛等其他产兆,当咳嗽、打喷嚏等腹压增加时,羊水可少量间断性排出。

### (二)体征

肛诊或阴检时,触不到羊膜囊,上推胎儿先露部可见到羊水流出。如伴羊膜腔感染时,可有臭味,并伴有发热、母儿心率增快、子宫压痛,以及白细胞计数增多、C 反应蛋白升高。

## 三、对母儿的影响

### (一)对母亲的影响

胎膜早破后,生殖道病原微生物易上行感染,通常感染程度与破膜时间有关。羊膜腔感染易发生产后出血。

### (二)对胎儿的影响

胎膜早破经常诱发早产,早产儿易发生呼吸窘迫综合征。羊膜腔感染时,可引起新生儿吸入性肺炎,严重者发生败血症、颅内感染等。脐带受压、脐带脱垂时可致胎儿窘迫。胎膜早破发生的孕周越小,胎肺发育不良发生率越高,围生儿死亡率越高。

## 四、处理原则

预防感染和脐带脱垂,如有感染、胎窘征象,及时行剖宫产终止妊娠。

### 五、护理

#### (一)护理评估

**1.病史**

询问病史,了解是否有发生胎膜早破的病因,确定具体的胎膜早破的时间、妊娠周数,是否有宫缩、见红等产兆,是否出现感染征象,是否出现胎窘现象。

**2.身心状况**

观察孕妇阴道流液的色、质、量,是否有气味。孕妇常可能因为不了解胎膜早破的原因,而对不可自控的阴道流液形成恐慌,可能担心自身与胎儿的安危。

**3.辅助检查**

(1)阴道流液的 pH 测定:正常阴道液 pH 为 4.5～5.5,羊水 pH 为 7.0～7.5。若 pH＞6.5,提示胎膜早破,准确率 90%。

(2)肛查或阴道窥阴器检查:肛查时未触到羊膜囊,上推胎儿先露部,有羊水流出。阴道窥阴器检查时见液体自宫口流出或可见阴道后穹隆有较多混有胎脂和胎粪的液体。

(3)阴道液涂片检查:阴道液置于载玻片上,干燥后镜检可见羊齿植物叶状结晶为羊水,准确率 95%。

(4)羊膜镜检查:可直视胎先露部,看不到前羊膜囊,即可诊断。

(5)胎儿纤维结合蛋白(fFN)测定:fFN 是胎膜分泌的细胞外基质蛋白。当宫颈及阴道分泌物内 fFN 含量＞0.05 mg/L 时,胎膜抗张能力下降,易发生胎膜早破。

(6)超声检查:羊水量减少可协助诊断,但不可确诊。

#### (二)护理诊断

(1)有感染的危险:与胎膜破裂后,生殖道病原微生物上行感染有关。

(2)知识缺乏:缺乏预防和处理胎膜早破的知识。

(3)有胎儿受伤的危险:与脐带脱垂、早产儿肺部发育不成熟有关。

#### (三)护理目标

(1)孕妇无感染征象发生。

(2)孕妇了解胎膜早破的知识如突然发生胎膜早破,能够及时进行初步应对。

(3)胎儿无并发症发生。

#### (四)护理措施

**1.预防脐带脱垂的护理**

胎膜早破并胎先露未衔接的孕妇绝对卧床休息,多采用左侧卧位,注意抬高臀部防止脐带脱垂造成胎儿宫内窘迫。注意监测胎心变化,进行肛查或阴检时,确定有无隐性脐带脱垂,一旦发生,立即通知医师,并于数分钟内结束分娩。

**2.预防感染**

保持床单位清洁。使用无菌的会阴垫于外阴处,勤于更换,保持清洁干燥,防止上行感染。更换会阴垫时观察羊水的色、质、量、气味等。嘱孕妇保持外阴清洁,每天对其会阴擦洗 2 次。同时观察产妇的生命体征,血生化指标,了解是否存在感染征象。按医嘱一般破膜大于 12 小时给予抗生素防止感染。

3.监测胎儿宫内情况

密切观察胎心率的变化,嘱孕妇自测胎动。如有混有胎粪的羊水流出,即为胎儿宫内缺氧的表现,应及时予以吸氧,左侧卧位,并根据医嘱做好相应的护理。

若胎膜早破孕周小于35周者。根据医嘱予地塞米松促进胎肺成熟。若孕周小于37周并已临产,或孕周大于37周。胎膜早破大于12~18小时后仍未临产者,可根据医嘱尽快结束分娩。

4.健康教育

孕期时为孕妇讲解胎膜早破的定义与原因,并强调孕期卫生保健的重要性。指导孕妇,如出现胎膜早破现象,无须恐慌,应立即平卧,及时就诊。孕晚期禁止性交,避免腹部碰撞或增加腹压。指导孕期补充足量的维生素和锌、铜等微量元素。如宫颈内口松弛者,应多卧床休息,并遵医嘱根据需要于孕14~16周时行宫颈环扎术。

(彭姗姗)

# 第八节 胎儿窘迫

胎儿窘迫是指孕妇、胎儿、胎盘等各种原因引起的胎儿宫内缺氧,影响胎儿健康甚至危及生命。胎儿窘迫是一种综合征,主要发生在临产过程,也可发生在妊娠后期。发生在临产过程者,可以是妊娠后期的延续和加重。

## 一、病因

胎儿窘迫的病因涉及多方面,可归纳为三大类。

### (一)母体因素

妊娠女性患有高血压疾病、慢性肾炎、妊娠高血压综合征、重度贫血、心脏病、肺源性心脏病、高热、吸烟、产前出血性疾病和创伤、急产或子宫不协调性收缩、缩宫素使用不当、产程延长、子宫过度膨胀、胎膜早破等;或者产妇长期仰卧位,镇静药、麻醉药使用不当等。

### (二)胎儿因素

胎儿心血管系统功能障碍、胎儿畸形,如严重的先天性心血管疾病、母婴血型不合引起的胎儿溶血、胎儿贫血、胎儿宫内感染等。

### (三)脐带、胎盘因素

脐带因素有长度异常、缠绕、打结、扭转、狭窄、血肿、帆状附着;胎盘因素有植入异常、形状异常、发育障碍、循环障碍等。

## 二、病理生理

胎儿窘迫的基本病理生理变化是缺血、缺氧引起的一系列变化。缺氧早期或者一过性缺氧时。机体主要通过减少胎盘和自身耗氧量代偿,胎儿则通过减少对肾与下肢血供等方式来保证心脑血流量,不产生严重的代偿障碍及器官损害。缺氧严重则可引起严重的并发症。缺氧初期通过自主神经反射兴奋交感神经,使肾上腺儿茶酚胺及皮质醇分泌增多,引起血压上升及心率加快。此时胎儿的大脑、肾上腺、心脏及胎盘血流增加,而肾、肺、消化系统等血流减少,出现羊水减少、胎儿发育迟缓等。若缺氧继续加重,则转为兴奋迷走神经,血管扩张,有效循环血量减少,主要器官的功能由于血流不能保证而受损,于是胎心率减慢。缺氧继续发展下去可引起严重的器官功能损害,尤其可以引起缺血缺氧性脑病甚至胎死宫内。此过程基本是低氧血症至缺氧,然后至代谢性酸中毒,主要表现为胎动减少、羊水少、胎心监护基线变异差、出现晚期减速甚至呼吸抑制。由于缺氧时肠蠕动加快,肛门括约肌松弛引起胎粪排出。此过程可以形成恶性循环,更加重母体及胎儿的危险。不同原因引起的胎儿窘迫表现过程可以不完全一致,所以应加强监护、积极评价、及时发现高危征象并积极处理。

### 三、临床表现

胎儿窘迫的主要表现为胎心音改变、胎动异常及羊水胎粪污染或羊水过少,严重者胎动消失。根据其临床表现,胎儿窘迫可以分为急性胎儿窘迫和慢性胎儿窘迫。急性胎儿窘迫多发生在分娩期,主要表现为胎心率加快或减慢;CST 或者 OCT 等出现频繁的晚期减速或变异减速;羊水胎粪污染和胎儿头皮血 pH 下降,出现酸中毒。羊水胎粪污染可以分为三度:Ⅰ度羊水呈浅绿色;Ⅱ度羊水呈黄绿色,浑浊;Ⅲ度羊水呈棕黄色,稠厚。慢性胎儿窘迫发生在妊娠末期,常延续至临产并加重,主要表现为胎动减少或消失、NST 基线平直、胎儿发育受限、胎盘功能减退、羊水胎粪污染等。

### 四、处理原则

急性胎儿窘迫者,应积极寻找原因并给予及时纠正。若宫颈未完全扩张、胎儿窘迫情况不严重者,给予吸氧,嘱产妇左侧卧位,若胎心率变为正常,可继续观察;若宫口开全、胎先露部已达坐骨棘平面以下3 cm者,应尽快助产经阴道娩出胎儿;若因缩宫素使宫缩过强造成胎心率减慢者。应立即停止使用,继续观察,病情紧迫或经上述处理无效者立即剖宫产结束分娩。慢性胎儿窘迫者,应根据妊娠周数、胎儿成熟度和窘迫程度决定处理方案。首先应指导妊娠女性采取左侧卧位,间断吸氧,积极治疗各种并发症,密切监护病情变化。若无法改善,则应在促使胎儿成熟后迅速终止妊娠。

### 五、护理评估

#### (一)健康史

了解妊娠女性的年龄、生育史、内科疾病史如高血压疾病、慢性肾炎、心脏病等;本次妊娠经过,如妊娠高血压综合征、胎膜早破、子宫过度膨胀(如羊水过多和多胎妊娠);分娩经过,如产程延长(特别是第二产程延长)、缩宫素使用不当。了解有无胎儿畸形、胎盘功能的情况。

#### (二)身心状况

胎儿窘迫时,妊娠女性自感胎动增加或停止。在窘迫的早期可表现为胎动过频(每 24 小时大于20 次);若缺氧未纠正或加重,则胎动转弱且次数减少,进而消失。胎儿轻微或慢性缺氧时,胎心率加快(>160 次/分);若长时间或严重缺氧。则会使胎心率减慢。若胎心率<100 次/分则提示胎儿危险。胎儿窘迫时主要评估羊水量和性状。

孕产妇夫妇因为胎儿的生命遭遇危险而产生焦虑,对需要手术结束分娩产生犹豫、无助感。对于胎儿不幸死亡的孕产妇夫妇,其感情上受到强烈的创伤,通常会经历否认、愤怒、抑郁、接受的过程。

**(三)辅助检查**

1.胎盘功能检查

出现胎儿窘迫的妊娠女性一般 24 小时尿 $E_3$ 值急骤减少 30%～40%,或于妊娠末期连续多次测定在每 24 小时 10 mg 以下。

2.胎心监测

胎动时胎心率加速不明显,基线变异率<3 次/分,出现晚期减速、变异减速等。

3.胎儿头皮血血气分析

pH<7.20。

## 六、护理诊断/诊断问题

**(一)气体交换受损(胎儿)**

气体交换受损(胎儿)与胎盘子宫的血流改变、血流中断(脐带受压)或血流速度减慢(子宫-胎盘功能不良)有关。

**(二)焦虑**

焦虑与胎儿宫内窘迫有关。

**(三)预期性悲哀**

预期性悲哀与胎儿可能死亡有关。

## 七、预期目标

(1)胎儿情况改善,胎心率在 120～160 次/分。

(2)妊娠女性能运用有效的应对机制控制焦虑。

(3)产妇能够接受胎儿死亡的现实。

## 八、护理措施

(1)妊娠女性左侧卧位,间断吸氧。严密监测胎心变化,一般每 15 分钟听 1 次胎心或进行胎心监护,注意胎心变化。

(2)为手术者做好术前准备,如宫口开全、胎先露部已达坐骨棘平面以下 3 cm 者,应尽快阴道助产娩出胎儿。

(3)做好新生儿抢救和复苏的准备。

(4)心理护理:①向孕产妇提供相关信息,包括医疗措施的目的、操作过程、预期结果及孕产妇需做的配合;将真实情况告知孕产妇,有助于其减轻焦虑,也可帮助产妇面对现实。必要时陪伴产妇,对产妇的疑虑给予适当的解释。②对于胎儿不幸死亡的父母亲,护理人员可安排一个远离其他婴儿和产妇的单人房间,陪伴他们或安排家人陪伴他们,勿让其独处;鼓励其诉说悲伤,接纳其哭泣及抑郁的情绪,陪伴在旁提供支持及关怀;若他们愿意,护理人员可让他们看看死婴并同意他们为死产婴儿做一些事情,包括沐浴、更衣、命名、拍照或举行丧礼,但事先应向他们描述死婴的情况,使之有心理准备。解除"否认"的态度而进入下一个阶段,提供足印卡、床头卡等作为纪念,帮助他们使用适合自己的压力应对技巧和方法。

## 九、结果评价

(1)胎儿情况改善,胎心率在 120～160 次/分。

(2)妊娠女性能运用有效的应对机制来控制焦虑,叙述心理和生理上的感受。

(3)产妇能够接受胎儿死亡的现实。

**(彭姗姗)**

# 第九节 羊 水 栓 塞

羊水栓塞(AFE)是指在分娩过程中,羊水突然进入母体血循环而引起的急性肺栓塞、休克和弥散性血管内凝血(DIC)、肾衰竭和猝死的严重分娩并发症。其起病急、病情凶险,是造成孕产妇死亡的重要原因之一,发生于足月分娩者死亡率高达 70%～80%。也可发生在妊娠早、中期的流产,但病情较轻,死亡率较低。

## 一、病因

羊水栓塞是由污染羊水中的有形物质(胎儿毳毛、角化上皮、胎脂、胎粪)进入母体血循环引起。通常有以下几个原因。

(1)羊膜腔内压力增高(子宫收缩过强),胎膜与宫颈壁分离或宫颈口扩张引起宫颈黏膜损伤时,静脉血窦开放,羊水进入母体血循环。

(2)宫颈裂伤、子宫破裂、前置胎盘、胎盘早剥或剖宫产术中羊水通过病理性开放的子宫血窦进入母体血循环。

(3)羊膜腔穿刺或钳刮术时子宫壁损伤处静脉窦也可以成为羊水进入母体通道。

## 二、病理生理

近年来研究认为,羊水栓塞主要是变态反应。羊水进入母体循环后,通过阻塞肺小血管,引起变态反应而导致凝血机制异常,使机体发生一系列的病理生理变化。

### (一)肺动脉高压

羊水内的有形物质如胎儿毳毛、胎脂、胎粪、角化上皮细胞等直接形成栓子。一方面,羊水的有形物质激活凝血系统,使小血管内形成广泛的血栓而阻塞肺小血管,反射性引起迷走神经兴奋,使肺小血管痉挛加重。另一方面,羊水内有形物质经肺动脉进入肺循环,阻塞小血管,引起肺内小支气管痉挛,支气管内分泌物增加,使肺通气、换气量减少,反射性地引起肺小血管痉挛,肺小管阻塞而引起肺动脉压增高,导致急性右心衰竭,继而发生呼吸和循环功能衰竭、休克,甚至死亡。

### (二)过敏性休克

羊水中有形物质成为致敏原,作用于母体,引起变态反应所导致的过敏性休克,多在羊水栓塞后立即出现血压骤降甚至消失,甚至心、肺功能衰竭的表现。

### (三)弥散性血管内凝血(DIC)

妊娠时母体血液呈高凝状态。羊水中含有大量促凝物质可激活母体凝血系统,进入母血循环后,在血管内产生大量的微血栓,消耗大量的凝血因子和纤维蛋白原,从而导致DIC。同时纤维蛋白原下降时,可激活纤溶系统,由于大量凝血物质的消耗和纤溶系统的激活,产妇血液系统由高凝状态转变为纤溶亢进,血液不凝固,极易发生严重的产后出血及失血性休克。

### (四)急性肾衰竭

由于休克和DIC,导致肾脏急剧缺血,进一步发生肾衰竭。

## 三、临床表现

### (一)症状

羊水栓塞起病急骤、来势凶险,多发生于分娩过程中,尤其发生在胎儿娩出前后的短时间内。临床经过可分为以下3个阶段。

1.急性休克期

在分娩过程中。尤其是刚破膜不久,产妇突感寒战、烦躁不安、气急、恶心、呕吐等先兆症状,继而出现呛咳、呼吸困难、发绀、抽搐、昏迷,迅速出现循环衰竭,进入休克或昏迷状态。病情严重者仅在数分钟内死亡。

2.出血期

患者渡过呼吸、循环衰竭和休克而进入凝血功能障碍阶段,表现为难以控制的大量出血,血液不凝,身体其他部位出血如切口渗血、全身皮肤黏膜出血、血尿、消化道大出血或肾脏出血,产妇可死于出血性休克。

3.急性肾衰竭

后期存活的患者出现少尿、无尿和尿毒症的症状。主要为循环功能衰竭引起的肾脏缺血,DIC早期形成的血栓堵塞肾内小血管,引起肾脏缺血、缺氧,导致肾脏器质性损害。

### (二)体征

心率增快,血压骤降,肺部听诊可闻及湿啰音。全身皮肤黏膜有出血点及瘀斑,阴道流血不止,切口渗血不凝。

## 四、处理原则

及时处理,立即抢救,抗过敏,纠正呼吸、循环系统衰竭和改善低氧血症,抗休克,防止DIC和肾衰竭的发生。

## 五、护理

### (一)护理评估

1.病史

评估发生羊水栓塞临床表现的各种诱因,有无胎膜早破或人工破膜,前置胎盘或胎盘早剥,宫缩过强或强直性宫缩,中期妊娠引产或钳刮术,羊膜腔穿刺术等病史。

2.身心状况

胎膜破裂后,胎儿娩出后或手术中产妇突然出现寒战、呛咳、气急、烦躁不安、尖叫、呼吸困难、发绀、抽搐、出血不凝、不明原因休克等症状和体征,血压下降或消失,应考虑为羊水栓塞,立即进行抢救。

3.辅助检查

(1)血涂片查找羊水有形物质:采集下腔静脉血,镜检见到羊水有形成分可确诊。

(2)床旁胸部 X 线片:可见肺部双侧弥漫性点状、片状浸润影,沿肺门分布,伴轻度肺不张和右心扩大。

(3)床旁心电图或心脏彩色多普勒超声检查:提示有心房、有心室扩大,ST 段下降。

(4)若患者死亡,行尸检时,可见肺水肿、肺泡出血。心内血液查到有羊水有形物质,肺小动脉或毛细血管有羊水有形成分栓塞,子宫或阔韧带血管内查到羊水有形物质。

**(二)护理诊断**

(1)气体交换受损:与肺血管阻力增加、肺动脉高压、肺水肿有关。

(2)组织灌注无效:与弥散性血管内凝血及失血有关。

(3)有胎儿窘迫的危险:与羊水栓塞、母体血循环受阻有关。

**(三)护理目标**

(1)实施抢救后,患者胸闷、气急、呼吸困难等症状有所改善。

(2)患者心率、血压恢复正常,出血量减少,肾功能恢复正常。

(3)新生儿无生命危险。

**(四)护理措施**

1.羊水栓塞的预防

加强产前检查,及时注意有无诱发因素,及时发现前置胎盘、胎盘早剥等并发症并予以积极处理。严密观察产程进展情况,正确掌握缩宫素的使用方法,防止宫缩过强。严格掌握人工破膜的指征和时间,宜在宫缩间歇期行人工破膜术,破口要小,并注意控制羊水流出的速度。

2.配合医师,并积极抢救患者

(1)吸氧:最初阶段是纠正缺氧。给予患者半卧位,加压给氧,必要时给予气管插管或者气管切开,减轻肺水肿,改善脑缺氧。

(2)抗过敏:根据医嘱,尽快给予大剂量肾上腺糖皮质激素抗过敏、解除痉挛,保护细胞。可予地塞米松 20~40 mg 静脉推注,以后根据病情可静脉滴注维持。氢化可的松 100~200 mg 加入 5%~10%葡萄糖注射液 50~100 mL 快速静脉滴注,后予 300~800 mg 加入 5%葡萄糖注射液 250~500 mL 静脉滴注,日用上限可达 500~1 000 mg。

(3)缓解肺动脉高压:解痉药物能改善肺血流灌注,预防有心衰竭所致的呼吸循环衰竭。首选盐酸罂粟碱,30~90 mg 加入 25%葡萄糖注射液 20 mL 缓慢推注,能松弛平滑肌,扩张冠状动脉、肺和脑动脉,降低小血管阻力。与阿托品合用扩张小动脉效果更佳。其次使用阿托品,阿托品能阻断迷走神经反射所导致的肺血管和支气管痉挛。1 mg 阿托品加入 10%~25%葡萄糖注射液 10 mL,每 15~30 分钟静脉推注 1 次。直至症状缓解,微循环改善为止。第三,使用氨茶碱。氨茶碱具有松弛支气管平滑肌、解除肺血管痉挛的作用,250 mg 氨茶碱加入 25%葡萄糖注射液 20 mL 缓慢推注。第四,酚妥拉明为 α 肾上腺素能抑制剂,能解除肺血管痉挛,降低肺动脉阻力,消除肺动脉高压。可用 5~10 mg 加入 10%葡萄糖注射液100 mL 静脉滴注。

(4)抗休克。①补充血容量、使用升压药物:扩容常使用右旋糖酐-40 静脉滴注,并且补充新鲜的血液和血浆。在抢救过程中,监测中心静脉压,了解心脏负荷情况,并据此调节输液量和输液速度。升压药物可用多巴胺 20 mg 加入 5%葡萄糖溶液 250 mL 静脉滴注,随时根据血压调节滴速。②纠正酸中毒:根据血氧分析和血清电解质结果,判断是否存在酸中毒。一旦发现,5%碳酸氢钠 250 mL 静脉滴注。及时应用可纠正休克和代谢失调,并根据血清电解质,及时纠正电解质紊乱。③纠正心力衰竭消除肺水肿:使用毛花苷 C 或毒毛花苷 K 静脉滴注。同时使用呋塞米静脉推注,有利于消除肺水肿,防止急性肾衰竭。

(5)防治 DIC:DIC 阶段应早期抗凝,补充凝血因子,及时输注新鲜血液和血浆、纤维蛋白原等;应用肝素,尤其在羊水栓塞时其血液呈高凝状态时短期内使用。用药过程中监测出凝血时间,如使用肝素过量(凝血时间＞30 分钟),则出现出血倾向,如伤口渗血、血肿、阴道流血不止等,可用鱼精蛋白对抗。

DIC 晚期纤溶时期,抗纤溶可使用氨基己酸、氨甲苯酸、氨甲环酸抑制纤溶激活酶,使纤溶酶原不被激活,从而抑制纤维蛋白溶解。抗纤溶的同时补充纤维蛋白原和凝血因子,防止大出血。

(6)预防肾衰竭:抢救的同时注意尿量,如补足血容量后仍然少尿或无尿,需要及时使用呋塞米等利尿剂,预防与治疗肾衰竭。

(7)预防感染:使用肾毒性较小的抗生素防止感染。

(8)产科处理:第一产程发病的产妇应立即考虑行剖宫产终止妊娠,去除病因。第二产程发病者,及时行阴道助产结束分娩,并且密切观察出血量、出凝血时间等,如果发生产后出血不止,应及时配合医师,做好子宫切除术的准备。

3.提供心理支持

如果在发病抢救过程中,产妇神志清醒,应给予产妇鼓励,安抚其紧张和恐惧的心理,使其配合医师抢救;对于家属要表示理解和抚慰,向家属解释产妇的病情,争取家属的支持和配合。在产妇病情稳定的情况下,可允许家属探视并且陪伴产妇,同时,病情稳定的康复期,可与产妇和家属一起制定康复计划,适时地给予相应的健康教育。

(彭姗姗)

# 第十节　子宫破裂

子宫破裂是指在分娩期或妊娠晚期子宫体部或子宫下段发生破裂,是产科严重的并发症,若不及时诊治,可随时威胁母儿生命。

根据子宫破裂发生的时间可分为妊娠期破裂和分娩期破裂;根据子宫破裂发生的部位可分为子宫体部破裂和子宫下段破裂;根据子宫破裂发生的程度可分为完全性破裂和不完全性破裂。完全破裂是指子宫壁的全层破裂,导致宫腔内容物进入腹腔,破裂常发生于子宫下段。不完全破裂是指子宫内膜、肌层部分或全部破裂,而浆膜层完整,常发生于子宫下段,宫腔与腹腔不相通,而往往在破裂侧进入阔韧带之间,形成阔韧带血肿。

## 一、病因

### (一)梗阻性难产

梗阻性难产是引起子宫破裂最常见的原因。骨盆狭窄、头盆不称、软产道阻塞(发育畸形、瘢痕或肿瘤等),胎位异常(肩先露、额先露),胎儿异常(巨大胎儿、胎儿畸形)等,均可以导致胎先露部下降受阻,子宫上段为克服产道阻力而强烈收缩,使子宫下段过分伸展变薄超过最大限度,而发生子宫破裂。

### (二)瘢痕子宫

剖宫产、子宫修补术、子宫肌瘤剔除术等都会使术后子宫肌壁留有瘢痕,于妊娠晚期或者临产后因子宫收缩牵拉及宫腔内压力增高而致子宫瘢痕破裂。宫体部瘢痕多于妊娠晚期发生自发破裂,多为完全破裂;子宫下段瘢痕破裂多发生于临产后,为不完全破裂。前次手术后伴感染或愈合不良者,发生子宫破裂概率更大。

### (三)宫缩剂使用不当

分娩前肌内注射缩宫素或过量静脉滴注缩宫素,使用前列腺素栓剂及其他子宫收缩药物使用不当,均可导致子宫收缩过强,造成子宫破裂。多产、高龄、子宫畸形或发育不良、多次刮宫史、宫腔感染等都会增加子宫破裂的概率。

### (四)手术创伤

手术创伤多发生于不适当或粗暴的阴道助产手术,如宫颈口未开全时行产钳或臀牵引术,强行剥离植入性胎盘或严重粘连胎盘,行毁胎术、穿颅术时器械、胎儿骨片伤及子宫等情况均可导致子宫破裂。

## 二、临床表现

子宫破裂多发生于分娩期,通常是个逐渐发展的过程,可分为先兆子宫破裂和子宫破裂两个阶段。其症状与破裂发生的时间、部位、范围、出血量、胎儿及子宫肌肉收缩情况有关。

### (一)先兆子宫破裂

子宫病理性缩复环形成、下腹部压痛、胎心率异常、血尿,是先兆子宫破裂的四大主要表现。

1.症状

常见于产程长、有梗阻性难产因素的产妇。产妇通常在临产过程中,当宫缩愈强。但胎儿下降受阻,产妇表现为烦躁不安、疼痛难忍、下腹部拒按、呼吸急促、脉搏加快,同时膀胱受压充血,出现排尿困难及血尿。

2.体征

因胎先露部下降受阻,子宫收缩过强,子宫体部肌肉增厚变短,子宫下段肌肉变薄拉长,在两者间形成环状凹陷,称为病理性缩复环(图 8-4)。可见该环逐渐上升至脐平或脐上,压痛明显。因子宫收缩过强过频,胎儿可能触不清,胎心率先加快后减慢或听不清,胎动频繁。

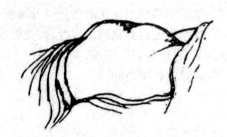

**图 8-4  病理性缩复环**

## (二)子宫破裂

1.症状

产妇突感下腹部撕裂样剧痛,子宫收缩停止,腹部稍感舒适。后因血液、羊水进入腹腔,出现全腹持续性疼痛,伴有面色苍白、冷汗淋漓、脉搏细速、呼吸急促等现象。

2.体征

产妇全腹压痛、反跳痛,腹壁下可扪及胎体,子宫位于侧方,胎心胎动消失。阴道出血可见鲜血流出,下降中的胎儿先露部消失,扩张的宫颈口回缩,部分产妇可扪及子宫下段裂口及宫颈。若为子宫不完全破裂者,上述体征不明显,仅在不全破裂处有压痛、腹痛,若破裂口累及两侧子宫血管,可致急性大出血或形成阔韧带内血肿,查体时可在子宫一侧扪及逐渐增大且有压痛的包块。

## 三、处理原则

### (一)先兆子宫破裂

立即抑制宫缩,使用麻醉药物或者肌内注射哌替啶,即刻行剖宫产终止妊娠。

### (二)子宫破裂

在输血、输液、吸氧等抢救休克的同时,无论胎儿是否存活,都尽快做好剖宫产的准备,进行手术治疗。根据产妇全身状况、破裂的部位和程度、破裂的时间、有无感染征象等决定手术方法。

## 四、护理

### (一)护理评估

1.病史

收集产妇既往有无与子宫破裂相关的病史,如子宫手术瘢痕、剖宫产史;此次妊娠有无出现高危因素,如胎位不正、头盆不称等;临产期间有无滥用缩宫素。

2.身心状况

评估产妇目前的临床表现和生命体征、情绪变化。如宫缩的强度、间隔时间、腹部疼痛的性质,有无排尿困难、有无血尿、有无出现病理性缩复环,同时监测胎儿宫内情况,了解有无出现胎儿窘迫征象。产妇精神状态有无烦躁不安、恐惧、焦虑、衰竭等现象。

3.辅助检查

(1)腹部检查:可了解产妇腹部疼痛的部位和体征,从而判断子宫破裂的阶段。

(2)实验室检查:血常规检查可了解有无白细胞计数升高、血红蛋白下降等感染、出血征象;同时尿常规检查可了解有无肉眼血尿。

(3)超声检查:可协助发现子宫破裂的部位和胎儿的位置。

### (二)护理诊断

1.疼痛

疼痛与产妇出现强直行宫缩、子宫破裂有关。

2.组织灌注无效

组织灌注无效与子宫破裂后出血量多有关。

3.预感性悲哀

预感性悲哀与担心自身预后和胎儿可能死亡有关。

**（三）护理目标**

（1）及时补充血容量,产妇低血容量予以纠正。

（2）能够抑制强直性子宫收缩,产妇疼痛略有缓解。

（3）产妇情绪能够得到安抚和平稳。

**（四）护理措施**

**1.预防子宫破裂**

向孕产妇宣教,做好计划生育工作,避免多次人工流产,减少多产。认真做好产前检查,如有瘢痕子宫、产道异常者提前入院待产。正确处理产程,严密观察产程进展,尽早发现先兆子宫破裂的征象并进行及时处理。严格掌握使用缩宫素的指征和禁忌证,避免滥用,滴注缩宫素时应有专人看护并记录,从小剂量起,逐渐增加,严防发生过强宫缩。

**2.先兆子宫破裂的护理**

密切观察产程进展,注意胎儿心率变化。待产时,如果宫缩过强过频,下腹部压痛明显,或出现病理性缩复环时,及时报告医师,停止缩宫素等一切操作,严密监测产妇生命体征,根据医嘱使用抑制宫缩药物。

**3.子宫破裂的护理**

迅速开放静脉通路,短时间内补充液体、输血,补足血容量,同时吸氧、保暖,纠正酸中毒,进行抗休克处理,根据医嘱做好手术前各项准备,严密监测产妇生命体征、24小时出入量,各种实验室检查结果,评估出血量,根据医嘱使用抗生素防止感染。

**4.心理支持**

协助医师根据产妇的情况,向产妇及家属解释病情治疗计划,取得家属的支持和产妇的配合。如果出现胎儿死亡的产妇,要努力开解其悲伤的心情,鼓励其说出内心感受,为其提供安静的环境,同时给予关心和生活上的护理,努力帮助其接受现实,调整情绪,为产妇提供相应的产褥期休养计划,做好关于其康复的各种宣教。

（彭姗姗）

# 第九章

# 口腔科护理

## 第一节　先天性唇腭裂

　　唇裂和腭裂是口腔颌面部最常见的先天性畸形,二者可单独发生,也可相互伴发,是胚胎发育过程中出现障碍的结果。发病原因与多种因素有关,遗传是主要的因素。唇裂以唇部外形缺陷、进食困难、营养和发育不良为主要临床特征;腭裂不仅有软组织畸形,同时可伴有不同程度的骨组织缺陷和畸形,临床则有吸吮功能障碍、腭裂语音、颌骨发育畸形等症状。唇腭裂治疗的主要目标是恢复正常解剖形态和生理功能,应采取综合序列治疗的原则。手术治疗是修复唇腭裂的重要手段,同时还需采用一些非手术治疗,如语音训练、正畸治疗、心理治疗等。

### 一、术前护理常规

**(一)一般护理常规**

1.协助患者完善各种检查

(1)基础检查:血、尿、便检查,胸部 X 线,心电图。

(2)专科检查:颌面部软、硬组织 CT 及 X 线检查,颞下颌关节检查,张口度检查,涎腺检查。

2.观察患者口腔情况

注意有无张口受限、咀嚼及吞咽困难、吸吮进食困难等及全身症状,如有异常及时通知主管医师。

3.完成术前护理常规评估

(1)了解患者全身情况,有无心、肝、肾等器官功能不全及糖尿病,如有异常做好用药指导及各项指标检测。

(2)了解患者营养及进食情况,根据口腔局部情况及饮食医嘱指导患者选择相应质地的食物。

(3)了解各项辅助检查情况,评估患者对手术的耐受性。

4.术前检测体温变化

体温超过 38.5 ℃时应采取物理降温,或遵医嘱给予药物降温。

5.皮肤准备

检查手术区皮肤是否完整,有无破裂、皮疹、灼烧、感染等;面部手术应进行面部剃须、剃净患侧耳后 3～5 cm 毛发,并剪去鼻毛。涉及头皮或额瓣转移的手术需剃光头发。备皮范围应大于手术区 5～10 cm。根据手术需要,配合医师对手术部位做好标记。患者有口内切口时需在口外做好对应部位的皮肤标识。

**6.口腔清洁**

术前 3 天开始用 1∶5 000 氯己定或 1‰艾力克漱口。牙结石过多者应行牙周洁治,保持口腔清洁。

**7.做抗生素过敏试验**

术前一天做抗生素过敏试验并记录结果。

**8.为患者创造休息环境**

创造有利于休息的睡眠环境,减少或消除环境中影响睡眠的因素,如降低噪声、提供夜间照明、避免强光刺激、集中治疗时间等。入睡困难的患者遵医嘱应用催眠药物,观察患者睡眠质量。

**9.心理护理**

评估患者焦虑的原因,了解患者对应激的应对及社会支持系统情况,及时发现消沉、抑郁等不良情绪。向患者讲解口腔疾病的治疗方法、预后,宣教疾病及手术相关知识,鼓励患者对治疗及预后提出问题并给予相应介绍。

**10.完善术前准备**

手术当日详细检查病历资料及术前准备工作是否完善,再次检查和除去患者身上的饰物、发卡、义齿、甲油、口红等,排空膀胱,更换手术衣。

**11.术前药物使用**

术前 0.5～2 小时,遵医嘱给予术前药物,并观察患者用药后的反应。

**12.认真交接患者**

病房护士与手术护士认真交接患者的病情、病历和药品等,并在患者安全核查单上签名。

**(二)麻醉前护理常规**

(1)麻醉前对患者进行访视,了解患者病情,向患者及其家属介绍麻醉方法、术中的不适感、术中可能出现的意外、急救准备情况、麻醉后常见并发症的原因、临床表现及护理措施,解答患者对麻醉的疑问,消除其恐惧心理。

(2)评估患者一般情况、现病史及既往病史、麻醉史、用药史及药物过敏史,判断患者对手术和麻醉的耐受力。同时评估患者的身体状况、手术部位皮肤及黏膜状况、有无出血及水肿征象,初步了解患者的各种常规检查和各疾病专科检查结果。

(3)患者准备:麻醉前尽量纠正潜在的生理功能紊乱和内科疾病,使机体各项指标处于良好状态。成年人择期手术前禁食 8～12 小时,禁水 4 小时;小儿术前禁食(奶)4～8 小时,禁水 2～3 小时;急诊手术也应充分考虑胃排空问题。

(4)指导有需要的患者进行适应性训练,如床上排便、排尿训练及术中和术后所需特殊体位训练。

(5)手术前护士核对患者身份信息,检查询问麻醉前用药的实施情况及禁食禁水的执行情况,取下义齿、发夹等饰品,协助长发患者梳理头发,于头部两侧扎紧,嘱排空膀胱。

(6)评估患者是否存在部分呼吸道梗阻,有无气管内插管的困难等。

(7)手术当日护士应协助患者清洁口腔、鼻孔和外耳道。

### (三)协助患者完成各项检查

专科检查头颅侧位 X 线片、鼻咽纤维镜检查等。应告知患者及患儿家属各项专科检查的必要性,获得其理解,并指导患儿家属在检查时协助固定患儿体位。

### (四)饮食护理

唇腭裂患儿入院起应停止使用奶瓶和吸吮母乳,指导家属改用滴管(唇裂患儿)、汤匙(腭裂患儿)或唇腭裂专用奶瓶喂养,以便患儿术后适应此种进食方式。

### (五)鼻腔准备

腭裂手术患者术前一天鼻腔可滴含抗菌药的滴鼻液。若为成年,患者应剪去鼻毛。

### (六)胃肠道准备

对唇腭裂患儿家属强调:在患儿禁食、水时间前一定要喂饱患儿,以免禁食、水时间过长引起哭闹。

### (七)心理护理

对成人患者和唇腭裂患儿家属,应评估其心理需求,介绍先天性唇腭裂的相关知识及预后情况,增强患者和家属的信心,缓解患者和家属的焦虑情绪。

### (八)健康指导

术前如有面部皮炎、疖肿等,应推迟手术。腭裂手术应做好输血准备。腭裂裂隙较大者,术前 1 周需制作并试戴腭护板,以备术后保护创口。

## 二、术后护理常规

### (一)一般护理常规

**1.注意患者体位**

麻醉清醒后,保持患者半坐卧位或头高脚低位,有利于颌面部伤口引流,减轻肿胀和疼痛。

**2.呼吸道的护理**

口腔颌面部手术多涉及口底、咽部、舌、颈部等紧邻上呼吸道上端区域,术后常有窒息发生,直接危及患者生命。保持呼吸道通畅、防止术后窒息,对于口腔颌面外科全麻术后患者尤为重要。

(1)指导患者正确咳嗽:指导患者进行数次深而缓慢的腹式呼吸,在吸气末屏住呼吸 3~5 秒,身体前倾,进行两次短促有力的咳嗽,然后张口将痰咳出。

(2)观察患者呼吸情况,若出现吸气性呼吸困难并存在"三凹征",呼吸时出现鸽哨音,则提示可能出现喉头水肿,应立即协助抢救,配合医师进行气管切开。

(3)观察患者口底、咽部的术后肿胀情况,如出现水肿、血肿,极易压迫呼吸道引起窒息。一旦发现异常,应及时通知医师并协助抢救。

(4)患者发生舌后坠时,应紧急托起下颌或用舌牵引线、舌钳将舌体牵出,也可以放置口咽或鼻咽通气道,同时用面罩加压给氧。

(5)颌间结扎的患者,床旁备钢丝剪,有恶心或呕吐发生时应立即剪断结扎钢丝,防止呕吐物误吸。

**3.伤口护理**

(1)观察伤口出血情况:全麻患者未醒时,若患者出现有规律的吞咽动作,应注意口内伤口是否有渗血、面部伤口外敷料是否有渗出。应及时吸出口内的分泌物,同时仔细观察口内伤口的缝合情况,如有伤口渗血迹象,可先用无菌敷料局部压迫止血,并立即通知医师。

(2)观察伤口肿胀情况:术后局部伤口肿胀明显的患者,24小时内可冷敷控制肿胀和血肿;24小时后可热敷,促进肿胀和淤血消退。

(3)应观察绷带的松紧度,以能伸入一指为宜,加压包扎者除外。如绷带包扎过紧,患者主诉憋气,应及时通知医师处理,严重影响呼吸时及时剪开绷带。绷带松脱时应通知医师重新包扎。

(4)对于有加压包扎的伤口的患者,术后2~6天如出现持续性疼痛,张口受限,颌周肿胀或敷料有渗出、异味等感染迹象,应及时通知医师打开检查处置。

(5)保持引流管的通畅,并注意观察引流物的量、颜色、性状,做好记录(一般术后12小时引流量不超过250 mL),密切监测患者生命体征的变化。妥善固定引流管,用胶布固定时须预留出足够长度,告知患者活动时不要牵拉引流管,防止引流管脱出。

4.饮食护理

加强术后营养对颌面外科术后患者的恢复非常重要,术后遵医嘱给予治疗饮食。

(1)因术式致张口受限或吞咽困难的患者,口内无伤口时可指导其使用吸管吸食流质或半流质饮食;口内有伤口的患者因吸食可在口腔内形成负压影响伤口愈合,护士应使用喂食器连接软管进行喂食。

(2)不能经口进食的患者遵医嘱给予鼻饲饮食。少量多餐,观察患者进餐量及质量,及时给予饮食调整。

5.合理使用药物

遵医嘱用药,密切观察药物反应。合并颅脑或胸部损伤者禁用吗啡。

6.评估患者

评估患者的语言沟通程度,尽量减少交流环境中的干扰因素;对语言沟通有障碍的患者,鼓励其用文字或手势进行表达和交流。

7.合理镇痛

对术后疼痛的患者,应认真评估其疼痛的部位、性质和程度。伤口引起的疼痛可采取松弛法或注意力转移法等护理措施,疼痛剧烈时遵医嘱给予镇痛剂。

8.加强口腔护理

术后有口内切口的患者,由于其吞咽功能暂时受限、口腔禁食等原因,不能自行保持口腔清洁,需做好患者口腔护理,防止切口感染。

(1)对于清醒及有一定吞咽功能、合作与具有耐受能力的患者,指导其使用含漱法清洁口腔,即用软吸管吸入漱口液10~15 mL,轻轻鼓动颊部,使漱口液在口内流动,含漱2~5分钟后吐出,餐后、睡前使用;或遵医嘱给予口腔冲洗,每天2~3次。

(2)对吞咽功能不全的患者给予口腔擦拭清洁、每天3次。口唇给予液状石蜡或金霉素眼膏涂抹,以防干裂。

9.生活护理

保持患者的皮肤、头发清洁,床单污染时及时更换。给予躯体被动活动,保持患者肢体的功能位,增加舒适感。

10.心理护理

加强心理护理,缓解患者的焦虑和恐惧。加强护士巡视及与患者的沟通、交流,鼓励患者说出自身感受和焦虑原因并加以分析,尽量帮助其解决问题;根据患者病情,提供相应的健康知识,帮助患者尽快恢复。

**(二)麻醉后护理常规**

1.一般护理常规

(1)了解麻醉方式、麻醉用药的种类和剂量。了解术中失血量、输血量及补液量和种类,了解术中有无麻醉意外发生。

(2)妥善搬运、安置患者,根据医嘱实施连续心电监护直至生命体征平稳,监护过程做好相关记录,发现异常及时报告医师。根据医嘱连接氧气、胃肠减压、引流袋、尿袋等,妥善固定并保持畅通,做好相应的观察与记录。

(3)保持呼吸道通畅,麻醉清醒前取平卧位、头偏向一侧,密切监测患者的生命体征及意识状态,注意及时清洁患者口腔内分泌物、呕吐物,防止误吸。麻醉清醒后,根据手术部位、各专科特点和特殊医嘱要求给予相应的体位。

(4)密切观察术后患者有无反流、误吸、气道梗阻、手术部位出血等并发症发生,发现异常及时报告医师。

(5)患者清醒后根据医嘱给予相应的饮食,密切观察患者进食后有无恶心、呕吐、呛咳等不适,注意及时清理口腔内分泌物、呕吐物,防止误吸。

(6)做好安全护理,患者发生躁动时,加床档,防止患者坠床,同时积极寻找躁动原因。

(7)对术后使用自控镇痛泵的患者,应教会患者及其家属正确使用及护理方法。

2.严格监测生命体征

口腔颌面部手术出血较多,应密切观察循环血量,监测患者的血压、脉搏、尿量等指标,以指导血容量的补充。

3.术后并发症的护理

(1)缺氧:保持呼吸道通畅,及时清除呼吸道分泌物,防止患者发生误吸。可调整头的位置、托下颌、向外牵拉舌体、放置口咽或鼻咽通气道,紧急时可行气管插管、环甲膜穿刺术或气管切开术。严重的复合伤及术后威胁呼吸道的手术,如舌体部巨大肿瘤,咽侧壁舌根部肿瘤,下颌骨截骨超过中线的手术,应做预防性气管切开。对难以纠正的低氧血症,可采用呼吸机治疗。

(2)恶心呕吐:嘱患者做深呼吸运动,以降低腹压。头偏向一侧,及时吸出呕吐物。吸引时应注意保护口内伤口,游离组织瓣移植术后患者应注意头部制动。遵医嘱使用甲氧氯普胺等药物。

(3)皮肤黏膜损伤:颌面部手术术前消毒时消毒液易渗入眼睛造成巩膜或角膜损伤。术前可涂抗生素眼药膏,并用无菌胶带粘贴上下眼睑,可避免损伤发生。已发生损伤者,术后可用无菌生理盐水冲洗角膜或涂抹抗生素眼药膏,也可以采用眼罩覆盖受伤眼球等保护措施。经鼻气管插管时应合理固定导管,减少对皮肤的损伤。

**(三)病情观察**

监测生命体征,密切观察术区伤口或鼻腔有无出血、渗血。通过观察患儿哭闹声音,及时发现喉头水肿。

**(四)伤口护理**

(1)执行各项护理操作时动作宜轻柔,避免患儿哭闹致伤口张力增加。

(2)对于裂隙较宽的患儿或双侧完全性唇裂的患儿常用蝶形胶布固定,以减轻伤口张力,需观察局部皮肤有无过敏现象,并保持蝶形胶布清洁,如有异常及时通知医师。

(3)腭裂患者术后观察切口内填塞的碘仿纱条有无松脱,腭护板是否固位良好。如有唇裂鼻模(鼻塞),应密切观察固位情况,防止鼻模(鼻塞)吸入鼻腔或掉入口腔,误入气管,导致窒息。

(4)唇部伤口的局部清洁,应在术后 24～48 小时进行,用生理盐水棉球清洁擦拭,擦拭时掌握从上到下的原则,避免反复擦拭。也可外涂减轻局部反应及瘢痕增生的软膏。

(5)防止患儿将手指、玩具等物品纳入口中造成伤口裂开。对婴幼儿可用小夹板固定双臂,以免手部碰触伤口。

### (五)饮食护理

腭裂术后患者的腭咽腔缩小,局部肿胀,可于麻醉清醒 4 小时后试饮少量温开水,无呛咳反应再进温凉流质饮食。每次进食量不宜过快过多,应小量多次。

### (六)并发症的观察与护理

(1)窒息:术后 6 小时改为头高侧卧位,以减轻局部水肿,严密观察患者呼吸情况。

(2)出血:患者在全麻苏醒期有少量渗血或唾液中带血,可不必特殊处理。若有明显新鲜血性渗出物及频繁吞咽动作,则提示可能有伤口出血现象,应严密观察。

(3)感染:成人每次餐后用漱口液漱口,唇腭裂患儿餐后多饮水以保持口腔和创口清洁。可遵医嘱给予口腔冲洗或口腔护理。鼻腔分泌物较多时可用 0.25% 氯麻合剂滴鼻,每天 3 次。

(4)创口裂开或穿孔(腭瘘):腭裂术后创口可能发生裂开或穿孔。发生时间一般在术后 7 天左右。应保持唇腭裂患儿安静,防止哭闹。术后不可进食较热和带渣或较硬食物,婴幼儿可使用较大的汤匙或唇腭裂专用奶瓶喂食。

### (七)心理护理

腭裂患者由于语音障碍,不愿与人沟通,护士应有针对性地做好心理指导,鼓励其积极参加社会活动和人际交往。要告知唇腭裂患儿家长,患儿各方面是正常的,应像正常孩子一样对待,帮助患儿和家属建立生活信心。

### (八)健康指导

1.指导患者及其家属保护伤口

唇裂术后伤口愈合良好,可在术后 5～7 天拆线。指导患者及其家属保护伤口,待痂皮自然脱落,切忌搔抓。

2.防止伤口裂开

指导唇裂患儿家属抱持患儿时保持患儿面部向外向前,不要面向父母。并向家长交代唇部伤口容易碰伤,应防止唇腭裂患儿跌倒及碰撞伤口,以免伤口裂开。

3.逐步恢复饮食

唇腭裂患儿术后 4 周内忌吸吮,须采用滴管(唇裂患儿)、汤匙(腭裂患儿)或唇腭裂专用奶瓶喂食。腭裂患者术后 2～3 周内应维持流质饮食,术后第 3 周可进食半流质,术后 1 个月可恢复普食。

4.功能训练

腭裂语音的产生是由唇腭裂异常解剖结构决定的,主要由鼻口腔相通和腭咽闭合不全造成。如果在腭裂术后进行有效的语音训练可以改进腭咽运动,不仅能建立正常语音,还能对于咽成形术的设计有指导意义。语音训练是唇腭裂序列治疗中不可缺少的一部分,其目的是改变旧的异常发声模式,建立新的与年龄相当的正确的语音模式。腭裂语音训练在腭裂整复术后 1～2 个月开始进行。

(1)护理评估及观察。①评估发声器官的运动及腭咽闭合功能,临床上常用的仪器包括 X 线头颅侧位片、鼻咽纤维镜、鼻音计、语图仪等。②通过语音评估观察患者的发声情况,观察是否存在鼻漏气等症状。

(2)护理要点。①指导患者进行发声器官的运动功能训练,唇腭裂患者及肌肉运动障碍的患者,可因为唇运动障碍使相应的发声正确性受到影响,可通过双唇内卷、双唇紧闭鼓气、咂唇等训练增强唇的感觉、唇运动灵活性以增强唇力量。指导患者练习吹水泡、吹气球等方法训练腭咽闭合功能。练习吹气初期,可用手扭住鼻子,使气流只能从口腔中呼出,要求鼻子不用力,气流越来越强、越长,逐渐松开鼻子。指导患者进行伸舌、缩舌、弹舌等舌运动功能训练,增加舌尖运动力度、速度及舌与腭之间的正确接触关系。②指导患者进行元音、辅音等发声训练,儿童多用游戏模仿法,用儿童在日常生活中熟悉的事物做命名游戏,如在训练音/p/时,可与孩子一起通过吹气模仿救火,在游戏中练习 pu(扑),还可让孩子用吹纸的方式模仿打枪的声音 pa(啪)。成人多用诱导发、归类法及录音反馈法。③指导常规语音训练,每周训练 1～2 次,每次 30 分钟,训练 6～12 个月。每次练习后根据当时训练的进展情况,布置课下练习作业,在家长指导下进行巩固练习,每天 2～3 次,每次 15～30 分钟。④与患儿及家属建立良好的沟通及友好的信任关系是语音训练的关键。护理人员进行语音训练时要面带微笑,与孩子交流时要注意语调、语速。语音治疗室可设有颜色鲜艳的儿童桌椅、墙面贴儿童画、地面要铺上可供儿童玩耍的地毯及玩具,以消除患儿的恐惧感得到患儿的配合,确保语音训练的顺利进行。

5.及时复诊

唇裂术后 1～3 个月复诊,如唇部或鼻部的修复仍有缺陷,可考虑 12 岁后实施二期整复术。腭裂术后 1 个月复诊。

(周福兰)

# 第二节 龋 病

## 一、概念

龋病是牙在以细菌为主的多种因素影响下发生慢性进行性破坏的疾病。

## 二、临床特征

龋病是牙体硬组织即釉质、牙本质和牙骨质在颜色、形态和质地等方面均发生变化。龋病初期牙体硬组织发生脱矿,釉质呈白垩色。继之病变部位有色素沉着,局部呈黄褐色或棕褐色。随着无机成分脱矿、有机成分破坏分解的不断进行,牙体组织疏松软化,发生缺损,形成龋洞。牙因缺乏自身修复能力。一旦形成龋洞,则不可能自行恢复。

### 三、病因

龋病发生于易感的牙、致龋菌群与牙菌斑、蔗糖等细菌底物,以及一定的时间等因素共同作用的基础上。

**(一)细菌**

口腔中的主要致龋菌是变形链球菌,其次为某些乳杆菌和放线菌属。这些细菌具有利用蔗糖的产酸能力、对牙体表面的附着能力及耐酸能力等致龋特性。在牙菌斑存在的条件下,细菌作用于牙,致使龋病发生。

**(二)食物**

蔗糖等糖类食物在口腔中可作为细菌分解产酸的底物。

**(三)宿主**

影响龋病发病的宿主因素主要包括牙和唾液。

**(四)时间**

龋病的发病需要一定时间才能完成。

## 四、临床表现

根据龋病的临床表现,可按其进展速度、解剖部位及病变深度进行分类。

**(一)按进展速度分类**

1.急性龋

急性龋又称湿性龋,多见于儿童或青年人。龋损呈浅棕色,质地湿软。病变进展较快。

2.猖獗龋

猖獗龋又称放射性龋,常见于颌面及颈部接受放疗的患者,多数牙在短期内同时患龋,病程发展很快。Sjögren综合征患者及有严重全身性疾病的患者,由于唾液分泌量减少或未注意口腔卫生,亦可能发生猖獗龋。

3.慢性龋

慢性龋又称干性龋,临床多见。龋损呈黑褐色,质地较干硬。病变进展较慢。

4.静止龋

静止龋是一种特殊的慢性龋表现,在龋病发展过程中,由于病变环境的改变,牙体隐蔽部位外露或开放,原有致病条件发生了变化,龋损不再继续发展而维持原状,如牙邻面龋,由于相邻牙被拔除,龋损表面容易清洁,龋病进程自行停止。又如𬌗面龋,由于咀嚼作用,可能将龋损部分磨平,菌斑不易堆积而病变停止,成为静止龋。

5.继发龋

龋病治疗后,由于充填物边缘或窝洞周围牙体组织破裂,形成菌斑滞留区;或修复材料与牙体组织不密合,形成微渗漏,都可能产生龋病。称继发龋。继发龋也可因治疗时未除净病变组织发展而成。

**(二)按解剖部位分类**

1.窝沟龋和平滑面龋

窝沟龋指磨牙、前磨牙咬合面、磨牙颊面沟和上颌前牙舌面的龋损。窝沟龋损呈锥形,底部朝牙本质,尖向釉质表面。有些龋损的釉质表面无明显破坏。具有这类临床特征的龋损又称潜行性龋。

平滑面龋损可分为两个亚类:发生于牙的近、远中面的损害称邻面龋;发生于牙的颊面或舌面,靠近釉牙骨质界处为颈部龋。釉质平滑面龋损害呈三角形。三角形的底边朝釉质表面,尖向牙本质。当龋损到达釉牙本质界时,即沿釉牙本质界向侧方扩展,在正常的釉质下方发生潜掘性破坏。

2.根面龋

在根部牙骨质发生的龋病损害称为根面龋,多发生于老年人牙龈退缩、根面外露的牙。

3.线形釉质龋

线形釉质龋是一种非典型性龋病损害,常见于美洲和亚洲的儿童乳牙列。主要发生于上颌前牙唇面的新生线处,龋病损害呈新月形。

**(三)按病变深度分类**

根据病变深度可分为浅龋、中龋和深龋。

浅龋分为窝沟龋和平滑面龋。窝沟龋的龋损部位色泽变黑,用探针检查时有粗糙感或能钩住探针尖端。平滑面龋一般呈白垩色、黄褐色或褐色斑点。患者一般无主观症状,对冷、热、酸、甜刺激亦无明显反应。X线片检查有利于发现隐蔽部位的龋损,还可采用荧光显示法、显微放射摄影方法或氩离子激光照射法帮助诊断。

中龋的龋洞已形成,洞内牙本质软化呈黄褐或深褐色。患者对酸甜食物敏感,过冷过热饮食也能产生酸痛感觉,冷刺激尤为显著,但刺激去除后症状立即消失。颈部牙本质龋的症状较为明显。

深龋的龋洞深大,位于邻面的深龋洞,外观略有色泽改变,洞口较小而病损破坏很深。如食物嵌入洞中,可出现疼痛症状。遇冷、热和化学刺激时,产生的疼痛较为剧烈。

# 五、治疗

**(一)化学疗法**

(1)75％氟化钠甘油糊剂、8％氟化亚锡溶液、酸性磷酸氯化钠(APF)溶液、含氟凝胶(如1.5％APF凝胶)及含氟涂料等。前后牙均可使用。在早期釉质龋损处定期用氟化物处理,可使脱矿釉质沉积氟化物,促进再矿化,从而使龋病病变停止。

(2)10％硝酸银和氨硝酸银。硝酸银应用于龋损区,生成的还原银或碘化银可渗入釉质和牙本质中,有凝固有机质、杀灭细菌、堵塞釉质孔隙和牙本质小管的作用,从而封闭病变区,终止龋病过程。一般用于乳牙和后牙,不可用于牙颈部龋。

**(二)再矿化疗法**

再矿化液含有不同比例的钙、磷和氟。将浸有药液的棉球置于患处,每次放置数分钟,反复3～4次。亦可配制成漱口液,每天含漱。

**(三)窝沟封闭**

窝沟封闭是窝沟龋的有效预防方法。主要用于窝沟可疑龋。窝沟封闭剂由树脂、稀释剂、引发剂及一些辅助成分,如填料、氟化物、染料等组成。临床操作步骤包括清洁牙面、隔湿、酸蚀、涂布及固化封闭剂。

**(四)修复性治疗**

根据患牙部位和龋损类型,可选择不同的修复材料进行充填修复。常用的垫底材料有氧化锌丁香油酚粘固剂、聚羧酸锌粘固剂及玻璃离子粘固剂。充填选用适当的修复材料如银汞合金或复合树脂材料等,填入预备好的窝洞,恢复牙的外形和功能。

## 六、预防

(1)进行口腔保健知识教育,同时也要注重对患者现有口腔健康行为正确程度的了解并加以指导。让大家在理解的基础上,逐渐养成好习惯。

(2)低频率摄入蔗糖,减少口腔 pH 降低时间,防止脱钙,降低获龋概率。

(3)刷牙行为:学会正确的刷牙方法。要选择合乎口腔卫生要求的保健牙刷,同时选用含氟牙膏,除每天早晚刷牙外,每餐后亦要坚持刷牙,单纯的餐后漱口不能代替刷牙。刷牙时最好采用竖刷的方法,力量适度,时间为 3 分钟左右,太大力的根刷法容易造成牙齿损伤。

(4)使用牙线:除坚持刷牙外,清洁牙缝亦是非常重要的。因为有时牙缝较宽,牙齿稀松,光靠刷牙,还不足以保持清洁,在有条件的情况下,推荐使用牙线,这样可帮助清洁牙邻面的软垢和牙菌斑,有效地防止根面龋的发生。

(5)使用漱口水:进食后漱口的习惯能很好地控制口腔内牙菌斑的数量和其毒性作用,从而达到防龋的效果。

(6)定期看牙医,定期复查。

(7)合理的饮食行为,每天适当选择一些粗糙富含纤维质的食物,使牙面能获得较多的摩擦机会,促进牙面清洁,减少菌斑形成。

(8)使用氟化物,因其具有防龋的作用。

## 七、护理

口腔门诊对于初诊患者,特别是老年及儿童患者,护理是极为重要的环节,应充分考虑老年人及儿童的特点。

(1)首先应以良好的态度对待,对治疗过程进行必要解释,减轻患者的精神压力,建立良好的医患关系,降低患者恐惧心理。

(2)老年人行动迟缓,可帮助搀扶其至牙椅上,治疗时可使用吸液器或将牙椅调至坐位以便于吐唾液或漱口。老年人身体耐受性差,容易疲劳,治疗中可适当让患者休息片刻,以减轻长时间张口所致的疲劳。

(3)治疗中应控制张口度,可将牙椅调成与地面成 $30°\sim50°$ 角,注意防止吸入或吞入异物。

(4)儿童治疗牙齿有恐惧心理,治疗过程应耐心细致,同时术中可适当转移患者的注意力,可有效地减低患者的紧张心理。

(5)协助医师调拌各种充填材料。

(6)治疗完毕后及时告之患者以解除其紧张心情。预先讲解术后可能出现的一些常见现象及注意事项。

(7)口腔保健指导。建议龋齿患者多吃富含纤维素食物,多行咀嚼以产生较多唾液便于清除食物残渣。

(周福兰)

# 第三节 牙 龈 病

## 一、慢性龈缘炎

### (一)病因

慢性龈缘炎的始动因子是牙菌斑、牙石、食物嵌塞、不良修复体等,可促使菌斑积聚,引发或加重牙龈的炎症。

### (二)临床表现

病损局限于游离龈和龈乳头。牙龈色泽变为深红或暗红色,炎性充血可波及附着龈。龈乳头圆钝肥大,附着龈水肿时,点彩消失,表面光滑发亮。牙龈松软脆弱,缺乏弹性。龈沟可加深达3 mm以上,形成假性牙周袋,但上皮附着(龈沟底)仍位于正常的釉牙骨质界处,这是区别牙龈炎和牙周炎的重要指征。牙龈轻触即出血,龈沟液渗出增多,患者常因刷牙或咬硬物时出血而就诊。

### (三)诊断

根据上述主要临床表现,结合局部有刺激因素存在即可诊断。

### (四)鉴别诊断

1.早期牙周炎

主要的鉴别要点为牙周附着丧失和牙槽骨吸收。牙龈炎时龈沟可加深超过2 mm,但结合上皮附着的位置仍位于釉牙骨质界处。而患牙周炎时,结合上皮已向根方迁移,形成真性牙周袋,袋底位于釉牙骨质界的根方。X线片(尤其𬌗翼片)有助于判断早期牙槽骨吸收。牙周炎早期可见牙槽嵴顶高度降低,硬板消失,而牙龈炎的骨高度正常,可疑时摄X线片,观察有无早期牙槽嵴顶吸收,以鉴别早期牙周炎。

2.血液病

对于以牙龈出血为主诉且同时也有牙龈炎症表现者,应与某些全身性疾病所引起的牙龈出血鉴别,如白血病、血小板减少性紫癜、再生障碍性贫血等。血常规有助于鉴别。

3.坏死性溃疡性龈炎

坏死性溃疡性龈炎是以牙龈出血和疼痛为主要症状,但其牙龈边缘有坏死为其特征。

4.艾滋病相关龈炎(HIV-G)

HIV-G是艾滋病感染者最早出现的相关症状之一。临床可见游离龈缘呈明显的火红色线状充血,附着龈可有点状红斑,刷牙后出血或自发性出血。在去除牙石或牙菌斑后,牙龈充血仍不消退。

### (五)治疗原则

通过洁治术彻底清除菌斑和牙石,其他如有食物嵌塞、不良修复体等刺激因素,应予以彻底纠正,可用1%~3%过氧化氢液冲洗龈沟,碘制剂龈沟内上药,必要时可用氯己定抗菌类漱口剂含漱。

### (六)预防

(1)龈缘炎能预防,关键是要做到坚持每天彻底清除牙菌斑,口腔医务人员要广泛开展口腔卫生教育,教会患者正确的刷牙方法,合理使用牙签、牙线等。坚持早晚刷牙、饭后漱口,以控制菌斑和牙石的形成。这些对预防牙龈炎的复发也极为重要。

(2)慢性龈缘炎由于病变部位局限于牙龈,在去除局部刺激因素后,炎症消退快,牙龈组织恢复正常。因此,慢性龈缘炎是可逆性病变,预后良好。

### (七)护理

(1)治疗后需注意口腔卫生的维护。

(2)教会患者正确的刷牙方法,坚持早晚刷牙、饭后漱口,保持口腔清洁,以巩固疗效。

## 二、青春期龈炎

### (一)病因

青春期少年未养成良好的刷牙习惯,在错𬌗拥挤、口呼吸及戴各种正畸矫治器的情况下,前牙、替牙部位易发生牙龈的炎症。青春期内分泌特别是性激素的改变,可使牙龈组织对微量局部刺激物产生明显的炎症反应。

### (二)临床表现

好发于前牙唇侧的牙间乳头和龈缘。唇侧龈缘明显肿胀,乳头呈球状突起;龈色暗红或鲜红,光亮,质地软,龈袋形成;探诊易出血。患者一般无明显自觉症状,或有刷牙、咬硬物时出血及口臭等。

### (三)诊断

患者的年龄处于青春期,局部有上述刺激因素存在,牙龈炎症反应较重。

### (四)治疗原则

洁治术去除菌斑和牙石,或可配合局部药物治疗,如龈袋冲洗及袋内上药,给以含漱剂清洁口腔。病程长且牙龈过度肥大增生者,常需手术切除。

### (五)预防

(1)患者平时要少吃或不吃坚硬、粗糙的食物,多吃新鲜蔬菜、水果,以及富含维生素 $B_1$、维生素 $B_2$、维生素 C 的食物。

(2)经常按摩牙龈,可促进血液循环,减轻症状。

(3)多注意口腔卫生。

(4)定期看牙医,有牙结石或菌斑的要清除。必要时配合药物治疗。

(5)学会正确的刷牙方法,洁牙工具(牙签、牙线)的正确使用。

(6)对于准备接受正畸治疗的青少年,应先治愈原有的牙龈炎,并教会他们正确的控制菌斑的方法。在正畸治疗过程中,定期做牙周检查和预防性的洁治。正畸矫治器的设计和制作应有利于菌斑控制。避免造成对牙周组织的刺激和损伤。

### (六)护理

(1)必须教会患者正确刷牙和控制菌斑的方法,养成良好的口腔卫生习惯。

(2)嘱患者完成治疗后应定期复查,以防止复发。

## 三、妊娠期龈炎

### (一)病因

妊娠期妇女不注意维护口腔卫生,致使牙菌斑、牙石在龈缘附近堆积,引起牙龈发炎,妊娠期雌激素升高可加重原有的病变。

**（二）临床表现**

妊娠前可有龈缘炎，从妊娠2～3个月后出现明显症状，分娩后约2个月，龈炎可恢复至妊娠前水平。可发生于少数牙或全门牙龈，以前牙区为重。龈缘和龈乳头呈鲜红或发绀。松软、光亮、肿胀、肥大，有龈袋形成，轻探易出血。

妊娠期龈瘤发生于个别牙列不齐或有创伤性拾的牙间乳头区。一般发生于妊娠第4～6个月，瘤体常呈扁圆形，向近远中扩延，可有蒂，一般不超过2 cm。分娩后，妊娠龈瘤能逐渐自行缩小，但必须去除局部刺激物才能消失。

**（三）诊断**

育龄妇女的牙龈出现鲜红色、高度水肿、肥大且极易出血等症状者，或有妊娠期龈瘤特征者，应询问月经情况。若已怀孕，便可诊断。

**（四）治疗原则**

去除一切局部刺激因素，如菌斑、牙石、不良修复体等。认真进行维护治疗，严格控制菌斑。牙龈炎症明显、龈袋有溢脓时，可用12%过氧化氢液和生理盐水冲洗，加强漱口。

体积较大的妊娠龈瘤，可手术切除。手术时机应选择在妊娠期的4～6个月内，以免引起流产或早产。

**（五）预防**

（1）保持口腔清洁，及时治疗原有的牙龈炎，严格控制菌斑，可大大减少妊娠期牙龈炎的反应。

（2）及时地去除一切局部因素，如牙菌斑、牙石及不良修复体，由于孕妇牙龈易出血，故操作时应特别仔细，动作要轻，尽可能减少出血。

（3）对于病情严重的患者，如牙龈炎红肿、增生肥大、牙龈袋溢脓时，可用1%过氧化氢和生理盐水冲洗、局部放药、漱口等方法，避免口服用药。

（4）定期口腔检查，在孕前、孕早期、孕中期和孕晚期都要及时进行口腔检查，以及时获得必要的口腔保健指导，使已有的口腔疾病得到及时的治疗。

**（六）护理**

（1）帮助孕妇了解妊娠期龈炎的病理性过程及生理上的改变；正确认识和应对妊娠中牙龈出现的各种不适和常见症状，及时到医院就诊。

（2）营养指导。增加营养摄入，保持营养平衡。除了充足的蛋白质外，维生素A、维生素D、维生素C和一些无机物（如钙、磷）摄入也十分重要。怀孕期间增加摄入营养素，不仅可以起到保护母亲的作用，使肌体组织对损伤的修复能力增强，对胎儿牙齿的发育也很有帮助。

（3）健康教育。对患者给予细致的口腔卫生指导，在这里特别要提到刷牙的重要性。重视怀孕期口腔卫生，掌握口腔保健的方法，坚持每天2次有效刷牙。

（4）帮助孕妇树立起信心，解除对妊娠期龈炎的焦虑、恐惧心理。

（5）复诊随访计划的实施，做好定期口腔检查和适时的口腔治疗。孕期里口腔疾病会发展较快，定期检查能保证早发现、早治疗，使病灶限于小范围。对于较严重的口腔疾病，应选择妊娠中期（4～6个月）相对安全的时间治疗。

## 四、急性坏死性溃疡性龈炎(ANUG)

### (一)病因

**1.微生物的作用**

在 ANUG 病损处常能找梭形杆菌和螺旋体,并发现中间普氏菌也是此病的优势菌。ANUG 是一种由多种微生物引起的机会性感染,在局部抵抗力降低的组织和宿主,这些微生物造成 ANUG 病损。

**2.慢性龈炎或牙周炎**

存在的慢性龈炎或牙周炎是本病发生的重要条件。深牙周袋内或冠周炎的牙龈适合螺旋体和厌氧菌的繁殖,当存在某些局部组织的创伤或全身因素时,细菌大量繁殖,并侵入牙龈组织,发生 ANUG。

**3.烟的影响**

绝大多数急性坏死性溃疡性龈炎的患者有大量吸烟史。吸烟可能使牙龈小血管收缩,影响牙龈局部的血流。据报道,吸烟者白细胞的趋化功能和吞噬功能均有减弱,IgG 水平低于非吸烟者,唾液中 IgA 水平亦有下降,还有报道吸烟的牙周炎患者其龈沟液中的 TNF-α 和 PGE4 水平均高于非吸烟的患者。这些因素都会加重牙龈的病变。

**4.自身因素**

自身因素与本病的发生密切相关。患者常有精神紧张、睡眠不足、过度疲劳、工作繁忙等情况,或受到精神刺激。在上述各种因素的影响下,通过增强皮质激素的分泌和自主神经系统的影响而改变牙龈的血液循环、使免疫力下降等,局部组织抵抗力降低而引发本病。精神压力又可能使患者疏忽口腔卫生、吸烟增多等。

**5.免疫功能**

机体免疫功能降低的某些因素如营养不良的儿童,特别是维生素 C 缺乏,某些全身性消耗性疾病如恶性肿瘤、急性传染病、血液病、严重的消化功能紊乱等易诱发本病。艾滋病患者也常有类似本病的损害,须引起高度重视。

### (二)临床表现

(1)好发人群常发生于青壮年,以男性吸烟者多见。在不发达国家或贫困地区亦可发生于极度营养不良或患麻疹、黑热病等急性传染病的儿童。

(2)病程本病起病急,病程较短,常为数天至 2 周。

(3)以龈乳头和龈缘的坏死为其特征性损害:①初起时龈乳头充血水肿,在个别牙龈乳头的顶端发生坏死性溃疡,上覆有灰白色污秽的坏死物,去除坏死物后可见牙龈乳头的颊、舌侧尚存,而中央凹下如火山口状。早期轻型患者应仔细检查龈乳头的中央,以免漏诊。龈乳头被破坏后与龈缘成一直线,如刀切状。②病变迅速沿牙龈边缘向邻牙扩展,使龈缘如虫蚀状,坏死区出现灰褐色假膜,易于擦去,去除坏死组织后,其下为出血创面。③病损以下前牙多见。病损一般不波及附着龈。

(4)患处牙龈极易出血患者常诉晨起时枕头上有血迹,口中有血腥味,甚至有自发性出血。

(5)疼痛明显急性坏死性溃疡性龈炎的患者常诉有明显疼痛感,或有牙齿撑开感或胀痛感。

(6)有典型的腐败性口臭由于组织的坏死,患者常有特殊的腐败性恶臭。

(7)全身症状重症患者可有低热,疲乏等全身症状,部分患者下颌下淋巴结可肿大,有压痛。

（8）坏死物涂片检查。可见大量梭形杆菌和螺旋体。

（9）急性期如未能及时治疗且患者抵抗力低时，坏死还可波及与牙龈病损相对应的唇、颊侧黏膜，而成为坏死性龈口炎。在机体抵抗力极度低下者还可合并感染产气荚膜杆菌，使面颊部组织迅速坏死，甚至穿孔，称为"走马牙疳"。此时患者有全身中毒症状甚至导致死亡。

（10）若在急性期治疗不彻底或反复发作可转为慢性坏死性龈炎。其主要临床表现为牙龈乳头严重破坏，甚至消失，乳头处的龈高度低于龈缘高度，呈反波浪状，牙龈乳头处颊舌侧牙龈分离，甚至可从牙面翻开，其下的牙面上有牙石和软垢，牙龈一般无坏死物。

**（三）诊断**

（1）起病急、病程短、自发性出血、疼痛。

（2）牙龈边缘及龈乳头顶端出现坏死，受累黏膜形成不规则形状的坏死性深溃疡，上覆灰黄或灰黑色假膜。

（3）具有典型的腐败性口臭，唾液增多并黏稠。

（4）坏死区涂片可见到大量梭状杆菌和螺旋体。这有助于确诊。

（5）实验室检查。①外周血白细胞总数和中性粒细胞显著增多。②涂片检查可见大量梭状杆菌和螺旋体。③组织病理改变为非特异性炎症改变，上皮破坏，有大量纤维素性渗出，坏死上皮细胞、多形核白细胞及多种细菌和纤维蛋白形成假膜。固有层有大量炎症细胞浸润。基层水肿变性，结缔组织毛细血管扩张。

（6）其他辅助检查：必要时做 X 线胸片、B 超等检查，注意除外其他感染性疾病。

**（四）鉴别诊断**

（1）慢性龈炎。病程长，为慢性过程，无自发痛。一般无自发性出血，牙龈无坏死，无特殊的腐败性口臭。

（2）疱疹性龈（口）炎。为单纯疱疹病毒感染所致，好发于 6 岁以下儿童。起病急，开始有1～2 天发热的前驱期。牙龈充血水肿波及全部牙龈而不局限于龈缘和龈乳头。典型的病变表现为牙龈和口腔黏膜发生成簇状小水疱，溃破后形成多个小溃疡或溃疡互相融合。假膜不易擦去，无组织坏死，无腐败性口臭。病损可波及唇和口周皮肤。

（3）急性白血病。该病的牙龈组织中有大量不成熟的血细胞浸润，使牙龈有较大范围的明显肿胀、疼痛，并伴有坏死。有自发性出血和口臭，全身有贫血和衰竭表现。血常规检查白细胞计数明显升高，并有幼稚血细胞，这是该病诊断的重要依据。当梭形杆菌和螺旋体大量繁殖时，可在白血病的基础上伴发坏死性龈炎。

（4）艾滋病。患者由于细胞免疫和体液免疫功能低下，常由各种细菌引起机会性感染，可合并坏死性龈炎，并可发生坏死性牙周炎，坏死病损可延及深层牙周组织，引起牙槽骨吸收、牙周袋形成和牙齿松动。坏死性牙周炎大多见于艾滋病患者。

**（五）治疗**

（1）去除局部坏死组织。急性期应首先轻轻去除牙龈乳头及龈缘的坏死组织，并初步去除大块的龈上牙石。

（2）局部使用氧化剂。1％～3％过氧化氢溶液局部擦拭、冲洗和反复含漱，有助于去除残余的坏死组织。当过氧化氢遇到组织和坏死物中的过氧化氢酶时，能释放出大量的新生态氧，能杀灭或抑制厌氧菌。必要时，在清洁后的局部可涂布或贴敷抗厌氧菌的制剂。

（3）全身药物治疗。全身给予维生素 C、蛋白质等支持疗法。重症患者可口服甲硝唑或替硝唑等抗厌氧菌药物 2～3 天,有助于疾病的控制。

(4)及时进行口腔卫生指导。立即更换牙刷,保持口腔清洁,指导患者建立良好的口腔卫生习惯,以防复发。

(5)对全身性因素进行矫正和治疗。

(6)急性期过后的治疗急性期过后,对原已存在的慢性牙龈炎或牙周炎应及时治疗,通过洁治和刮治术去除菌斑、牙石等一切局部刺激因素,对外形异常的牙龈组织。可通过牙龈成形术等进行矫正,以利于局部菌斑控制和防止复发。

**(六)预防**

(1)合理喂养,增强体质。

(2)养成口腔卫生的好习惯,对于体弱儿、久病儿,特别在牙齿萌出期间,更要加强口腔护理。

(3)及时更换新的牙刷、牙具等,以有效防止本病发生。

(4)遗留牙龈残损等须进一步口腔治疗。

(5)积极治疗全身系统疾病。

**(七)护理**

(1)健康教育。对患者给予细致的口腔卫生指导,掌握口腔保健的方法。

(2)帮助患者树立起信心,解除焦虑、恐惧心理。

(3)制订随访计划,定期检查能保证早发现、早治疗。

(4)合理喂养,增强体质,有效防止本病发生。

# 五、增生性龈炎

**(一)病因**

(1)青少年时期由于组织生长旺盛,对菌斑、牙石、食物嵌塞、邻面龋、咬合异常、不良修复体、正畸装置等局部刺激易发生增殖性反应。

(2)口腔卫生习惯不良,口呼吸、内分泌改变等诸因素,使牙龈对局部刺激的敏感性增加,因而易患本病。

**(二)临床表现**

(1)早期表现以上、下前牙唇侧牙龈的炎症性肿胀为主,牙龈呈深红或暗红色,松软光亮,探之易出血。龈缘肥厚,龈乳头呈球状增生,甚至盖过部分牙面。

(2)使龈沟深度超过 3 mm,形成龈袋或假性牙周袋。

(3)按压龈袋表面,可见溢脓。自觉症状较轻,有牙龈出血、口臭或局部胀、痒感觉。

(4)病程较长者,牙龈的炎症程度减轻,龈乳头和龈缘呈坚韧的实质性肥大,质地较硬而有弹性。

**(三)诊断**

根据发病年龄、部位,以及牙龈形态及色泽、质地的变化,有龈袋形成,可做出诊断。

**(四)治疗原则**

去除局部刺激因素,施行洁治术。口呼吸患者应针对原因进行治疗。龈袋内可用 3% 过氧化氢液冲洗,放碘制剂。牙龈纤维增生的部分,可施行牙龈成形术,以恢复生理外形。

**(五)预防**

注意口腔卫生,掌握正确的刷牙方法,纠正不良的习惯。

（六）护理

口腔卫生宣教、指导。

## 六、药物性牙龈增生

（一）病因

（1）长期服用抗癫痫药苯妥英钠,可使原来已有炎症的牙龈发生纤维性增生。服药者有40％～50％,发生牙龈增生,年轻人多于老年人。但对药物引起牙龈增生的真正机制尚不十分清楚。一般认为增生的程度与口腔卫生状况和原有的炎症程度有明显关系。人类和动物实验证明:如果没有明显的刺激物和牙龈炎症,药物性牙龈增生可大大减轻或避免发生。但增生也可发生于无局部刺激物的牙龈。

（2）环孢素和硝苯地平也可引起药物性牙龈增生。环孢素为免疫抑制剂,常用于器官移植或某些自身免疫病患者。据报道,服此药者有30％～50％发生牙龈纤维增生。与硝苯地平联合应用时,牙龈增生的发生率为51％。硝苯地平为钙通道阻滞剂,对高血压、冠心病患者具有扩张周围血管和冠状动脉的作用。

（3）局部刺激因素虽不是药物性牙龈增生的原发因素,但菌斑、牙石、食物嵌塞等引起的龈炎能加速病情的发展。

（二）临床表现

（1）苯妥英钠所致的牙龈增生一般开始于服药后1～6个月。

（2）增生起始于唇颊侧或舌腭侧龈乳头和边缘龈,呈小球状突起于牙龈表面。

（3）增生的乳头继续增大相连,覆盖部分牙面,严重时波及附着龈。龈乳头可呈球状、结节状或桑葚状。

（4）增生的牙龈组织质地坚韧,略有弹性,呈淡粉红色,一般不易出血。

（5）局部无自觉症状,无疼痛。

（6）严重增生的牙龈可影响口唇闭合而致口呼吸,菌斑堆积,合并牙龈炎症。

（7）药物性牙龈增生常发生于全口牙龈,但以前牙区较重,增生的牙龈常将上前牙区牙挤压移位。

（8）牙龈增生只发生于有牙区,拔牙后,增生的牙龈组织可自行消退。

（三）诊断

（1）应仔细询问全身病史。

（2）根据牙龈实质性增生的特点及长期服用上述药物史可做诊断。

（四）鉴别诊断

1.遗传性牙龈纤维瘤病

此病无长期服药史但可有家族史,牙龈增生范围广泛,程度重。

2.增生性龈炎

一般炎症较明显,好发于前牙的唇侧,增生程度较轻,覆盖牙冠一般不超过1/3,有明显的局部刺激因素,无长期服药史。

（五）治疗

（1）停药或更换其他药物是最根本的治疗,但患者的全身病情往往不允许,因此可在内科医师的协助下,采取药物交替使用等方法,以减轻不良反应。

(2)去除局部刺激因素作洁治术以消除菌斑、牙石。用3%过氧化氢液冲洗龈袋,在袋内放入药膜或碘制剂,并给以抗菌含漱剂。

(3)在全身病情稳定时,可进行手术切除并修整牙龈外形。但术后若不停药和保持口腔卫生,仍易复发。

### (六)预防

对于需长期服用苯妥英钠、环孢素等药物者,应在开始用药前先检查口腔,消除一切可引起龈炎的刺激因素,并教会患者控制菌斑保持口腔卫生的方法,积极治疗原有的龈炎,将能减少本病的发生。

### (七)护理

(1)口腔卫生宣教、指导。

(2)服药期间要认真刷牙、注意口腔卫生、半年清洁1次牙齿。

(3)制订随访计划,定期检查能保证早发现、早治疗。

## 七、牙龈瘤

### (一)病因

(1)菌斑、牙石、食物嵌塞或不良修复体等的刺激而引起局部长期的慢性炎症,致使牙龈结缔组织形成反应性增生物。

(2)妇女怀孕期间内分泌改变容易发生牙龈瘤,分娩后则缩小或停止生长。

### (二)临床表现

女性患者较多,青年及中年为常见。多发生于唇、颊侧的牙龈乳头处,为单个牙。肿块呈圆或椭圆形,一般直径由几毫米至1~2 cm。肿块可有蒂如息肉状,一般生长较慢。

较大的肿块可被咬破感染。还可发生牙槽骨壁的破坏,X线片可见骨质吸收、牙周膜间隙增宽现象。牙可能松动、移位。

### (三)诊断

根据上述临床表现诊断并不困难,病检有助于确诊牙龈瘤的类型。

### (四)治疗

彻底的手术切除。将肿块连同骨膜完全切除,并凿去基底部位的牙槽骨,刮除相应部位的牙周膜组织,以防止复发。

### (五)预防

(1)要养成良好的口腔卫生习惯。

(2)发现病情早去医院治疗牙龈炎、牙周炎等口腔疾病,就能有效地预防牙龈瘤的发生。

(3)女性妊娠期要注意保持口腔卫生,通常在妊娠期过后,牙龈瘤就缩小或停止生长。

### (六)护理

(1)口腔卫生宣教、指导。

(2)术后保护伤口,不要食硬物,24小时内不要刷牙、漱口。不要吃辛辣、刺激性食物。

(3)漱口水含漱,防止感染。

(4)牙龈症状明显的孕妇,应及时到医院请医师治疗,而不要随意服用药物,以免对胎儿造成不良影响。

### 八、急性龈乳头炎

**(一)病因**

牙龈乳头受到机械或化学的刺激,是引起急性龈乳头炎的直接原因。

(1)食物嵌塞造成牙龈乳头的压迫及食物发酵产物的刺激可引起龈乳头的急性炎症。

(2)不适当地使用牙签或其他器具剔牙,过硬、过锐食物刺伤,邻面龋尖锐边缘的刺激也可引起急性龈乳头炎。

(3)充填体的悬突、不良修复体的边缘、义齿的卡环尖,以及不良的松牙固定等均可刺激龈乳头,造成龈乳头的急性炎症。

**(二)临床表现**

(1)局部牙龈乳头发红肿胀,探触和吸吮时易出血,有自发性的胀痛和明显的探触痛。

(2)女性患者常因在月经期而疼痛感加重。

(3)有时疼痛可表现为明显的自发痛和中等度的冷热刺激痛,易与牙髓炎混淆。

(4)如与食物嵌塞有关,常表现为进食后疼痛更明显。

(5)检查可见龈乳头鲜红肿胀,探触痛明显,易出血,有时局部可查到刺激物,牙可有轻度叩痛,这是因为龈乳头下方的牙周膜也有炎症和水肿。

**(三)诊断**

根据局部牙龈乳头的红肿、易出血、探触痛的表现及局部刺激因素的存在可诊断。

**(四)鉴别诊断**

牙髓炎:牙髓炎常表现为阵发性放射痛、夜间痛,常存在邻面深龋等引起牙髓炎的病原因素,牙髓温度检测可引起疼痛等。

**(五)治疗**

(1)除去邻面的牙石、菌斑、食物残渣及其他刺激因素。

(2)用1‰～3‰过氧化氢溶液冲洗牙间隙,然后敷以碘制剂、抗生素等。

(3)急性炎症消退后,充填邻面龋和修改不良修复体等。

**(六)预防**

(1)要养成良好的口腔卫生习惯及饮食习惯。

(2)发现病情早去医院治疗。

(3)充填及修复时要认真仔细。

(4)正确使用牙线。

**(七)护理**

(1)口腔卫生宣教、指导,向患者解释口腔保健的重要性。

(2)指导患者掌握正确刷牙及使用牙线的方法。

(周福兰)

# 第四节　口腔唾液腺疾病

人体的唾液腺分为大小两组。大唾液腺有三对,即腮腺、下颌下腺、舌下腺。小唾液腺位于舌、唇、颊、腭部黏膜下,导管直行,不易发生炎症,但单个腺导管易堵塞形成小囊肿。大唾液腺分泌减少或导管阻塞时,易发生唾液腺炎症,同时语言、吞咽功能也会受到影响。

## 一、涎腺炎症

涎腺炎症好发于大涎腺(如腮腺),小涎腺较少见。临床以急、慢性腮腺炎与下颌下腺炎等疾病为最常见。

### (一)腮腺炎

1.病因

(1)急性化脓性腮腺炎常见于严重的全身疾病、代谢紊乱、患者免疫力降低、机体严重脱水等因素导致的唾液分泌量减少,唾液机械冲洗作用降低,口腔内致病菌侵入腮腺导管,发生逆行感染。其病原菌主要是金黄色葡萄球菌,少数为链球菌。

(2)慢性复发性腮腺炎是涎腺炎症中最常见的感染性病变。多因导管区瘢痕、受压、异物或结石等造成导管狭窄和导管阻塞而引起唾液淤滞,以及严重的全身性疾病使唾液分泌减少,致使细菌通过腮腺导管逆行感染。

2.临床表现

(1)急性化脓性腮腺炎:炎症早期症状不明显,腮腺区有轻度肿大、疼痛、压痛,导管口轻度肿痛。如进入化脓、腺组织坏死期,疼痛加剧,呈持续性疼痛或跳痛,腮腺区肿胀明显,皮肤发红、皮温高,张口受限,全身发热不适,导管口红肿,挤压腺体可有脓性分泌物自导管口流出。血液检查白细胞总数升高,中性粒细胞比例明显增高,核左移,可出现中毒颗粒。

(2)慢性复发性腮腺炎:病程较长,腮腺区轻度肿胀不适,唾液分泌减少,口干、口臭,检查可见腮腺导管口轻度充血,挤压腺体可见导管口有脓性或胶冻状分泌物溢出。

3.诊断要点

(1)急性化脓性腮腺炎:主要依靠病史及临床检查,特别是身体衰弱或外科大手术后患者有发生急性化脓性腮腺炎的可能。

(2)慢性复发性腮腺炎:主要根据临床表现及腮腺造影。

4.治疗原则

(1)急性化脓性腮腺炎:①保守治疗,针对发病原因,纠正机体脱水及电解质紊乱,维持体液平衡,应用有效抗生素,早期腮腺区可选用理疗、热敷、药物外敷等方法;选用温热盐水、碳酸氢钠溶液等漱口,有助于炎症的控制。也可进酸性食物、饮料或口服药物,增加唾液分泌,促进引流。②切开引流指征,局部皮肤有明显的凹陷性水肿;局部有跳痛并有局限性压痛点;穿刺抽出脓液;腮腺导管口有脓液排出。

(2)慢性复发性腮腺炎:慢性复发性腮腺炎具有自愈性,因此,一般采取增强机体免疫力、防止继发感染、减少复发为原则的保守治疗。如果为结石、异物或导管狭窄等病因,可考虑手术治疗。

### (二)下颌下腺炎(涎石病)

1.病因

下颌下腺炎主要是由于下颌下腺分泌的唾液中钙磷浓度高,黏液含量大,下颌下腺导管较长,并在口底后部有一弯曲部,使唾液易于滞留,导致涎石形成。涎石常使唾液排出受阻,继发细菌感染,造成下颌下腺急性或反复发作的炎症。

2.临床表现

进食时自觉患部胀痛,停止进食后症状逐渐缓解,导管口红肿,挤压腺体可见脓性分泌物溢出,触诊常可触及硬块并有压痛。急性下颌下腺炎同时伴有全身反应。

3.诊断要点

主要根据临床表现及 X 线检查。

4.治疗原则

(1)急性下颌下腺炎的治疗同一般急性炎症的处理。

(2)慢性下颌下腺炎的治疗主要是去除病因,同时给予抗感染治疗。对于长期反复发作的下颌下腺炎保守治疗无效者,可考虑手术切除腺体。

## 二、唾液腺疾病

临床上以黏液腺囊肿最为常见。

### (一)病因

黏液腺囊肿是由于创伤导致黏液腺导管破裂,涎液外漏入组织间隙所致,也可由微小涎石、分泌物浓缩阻塞导管,使涎液滞留,导管扩张而形成囊肿。

### (二)临床表现

黏液腺囊肿好发于下唇及舌尖腹侧。囊肿位于黏膜下,表面覆盖一薄层黏膜,为半透明小泡,状似水疱,多为黄豆大小,质地软,界限清楚,易被咬破,破溃后流出蛋清样透明液体,随后囊肿消失。

### (三)诊断要点

1.病史

常有局部损伤或溃疡史,囊肿区出现大小不等肿块,有因被咬破而消失,数天后再次肿大的反复发作史。

2.辅助检查

脓肿穿刺可抽出无色透明的黏性液体,具有诊断价值。

### (四)治疗原则

最常见的治疗方法为手术摘除,对反复发作的黏液囊肿并形成瘢痕者,应与囊肿一并切除。小黏液腺囊肿可用药物囊内注射,也可采用液氮或激光治疗。

## 三、护理

### (一)护理评估

1.健康史

(1)有无严重全身疾病、大手术史。

(2)有无反复咬下唇史、局部损伤或溃疡史。

2.身体状况

了解涎腺炎症的程度和范围,急性炎症的临床表现;了解涎腺囊肿的大小,有无继发感染及出现全身症状。

3.心理与社会因素

(1)慢性炎症和反复发作的患者对疾病及其治疗方法认知程度及心理状态。

(2)囊肿患者及其家属情绪反应,有无恐惧、紧张、焦虑和自我形象紊乱而影响正常生活及社会交往。

**(二)护理诊断**

1.疼痛

与腺体肿胀及涎液排出不畅有关。

2.肿胀

与炎症水肿及涎液排出不畅有关。

3.吞咽困难

与组织水肿有关。

4.语言障碍

与口底充血水肿和舌体被抬高有关。

5.体温过高

与炎症产生的机体防御反应有关。

**(三)护理目标**

(1)患者疼痛减轻或消失。

(2)患者局部肿胀消失。

(3)患者体温恢复正常。

(4)患者恢复正常的吞咽功能和语言交流。

**(四)护理措施**

(1)保持口腔清洁,含漱剂漱口,也可用棉球擦洗口腔,每天 3～4 次,预防感染。

(2)嘱患者卧床休息,进流食,腮腺炎症的患者可服酸性饮料,刺激唾液分泌。

(3)切开引流后行半卧位,有利于分泌物的引流。术后如放置引流条或负压引流管,应防止引流物扭曲、受压、脱出,观察引流物的色与量。

(4)注意观察伤口渗血及敷料包扎情况,防止出现渗血和呼吸困难。

(5)腮腺、下颌下腺手术患者注意观察有无面神经损伤情况。

(6)按医嘱应用抗生素,预防感染及并发症。

**(五)健康指导**

1.术前健康指导

(1)保证营养供给,提高机体抵抗力和组织修复能力。术前 6～8 小时开始禁食、水,使胃肠充分排空,避免术中呕吐引起误吸。

(2)术前洁牙,使用含漱剂漱口,保持口腔清洁,预防术后伤口感染。

(3)有活动义齿要取下,置于清洁水中存放,避免术中义齿脱落引起误吸及窒息。

2.术后健康指导

(1)术后一般取平卧位或半卧位,头偏向一侧,便于分泌物的引流和减轻局部肿胀、充血。

(2)保持口腔清洁,用含漱剂漱口。

(3)术后进流食或半流食。鼻饲流质食物不宜过稠,每次进食后,要注入少量温开水冲洗鼻饲管,保持鼻饲管通畅。腮腺手术禁忌刺激性食物和药物,防止腮腺涎瘘的发生。

(4)术后如放置引流条或负压引流管,注意勿使引流管扭曲、受压、脱出,保持引流通畅。

(5)腮腺手术后,可能会出现暂时性面瘫,轻者半个月后会逐渐恢复,重者一般 3～6 个月即可恢复。

(6)腮腺、下颌下腺手术后需绷带包扎 10 天,注意绷带包扎牢固,勿松脱。

(7)术后 1 个月复查,以后视情况而定;暂时性面瘫患者应积极配合用维生素 $B_1$、维生素 $B_{12}$ 药物治疗和理疗;禁烟、酒及刺激性食物。

(周福兰)

# 第五节 口腔颌面部损伤

## 一、口腔颌面部损伤的特点

(1)口腔颌面部血运丰富,组织的再生修复能力及抗感染能力强,伤口易于愈合。初期清创术可延至伤后 24~48 小时或更长的时间内进行。但由于口腔颌面部血运丰富,损伤后易出血,易发生组织水肿,特别是发生在口底、舌根及咽旁等处的损伤,可影响呼吸道通畅,甚至发生窒息。

(2)颌面部腔、窦多,在口腔、鼻腔及鼻旁窦内常有病原菌存在,如创口与腔、窦相通,容易引起感染。

(3)颌面骨组织有特殊结构上颌骨呈拱形,与多数邻骨相接,能抵抗较大的外力,一旦发生骨折,易波及颅脑。下颌骨是面部最大、位置最突出的骨,虽然结构坚实,但受外伤的机会较多,特别是髁状突颈、下颌角、颏孔区及正中联合等薄弱的区域,常易发生骨折,骨折断端移位则引起咬合关系错乱。

(4)颌骨紧连于颅底部,严重的颌面部损伤常伴颅脑损伤,如脑震荡,脑挫伤,颅内血肿和颅骨骨折等。颅底骨折时,可有脑脊液由鼻孔或外耳道漏出,有时合并视觉器官的损伤。

(5)颌面部有腮腺、神经等重要的组织,损伤后可引起涎瘘、面瘫,如损伤三叉神经,还可造成一定部位的感觉丧失或异常。

(6)颌面部的唇、颊、鼻、脸等个别器官的开放性损伤,创口愈合后可发生瘢痕挛缩畸形,影响功能和面容。

(7)口腔颌面部是呼吸道的起端,损伤后组织水肿、移位、舌后坠、血块及分泌物易堵塞呼吸道,易引起窒息。

(8)口腔是消化道的起端,损伤后影响咀嚼、吞咽及语言等生理功能。

## 二、口腔颌面部损伤的急救与护理

### (一)窒息的急救与护理

对阻塞性窒息的患者,应尽快用吸引器或大型号注射器吸出咽部的血块、分泌物等;无吸引器时,应尽快用手掏出阻塞物。然后在舌尖后 2 cm 处正中穿一粗丝线将舌牵出口外固定,以防舌后坠,置患者于头侧位。对喉头水肿造成的窒息,立即给予地塞米松 5~10 mg 加入 10~20 mL 输血盐水中静脉推注。对狭窄性窒息,可插入通气道或用 15 号粗针头由环甲膜刺入气管内,或立即行气管切开术。对吸入性窒息,应立即行气管切开术,吸出分泌物及异物,对阀门性窒息,应将下垂的黏膜瓣复位缝合或剪除,必要时作气管切开。窒息解除后,立即给予氧气吸入。

### (二)出血的急救与护理

毛细血管和小静脉出血,用组织复位缝合、加压包扎止血。对开放性伤口,可用纱布填塞,绷带加压包扎。如出血较多,又缺乏急救应急措施,可压迫颌外动脉或颞浅动脉。出血明显的血管,可将其近心端结扎。有时因血管断端回缩,找不到近心端,其他止血方法又无效,可结扎同侧颈外动脉止血。对局部伤口出血,可用吸收性明胶海绵、云南白药、马勃、血余炭置于伤口内,填塞黄碘纱条加压包扎止血。全身性止血药物可用酚磺乙胺(止血敏)、卡巴克洛(安络血)、维生素 $K_3$ 或氨甲环酸(止血环酸)肌内或静脉注射止血。出血过多者可给输血。

### (三)休克的急救与护理

应立即给予输血、补液、镇静、止痛,以纠正休克。同时密切观察血压、脉搏、心率、神志及瞳孔的变化,并给予相应的护理。

### (四)合并颅脑损伤的急救与护理

颅脑损伤时,有的伴脑脊液漏出,耳瘘说明颅中窝骨折,鼻瘘说明有颅前窝骨折,应禁止填塞耳及鼻,禁用吗啡止痛,及时请有关科室会诊进行处治。

## 三、口腔颌面部损伤患者的膳食管理

对有贯通伤、颌骨骨折、张口受限、咬合错乱、颌面固定、不能咀嚼的患者,对其饮食应行专门护理。

(1)每天进食量要严格计算,防止蛋白质不足影响伤口愈合。蛋白质 1 g/( kg·d),热量711~879 kJ/( kg·d)脂肪应进易消化的乳溶性脂肪,如瘦肉、鸡蛋、蔬菜、水果等,可用食品加工机粉碎后以流质给予。禁用硬食、纤维较粗不易消化的食物。

(2)对不能咀嚼、开口受限、牙间结扎的患者,口内有伤口时,可用鼻饲法进高蛋白、高热量、富含维生素的流质食物,或加用静脉补充营养,也可用口咽管灌注流质食物。用鼻饲管者应防止脱管、堵管,进食时随时以温水冲净。

(3)对有牙间、颌间结扎,颌间牵引复位的患者,每天要检查其咬合情况、结扎丝、橡皮圈情况。防止松脱、移位,刺伤软组织及断脱。如发现异常应及时通知医师进行调整处理。

## 四、颌骨骨折的护理

### (一)疾病概要

颌骨骨折指上颌骨或下颌骨骨折或下上下颌骨同时骨折。造成骨折的原因多为工伤,交通事故,暴力打击等意外事故所致。是目前临床较多见的损伤。颌骨骨折临床表现为骨折线附近的软组织肿胀、疼痛点较固定、颌周组织常有出血瘀斑、牙及牙龈损伤、骨折断端移位、咬合关系错乱、张口受限、流涎及呼吸、咀嚼、吞咽功能障碍等。上颌骨骨折,骨折片易后移堵塞呼吸道。下颌骨骨折可出现下唇麻木或感觉异常。治疗原则应首先抢救窒息、出血性休克、颅脑及内脏损伤等,然后待病情稳定再拍摄 X 线片,根据骨折情况进行骨折复位治疗。复位的方法很多,常用的有手法复位、牵引复位及切开复位内固定等。因上颌骨血运供给丰富,损伤后出血多,但愈合快,应及早复位固定。

### (二)临床护理

1.术前护理

(1)稳定患者情绪,向患者介绍手术过程和效果,解除怕痛的思想顾虑,使其树立信心主动配合手术。准确进行入院评估,按 PIO 方式及时记录。

(2)清洁口腔:用复方硼酸溶解含漱或用温盐水冲洗。根据手术要求准备各类金属小夹板及螺钉、牙弓夹板及不锈钢丝橡皮圈等用物。

(3)切开复位时手术区常规备皮、合血、做青霉素、普鲁卡因皮肤试验。青霉素皮试阴性的患者,根据医嘱于术前准确用抗生素。

(4)按时术前用药,成人常用苯巴比妥钠 0.1 mg、阿托品 0.5 mg,术前 30 分钟肌内注射,并于注射前嘱患者排空大小便。

2.术后护理

(1)术后回病房监护室专人护理,局麻手术可取平卧位或半卧位,以减轻局部肿胀。行全麻术的患者,参考舌癌术后护理。保持呼吸道通畅,及时吸出口、鼻腔分泌物,舌后坠的患者可通过改变体位或将舌牵出口外固定。观察体温、脉搏、呼吸、血氧饱和度、血压、神志及瞳孔的变化并记录。

(2)继续应用抗生素,遵医嘱给镇痛剂,合并颅脑损伤或胸部损伤的患者忌用吗啡,以防抑制呼吸。

(3)加强口腔护理:临床常用的有擦拭法、加压冲洗法和含漱法。常用的有 2％复方硼酸溶液、生理盐水,1％过氧化氢(双氧水)等。进行口腔护理时要注意检查口腔黏膜是否有炎症或溃疡、口内固定装置是否有压痛、松脱、移位等,发现异常应通知医师处理。结扎钢丝断端应弯入牙间隙中。炎症或溃疡局部可涂抹金霉素甘油等。上颌骨骨折 3～4 周可拆除口内固定装置,下颌骨骨折一般 4～6 周拆除。

(4)饮食护理:给鼻饲流质饮食或口咽灌注流质饮食。由于颌骨骨折患者手术置入的固定装置需要较长时间才能拆除,不能正常进食。可食用营养要素膳、匀浆饭或用豆浆机将普通饭加工成流质食物,保证患者机体对饮食营养的需求,以利于骨折愈合。

(5)并发症的护理:颌骨骨折患者手术后常见的并发症有脑脊液漏。一旦出现脑脊液漏时,应禁止冲洗或堵塞耳道及鼻腔,嘱患者不要用力咳嗽或擤鼻涕,以免引起逆行颅内感染。对神志清醒、血压正常的患者,可取头高半卧位,保持引流通畅,局部清洁,并根据医嘱给可通过血-脑屏障的抗生素如氯霉素、磺胺嘧啶等预防颅内感染。

**(三)康复期护理**

患者准备出院时,应嘱其调节一个愉快的心境,树立信心,尽快康复。养成口腔卫生的习惯,掌握口腔护理的方法,并帮助其制订饮食计划。具体指导患者练习张口方法及进食应注意的问题,以足够的耐心逐渐恢复咀嚼功能。

(周福兰)

# 第六节  口腔颌面部感染

## 一、口腔颌面部解剖生理特点与炎症的关系

口腔颌面部位于发际和眉弓与颈部之间,是人体最注目的部位。并有眼、耳、鼻、唇和口腔等

重要器官,与呼吸、咀嚼、吞咽、语言及表情等生理功能有密切关系。

口腔和鼻腔形成与外界相通的开放性孔道,容易受各种致病因素的侵袭,尤其是口腔、鼻腔及上颌窦等腔隙,其湿度、温度适于细菌生长繁殖,易引起感染发生。牙体、牙周组织具有特殊的结构,又与颌骨直接相连,其感染极易波及颅内及其周围组织。另外,在上下颌骨周围包绕的咀嚼肌、表情肌,在骨和肌肉之间充满疏松结缔组织,构成疏松结缔组织间隙,这些间隙互相连通,是炎症储脓的地方,脓液扩散的通道。

口腔颌面部淋巴极为丰富,构成颌面部重要的防御系统。当炎症或患恶性肿瘤时可引起相应的淋巴结肿大并可触及。在急性炎症期伴有明显压痛。因此,淋巴结对肿瘤的诊断、肿瘤的转移、口腔颌面部感染、治疗及预后有十分重要的临床意义。

口腔颌面部血液循环特别丰富。对感染的抵抗力很强。但颜面的静脉缺少瓣膜或瓣膜关闭不全,直接或间接与海绵窦相通,走行于面部肌肉中的静脉,当肌肉收缩时,可使血液逆行。特别是在两口角至鼻根连线所形成的三角区内发生炎症,可循面部静脉向颅内扩散,蔓延至海绵窦,形成严重的海绵窦血栓性静脉炎,因此常称此三角为"面部危险三角区"。

颜面部皮肤的毛囊、皮脂腺、汗腺是某些细菌寄生的部位,当机体抵抗力低下时,局部轻微的损伤亦可诱发感染。

上述口腔颌面部的解剖生理特点,虽有容易发生炎症和扩散的不利因素,但因口腔颌面部各器官的位置表浅,易被早期发现,及时治疗。此外,血循环有利于抗感染,损伤后再生修复能力也较身体其他部位强。

## 二、口腔颌面部感染病因及感染途径

口腔颌面部的炎症可分为化脓性炎症、腐败坏死性炎症和特异性炎症3种。化脓性炎症的致病菌以葡萄球菌和链球菌为主,如冠周炎、齿槽脓肿、颜面疖肿、颈淋巴结炎等。腐败坏死性炎症以厌氧菌为主,如梭形杆菌引起急性坏死性龈炎,奋森螺旋体引起坏疽性口炎。特异性炎症如结核性淋巴结炎、颌面部放线菌病、梅毒性炎症等。感染途径有牙源性、腺源性、血源性和损伤性。

## 三、口腔颌面部感染的防治原则

### (一)预防

(1)加强体育锻炼和营养,提高机体的抗病能力。

(2)注意口腔卫生,早期防治龋齿、牙周病。

(3)预防上呼吸道感染,以减少腺源性感染。

(4)预防传染病及全身感染性疾病,以防血源性感染。

(5)加强劳动保护,防止损伤。

(6)及时正确处理损伤创口。

(7)炎症发生后要早诊断、及时正确治疗,以防炎症扩散。

### (二)治疗

应采取综合治疗原则。一方面通过局部和全身治疗控制炎症、消除病因,如局部消炎、切开引流、去除死骨、拔除病灶牙、应用抗生素等。另一方面应增强患者的抗感染能力和组织修复能力,如全身支持疗法,增加营养及维生素、输液、输血、纠正电解质紊乱,治疗中毒性休克及有关颅内并发症等。

## 四、临床护理

### (一)术前护理

**1.注意休息**

颌面部感染多数发病急,特别是发生于肌肉深层的腐败坏死性感染,临床表现更为严重。当感染波及口底及颈上部软组织时,可直接压迫舌根及会厌部,造成声音嘶哑,呼吸困难或呼吸道梗阻。因此,颌面部间隙感染较轻者应注意休息,严重感染的患者需绝对卧床休息,严密观察呼吸情况,备好气管切开包、氧气、吸痰器等。认真进行入院评估,进监护室观察。

**2.严密观察病情变化**

全身出现中毒症状是急性间隙感染常见的临床表现,多继发于败血症、脓毒血症等。因此应严密观察体温、血压变化,体温超过 39 ℃时,应迅速行物理降温,有休克表现的患者应立即抬高下肢并注意保暖,改善微循环,增加回心血量。本病严重时可并发海绵窦血栓静脉炎及颅内感染,故应严密观察患者的神志及瞳孔变化,根据血氧饱和度的数值给氧气吸入,调节氧流量。

**3.注意用药反应**

间隙感染的治疗,应根据药物敏感试验结果,进行大剂量全身抗感染治疗。在应用青霉素族的药物时,在过敏试验阴性后,根据病情决定注射方法和用量。在用药期间应严密观察药物疗效及有无不良反应,警惕此类药物的毒性反应及迟发变态反应。在应用大环内酯类抗生素时,常出现胃肠道反应,可在注射前口服甲氧氯普胺(胃复安)5～10 mg,或 10 mg 肌内注射或静脉滴注,以减轻或消除不良反应。

**4.局部护理**

局部护理的目的是促使感染的吸收、消散或减轻局部症状,阻止感染扩散。应保持局部休息,减少说话及咀嚼等局部活动,进软食或流质饮食,保持口腔清洁,根据感染菌种配制漱口液,重患者应行口腔护理。

局部治疗的常用药物有膏散外敷,配合局部理疗等,起到消炎止痛或局限脓肿的作用。一旦脓肿形成,应及早切开引流。

**5.其他护理**

间隙感染的患者,由于发热、毒性反应,患者消耗很大,又因面部肿痛、畸形,心理上易产生恐惧和紧张,情绪焦躁,影响食欲。应对患者进行健康教育,主动介绍病因、治疗方法,以及积极有效地治疗、预后是良好的,以稳定其情绪。同时说明饮食对提高机体抗病能力的重要性,鼓励患者多食高蛋白、高热量、富含维生素的食物。用食品料理机将食物加工成流质,张口吞咽困难的患者,可鼻饲,也可全营养要素鼻饲饮食。同时可由静脉补充水分、电解质及营养。

**6.切开引流**

脓肿一旦形成或深部腐败坏死感染的患者,应及时行脓肿切开引流术或脓腔穿刺抽脓,并同时注入抗生素。术前应向患者解释手术方法及手术部位,说明手术的治疗作用,解除患者及其家属的顾虑,以便主动配合。

### (二)术后护理

(1)切开引流术后,应观察体位和局部引流情况,如体温不降或下降后又回升,局部肿痛有扩展趋势,可能为引流不畅之故,应与医师联系进一步扩创引流。

(2)观察引流液的颜色、量及气味,以便为临床诊断及用药提供依据。一般链球菌感染者脓液稀薄,带有血色,无臭味。厌氧菌感染者脓液呈黄绿色、黏稠,有粪样特殊臭味。葡萄球菌感染者脓液黏稠,呈白色或金黄色,无臭味。

(3)视创口分泌物多少随时更换敷料,根据细菌种类及其药物敏感试验配制药液湿敷。如厌氧菌感染可用5%的甲硝唑溶液冲洗脓腔并局部湿敷;铜绿假单胞杆菌感染可用聚维酮碘溶液或1%冰醋酸溶液湿敷。

### (三)并发症的护理

#### 1.中毒性休克

除有一般脓毒血症表现外,患者可出现烦躁不安、血压突然下降、少尿或无尿、四肢发凉等,严重时可发生昏迷,发现上述情况应立即通知医师并采取保护措施,取侧卧位,保持呼吸道通畅,注意四肢保暖,遵医嘱补足血容量,观察用药反应。

#### 2.海绵窦血栓静脉炎及颅内感染

临床表现有严重的脓毒血症,如头痛呈持续进行性加重,呕吐、表情淡漠等。在应用脱水剂时,应按要求迅速滴入,起到降低颅压,预防脑疝发生的作用。

## 五、康复期护理

当全身中毒症状消失,感染已彻底控制后,患者机体尚未完全康复,应注意观察受累脏器特别是心脏及肾脏功能恢复状况。患者出院时应指导其增加饮食,补充营养,适当休息,加强体育锻炼,增强体质。同时要劝告患者重视龋病和牙周病的治疗,加强口腔保健,以防再发。

(周福兰)

# 第七节　口腔颌面部肿瘤

## 一、口腔颌面部肿瘤的致病因素

### (一)外来因素

(1)物理因素:热辐射、紫外线、创伤、X线及其他放射性元素、长期慢性不良刺激等都可成为致癌因素。

(2)化学因素:人体长期接触某些化学物质的刺激可导致肿瘤的发生。如吸烟、饮酒与口腔癌的发生有关,煤焦油可引起面部皮肤癌,苯、砷等超过一定浓度也可致癌。

(3)生物因素:某些病毒与肿瘤的发生有关。如EB病毒与恶性淋巴瘤特别是Burkitt淋巴瘤有关,人类乳头状瘤病毒(HPV)不仅能引发良性肿瘤,而且与口腔癌的发生也有关。

(4)不良刺激:义齿锐利边缘、残根、残冠、牙齿锐利、牙尖等对软组织摩擦,压迫和创伤。反复咬颊、咬舌都可成为引起口腔癌的原因。此外,环境因素、饮食习惯等也与肿瘤的发生有关。

### (二)内在因素

(1)神经精神因素:神经系统长期受刺激,可导致大脑皮质功能失调,引起组织细胞分裂失去控制而发生异常生长,导致肿瘤形成。精神神经过度紧张,心理平衡遭到破坏,造成人体功能失调,为肿瘤的发生发展创造了有利条件。

(2)内分泌因素:内分泌功能紊乱易发生口腔癌。

(3)遗传因素:肿瘤本身并不遗传,遗传的是发生肿瘤的个体素质,具有这种身体素质的人,在致病因素持续刺激下,正常细胞易发生基因突变而成为癌细胞。

(4)机体免疫状态,机体的免疫功能低下易发生肿瘤。胸腺与机体免疫有重要关系,随着年龄的增长胸腺逐渐萎缩,肿瘤的发生率也随之增高。艾滋病毒所致的免疫抑制也使某些肿瘤的发生率增高。此外,年龄、民族也与肿瘤的发生有密切关系。

## 二、口腔颌面部肿瘤的预防

现在对癌症的治疗皆为癌后治疗,如能在癌症发生之前,发现组织细胞形态有所改变或某种癌症的生化标志物的变化,进行积极治疗,把癌变过程阻断在癌前阶段,这样的治疗一定能取得良好的效果。因此对肿瘤的治疗必须贯彻"预防为主"的方针。口腔颌面部肿瘤的预防应包括以下几方面。

### (一)消除或减少致癌因素

(1)消除慢性刺激因素,如及时处理残根、残冠、错位牙、锐利牙尖、不良修复体等。

(2)注意口腔卫生,不吃过烫和刺激性食物,戒除吸烟和喝酒的习惯。

(3)采取户外暴晒或与有害工业物质、化学物质接触工作的防护措施,使致癌因素减少到最低水平或达到完全消除。

(4)避免精神过度紧张和抑郁。

### (二)及时处理癌前病变

癌前病变是指机体组织的某些病变本身尚不是癌,但长期的不良刺激可促其转变为癌。因此,早期诊断、及时处理,是避免发生恶性肿瘤的有效措施。

口腔颌面部常见的癌前病变有黏膜白斑、红斑、扁平苔藓、黑色素斑痣、乳头状瘤、慢性溃疡、皲裂、瘘管及角化不良等。

### (三)加强防癌宣传

使群众了解癌瘤对人类的危害性及一些防癌常识,如了解癌前病变的表现及早期症状,若有怀疑应及时检查,早发现、早治疗,预后是良好的。要戒烟酒并注意口腔卫生及膳食结构。开展体育锻炼,增强体质,对防止肿瘤的发生有一定意义。

### (四)开展防癌普查

在高危人群中进行普查,可早期发现部分肿瘤患者。设立肿瘤专科门诊,对有明显遗传因素肿瘤患者子女实行监护随访。定期对职工进行查体等,发现问题及时处理。

## 三、口腔颌面部肿瘤的治疗原则

### (一)良性肿瘤

一般以手术切除为主。对临界瘤,应在肿瘤边缘以外 0.5 cm 正常组织内切除,并将切除组织做冷冻切片检查。若为恶性,则应扩大切除范围。良性肿瘤切除后也应送病理检查,若证实有恶变,应按恶性肿瘤进一步处理。

### (二)恶性肿瘤

应根据肿瘤的组织来源、分化程度、生长部位、生长速度、临床分期及患者机体状况等全面研究后,再选择最佳治疗方案进行治疗,还应考虑到术后外形恢复和功能重建。

### 1.组织来源

肿瘤的组织来源不同,治疗方法也不同。间叶组织造血系统来源的肿瘤对放射和化学药物都具有高度的敏感性,且常为多发性并有广泛转移,故宜采用放射、化学药物和中草药治疗为主的综合疗法。骨肉瘤、纤维肉瘤、恶性黑色素瘤,神经系统的肿瘤等对放射线不敏感,应以手术治疗为主。手术前后可给予化学药物作为辅助治疗。对放射线中度敏感的鳞状细胞癌和基底细胞癌,则应结合患者的全身情况、肿瘤生长部位和侵犯范围,确定采用手术、放射、化学药物或综合治疗。

### 2.细胞分化程度

一般细胞分化程度较高的肿瘤对放射线不敏感,故常采用手术治疗,而分化程度较低或未分化的肿瘤对放射线较敏感,应采用放射与化学药物治疗。

### 3.生长速度

当肿瘤生长较快、广泛浸润时,手术前应考虑先进行术前放射或化学药物治疗。目前多采用术前诱导化疗,术后再行放疗或补充化疗,因术前放射常影响术后刀口愈合,增加术后并发症。

### 4.生长部位

肿瘤的生长部位与治疗效果也有一定关系。如唇癌、手术切除较容易,且整复效果也好,因此多采用手术切除。而口咽部的肿瘤,手术治疗比较困难,术前又常给患者带来严重功能障碍,因此应首先考虑能否放疗或化疗,必要时再考虑手术治疗。颌骨肿瘤一般以手术治疗为主。

### 5.临床分期

可作为选择治疗方案的参考。一般早期患者应用各种疗法均可获得较好的疗效,而晚期患者则多采用综合治疗。临床分期还可作为预后估计和参考,据统计经外科手术治疗的口腔颌面部肿瘤一期患者 3 年、5 年生存率明显高于四期患者。但在根据临床分期选择治疗方案和估计预后时,更要注重患者全身状况。

### 6.患者的机体状况

在肿瘤的治疗过程中,要处理好局部和整体的关系。对局部肿瘤进行放疗、化疗或手术治疗时,要同时注意全身治疗,增强体质,充分发挥患者的主观能动性,才能获得较好的治疗效果。

## 四、口腔颌面部肿瘤患者的心理特征

### (一)惧怕心理

患恶性肿瘤,往往视为不治之症,晚期患者更是如此。因此应多安慰、开导患者,消除惧怕心理,积极配合治疗。

### (二)怕术后畸形毁容心理

口腔颌面部肿瘤直接影响颜面外形和功能,特别是恶性肿瘤,手术治疗时行广泛切除或根治性切除,造成畸形或毁容,术前应向患者解释清楚,讲清利害关系,术中尽可能立即进行外形的修复和功能重建,尽可能达到既根治肿瘤,又恢复外形及功能的目的,提高患者的生存质量。

### (三)怕复发心理

良、恶性肿瘤治疗后都有复发的可能,恶性肿瘤还可能向全身扩散转移,患者怕复发、怕转移。因此治疗时应尽量行根治措施,消除患者怕复发的顾虑,而按时复查监护患者更为重要。既防止患者治疗后一劳永逸的心理,又防止患者惧怕复发、心惊胆战、影响情绪及生活,应定期复查,长期随访,使患者长期在医护人员的监护之下,发现问题及时处理。

### (四)失去生活信心

恶性肿瘤患者,思虑万千,良性肿瘤患者,又怕恶变,癌症又被视为不治之症,因而失去生存信心和生活志趣,甚至拒绝治疗,寻死。医护人员应鼓励患者增强生存信心,调动患者对治疗的信心和抗癌的积极性,嘱患者与医护人员合作,与癌症抗争,取得最佳效果。同时做好患者家属工作,从各方面照顾、关心、体贴患者,消除不正常的心理状态。

## 五、口腔颌面部肿瘤的分类护理

### (一)腮腺混合瘤患者的护理

#### 1.疾病概要

腮腺混合瘤亦称多形性腺瘤,为临界瘤。混合瘤是涎腺肿瘤中最常见的一种,腮腺是好发部位。任何年龄均可发生,以30~50岁多见,男女发病无明显差异。腮腺肿瘤约80%发生于腮腺浅叶,常以耳垂为中心生长,生长缓慢,无任何自觉症状,常系无意中发现。触诊界限清楚、活动,呈球形或椭圆形,表面光滑或呈结节状,中等硬度。发生在腮腺内或腮腺深部的肿瘤常在比较大,甚至发生功能障碍后才被发现。因此病程长短不一,短者数天或数周,长者数年或10~20年。如果存在多年的肿瘤在近期内生长加速或出现疼痛、瘤体不活动,有功能障碍征象,应考虑有恶性变可能。诊断主要根据临床表现和病史分析,结合 B 型超声检查进行判断。如果疑与腮腺深叶肿瘤和颞下咽旁区肿瘤不易区别时,可做 CT 或 MRI 检查,进一步明确诊断。治疗以外科手术切除为唯一有效的治疗手段。由于此肿瘤包膜常不完整,行切除术时原则上应从包膜外的正常组织0.5 cm 以外处切除。肿瘤位于腮腺浅叶,常行肿瘤及腮腺浅叶切除术。位于深叶,应行肿瘤及全腮腺切除术。术前应先用1%亚甲蓝从腮腺导管注入,术中可见腺体呈淡蓝色,神经呈银白色,以便保护面神经。总之,首次手术术式是否正确和彻底是治愈的关键。

#### 2.临床护理

(1)术前护理。口腔颌面部肿瘤多为中年人,对预后及术后面部是否会发生神经损伤和影响美观极为担心,应在以患者为中心的思想指导下,关心爱护患者,引导其对手术后可能出现的问题,有一定的心理准备。介绍手术过程及手术切口的部位,使患者相信医护人员会尽最大努力使手术瘢痕隐蔽,尽量保护面神经不受损伤,使患者振奋精神主动配合手术。

术前一天备皮,备皮区在患侧耳周5 cm 处剃去毛发及胡须,洗澡更衣,成人术前6小时禁食、水,幼儿术前4小时禁食、水。根据医嘱合血,作青霉素、普鲁卡因皮试,阴性后最好术前2小时即开始应用抗生素,对预防术后感染有很好的作用。

备好术中用物及1%亚甲蓝注射液,并向患者说明在腮腺导管内注射亚甲蓝的作用和可导致术后的前几次尿液呈蓝色,对身体无损害不必紧张。

(2)术后护理。术后回病房监护室,颌面部肿瘤手术常采用局部或局麻加强化全身麻醉。应观察与记录生命体征的变化,根据血氧饱和度的参数,调节给氧流量,使血氧饱和度保持在98%以上。保持呼吸道通畅,因腮腺肿瘤切除术后,局部敷料包扎较紧,口腔分泌物及痰液不易吐出,故应随时协助吸出,以防发生窒息。

敷料加压包扎是预防术区出现积液、涎瘘及感染的重要措施,但包扎过紧,会影响局部血液循环,因此应注意观察敷料是否有松动、脱落或过紧、过松应重新包扎。如患者出现呼吸困难、头胀痛,可能与包扎过紧有关,应协同医师及时适当放松绷带。敷料包扎松紧度要适宜,部位恰当,也可配合使用双层四头宽弹力绷带达到加压包扎的目的。

手术 2 小时后,可根据患者情况给饮少量开水,如无呛咳,可进流质或半流质食物,禁食酸性及刺激性食物,每次进餐前 30 分钟应口服阿托品 0.3～0.6 mg,预防涎液分泌过多,致局部潴留积液,影响伤口愈合。

保持口腔清洁:患者术后因局部包扎较紧,伤口有疼痛感,张口受限,口腔自洁能力下降,腮腺分泌涎液减少,腮腺导管与口腔相通,因此保持口腔清洁对预防伤口逆行感染,增加食欲有很重要的作用。还要鼓励患者自行刷牙或漱口液含漱。不能自理的患者每次进餐后协助口腔护理。

(3)并发症的护理。腮腺混合瘤手术后主要并发症为面神经损伤,表现面部麻痹。故应了解术中情况,如果手术未损伤面神经,只因机械性刺激,而引起的暂时性麻醉,可用维生素 $B_1$、维生素 $B_{12}$ 或神经细胞复活剂等药物治疗,也可配合物理疗法,逐渐恢复。但要注意保护眼睛,可用红霉素眼膏及其他保护眼角膜药物涂敷,戴眼罩以防暴露性角膜炎、结膜炎等。其次是观察术区是否有积液,如果皮肤拆线后仍有明显积液,可在无菌操作下抽吸,并继续加压包扎,口服阿托品。

**3.康复护理**

腮腺混合瘤患者术后一般拆线 1 周后复查,视检查结果再决定是否停止治疗。在此期间嘱患者勿进酸辣等刺激性强的食物,应进高蛋白、多维生素易消化软食,减少腺液分泌。向患者详细讲解伤口痊愈后,进行放疗对预防腮腺混合瘤的复发具有良好的作用,取得患者的合作。有的患者手术后数周,出现味觉出汗综合征,亦称耳颞神经综合征或 Frey 综合征。其表现为在耳前下区皮肤,当咀嚼食物或刺激唾液分泌时,可见出汗伴有该区发红现象。一般认为,手术切断的副交感分泌神经支与皮肤汗腺、浅表血管的交感神经错位、再生连接所致。有少数患者心理不能忍受,可行放疗或行手术治疗。大部分患者影响不大,可疏导他们的紧张情绪,不需特殊处理。

**(二)舌癌患者的护理**

**1.疾病概要**

舌癌是口腔颌面部常见的恶性肿瘤。男性多于女性,患者年龄多为 50 岁以上。舌癌多发生于舌缘,其次为舌尖、舌背及舌根等处,为溃疡型或浸润型。多数为鳞状细胞癌,舌根部可见腺癌或淋巴上皮癌及未分化癌。舌癌一般恶性程度较高,常早期发生颈部淋巴结转移,也可发生远处转移,一般多转移至肺部。由于舌癌生长快、浸润性较强。常累及舌肌,以至舌运动受限,使语言、进食及吞咽发生困难。肿瘤逐渐浸润邻近组织,可蔓延至口底及颌骨,向后发展可以浸润舌腭弓及扁桃体,如有继发感染或舌根部癌肿常发生剧烈疼痛,疼痛可反射至耳颞部及整个同侧头面部。

治疗原则应以综合治疗为主,常行舌颌颈联合根治术,如在舌根部或已浸润至口底,术中可先行预防性气管切开术,为了修复残舌,最大限度地重建舌功能,常行带血管带蒂肌皮瓣移植术。术后进入康复期,再根据癌肿的性质及浸润范围行放疗或化学疗法,以巩固手术疗效。

**2.术前护理**

(1)心理护理:舌癌以老年人多见,除具有一般癌肿患者的恐惧心理外,还有因延误诊断、口臭而产生的悲观情绪,不愿与他人交往,而且担心舌切除后能否影响讲话、进饮食、面部畸形无法见人等。严重影响着患者的情绪。因此应按护理程序,认真地进行入院评估,针对患者存在的心理、生理与社会等方面的问题,采取相应的护理措施,主动热情地接近患者,并以同种患者术后成功的例子适当进行介绍。最大限度地解除患者顾虑,使其能面对现实,并积极配合治疗,争取好的预后。并劝告患者增加营养,使其懂得饮食营养对承担手术的重要性,以较好的心态和体质接受治疗。

(2)协助医师进行体格检查:因多数患者年龄较大,要特别注意了解心、肺、肝、肾功能,颌骨及胸部X线片,颌骨及肺部情况。制订护理计划。

(3)口腔护理:术前根据需要行牙周洁治,及时治疗口腔及鼻腔的炎症。一般患者有明显口臭,可用1%过氧化氢溶液或2%复方硼酸溶液,每天3~4次含漱。

(4)抗感染治疗:如癌肿体积较大,周围有继发感染,遵医嘱可于术前在用化疗药物使瘤体局限的同时,应用有效抗生素,如青霉素族类和5%甲硝唑(灭滴灵)静脉滴注。

术前1天备皮,常规剃除面颈部、耳周5 cm处及供皮区毛发,注意保护皮肤,并洗澡更衣。常规做青霉素、普鲁卡因皮试,皮试阴性后于术前2小时内应用抗生素,以预防术后感染。术前6小时禁食、水,保证术前夜间充足睡眠。

术前排空大小便,含漱口液清洁口腔,按医嘱于术前30分钟肌内注射阿托品0.5 mg,苯巴比妥钠0.1 g或其他术前用药。

3.术后护理

(1)患者术后回监护室:了解手术过程,与麻醉师交接患者情况。患者行舌颌颈联合根治、胸大肌肌皮瓣移植行舌再造术的患者执行全麻护理常规,患者取去枕平卧位头偏向患侧,待患者神志清醒,生命体征恢复正常时,体位可改为110°~120°角半卧位,头向患侧略低,并向患者说明,这种体位可放松颈部组织,避免移植皮瓣血管受压,有利于静脉回流及皮瓣血供。供皮区给胸腹带包扎,并用沙袋加压,减少伤口渗液,预防局部积液。取得其主动配合。

(2)气管切开护理:保持呼吸道通畅,及时吸出气管内分泌物,气管切开套管口用双层生理盐水湿纱布覆盖。套管内管每天煮沸消毒1~2次或用3%过氧化氢溶液浸泡清洗消毒。套管底纱应及时更换并保持清洁干燥。用生理盐水150~200 mL加庆大霉素8万U或阿米卡星(丁胺卡那霉素)200 mg,糜蛋白酶5 mg,每30分钟滴入气管4~5滴,同时再配制上述溶液行超声雾化吸入,每天2~3次稀释痰液,预防肺部感染。一般术后5天可试堵管24~48小时,如无呼吸困难,可协助医师拔除气管套管。

(3)口腔护理:因手术创面主要在口腔内,又有移植皮瓣,所以术后口腔护理很重要。可根据口内pH选用适宜的溶液进行口腔护理,常用的有生理盐水或2%复方硼酸溶液。为了避免移植皮瓣遇冷刺激发生痉挛,应将溶液加温至38 ℃左右,用擦拭和冲洗法相结合进行口腔护理,并同时观察移植皮瓣的情况。因带蒂皮瓣转入口内后,其近心端与舌根部相缝合不易观察,可观察远端舌尖部。观察时主要注意缝合伤口有无渗血,如渗血较多且呈暗红色,可能有肌皮瓣静脉回流受阻情况;如皮瓣皮色苍白,局部温度低于正常,应想到为动脉供血不足的可能。正常皮瓣为淡红色,温度保持在37 ℃左右。局部应用抗生素时,应先清洁口腔,然后用喉头喷雾器进行口腔喷雾,喷雾溶液的配制同气管切开滴入液,每天2次。也可于术后3天送检口腔分泌物细菌培养加药敏,以便选择有效抗生素配制喷雾溶液。

(4)饮食护理:患者术后因口内有伤口及移植皮瓣,因此不能由口腔进食。但为了满足机体需要,应采用鼻饲流质饮食或术前在胃镜引导下行胃造瘘液质饮食。置鼻饲管时为了减轻患者痛苦,可在鼻腔内滴入适量1%丁卡因黏膜麻醉后,再按常规置入鼻饲管,深度到达食管即25~30 cm即可,避免胃部刺激。因食物未经咀嚼,消化液分泌减少影响消化吸收,可给多酶片、甲氧氯普胺(胃复安)等药物,研碎后注入鼻饲管促进消化及胃肠蠕动。可以将富含高蛋白、高维生素、高热量及水果等经食品料理机加工制成流质,经胃管注入。同时可由静脉补充血浆蛋白,氨基酸等。还应根据血生化及血常规检查结果给予补充电解质和成分输血,保证患者所需营养,促进刀口愈合及皮瓣成活,手术 10 天后,待皮瓣移植成功,刀口 I 期愈合,可拔除鼻饲管,再经口进食流质或半流质食物。

观察扩张血管及抗血栓形成药物的药效及毒不良反应。如发现刀口渗血不止,超过正常量,应通知医师调整用药量,在及时补充全血的同时警惕 DIC 的发生,并继续抗感染治疗。

4.并发症的观察与护理

胸大肌肌皮瓣移植术后,移植皮瓣易发生静脉回流受阻或动脉供血不足。静脉回流受阻常发生在术后 2~3 天,轻者可继续观察,暂不做特殊处理,如皮瓣明显发绀、肿胀,已出现水疱,应查找原因,如敷料包扎过紧或体位不当,可通知医师在皮瓣表面切开小口引流,以减轻皮瓣淤血或肿胀。动脉供血不足,按医嘱补充血容量,加用扩张血管药,并采取保温、止痛等措施给予纠正。

患者由于舌体及颌部手术,唇部功能暂时降低,致使不自主流涎,涎液容易污染颌部敷料及伤口。应告诉患者这是暂时现象、指导其练习吞咽动作,唇部暂时置入无菌纱布并及时更换,待拔除鼻饲管恢复正常吞咽功能后,流涎现象会逐渐减轻。

行颈淋巴结清扫术过程有发生胸导管损伤的可能,多因胸导管行走位置不规则所致。虽发生率只有 1%~2%,但应注意观察。因为严重的乳糜瘘可引起水、电解质紊乱、营养和免疫功能障碍。故应观察负压引流液的颜色及量。如引流量呈乳白色且量逐渐增多,24 小时可多达200 mL以上,应及时报告医师进行处理。如乳糜液出现在术后早期且引流量不多,可因加压包扎使瘘管自然封闭,同时暂时禁食,并卧床休息,减少乳糜的流量。如引流量较多、上述措施不能奏效,应及行手术治疗。必要时给静脉滴注血浆以补充流失的乳糜液或根据血蛋白及清蛋白含量,由静脉补充清蛋白。

5.康复护理

患者经过手术创伤,一般身体较弱,应指导其进行健身活动、补充营养、增强体质。患者由于面部形成瘢痕或畸形,产生心理压力,因此应告慰手术后的瘢痕或畸形,会随着时间推移而逐渐减轻。要保持心情舒畅乐观情绪,才有利于康复。嘱患者定期复查,以便根据病理结果进行放疗或化疗或采取联合治疗方法巩固手术效果,达到治愈的目的。舌再造术成功后的患者语言功能受到影响,可指导患者术后1月左右,进行病理性语言训练,提高舌癌术后患者的生存质量,与患者建立联系卡,便于咨询及康复期指导。

**(周福兰)**

# 第十章

# 血液净化护理

## 第一节 腹膜透析

腹膜透析是利用人体自身的腹膜为透析膜,通过腹膜内的毛细血管与腹腔内注入的腹膜透析液之间进行物质交换,以达到清除体内毒素和多余水分,并维持人体电解质及酸碱平衡的治疗方法。

### 一、腹膜透析的原理及方法

腹膜为一层薄而光滑的浆膜,总面积大约与本人的体表面积相当(成年人为 $2.0\ m^2$ 左右),腹膜面积与透析效能直接相关。

#### (一)原理

腹膜透析(pertitoneal dialysis,PD)利用人体的腹膜作为半透膜,由于腹膜上含有丰富的毛细血管,腹膜透析液进入腹腔后,通过弥散、超滤、吸收作用使腹膜间皮细胞和毛细血管壁与血液进行物质交换,从身体内清除内源性或外源性毒物,纠正内环境紊乱。

弥散是腹膜透析清除溶质的主要机制,溶质的转运率取决于腹膜对该溶质的通透性、有效的腹膜面积及血液与腹膜透析液中该溶质的浓度差。腹膜对某一溶质的通透性是相对固定的,由该溶质的分子量决定。腹膜对小分子溶质如尿素、肌酐通透性高,而对大分子溶质如微球蛋白通透性低。增加腹膜透析液的灌入可增大腹膜与腹膜透析液有效接触面,从而提高透析率。此外,采用缩短留腹时间、增加灌入量等方法以维持较大的溶质浓度差,亦可提高溶质的持续清除率。

超滤是腹膜透析清除水分的主要机制,水分的超滤率取决于腹膜的压力通透性、有效腹膜面积、跨膜渗透压、静水压。增加葡萄糖浓度可增加透析液的渗透压,每 1 000 mL 腹膜透析液中加葡萄糖 10 g 可提高渗透压 55.5 mmol/L,所以糖含量高的腹膜透析液脱水效果好。腹膜透析液葡萄糖含量一般为 1.5%、2.5%、4.25%。透析过程中葡萄糖可被腹膜吸收入血,使血糖升高,而腹膜透析液糖浓度逐渐降低,渗透超滤脱水作用也逐渐降低。透析液含糖浓度越高,保持超滤时间越长。如用1.5%葡萄糖透析液 2 L,2 小时便可达到渗透平衡,而用葡萄糖浓度为4.25%的透析液,大约 4 小时才会达到平衡。当平衡已达到时,腹腔内透析液会被逐渐吸收,速度约为 40 mL/h,如在渗透平衡时放出透析液,可获得该周期的最佳超滤量。此外,增加腹腔内透析液的灌注量或改变体位(如坐位)、按摩腹部均可增加腹内压,使跨膜静水压增大而增加超滤。但腹膜透析超滤主要依靠渗透压超滤,腹膜透析的净超滤量=渗透超滤+静水超滤-淋巴回流量,淋巴回流率相对固定,通常为 1~1.5 mL/min。当血液和腹膜透析液的渗透压及糖浓度达到平衡时,超滤作用停止,此时淋巴回流率大于超滤率,从而导致反超滤。

### (二)适应证

**1.急性肾衰竭**

(1)出现尿毒症症状。

(2)急性肺水肿。

(3)血钾≥6.5 mmol/L。

(4)高分解代谢状态:每天尿素氮(BUN)上升≥14.3 mmol/L,血肌酐上升≥178 $\mu$mol/L,血钾上升≥1 mmol/L,$HCO_3^-$ 下降≥2 mmol/L。

(5)非高分解代谢状态:少尿或无尿 2 天以上,血肌酐≥445 $\mu$mol/L,尿素氮≥21.4 mmol/L。

**2.慢性肾衰竭**

腹膜透析是终末期肾脏疾病维持性治疗的主要措施之一。

若肌酐清除率(Ccr)<0.17 mL/(s·1.73 m$^2$)[10 mL/(min·1.73 m$^2$)]或血肌酐≥708 $\mu$mol/L,就应该进行透析。腹膜透析尤其适用于以下情况:①高分解代谢型。②心功能欠佳,有心律不齐或血压偏低。③血管通路建立困难。④有活动性出血。⑤老年患者。⑥婴幼儿患者。

**3.中毒及药物过量**

分子量<50 000 的毒物或药物可通过腹膜透出。

(1)腹膜透析可透出药物如下。①镇静安眠药:巴比妥类、苯二氮䓬类。②兴奋药:苯丙胺、帕吉林。③抗生素类:庆大霉素、卡那霉素、链霉素、万古霉素、头孢菌素类、新霉素、多黏菌素、氯霉素、四环素、磺胺类、异烟肼、利福平等。④消炎止痛类:阿司匹林、水杨酸钠、非那西丁、对乙酰氨基酚等。⑤醇类:乙醇、甲醇、异丙醇、乙二醇等。⑥金属类:铜、钙、铁、汞、钾等。⑦卤化物:溴化物、氯化物、碘化物、氟化物等。

(2)内源性毒素:氨、尿酸、胆红素、乳酸等。

(3)毒物:乐果、敌敌畏、敌百虫、美乐灵等。

(4)其他:砷、氯磺丙胺、氟尿嘧啶、樟脑、一氧化碳、环磷酰胺、四氯胺。

**4.水、电解质及酸碱平衡紊乱**

(1)高钾血症:腹膜透析每小时能清除钾 10~15 mmol。

(2)严重代谢性酸中毒:腹膜透析适合于循环超负荷,不宜静脉补充碱性药物者。

(3)高钙血症:腹膜透析可治疗高钙血症危象,使用无钙高渗性腹膜透析液,对血清钙的清除率为29 mL/min。

**5.急性胰腺炎**

腹膜透析能直接清除胰腺周围的脂肪酶,从而减少胰腺的坏死。若重症胰腺炎或急性胰腺炎经 24 小时内科治疗无效,可行腹膜透析治疗。

6.骨髓瘤

腹膜透析可清除一定量异常免疫球蛋白,减轻大量异常蛋白质在肾脏等组织沉积所造成的损害。

7.轻链沉积病

腹膜透析可清除血浆中较大量的游离轻链。

8.自身免疫性疾病

腹膜透析能清除血中的 $T_4$,故可治疗甲状腺危象。

9.银屑病

腹膜透析能清除血中的自身抗体,使银屑病得以缓解。

(三)方法

1.间断式腹膜透析(IPD)

间断式腹膜透析是指透析交换过程频率较高,持续时间较长的一种腹膜透析方式。每次向腹腔内注入透析液后,透析液保留 1 小时,每天交换 10～20 次不等,每周透析时间不少于 36～42 小时。

2.持续性不卧床腹膜透析(CAPD)

每天 24 小时持续透析,透析 4～5 次/天,白天透析液在腹腔中每次保留 4～5 小时,夜间最后 1 次透析液注入后直至第 2 天早上再更换。是慢性腹膜透析中最为常用的方式。

3.持续性循环式腹膜透析(CCPD)

持续性循环式腹膜透析是指患者夜间睡眠时间应用循环自动式腹透机交换透析液 4～6 次,白天腹腔内放 2 L 腹透液,每天只需装卸 2 次,故减少感染的机会。

4.夜间间歇腹膜透析(NIPD)

夜间间歇腹膜透析有机器操作,每晚 10 小时内透析 8～10 次,白天腹腔内不留置腹透液。

5.潮式腹膜透析(TPD)

潮式腹膜透析是一种特殊的腹膜透析方式,在开始腹膜透析时注入通常剂量的腹透液,在维持 2～3 小时后将腹腔内的腹透液按一定的比例引流出腹腔,并将新鲜腹膜透析液按前次引流量注入腹腔,并持续循环这样的治疗。直至腹膜透析结束时将腹腔内腹膜透析液全部引流出体内。

## 二、腹膜透析置管术前准备

(一)心理护理

向患者宣教腹膜透析治疗的必要性及置管术的重要性,减少患者手术前的压力,缓解患者的紧张情绪,保持良好的睡眠。

(二)评估患者

评估包括疾病史、清洁卫生、家属支持度、居家环境、工作场所。

(三)术前 1 天准备

术前 1 天患者应进食易消化食物,保持大便通畅。

(四)术前 1 小时准备

患者应排空大小便。

(五)讲解术中的注意事项

(1)患者术中应遵照手术医师的指示。

(2)患者术中如出现不适,需马上告诉医师,以便及时处理。

### 三、腹膜透析置管前护理操作

**(一)备皮**

手术当日进行。备皮范围:上至两乳头连线,下至大腿上段1/3,两侧至腋中线,将阴毛及身体毛发剃掉,并清洁脐部。注意手法轻柔,勿损伤皮肤,备皮后嘱患者用清水洗去备皮范围皮肤上的润滑液或粉剂等,保持术野范围皮肤清洁并更换内衣。

**(二)皮试**

青霉素皮试。

**(三)生命体征监测**

术前监测生命体征,尤其是血压变化。

**(四)术中用物准备**

核对带入手术室的物品:1.5%腹膜透析液2L、蓝夹子2个、钛接头1个、短管1根、腹膜透析管1根、碘伏帽1个。

### 四、腹膜透析置管术后教育

**(一)饮食**

进食易消化食物,保持大小便通畅。

**(二)心理护理**

充分做好透后教育,缓解患者紧张情绪。

**(三)导管出口处的护理**

(1)护理频率:视具体情况而定。如在冬天且患者运动较少可2~3天进行一次护理;如在夏天且患者出汗较多,在淋浴后或运动后都应进行护理,更换敷料,保持伤口干燥、清洁。

(2)换药时严格执行无菌操作,避免牵拉腹膜透析管。进行出口处护理前要用抗菌洗手液洗手后用流动水冲洗,戴好口罩。

(3)不要使用对出口处有刺激或对皮肤有刺激的药物。

(4)如出口处有痂皮,不要除去。

(5)不可用手搔抓出口处周围皮肤,以免破溃造成感染。

**(四)洗澡**

(1)术后2周以内及伤口感染期或延迟愈合期,不应进行盆浴、淋浴。

(2)术后2周以上且手术伤口愈合良好时可进行淋浴,不要进行盆浴或游泳。

(3)进行淋浴时,要应用人工肛袋保护出口处,以保持出口处干燥,淋浴完毕要对出口处进行护理。

(4)淋浴时间不可过久,以防肛袋脱落。

**(五)运动方式**

(1)良好的体育锻炼不但能提高患者的营养状况,还能提高患者的生活质量,促进回归社会。

(2)患者在伤口拆线后可适当进行体育锻炼,以不感到特别疲劳为宜。

(3)出院后根据自己的身体情况,逐渐增加运动量。但不要从事剧烈的、增加腹压的竞技、搏斗性项目,可进行散步、慢跑、打太极拳等活动。

（4）在进行体育锻炼前，要妥善固定好透析管。

## 五、护理

腹膜透析多需要患者居家进行操作,很多患者出院后缺乏护理知识及专业人员的连续性护理,健康需求难以得到及时满足而导致出现多种并发症,不得不再次住院治疗,增加了患者和社会的医疗负担。而腹膜透析的连续护理是将医院护理服务延伸至患者家庭的一种护理服务模式,主要内容是有效应对患者返家后面临的健康问题。从而安全地从医院转移至家庭。

### （一）综合护理评估

#### 1.透析充分性评估

临床评估腹膜透析充分性的重要性在于患者接受透析治疗一段时间后,其治疗剂量是否足以清除体内毒素及维持体液平衡;随着时间的推移,患者的残余肾功能逐渐减少,甚至消失,此时腹膜透析能否负担。腹膜透析充分性的标准包括以下三方面:①患者临床症状稳定,自我感觉良好,有较好的社会适应能力,不存在因透析不充分引起的失眠、头痛、恶心、呕吐、乏力、食欲缺乏、皮肤瘙痒等症状。②无明显的水肿或脱水、血压可以控制正常范围内,外周神经传导速度正常。③实验室检查,血红蛋白 $11\sim13$ g/L,血细胞比容（Hct）>25%,钙磷比例达标,没有酸中毒及电解质紊乱,Kt/V>1.2 以上,尿素清除率 65% 以上。

#### 2.操作评估

患者居家腹膜透析用物准备齐全,房间独立,干净、整洁。透析液加热至接近人体体温37 ℃,用干热法加热。换腹透液操作前减少房间人员走到及打扫,紫外线室内照射消毒,洗手、戴口罩,取出腹透短管,将透析液与短管连接正确,引流患者腹腔内已交换的液体至空袋内,引流结束后,关闭短管,冲洗透析液管路,打开短管开关,将透析液灌入腹腔,灌入结束后,分离短管与透析液袋,更换新的碘液微型帽。

#### 3.心理评估

患者在治疗前都会有恐惧心理,担心治疗时的感觉,自己能否胜任操作,存活时间等。可应用症状自评量表等工具。根据评估结果,制订相对的护理计划。

### （二）连续护理实施

根据腹膜透析患者临床治疗护理常规,慢性肾病患者连续护理认知问卷及患者住院期间的护理问题制订连续护理方案。医护人员必须将腹膜透析的知识有目的、有计划地对患者及家属进行培训和教育。提高患者的依从性、减少腹膜透析感染的发生。使患者尽量做到自主生活,自身进行生活照料。

#### 1.入院时治疗相关方面

对社区建立健康档案的患者,护士要全面了解患者的既往健康信息。对所有患者应用慢性肾病患者连续护理认知问卷对身体、心理及社会状况进行评估。协助患者完成必需的检查项目:血常规、尿常规、便常规;肝功能、肾功能、电解质、血糖、血脂、血型;心电图、腹部超声检查。告知患者检查注意事项。根据患者的健康状况及检查结果,全面评估其病情程度。

#### 2.入院时护理相关方面

患者入院时,责任护士应协助患者了解和熟悉环境,使患者尽快适应医院生活,消除紧张、焦虑等心理;患者居室环境清新,温度、湿度适宜。保持皮肤清洁,注意个人卫生,督促患者勤换衣、勤洗澡。保持口腔、会阴部清洁。

3.入院时社会心理方面

患者入院后,对确定采用腹膜透析治疗的患者,针对其心理特点,责任护士应及时向患者讲解有关腹膜透析的原理及相关知识,同时告知患者透析可使体内的毒素通过腹膜透析液及时地清除到体外,使症状得到改善,同时也能很好的保护残余肾功能。通过精心护理及专业讲解,使患者消除恐惧心理,使其更好地配合医护人员进行治疗,使病情得到改善。

4.住院时治疗相关方面

检查和评估有无影响透析导管出口愈合的相关因素,如糖尿病、应用糖皮质激素、慢性咳嗽等,在置管前进行治疗,同时评估是否需要进行腹壁薄弱或疝的修复。对患者进行有关手术过程及注意事项的教育,使患者配合围术期的处理。

5.住院时护理相关方面

(1)切口感染:切口感染并发症较少见,但一旦发生则有可能影响置管的质量。致病菌主要为金黄色葡萄球菌及假单胞菌属。护理措施主要包括:预防性应用抗生素;术中止血彻底;缝合紧密不留死腔;术后及时换药更换敷料。

(2)腹腔脏器损伤及穿孔:置管操作过程中可能损伤大肠、小肠、肠系膜动脉、腹主动脉、膀胱及其他腹腔脏器。多见于穿刺置管(盲插),少见于解剖法置管。护理措施包括:术前应嘱患者排空膀胱,术中操作时动作应轻柔,避免任何粗暴的动作。

(3)血性引流液:主要为术中止血不彻底所致。护理措施主要包括:采用未加温的腹膜透析液反复冲洗腹腔,可达到使腹腔内血管收缩的目的,同时可减少出血部位出血;避免使用抗凝药物;在向腹腔内灌注腹透液后,用腹带加压包扎腹膜;经过上述处理后仍然为血性引流液,则应打开伤口找出出血部位加以止血。此外,女性患者在月经期可有血性引流液,当月经干净后引流液变清,其原因为月经血流经输卵管伞端排入腹腔所致。

(4)腹痛:腹痛可表现为局限性或弥漫性腹痛。置管后出现的切口周围疼痛,可用镇痛剂控制,其意义不大。有3%~4%的患者可出现会阴部及肛周部位的疼痛,尤其在灌入腹膜透析液或引流腹膜透析液即将结束时更加明显,这主要是因为置管时导管腹内段末端刺激该部位的腹膜所致,一般置管后1~2周自动消失。护理措施主要有:将灌入液体和引流液体的速度减慢,可减少这种疼痛;如果疼痛严重且持续较长时间应将导管腹内段向外拔出1 cm左右,这种疼痛即可缓解或消失。并且最好将透析液温度控制在37 ℃左右,个别患者可能因腹膜透析液偏酸性而导致透析液灌入时的疼痛,可加用碳酸氢盐(5~25 mEq/L)提高透析液的 pH。

(5)肠梗阻:腹膜透析管植入后可发生不完全性肠梗阻,一般在置管后24~36小时内发生。

(6)早期腹透液渗漏:置管后30天内发生的腹透液渗漏称为早期腹透液渗漏。发生腹透液渗漏的原因有:肥胖、糖尿病、年龄>60岁、多产妇、多次置管等。表现为导管周围渗漏,前腹壁局限性水肿及引流量减少。出现早期渗漏增加隧道感染和腹膜炎的危险,常需预防使用抗生素,可暂停腹膜透析,改做血液透析,大多数渗漏可得到解决。

(7)伤口血肿:在切口及皮肤下隧道形成血肿的原因有患者有出血倾向,高血压或操作者技术不熟练,如术中未正确止血等。血肿可导致伤口愈合延迟,感染及早期腹透液渗漏。

(8)腹膜透析液引流不流畅:多在置管后2周较常见,可表现为单向或双向阻塞,单向阻塞最为常见,主要表现为腹透液灌入腹腔通畅,而引流困难。双向阻塞表现为腹膜透析液灌入或引流均不畅。护理措施主要有:嘱患者不断改变体位,观察引流情况。如果是由于患者膀胱充盈,便秘所致,则嘱患者排空膀胱或口服缓泻剂排出大便。如患者引流液内含有肉眼可见的纤维蛋白,而又出现透析液引流不畅时,应高度怀疑为纤维蛋白凝块阻塞所致。用5～10 mg肝素溶于20 mL生理盐水中加压注射(冲洗)有时可将导管内的凝块冲走;也可将肝素以5～10 mg/L的浓度加入透析液袋中,再加压透析袋,达到高压灌注冲洗效果。以上方法如无效可采用尿激酶1万U用生理盐水20 mL稀释后,注入导管内并封管5～10小时,使腹透液引流通畅。亦可用内镜刷去除导管内凝块。如经腹部X线证实引流不畅是由置管所致,且患者只安装了一个深层涤纶袖套时,可将一金属丝消毒,涂液状石蜡,缓缓插入导管内腔,插入的金属丝长度短于导管长度2 cm,避免粗暴动作以免损伤内脏。应用腹腔镜分离吸附在导管内的大网膜。在另一腹部定位点消毒局麻后切开皮肤2 cm,插入包绕着"可吸收无须打结外科缝线(Quill)"引导器的穿刺针,拔出针芯后,向腹腔内注入一定的消毒空气,这样有利于观察,将吸附于导管上的大网膜剥离。证实导管引流通畅后拔出腹腔镜并缝合创口。手术清除导管内阻塞物。在深部涤纶袖套上方皮肤做一切口,分离深部袖套后将导管的腹腔部分移出。用肝素盐水充分洗涤导管,去除导管内的大网膜脂肪及纤维蛋白。然后再将导管的腹腔段送回腹腔,证实导管引流通畅后,分层缝合肌肉,皮下及皮肤。采用非手术重新置管方法,3天内仍不能使腹膜透析导管恢复通畅者,应考虑拔出原导管,重新置管,尽早恢复腹膜透析。

6.住院时社会心理方面

腹膜透析患者住院期间由于腹膜透析管理的植入,各种并发症的相继出现,易引起患者紧张、恐惧心理,因此做好患者的心理疏导,减轻对腹膜透析的恐惧心理,积极配合治疗。可应用症状自评量表SCL-90,及时发现患者心理问题,进行心理疏导。

腹膜透析患者出院回家后需要患者或家属自行进行换液操作,所以需要患者或家属熟练掌握更换透析液方法及物品的消毒方法,检查合格后方可出院。交代家庭透析的注意事项:包括透析环境、透析方式、透析次数、生活起居、饮食管理、劳动活动等。定期家庭随访或电话家访,定期门诊复查。

7.出院前治疗相关方面

腹膜透析装置主要包括腹透液、连接装置和腹透管3方面,各种不同腹透方式所需要的装置各不相同,在此主要介绍临床上最常用的腹膜透析方式所需要的腹透装置。

(1)腹透液:目前使用的腹透液是装在密闭塑料袋内,此塑料袋带有双联装置。腹透液溶量:成人使用的腹透液容量有1.5 L、2.0 L、2.25 L、2.5 L、3.0 L和5.0 L。一般所指的标准容量为2.0 L,而应用自动化腹膜透析机则用5.0 L较为多见。手工进行操作的如CAPD患者,则塑料袋连接一Y形管路,形成双联系统,而自动化腹膜透析机则不需要。透析液的电解质浓度:透析液中电解质浓度与人体血清电解质浓度相差不多,为了减少水、钠潴留,透析液中钠离子浓度较人体血浆低,为132 mmol/L,而钙离子浓度有2种,1.75 mmol/L和1.25 mmol/L,后者适用于高钙血症的患者。为了避免加重肾衰竭患者的高钾血症,所有透析液中均不含钾离子。透析液的渗透剂:一般的透析液采用葡萄糖作为渗透剂,溶液中含有的葡萄糖浓度分别为1.5%、2.5%和4.25%,其含有的无水葡萄糖浓度分别为1.36%、2.27%和3.86%。

(2)腹透管:慢性腹膜透析成功的关键是要有永久的安全的腹透管与腹腔相连接。一根好的腹透管要符合以下条件:能够提供足够的透析液流入和流出的速度,能够安全被植入,对人体无害,其设计应使出口感染发生率最低。

(3)连接系统:包括钛接头、连接外短管。钛接头是连接腹透管与外短管的装置,无特殊情况下不需更换,而外短管是连接腹透管和腹透液的装置。对于有双联系统的腹透液,可直接连接到外短管进行腹膜透析操作,而应用腹膜透析机进行操作的患者,必须在外短管与腹透液袋之间用专用的多头腹膜透析机管路进行连接。外短管一般每3~6个月更换1次。

8.出院前护理相关方面

(1)皮肤隧道口及隧道感染,正常的皮肤隧道口应洁净、干燥、无痛及无炎症。皮肤隧道口感染一般表现为:皮肤硬结、红肿、皮肤口处溢脓及高度增生的肉芽组织形成。皮肤隧道口结痂并不意味着感染。皮肤隧道口及隧道感染通常被认为是腹膜透析的严重并发症。这种并发症有时呈慢性反复发作,可导致反复发作的腹膜炎,置管失败及住院时间延长。皮肤隧道口及隧道感染已成为腹膜透析的主要并发症,是导致腹膜透析患者死亡的主要因素之一,也是拔除导管的常见原因。护理措施主要包括:定期清洗皮肤隧道口,可采用过氧化氢+肥皂水或络合碘+过氧化氢或单用络合碘定期清洗消毒皮肤隧道口,并以无菌纱布覆盖,换药1~2次/天,对隧道口周围肉芽组织可用硝酸银烧灼。根据感染处分泌物做细菌培养,选用敏感药物,在培养结果未出来之前,首选用抗革兰阳性菌的药物,同时应联合使用抗革兰阴性菌的抗生素,最好静脉用药,必要时加服利福平。2周左右临床表现无明显改善,应考虑导管的拔出或去除皮下袖套。去除皮下袖套的方法:局麻皮肤隧道口处的皮肤,用手术刀切开皮肤出口,用止血钳钝性分离出袖套,再用剪刀剪除导管上的涤纶袖套及结缔组织。注意个人卫生,妥善固定导管,避免过多牵拉导管。当皮肤隧道口处不洁或潮湿时,应及时更换敷料,保持导管出口处的清洁和干燥。避免使用对皮肤隧道口处有刺激或可引起皮肤过敏的药品,不要强行去除隧道口的痂皮防止创伤的发生。如隧道口处有创伤,应及时使用抗生素,金葡菌鼻腔携带者应使用抗生素。隧道口愈合期及感染期避免盆浴及游泳。一般认为隧道口愈合期至少需要2~3周。

(2)皮下袖套脱出原因:置管时,皮下袖套距离皮肤出口较近,如果小于1 cm,则脱出的机会较多;在更换腹膜透析液时,过于向外牵拉导管;以及皮肤隧道口感染。一般袖套脱出后常常合并该处的感染,常需全身使用抗生素。必要时去除袖套,由双袖套导管变成单袖套导管。

(3)晚期腹透液渗漏:腹膜透析开始30天以后出现的腹透液渗漏成为晚期透析液渗漏。腹透液皮下渗漏可发生于任何时期。早期常因引流减少而误诊为超滤失败。当渗漏部位不明时,可注入2 L含同位素的腹透液,或注入2 L含造影剂(加入76%的泛影葡胺100 mL)的透析液,让患者站立、行走、收腹、咳嗽及弯腰等,至少30分钟,以增加腹压,然后行同位素扫描或CT检查,可探明渗漏的部位。晚期渗漏的处理同早期渗漏,但保守治疗通常无效,常需手术治疗。

(4)腹膜炎:腹膜炎是指腹腔内的感染,它是腹膜透析的一个严重并发症。腹膜炎使得经过腹膜的液体和毒素滤过减少,导致透析效率降低。腹膜炎还伴有轻微至严重的腹痛。严重感染甚至可能导致拔出导管,停止腹膜透析。腹腔内部的长时间严重感染可引起腹膜粘连,还可能丧失透析功能。但是腹膜炎是可以避免的,而且即使发生腹膜炎,若能及早发现和治疗,大多很容易治愈。腹膜炎的健康指导有以下内容。

操作前环境要求清洁干燥,常规室内紫外线消毒,备齐用物,关闭门窗,无人走动,正确洗手,佩戴口罩。换液前一定要检查透析液,是否在有效期内和有无透析液漏出,如有破损,该袋透析液禁止使用。严格按照无菌要求进行换液。禁止触摸无菌区域,定期正确的出口处的护理,对预防感染非常重要。指导患者学会观察腹膜炎的临床表现和紧急处理:用腹透液进行腹腔冲洗,直至引流出透析液清澈后,保持干腹,带上引流出的浑浊透析液到医院就诊。从浑浊的引流液取样送检,做白细胞计数与分类、细菌培养。在培养结果出来之前,可先在透析液中加入抗生素,如头孢唑啉钠进行经验性抗感染治疗,等药敏结果出来后,再根据结果更改抗生素。透析液里加药时,要注意加药时无菌操作。出现腹膜炎之后,腹透超滤功能会下降,因此不可再做 CAPD,而应晚上干腹,次晨进行透析前先冲洗腹腔,直至引流出的透析液清澈后再进行透析。部分患者干腹时腹痛会加重,此时可进行腹腔冲洗数次,必要时腹腔内注入 $100\sim200$ mL 透析液,可减轻腹痛程度。询问患者操作过程,寻找引起腹膜炎的原因,并进行纠正,必要时进行操作技术再培训。

腹膜透析患者出院后护理工作是很重要的,在此期间,护士要与患者建立起密切的关系,正确的指导患者及家属进行腹膜透析操作,为居家操作做好准备。教会患者及家属常见并发症的观察及处理方法,门诊复查时间,需要携带的资料,联系医师及随访护士的方法,医院保留患者家庭住址及联系方法,保证患者居家治疗时能按时、正确地进行,减少并发症的发生。

9.出院后治疗相关方面

腹膜透析治疗过程中,根据尿毒症并发症和伴随疾病的发病情况,往往还需要使用一些药物。但是药物的使用,包括药物的品种、剂量和使用方法应遵照医师的指导进行。擅自地停药或减药可能会造成严重后果。常用药物有:促红细胞生成素(使用同时还应补充铁剂和叶酸),治疗高血压的药物(用药阶段应注意不要做快速起立的动作,以免低血压的发生),预防和治疗继发性甲状旁腺功能亢进症的药物(碳酸钙应饭中嚼服,活性维生素 D 应睡前服用)等。

10.出院后护理相关方面

(1)饮食指导:合理饮食,总原则为低盐、低脂、低糖、高蛋白饮食。由于腹透会丢失体内大量的蛋白质以及其他营养成分,应通过饮食来补充,要求患者蛋白质摄入量为 $1.2\sim1.5$ g/(kg·d),其中 $50\%$ 以上为优质蛋白,水的摄入量根据每天的出量来决定,如出量为 1 500 mL 以上,患者无明显高血压、水肿等,可正常饮水。

(2)透析指导:居家腹膜透析的条件如下。环境要求:换液房间应保证清洁、整洁、没有杂物且光线充足,禁止饲养宠物。每天紫外线灯消毒 2 次,每次 30 分钟以上。房间地面、桌面每天消毒液擦拭 2 次。换液时要关闭门窗、电扇及空调,禁止人员走动及打扫。所需物品准备:能够存放两袋腹膜透析液的加温箱,用于加热腹膜透析液。可以承重 3 kg 以上的挂钩,用于悬挂透析液。托盘称,用于称量透析液的入量及出量。体重计,用于检测患者体重。血压计,用于测量血压。具有刻度的水杯及量杯,用于测量患者每天饮水量及尿量。紫外线消毒灯,用于消毒换液房间空气。糖尿病患者需准备血糖仪,监测血糖。

(3)居家腹膜透析换液操作:在可能的情况下,鼓励患者自行完成换液操作,必要时由其他人员辅助进行。准备清洁工作台面、所需物品。洗手、戴口罩。首先检查透析液无渗漏,是否在有效期内及浓度,并采用干热方法加热至 37 ℃ 左右。拉开接口拉环,取出短管上的碘伏帽,迅速将双联系统腹膜透析液与短管相连。连接时注意无菌操作。将患者体内已交换的透析液引流到空袋子里,引流过程中观察引流液的清亮度及时间。引流结束关闭短管开关,将双联系统的绿色出口塞折断,冲洗管路 5 秒,用蓝夹子夹住出液管路,打开短管开关,注入透析液。灌注结束后关闭短管开关,再用一个蓝夹子夹住入液管路,分离短管及透析液袋,将短管朝下,更换新的碘伏帽。将短管放入固定袋内固定,避免造成对外口皮肤的牵拉和损伤。交换后检查透出液是否浑浊,称量,并做好记录。将透析液袋用剪刀剪开,透析液丢弃至马桶内。

(4)生活指导:保持正常的膳食,按照自己的习惯合理安排食物搭配。患者置管手术后 2 周内不能洗澡,术后 2 周后可以进行淋浴。建议使用肛袋保护置管外口,肛袋可以在药店购买。洗澡后马上进行外口护理,禁止盆浴。保持大便通畅,多进食富含纤维的水果和蔬菜,保持定时排便的良好习惯。保持充足的睡眠,养成良好的睡眠习惯,避免白天长时间的睡眠造成夜间睡眠困难。对中青年患者,积极鼓励患者继续学习和工作,对退休在家老人,从事力所能及的家务活。根据患者的自身情况,适当运动,增强体质,提高抵御疾病的能力。

11.出院后社会心理方面

由于疾病影响及长期治疗导致患者经济上的压力,常易产生焦虑、紧张、抑郁、无助甚至绝望等不良心理。可应用症状自评量表 SCL-90。针对患者的不同心理特征予以心理支持,耐心细致地疏导、支持,建立良好的护患关系,鼓励病友之间互相联络交流透析护理经验,互相提供有关疾病的治疗和护理信息,得到相互之间的情感支持。

### (三)院外延伸护理

腹膜透析需要在家由患者或家属自行进行透析操作。由于诸多因素影响着腹透的维持,如:腹透操作者的熟练程度,无菌观念的强弱,导管护理是否正确,透析环境以及个人卫生习惯等。通过对患者的连续护理,对患者居家操作进行再教育,及时发现问题,解决问题,增加医患沟通,保证患者长期有效的透析,减少并发症,提高生活质量。

### (四)腹膜透析并发腹膜炎的护理

腹膜炎是腹膜透析最常见的并发症,是少数患者迅速死亡的主要危险因素之一,也是腹膜透析患者退出腹膜透析的主要原因。腹膜炎直接影响患者的存活率。近年来随着无菌操作技术及连接装置的改进,从"O"装置、"Y"装置至双联系统,使感染率明显下降。目前腹膜炎每个患者的发病率已减少至 0.5~1.5 次/年。

1.病因

(1)皮肤污染:操作不当或通过被感染的出口部位可以导致腹膜炎。

(2)肠道感染:感染腹膜的革兰阴性菌来自肠道;直接来源邻近器官感染的蔓延;腹泻。

(3)其他类型感染:①长期使用抗生素引起的真菌性腹膜炎。②使用免疫抑制剂引起的结核性腹膜炎。③水生不典型分枝杆菌感染。

2.临床表现

(1)持续性腹痛。

(2)引流液浑浊。

(3)发热。

(4)引流不畅。

(5)超滤量减少。

(6)恶心和腹泻。

3.护理及处理流程

(1)注意观察腹痛的部位、持续时间;引流液的量、质及是否通畅等。

(2)一旦怀疑感染应立即将腹膜透出液做常规检查及细菌培养,然后再使用抗生素。

(3)如腹膜透析液较浑浊,可在每天透析前用腹膜透析液冲洗腹腔以减少毒素,减轻腹痛症状,直至腹膜透析液转清。

(4)将 CAPD 改为 IPD,白天使用加有抗生素的腹膜透析液,夜间干腹。

(5)观察腹痛、发热、引流情况,如症状未好转,可根据药敏试验结果使用抗生素。

(6)对于顽固性的腹膜炎,拔除腹膜透析管。

4.防治对策

(1)提高患者机体免疫力,鼓励患者锻炼身体,预防感冒,消除心理忧郁。

（2）严格按照无菌操作规程换液、换药。换液、换药前必须洗手、戴口罩。

（3）注意导管出口处的护理，有红、肿、压痛及分泌物时，应及时行细菌涂片培养。

（4）对于发热患者，应检查导管出口处及隧道有无感染迹象。

（5）注意个人卫生，勤更衣。洗澡时要防止导管口进水。

（6）保持大便通畅，不吃生冷及不洁食物，预防肠道感染。

（高　欣）

# 第二节　血液滤过与血液透析滤过

## 一、血液滤过和血液透析滤过的方法

### （一）血管通路

血液滤过、血液透析滤过的血管通路与血液透析相同，可以应用动静脉内瘘或中心静脉留置导管，但血流量要求较血液透析高，一般需 250～350 mL/min 的血流量才能达到理想的治疗效果。

### （二）置换液补充

置换液可在血液滤过器前或滤过器后输入，不同的方法对可清除物质的清除率及置换液的需求量不一样。

1.前稀释置换法

置换液于滤过器前的动脉端输入，其优点是血液在进入滤器前已被稀释，故血流阻力小，不易在滤过膜上形成蛋白覆盖层，可减少抗凝剂用量，但溶质清除率低于后稀释，要达到与后稀释相等的清除率需消耗更多的置换液。无抗凝剂或小剂量肝素抗凝治疗时，建议选择前稀释置换法。

2.后稀释置换法

置换液于滤过器后静脉端输入。临床上最常用的是后稀释，其优点是清除率高，可减少置换液用量，节省治疗费用。有文献报道，后稀释 HDF 应用较高的置换量对中分子毒素清除率远胜于高流量透析，当置换液输入 100 mL/min 时，$\beta_2$ 微球蛋白的清除率可以是高流量透析的 2 倍，对骨钙素（osteocalcin，分子量 5 800）和肌红蛋白（分子量 17 200）等中大分子也能充分清除，对磷的清除亦优于传统的血液透析，而尿素清除率则与高流量透析大致相当。后稀释的缺点是滤过器内水分大量被超滤后致血液浓缩，易在滤过器膜上形成覆盖物，因此后稀释时，总超滤与血流比应<30%，肝素用量也较前稀释多。为提高每次治疗的清除效果，常规治疗患者通常可选择后稀释置换法。若为无抗凝剂或小剂量肝素治疗的患者或有高凝倾向的患者，不宜选择此法。

3.混合稀释置换法

这是一种较完善的稀释方法。为了最大限度地发挥 HF、HDF 前稀释或后稀释的治疗优点，避免两者之缺点，欧洲一些血液净化中心提倡将置换液分别在前、后稀释的位置同步输入，这样既具有前稀释抗凝剂用量少的优点，又具有后稀释清除率高的优点，不失为一种优化稀释治疗方法。

### （三）置换液补充计算方法

血液滤过和血液透析滤过清除溶质的效果还取决于置换液量。临床上应用后稀释血液滤过一次,置换液量一般在 20～30 L。为达到尿素清除指数>1.2 的标准,超滤量应为体重的 58%;也有研究发现,置换液量为体重的 45%～50% 是比较合适的。

也可根据尿素动力学计算,由于患者蛋白质摄入量的不同,产生尿素氮数量亦不同,其计算公式如下。

$$每周交换量(L) = 每天蛋白质摄入量(g) \times 0.12 \times 7/0.7(g/L)$$

式中,0.12 为每克蛋白质代谢所产生的尿素氮的克数,7 为每周天数,0.7 为滤过液中平均尿素氮浓度。计算出的每周置换液量分 2～3 次在血液滤过治疗时给予。

按此公式计算时未计残余肾功能,若患者有一定的残余肾功能,则所需置换液量可相应减少,按 1 mL 置换液等于 1 mL 肾小球滤过液的尿素清除率计算,假如患者残余肾功能为 5 mL/min,则一天清除率为 7.2 L,故可减少 7.2 L 的置换液。

对前稀释血液滤过量的估计尚无统一的方法。一般建议每次治疗的置换量不低于 50 L,或者每次前稀释总滤液量与干体重的比值为 1.3∶1 以上,此时能得到良好的清除效果,所以认为应用"前稀释总滤液量/干体重"这个指标可以更加方便地制定充分的治疗剂量。

### （四）抗凝

血液滤过或血液透析滤过应用后稀释治疗时的抗凝剂用量可参照相关资料,本节不做叙述。若应用前稀释法治疗,则抗凝剂用量可相对减少。

## 二、血液滤过和血液透析滤过的临床应用

血液滤过(HF)和血液透析滤过(HDF)与血液透析(HD)相比,至少有两方面的优点,即血流动力学稳定、能清除中大分子物质。

### （一）血流动力学稳定

患者心血管系统对 HF 的耐受性优于 HD。HF 的脱水是等渗性脱水,水与溶质同时排出,体内渗透压变化小。HF 时血细胞比容等变化较小,不像 HD 时体内渗透压变化大、对血压影响也大。另外,HF 能选择性地保留 $Na^+$,HF 大量脱水时,血浆蛋白浓度相对提高,按照多南平衡选择性地保留 $Na^+$,使 $Na^+$ 在细胞外液中维持较高水平,细胞外液的高张状态使组织和细胞内水分移至细胞外,以保持渗透压的恒定,即使在全身水分明显减少的情况下,也能保持细胞外液的容量,从而使血压稳定。HF 治疗后血浆去甲肾上腺素明显增高,交感神经兴奋性增加,而 HD 治疗后即使发生低血压,血浆去甲肾上腺素也无变化。在 HD 中约 5% 的患者容易发生难治性高血压,即所谓肾素依赖型高血压,而用 HF 治疗时可降低其发生率。

### （二）清除大中分子物质

HF 能有效地清除 HD 所不能清除的大中分子毒素,如甲状旁腺素、炎症介质、细胞因子、$\beta_2$ 微球蛋白等。有研究显示,在两组血液透析患者分别接受 HDF 和低流量 HD 治疗 3 个月以后,HDF 组治疗前微球蛋白的水平要比低通透量 HD 组有明显的下降,并在超过 2 年的研究期间,这种差异始终保持着。无论是前稀释还是后稀释 HDF,当置换液量<60 mL/min 时,$\beta_2$ 微球蛋白的下降率要比采用同样膜做 HD 的清除率高(HDF 为 72.2%,HD 为 49.7%)。

大量的临床资料及研究证明,HF、HDF 可改善心血管稳定性,改善神经系统症状,增进食欲,减少与透析相关的淀粉样变,清除甲状旁腺素,缓解继发性甲状旁腺功能亢进症,改善促红细

胞生成素生成,纠正贫血。因此,HF 或 HDF 除了适用于急、慢性肾衰竭患者外,更适用于有下列情况的慢性维持性血液透析患者。

(1)高血压患者:无论是容量依赖型还是肾素依赖型高血压,血液滤过都能较好地控制。对于前者,HF 较 HD 能清除更多的液体而不发生循环衰竭。对非容量依赖型高血压或对降压药物有抵抗的高血压,应用 HF 治疗更有利于血压的控制。

(2)低血压患者:血液透析中发生低血压的原因很多,老年患者对血液透析耐受性差,心肌病变、自主神经功能紊乱、糖尿病等患者易发生低血压,HF 治疗能改善低血压症状。

(3)有明显的中分子毒素积聚而致神经病变、视物模糊、听力下降、皮肤瘙痒者。

(4)与透析相关的体腔内积液或腹水。发生率为 5%～37%,可能原因:①水钠潴留;②腹壁毛细血管通透性增加;③细菌、结核杆菌或真菌感染;④低蛋白血症、心包炎、充血性心力衰竭等。HD 很难使积液、腹水吸收或消失,HF 则有助吸收。

(5)肝性脑病患者。

(6)药物中毒患者。

(7)高磷血症患者:HDF 对磷的清除远比 HD 有效,能比较好地控制高磷血症。

(8)多脏器功能障碍患者,特别是伴有急性呼吸窘迫综合征(ARDS)、低氧血症者等。

## 三、血液滤过和血液透析滤过的并发症

血液透析中所有可能出现的并发症,稍有疏漏都有可能在血液滤过中发生。

### (一)常见技术并发症

(1)低血流量。

(2)治疗中 TMP 快速升高。

(3)置换液成分错误。

(4)液体平衡误差。

(5)置换液被污染导致热原反应。

(6)凝血。

(7)破膜漏血。

### (二)丢失综合征

HF 或 HDF 在超滤大量水分、清除中分子毒素的同时,也将一些分子量小但是有益的成分清除,如每次滤过可丢失氨基酸约 6 g(分子量仅为 140)、蛋白质约 10 g,患者应在饮食中补足。现在也有厂家通过对透析器膜孔进行技术改良,使透析器的膜孔分布更高、更均等,这种新型的透析器不仅提高了膜对中分子物质的清除效果,同时也能最大限度地减少蛋白质丢失,改善了治疗效果和预后。另有报道,在 HDF 中维生素 C 可下降 45%±14%,其中 25%～40% 是被对流所清除的;同时,HDF 过程中抗氧化剂的丢失与大量高度氧化的标记物同时出现,这将是一个潜在的问题。

### (三)其他

HF 对小分子物质清除不理想,应与 HD 交替治疗。

## 四、血液滤过及血液透析滤过的护理

血液滤过和血液透析滤过是血液净化治疗中的一种特殊技术。随着这种技术的不断成熟和

治疗成本的逐渐下降,HF、HDF 已成为维持性透析患者一种标准的常规治疗模式,在常规透析的同时通常每周或每两周进行一次 HF 或 HDF。因此,血液透析护士应充分了解它的治疗原理、适应证、不良反应及并发症,熟练掌握血液滤过、血液透析滤过的操作流程及机器的操作常规,有针对性地对患者进行密切监测与护理。

### (一)治疗前的准备

**1.患者准备及评估**

对于首次接受血液滤过者,应向患者及家属解释治疗的目的与风险,签署血液透析医疗风险知情同意书。若复用滤过器,还应签署滤过器重复使用知情同意书。

**2.滤过器选择和技术参数设置**

血液滤过和血液透析滤过清除溶质的效果取决于血流量、滤过器面积、滤过膜筛选系数、超滤率和每次治疗时的置换液总量,所以滤过器选择及技术参数的设置都必须评估和确认,以达到理想效果。

**3.滤过器预冲**

预冲是否充分会影响滤过器的性能发挥,临床上我们经常遇到的一些问题都与预冲不充分相关,如:①在常规抗凝的前提下,HF、HDF 上机后 1~2 小时即出现跨膜压快速升高,对应的措施是一再地降低置换液输入量,导致一次治疗的置换液总量达不到目标值而影响治疗效果,甚至有时不得不将模式切换至 HD 才能继续治疗。②回血后残血量多。③患者首次使用综合征发生率高等。充分预冲则能改善和预防上述状况的发生。

需要强调的是,滤过器膜内排气流速控制在 80~100 mL/min,先用生理盐水排净透析管路和滤过器血室(膜内)的气体,再将泵速调至 200~300 mL/min,连接透析液接头于滤过器旁路,排净滤过器透析液室(膜外)气体。若机器在线预冲的默认设置未按照这一原则,则会影响预冲效果,所以不建议在线预冲。另外,针对滤过器膜(通常为合成膜)的疏水特性和亚层的多孔性结构,建议加大预冲量,以保证有效清除气泡和不溶性微粒,并建议密闭循环时设置超滤量。将滤过器静脉端朝上,促进透析器膜内微小气泡清除干净,同时通过水的跨膜运动排出膜亚层中的空气,使滤过膜的纵向、横向都能够充分湿化。良好的湿化效果,能使滤过膜微孔的张力达到最大化,治疗时能降低水分、溶质通过半透膜的阻力,提高膜对水和溶质的通透性,在 HF、HDF 治疗中即使输入大剂量的置换液也不容易发生跨膜压快速上升的现象,有助于提高治疗效果。同时,良好的湿化能改变血液层流性质和切变力,降低血液流动阻力,防止血小板活化和补体激活,提高了滤过膜的抗凝效果,能有效地预防血膜反应。

**4.置换液总量设置**

首先确定置换液输入方式,无论是前稀释还是后稀释,置换液总量的设置可按照前述的置换液补充的几种方式进行计算。

**5.超滤量设置**

正确评估患者的干体重,根据其体重增长及水潴留情况设置超滤量。

**6.血流量设定**

通常 HF 和 HDF 治疗时的血流量要>250 mL/min,所以内瘘穿刺技术要熟练。选择穿刺部位时,必须选择能保证有足够血流量的部位进行穿刺,以获得有效的血流量,否则将影响清除率。但血流量常受患者的血管通路与心血管系统状态的限制,若患者因内瘘狭窄、栓塞而导致血流量不足,应先解决内瘘通路问题,在保证具有足够血流量的前提下再考虑做 HF 或 HDF。如患者因心血管功能低下而不能耐受治疗要求的血流量,可先将血流量设置于能够耐受的流量,通过一段时间治疗后心功能状况得到改善,可再将血流量调节至要求范围。

**(二)护理干预**

**1.密切监视机器运转情况**

治疗过程中密切监测动脉压、静脉压、跨膜压和血流量等的变化。HF、HDF均需补充大量置换液,如果液体平衡有误,则会导致患者发生危及生命的容量性循环衰竭,所以上机前需仔细检查并确认置换液泵管与机器置换液出口端连接严密,没有渗漏,确保患者液体出入量的平衡和保障治疗安全。所有的治疗参数与临床情况应每小时详细记录一次。

**2.严密观察患者的意识和生命体征变化**

生命体征的波动与变化往往是急性并发症的先兆,护士在巡视中要密切注意患者的主诉和临床反应,如是否恶心、呕吐、心慌、胸闷、寒战、出血倾向等。

**3.急性并发症的预防与护理**

血液透析的所有并发症都有可能在HF、HDF中出现,最需要警惕:①液体平衡误差;②置换液成分错误;③置换液被污染导致热原反应;④低血流量;⑤凝血。护士在临床护理操作中要加强责任心,严格执行操作规范,做到操作前、操作中、操作后查对,及时发现隐患,积极预防并发症。如置换液管与机器置换液出口端连接不紧密而致置换液渗漏,治疗中会出现置换液输入量少于患者体内被超滤的量,若不及时发现,会导致患者脱水过量,有效血容量下降而发生低血压、休克。只有严格查对才能防患于未然。

**4.饮食指导**

血液滤过或血液透析滤过在大量清除液体的同时,会丢失大量蛋白质、氨基酸、维生素,患者在饮食中若得不到及时补充,就可能发生因血液滤过治疗而引起的丢失综合征。因此,患者饮食中应增加优质蛋白质的摄入并多食富含维生素的蔬菜。维持性血液透析患者每天每千克体重的蛋白质摄入(dietary protein intake,DPI)为1.2～1.5 g,而在进行HF或HDF治疗阶段蛋白质摄入量最好能达到每天每千克体重1.5 g,其中50%～70%是高生物价蛋白质,以补足从滤过液中丢失的营养物质。为保证患者达到这一摄入水平,必须加强对患者的饮食指导和宣教,使患者能充分认识并自觉做到合理饮食。

**5.反渗水监测与机器消毒**

HF、HDF治疗中大量的水是直接进入血液的,所以保证透析用水的高度洁净至关重要,哪怕是极低浓度的污染都会是致命的。反渗水必须定期做细菌培养和内毒素、水质的检测,使用在线式血液滤过机要注意置换液滤过器的有效期,严格按照厂家规定的寿限使用,以保证在线置换液的品质与安全。

在线式血液滤过机直接将自来水经过炭滤、软化、反渗等步骤制成净化水,再通过高精度的滤过器,使之成为无菌、无致热原的超纯水。超纯水与浓缩透析液经比例泵按一定的配比混合成置换液,再经过双重超净滤器滤过后输入体内。这一设计完善的净化系统最大的优点是方便,但同时浓缩透析液也必须保证高度的洁净,符合质控标准。有报道,在浓缩透析液污染较严重的情况下,第二级滤器后仍可发现细菌及热原物质。因此,在线HDF生成置换液时,特别要求使用成品A液和筒装B粉装置,以减少浓缩液方面的污染。

**6.机器清洗、消毒和日常维护**

必须严格遵照厂家要求实施,包括消毒液品种和消毒液浓度都应根据厂家要求选用,以确保每一次消毒的有效性和治疗安全性。停机日需开机冲洗 20～30 分钟,使机器管道内的水静止不超过 24 小时,以避免微生物的生长。停机超过 3 天应重新清洗消毒后再使用。

7.其他

使用挂袋式液体输入时,必须注意袋装置换液的有效期、颜色和透明度。更换置换液时应严格执行无菌操作。另外,在置换液输入体内之前建议装一个微粒滤过器,以杜绝致热原进入体内。

(高　欣)

# 第三节　血液透析

## 一、概述

血液透析是急、慢性肾衰竭患者肾脏替代治疗方式之一,采用弥散、超滤和对流原理清除血液中有害物质和过多水分,目前把广泛应用于维持性血液透析患者的普通血液透析称为标准血液透析。血液透析常见的种类有低通量血液透析和高通量血液透析。

### (一)适应证

患者是否需要血液透析治疗及治疗方案应由有资质的肾脏专科医师决定。

1.终末期肾病

透析指征:非糖尿病肾病患者肾小球滤过率(eGFR)<10 mL/(min · 1.73 m$^2$);糖尿病肾病 eGFR<15 mL/(min · 1.73 m$^2$)。当有下列情况时,可酌情提前开始透析治疗:严重并发症经药物治疗等不能有效控制者,如血容量过多,包括急性心力衰竭、顽固性高血压;高钾血症;代谢性酸中毒;高磷血症;贫血;体重明显下降和营养状态恶化,尤其是伴有恶心、呕吐等。

2.急性肾损伤

无尿或少尿 2 天(48 小时)以上,伴有高血压、水中毒、肺水肿、脑水肿之一者;血清肌酐(Scr)≥442 $\mu$mol/L(5 mmol/dl);高钾血症,K$^+$≥6.5 mmol/L;代谢性酸中毒,二氧化碳结合力(CO$_2$CP)≤13 mmol/L,纠正无效。

3.药物或毒物中毒

毒物能够通过透析膜析出,且毒物剂量不大,与机体的作用速度不太快的可行透析。应争取在服毒后 16 小时以内进行。

4.其他

如严重水、电解质紊乱,酸碱平衡失调,严重高热、低体温等。

### (二)相对禁忌证

无绝对禁忌证,但下列情况应慎用:①颅内出血或颅内压增高;②药物难以纠正的严重休克;③严重心肌病变并有难治性心力衰竭;④活动性出血;⑤精神障碍不能配合血液透析治疗纠正的严重休克。

### (三)血管通路准备

临时或短期血液透析患者可以选用临时中心静脉置管血管通路,需较长期血液透析患者应选用长期血管通路。患者应配合取正确卧位以建立体外血液循环通路。

**(四)治疗原则**

1.首次透析患者(诱导透析期)

(1)透析前应做肝炎病毒、HIV和梅毒血清学检查,以决定透析治疗分区及血液透析机安排。

(2)确立抗凝方案。

(3)确定每次透析治疗时间:建议首次透析时间不超过3小时,以后每次逐渐延长透析时间,直至达到设定的透析时间(每周2次透析者5.0～5.5小时/次,每周3次者4.0～4.5小时/次;每周总治疗时间不低于10小时)。

(4)确定血流量:首次透析血流速度宜适当减慢,可设定为150～200 mL/min。以后根据患者情况逐渐调高血流速度。

(5)选择合适膜面积透析器(首次透析应选择相对小面积透析器),以减少透析失衡综合征发生。

(6)透析液流速可设定为500 mL/min。通常不需调整,如首次透析中发生严重透析失衡表现,可调低透析液流速。

(7)透析液成分常无特别要求,可参照透析室常规应用。如果患者严重低钙,则可适当选择高浓度钙的透析液。

(8)透析液温度常设定为36.5 ℃左右。

(9)确定透析超滤总量和速度:根据患者容量状态及心肺功能、残余肾功能等情况设定透析超滤量和超滤速度。建议每次透析超滤总量不超过体重的5%。存在严重水肿、急性肺水肿等情况时,超滤速度和总量可适当提高。在1～3个月逐步使患者透后体重达到理想的"干体重"。

(10)透析频率:诱导透析期内,为避免透析失衡综合征,建议适当调高患者每周透析频率。根据患者透前残肾功能,可采取开始透析的第一周透析3～5次,以后根据治疗反应及残肾功能、机体容量状态等,逐步过渡到每周透析2～3次。

2.维持透析期

维持透析患者每次透析前均应进行症状和体征评估,观察有无出血,测量体重,评估血管通路,并定期进行血生化检查及透析充分性评估,以调整透析处方。

(1)确立抗凝方案。

(2)确定超滤量及超滤速度。

(3)透析治疗时间:依据透析治疗频率,设定透析治疗时间。建议每周透析2次者为5.0～5.5小时/次,每周3次者为4.0～4.5小时/次,每周透析时间至少10小时以上。

(4)透析治疗频率:一般建议每周透析3次。对于残肾功能较好、残肾尿素清除率(Kru)2 mL/(min • 1.73 m²)以上、尿量200 mL/min以上且透析间期体重增长不超过3%～5%、心功能较好者,可予每周透析2次,但不作为常规透析方案。

(5)血流速度:每次透析时,先予150 mL/min血流速度治疗15分钟左右,如无不适反应,调高血流速度至200～400 mL/min。要求每次透析时血流速度最低200～250 mL/min。存在严重心律失常患者,可酌情减慢血流速度,并密切监测患者治疗中心律变化。

(6)透析液设定。

### (五)并发症

(1)透析中低血压:指透析中收缩压下降>2.7 kPa(20 mmHg)或平均动脉压降低1.3 kPa(10 mmHg)以上,并有低血压症状。

(2)肌肉痉挛:多出现在每次透析的中后期。一旦出现应首先寻找诱因,然后根据原因采取处理措施,并在以后的透析中采取措施,预防再次发作。

(3)恶心和呕吐。

(4)头痛、胸痛和背痛。

(5)皮肤瘙痒:是透析患者常见不适症状,有时严重影响患者生活质量。

(6)失衡综合征:指发生于透析中或透析后早期,以脑电图异常及全身和神经系统症状为特征的一组病症,轻者可表现为头痛、恶心、呕吐及躁动,重者出现抽搐、意识障碍甚至昏迷。

(7)透析器反应:既往又名"首次使用综合征",也见于透析器复用患者,临床分为A型反应(变态反应型)和B型反应。A型透析器反应主要发病机制为快速的变态反应,常于透析开始后5分钟内发生,少数迟至透析开始后30分钟。发病率不到5次/10 000透析例次。依据反应轻重可表现为皮肤瘙痒、荨麻疹、咳嗽、喷嚏、流清涕、腹痛、腹泻,甚至呼吸困难、休克、死亡等。一旦考虑A型透析器反应,应立即采取处理措施,并寻找原因,采取预防措施,避免以后再次发生。

(8)溶血:表现为胸痛、胸部压迫感、呼吸急促、腹痛、发热、畏寒等。

(9)其他:空气栓塞、心律失常、发热、透析器破膜、体外循环凝血。

### (六)血液透析监测与充分性评估

加强维持性血液透析患者的管理及监测是保证透析效果、提高患者生活质量、改善患者预后的重要手段,包括建立系统而完整的病历档案和透析间期患者的教育管理,定期监测、评估各种并发症和合并症情况,并做相应处理。对终末期肾病患者进行充分的血液透析治疗,是提高患者生活质量、减少并发症、改善预后的重要保证。对血液透析进行充分性评估是改进透析,保证透析质量的重要方法。

## 二、护理措施

### (一)心理指导

由于维持性血液透析患者的透析治疗周期长、费用高、依赖性强,患者易产生悲观失望及不明原因的情绪波动,如抑郁、焦虑、逆反行为。患者应积极面对,及时与医护沟通,进行双向交流,以减轻心理压力;适度活动与充分休息,保证充足的睡眠,避免过度劳累和精神紧张;冬天避免寒冷的刺激,避免去人多的地方,防止感染。

### (二)饮食指导

维持性透析患者的饮食原则应为高热量、优质蛋白、高钙低磷、低盐低钾,控制水分摄入,补充适量水溶性维生素。

1.摄取足够的蛋白质和热量

每周透析2次的患者,蛋白质的摄入量为1.0~1.2 g/(kg·d);每周3次的患者,蛋白质的摄入量为1.2~1.5 g/(kg·d)。优质动物蛋白应占50%以上,如牛奶、鸡蛋、瘦肉、鱼虾等。

2.限制钠盐的摄入

钠盐的摄入应控制在3~5 g/d。根据水肿及血压水平调整钠的摄入(钠的来源:食盐、酱油、盐渍食品、腌制食品、烟熏食品、咸菜、酱类等);严重高血压、水肿或血钠较高、无尿患者,每天应限制在 2 g 以内。不吃腌制食品,远离加工食品,限制使用调味品,恰当使用低钠盐(注意避免高钾摄入)。一般一啤酒瓶盖食盐是 6 g,1 g 食盐中约含 400 mg 钠。

限钠的技巧:①尽量利用食物的本身味道(原汁蒸、炖);②可适当采用酸味、甜味等调味品替代咸味(番茄汁、芝麻酱);③可适当利用葱、姜、蒜的特殊味道来减少食盐的使用,逐步改变自己的饮食习惯;④勾芡(烹调时不放盐,将盐放入芡汁里);⑤炒菜时不加盐只在进餐时放少量盐,减少外出就餐。

**3.控制磷代谢**

治疗慢性肾衰竭继发甲状旁腺功能亢进症的关键在于控制磷的代谢,其中重要的一环是积极限制饮食中的含磷量。磷的摄入最好限制在 600~1 200 mg。蛋白质含量高的食物往往含磷丰富,如动物乳汁、瘦肉、蛋、奶、动物内脏、海带、紫菜、芝麻酱、花生、干豆类、坚果、粗粮等磷均较丰富。

**4.限制钾的摄入**

高钾血症是维持性血液透析患者常见的危急并发症。钾离子过高会抑制心肌和神经肌肉系统。高钾血症的临床表现为心律不齐、极度疲乏衰弱、四肢无力、心率缓慢、心音减弱。肾脏排钾的特点:多吃多排,少吃少排,不吃也排。大部分食物都含有钾,蔬菜和水果是钾的最好食物来源。

限制钾摄入的技巧:①限制钾的摄入,慎用含钾高的食物,如蘑菇、海菜、豆类、莲子、卷心菜、榨菜及香蕉、橘子等。②可以通过改变烹饪方法来减少食物中的钾含量,如绿叶蔬菜先浸泡30 分钟,再过沸水后再炒;土豆等根茎类蔬菜,可去皮切薄片,浸水后再煮;鱼肉等先水煮再进一步烹调,避免食用汤汁。③推荐多吃瓜菜,如冬瓜、丝瓜等,它们所含的钾比绿叶菜低。④用蔬菜煮成的汤均含钾,避免食用"汤泡饭"。⑤市面上出售的代盐及无盐酱油含钾量比普通食盐高,不宜过多食用(氯化钾代替氯化钠)。

**5.维持水平衡**

患者出现水肿、少尿或无尿时应限制水的摄入量。两次透析间期体重增长以不超过干体重的 3%～5% 为宜。进水量为前一天尿量加 500 mL 不显性失水。食物含水量奶酪(固态)>酸奶(半固态)>牛奶(液态),馒头、烙饼>面条、炒面>汤面。

注意饮水的小技巧:①尽量避免进食含水量多的食物,如稀饭、汤汁、牛奶等;②将一天可喝的水,用带有刻度的容器装好,并分配饮用;③用带有刻度的容器装好或将部分水混合柠檬汁结成冰块,口渴时含在口中,让冰块慢慢溶化;④稍微口渴时,可用棉棒润湿嘴唇或漱口,十分口渴时再小口喝水。

**(三)内瘘护理指导**

是维持性血液透析患者的生命线,患者及家属要积极、主动配合医护人员保持动静脉内瘘良好功能状态。

(1)保持内瘘皮肤清洁,每次透析前彻底清洗手臂。

(2)透析结束当天穿刺部位要保持局部清洁干燥,创可贴覆盖不宜超过 24 小时,以防感染。

(3)透析结束时,建议指导患者及家属采用指压法(即点状压迫法)15～20 分钟,最长不宜超过 30 分钟,加压力度适宜,以不渗血及能扪及搏动震颤或听到血管杂音为宜。如果发生穿刺处出现血肿或出血,立即正确按压止血点,呼叫医师或护士帮助处理。

(4)出现血肿在 24 小时内先用冰袋冷敷,24 小时后可热敷,并涂搽多磺酸黏多糖乳膏消肿,如有硬结,可每天热敷并用多磺酸黏多糖乳膏涂搽按摩,每天 2 次,每次 15 分钟。如果有瘀斑,可局部贴敷土豆片或使用 50% 的硫酸镁湿敷,远红外线烤灯辅助治疗,促进瘀斑吸收,减轻局部肿胀。

(5)造瘘侧手臂不能受压,衣袖要宽松;不佩戴过紧饰物;夜间睡眠不能将造瘘侧手臂压垫于枕后,尽量避免卧向内瘘侧,内瘘侧手臂不可提重物;禁止在内瘘侧肢体测量血压,输液、输血。

(6)每天定时判断动静脉内瘘是否通畅。每天晨起、睡前用对侧手示指、中指、环指指腹触摸内瘘吻合口处静脉有无震颤,也可用对侧耳听血管杂音,如震颤、杂音减弱或消失,立即到医院请医师处理。

(7)适当活动造瘘手臂,可长期定时进行手握橡皮健身球活动;避免造瘘手臂外伤,以免引起大出血。非透析时间可常戴护腕,护腕松紧应适度,过紧易压迫动静脉内瘘导致内瘘闭塞。有动脉瘤者应用弹性绷带加以保护,避免继续扩张及意外破裂。

(8)注意维持足够的血容量,在脱水量大、呕吐、腹泻、低血压、高热时注意内瘘是否通畅,指导患者注意观察吻合口的血管杂音及血管震颤的强弱,如发现血管杂音改变,搏动减弱,或局部血管曲张,结节形成等,均提示内瘘有狭窄的可能,应立即到医院就诊。

### (四)用药指导

维持性血液透析患者常伴有高血压、贫血等,患者应大致了解抗高血压药、钙制剂不同的服药方式,促红细胞生成素及铁剂的名称、剂量、作用、用法、注意事项及可能产生的不良反应。各种抗高血压药及胰岛素制剂必须在医师指导下正规、长期服用,患者因学会自我监测血压及血糖,防止低血压或低血糖。透析中血压波动较大以及透析过程中经常低血压的患者在透析前停服抗高血压药或减量,以免透析过程中出现低血压。糖尿病肾病患者建议透析日胰岛素减量或停用。外出或透析时应携带急救卡片或含糖糕点,防止发生低血糖。口服铁剂应饭后服,忌饮浓茶。使用促红细胞生成素的患者,要注意监测血压及血常规,用药期间如出现不良反应,及时通知医师处理。

### (五)运动康复

运动以有氧运动为主。适合血液透析患者的运动方式有散步、打太极拳、游泳、慢跑步、慢骑自行车、广场舞等。运动量适当以运动时微有汗出,稍感疲劳为宜,锻炼时应根据患者的年龄、病情,注意循序渐进。注意心率、血压的监测,若有气喘、头晕、全身无力,应立即中止,及时就医。量力而行做家务,劳逸结合,尽量自理生活,以分散对疾病的注意力,条件允许时可重返工作岗位,以实现自身价值,回归社会。

(高　欣)

## 第四节　维持性血液透析用药指导与护理

透析疗法是慢性肾衰竭的一种替代疗法,它不能完全代替肾脏的功能。维持性血液透析患者在漫长的透析之路中,需要一个综合、全面的治疗,包括一定的药物治疗,只有这样才能提高患者的生存率,提升患者的生活质量,降低和减少透析并发症。本节介绍维持性血液透析患者药物应用的指导和护理。

### 一、降血压药

#### (一)用药指导

**1.钙通道阻滞剂(CCB)**

根据分子结构的不同,分为二氢吡啶类和非二氢吡啶类;根据药物作用时间,可分为长效和短效制剂。目前临床上以长效二氢吡啶类最为常用,以氨氯地平为代表。优点是降压起效快,效果强,个体差异小,除心力衰竭外较少有治疗禁忌证;缺点是可能会引起心率增快、面色潮红、头痛和下肢水肿等。

**2.血管紧张素转换酶抑制药(ACEI)**

短效的有卡托普利,长效的有福辛普利、贝那普利、依那普利等。起效较快,逐渐增强,3～4周达最大作用,对糖尿病患者及心血管等靶器官损害者尤为合适;不良反应是刺激性干咳和血管性水肿,用于肾衰竭患者时应注意发生高血钾的可能。

**3.血管紧张素Ⅱ受体阻滞剂(ARB)**

降压作用起效缓慢、持久、平稳,6～8周才达最大作用,持续时间达24小时以上,不良反应很少,常作为ACEI发生不良反应后的替换药,具有自身独特的优点。

**4.β受体阻滞剂**

起效较迅速,较适用于心率较快或合并心绞痛的患者,主要不良反应为心动过缓和传导阻滞,突然停药可能导致撤药综合征,还有可能掩盖糖尿病患者的低血糖症状。急性心力衰竭和支气管哮喘等禁用。

尿毒症患者90%以上均有不同程度的高血压,且绝大多数都需联合用药、长期口服药,较常用的联合方案是CCB+ACEI/ARB+β受体阻滞剂,并酌情增减剂量,不要随意停止治疗或改变治疗方案。控制血压对降低尿毒症患者心脑血管疾病病死率具有重要作用。常用降压药物见表10-1。

表 10-1 尿毒症患者常用降压药物

| 药物分类 | 名称 | 剂量 | 用法 |
| --- | --- | --- | --- |
| CCB | 硝苯地平 | 5～10 mg | 3次/天 |
| | 非洛地平 | 5～10 mg | 1次/天 |
| | 氨氯地平 | 5～10 mg | 1次/天 |
| ACEI | 卡托普利 | 12.5～50 mg | 2～3次/天 |
| | 贝那普利 | 10～20 mg | 1次/天 |
| | 赖诺普利 | 10～20 mg | 1次/天 |
| | 福辛普利 | 10～20 mg | 1次/天 |
| | 培哚普利 | 4～8 mg | 1次/天 |
| ARB | 氯沙坦 | 50～100 mg | 1次/天 |
| β受体阻滞剂 | 美托洛尔 | 25～50 mg | 2次/天 |

#### (二)用药护理

(1)高血压发病率较高,是脑卒中、冠心病的主要危险因素。因此,防治高血压是预防心血管疾病的关键。常规降压药物治疗能有效降压,但如果不坚持用药或用药不规范,血压控制效果欠佳。

（2）降压治疗宜缓慢、平稳、持续，以防止诱发心绞痛、心肌梗死、脑血管意外等；根据医嘱选择和调整合适的降压药物，可先用一种药物，开始时小剂量，逐渐加大剂量；尽量选用保护靶器官的长效降压药物。

（3）用药前，讲解药物治疗的重要性，以及需使用的药物名称、用法、使用时间、可能出现的不良反应，解除患者的顾虑和恐惧。

（4）用药时，老年患者因记忆力较差，应指导其按时、正规用药，及时测量血压，判断药物效果及不良反应。当患者出现头晕、头痛、面色潮红、心悸、出汗、恶心、呕吐、血压较大波动等不良反应时，应及时就医。

（5）尽量选择在血压高峰前服用降压药物，注意监测血压，掌握服药规律。

（6）向患者宣教，提醒用药后应预防直立性低血压，避免跌倒和受伤。

（7）教会患者自测血压，注意在同一时间、使用同一血压计测量血压。

（8）透析时易发生低血压的患者，透析前降压药需减量或停用一次。

（9）透析时服用降压药者，透析结束后，嘱患者缓慢起床活动，以防止发生直立性低血压。有眩晕、恶心、四肢无力感时，应立即平卧，增加脑部血供。

## 二、抗贫血药

### （一）用药指导

1.促红细胞生成素

起始每周用量 $80\sim100$ U/kg，分 $2\sim3$ 次皮下注射，不良反应是高血压。

（1）重组人红细胞生成素注射液：每支 $1\times10^4$ U。皮下注射，每次 $1\times10^4$ U，1 次/周。少数患者可能有血压升高。

（2）重组人红细胞生成素-β 注射液：每支 2 000 U。皮下注射，每次 4 000 U，2 次/周。

（3）重组人促生素注射液：每支 3 000 U。皮下注射，每次 3 000 U，2 次/周。

同等剂量的促红细胞生成素，静脉注射后的半衰期仅 $4\sim5$ 小时，皮下注射后的半衰期长达 22 小时。皮下注射后 4 天，药物浓度仍保持在高浓度，因此皮下注射效果优于静脉注射。

2.铁剂

（1）维铁缓释片：口服，饭后 30 分钟口服，1 片/次，1 次/天，整片吞服，不得咬碎。服药期间不要喝浓茶，勿食用鞣酸过多的食物；与维生素 C 同服可增加该药吸收。

（2）琥珀酸亚铁片：每片 0.1 g。口服，$1\sim2$ 片/次，3 次/天，饭后立即服用，可减轻胃肠道局部刺激。

（3）右旋糖酐铁注射液（科莫非）：每支 100 mg。静脉注射或静脉点滴，每次 100 mg，2 次/周。可发生变态反应。给予首次剂量时，先缓慢静脉注射或静脉点滴 25 mg，至少 15 分钟，如无不良反应发生，可将剩余剂量在 30 分钟内注射完。

3.其他

（1）脱氧核苷酸钠片：每片 20 mg。口服，2 片/次，3 次/天。有促进细胞生长、增强细胞活力、改变机体代谢的作用。用药期间应经常检查白细胞计数。

（2）鲨肝醇片：每片 20 mg。口服，2 片/次，3 次/天。用于各种原因引起的粒细胞计数减少。

（3）利可君片（利血生）：每片 20 mg。口服，2 片/次，3 次/天。用于各种原因引起的白细胞、血小板减少症。

(4)叶酸片:每片 5 mg。口服,2 片/次,3 次/天。肾性贫血辅助用药。大量服用后,尿呈黄色。

### (二)用药护理

(1)促红细胞生成素,皮下注射效果优于静脉注射。

(2)剂量分散效果更好,如"5 000 U,每周 2 次"优于"10 000 U,每周 1 次"。

(3)透析后注射促红细胞生成素,注意按压注射部位,防止出血。

(4)剂量准确,使用 1 mL 注射器抽取药液。

(5)仔细倾听患者主诉,特别是有无头痛等不适。

(6)用药期间监测血压,定期查血红蛋白和肝功能。

(7)促红细胞生成素于 2～8 ℃冰箱内冷藏、避光。

## 三、钙磷代谢相关药物

### (一)用药指导

1.骨化三醇胶丸

每粒 0.25 $\mu g$。口服,1 粒/天。应根据患者血钙水平制定每天最佳剂量。

2.阿法骨化醇胶丸(阿法 $D_3$)

每粒 0.25 $\mu g$。口服,2 粒/天。长期大剂量服用可能出现恶心、头昏、皮疹、便秘等,停药后恢复正常。

3.葡萄糖酸钙片

每片 0.5 g。口服,2 片/次,3 次/天。大量饮用含酒精和咖啡因的饮料、大量吸烟,均会抑制口服钙剂的吸收;大量进食含纤维素的食物,能抑制钙的吸收;活性维生素 D 能增加钙经肠道的吸收。

4.碳酸钙片

每片 0.5 g。口服,2 片/次,3 次/天。

### (二)用药护理

(1)磷结合剂宜在吃饭时服用,与饭菜一起咬碎吞下,在肠道内充分形成磷酸盐,减少钙的吸收,降磷效果好。

(2)骨化三醇胶丸应在睡前空腹服,以减少肠道磷的吸收。

(3)补充血钙时,给药时间应在两餐之间。

(4)用药期间定期检测血磷、血钙、甲状旁腺素(PTH)。

## 四、维生素

### (一)维生素 C

每片 0.1 g。口服,2 片/次,3 次/天。不宜长期服用。

### (二)维生素 E

每片 10 mg。口服,2 片/次,3 次/天。不宜长期服用。大量维生素 E 可致血清胆固醇及血清甘油三酯浓度升高。

### 五、其他

#### (一)左卡尼汀注射液

每支 1 g。用于防治慢性肾衰竭患者因血液透析所致的左卡尼汀缺乏;改善心肌的氧化代谢和能量代谢,加强心肌收缩力,改善心脏功能,减少心律失常的发生;改善低血压;提高骨骼肌内肉碱的含量,使肌肉脂肪酸氧化得到改善,从而使透析中肌肉痉挛的发生率明显减少。

左卡尼汀 1 g+20 mL 生理盐水,缓慢静脉注射 2~3 分钟。不良反应主要为一过性的恶心和呕吐,停药可缓解。

#### (二)鲑鱼降钙素注射液

每支 50 U。每天或隔天一次,皮下、肌内或静脉注射。用于治疗老年骨质疏松症、绝经后骨质疏松症、骨转移癌致高钙血症。用药期间监测血钙,观察有无食欲缺乏、恶心、双手与颜面潮红等不良反应。

(高　欣)

## 第五节　血液透析常见急性并发症护理

在血液透析过程中或血液透析结束时发生的与透析相关的并发症称为急性并发症。

### 一、低血压

血液透析中的低血压是指平均动脉压比透析前下降 4.0 kPa(30 mmHg)以上或收缩压降至 12.0 kPa(90 mmHg)以下。它是血液透析患者常见的并发症之一,发生率为 25%~50%。

#### (一)护理评估

(1)评估早期低血压症状:打哈欠、腹痛、便意、腰背酸痛、出汗、心率加快等。

(2)评估透析液温度、电解质、渗透压、超滤量或超滤率、干体重等。

(3)了解透析中患者是否进食、透析前是否应用短效降压药、患者是否存在严重贫血等。

(4)加强高危患者的基础疾病和生命体征的评估和观察,如老年患者及糖尿病、心功能不全患者等。

#### (二)预防

(1)注意水分和钠离子的摄入,透析间期体重增加控制在 3%~5%。对体重增长过多的患者可适当延长透析时间,防止透析过程中超滤过多、过快,以减少低血压的发生。

(2)对易发生低血压的患者,建议采用调钠透析、钠曲线透析、序贯透析或血容量监测,并适当调低透析液温度,这样可有效防止低血压的发生。

(3)识别打哈欠、便意、腹痛、腰背酸痛等低血压的先兆症状,观察脉压的变化。如发现患者有低血压先兆症状,应先测血压,如血压下降可先快速补充生理盐水。

(4)对年老体弱、糖尿病、低蛋白血症、贫血、心包炎、心律失常等血液透析患者,可应用心电监护,随时观察血压变化。透析时改变常规治疗方法,应用容量监测。对血浆蛋白浓度低的患者,应鼓励患者多进食优质动物性蛋白质。透析过程应控制饮食。

(5)及时评估和调整患者的干体重。

(6)血液透析过程应加强观察和护理,防止失血、破膜、溶血和凝血等并发症的发生。

(7)经常、及时给患者进行健康教育,如饮食控制的重要性、低血压的先兆表现、低血压的自我救治以及低血压的自我护理和防范。

(8)有些患者低血压时无明显症状,直到血压降到很低水平时才出现症状,所以透析过程必须严密监测血压。监测血压的时间,应根据患者的个体情况(如老年或儿童、糖尿病患者、体重增长过多的患者、心血管功能及生命体征不稳定患者等)而定。

**(三)护理措施**

低血压是血液透析过程中最常见的并发症之一,应密切观察,特别是对老年、反应迟钝及病情危重的患者要加强观察,发现低血压应立即治疗和抢救。

(1)给予患者平卧位或适当抬高患者下肢,减慢血液流速,降低超滤率,严重时快速输入生理盐水,待血压恢复正常后,再继续透析。

(2)如患者出现神志不清、呕吐,应立即给予平卧位,头侧向一边,防止窒息。

(3)密切观察血压,根据血压情况增减超滤量。如输入 500 mL 或更多生理盐水仍不能缓解者,应遵医嘱终止透析,并根据病因给予处理。

(4)如低血压症状明显,患者出现意识不清、烦躁不安时,应先补充生理盐水,再测量血压。如低血压未得到控制,可继续补充生理盐水,给高流量吸氧。如未出现血压下降,仅有肌肉痉挛,可减慢血流量,提高透析液 $Na^+$ 浓度,减少超滤量或使用高渗药物如 50% 葡萄糖、10% 氯化钠或 20% 甘露醇。

(5)大多数低血压是由于超滤过多、过快引起的,补充水分后可很快得到纠正。如补充液体后血压仍旧不能恢复,应考虑心脏疾病或其他原因。

(6)患者血压稳定后,在密切观察血压的同时,应重新评估超滤总量。

(7)对透析中出现低血压的患者,要寻找产生低血压的原因并做好宣教。

(8)透析过程出现低血压的患者,应待病情稳定后方能离开医院。注意防止直立性低血压发生。

(9)向患者及家属做好宣教:控制水分、自我护理和安全防范。

(10)注意观察内瘘是否通畅。

## 二、失衡综合征

失衡综合征是指血液透析中或透析结束后数小时所发生的暂时性以中枢神经系统症状为主的全身症候群,伴有脑电图特征性的改变。它的发生率为 3.4%～20%。

**(一)护理评估**

(1)对刚开始接受血液透析的患者,特别是血肌酐、尿素水平比较高的患者,应严密监测患者血压变化,注意有无头疼、恶心、呕吐等症状。

(2)对出现神志改变、癫痫发作、反应迟钝者,应加强护理和监测,并及时抢救。

(3)维持性血液透析患者因故中断或减少血液透析,应警惕失衡综合征的发生。

**(二)护理措施**

失衡综合征是可以预防的,充分合理的诱导透析是减少失衡综合征的主要措施。

(1)建立培训制度,早期进行宣教干预,如对于氮质血症期的患者,要告知早期血液透析的重要性。

(2)首次透析时应使用低效透析器,透析器的面积不宜过大,采用低血流量、短时透析的方法,透析时间<3 小时,同时可根据患者水肿程度、血肌酐和尿素氮生化指标,于次日或隔天透析,逐步过渡到规律性透析。

(3)超滤量不超过 2.0 L。

(4)血液流量<150 mL/min,也可适当降低透析液流量。

(5)密切观察患者血压、神志等症状,防止出现失平衡。出现严重失平衡时,除了做好相应治疗外,必要时终止透析。

(6)症状严重者可提高透析液钠浓度至 140～148 mmol/L。透析过程中静脉点滴高渗糖、高渗钠或 20％甘露醇,是防止发生失衡综合征的有效方法。

(7)对已经发生失衡综合征患者,轻者可缩短透析时间,给予高渗性液体;重者给予吸氧;严重者终止透析治疗,根据患者情况采用必要的抢救措施。

(8)对首次透析、高血压、剧烈头痛的患者,应加强心理上的疏导,避免紧张情绪。如出现呕吐,应立即将头偏向一侧,以防呕吐物进入气管导致窒息。

(9)对于肌肉痉挛、躁动及出现精神异常者,应加强安全防护措施,使用床护栏或约束带,以防止意外。

(10)严密观察患者的生命体征、精神及意识状态。

(11)加强患者宣教和饮食营养管理,指导患者早期、规律、定期、充分血液透析是降低透析并发症的关键。

## 三、肌肉痉挛

血液透析过程中,大约有 90％的患者出现过肌肉痉挛,大多发生于透析后期。发生肌肉痉挛是提前终止透析的一个重要原因。

**(一)护理评估**

(1)评估发生肌肉痉挛的诱因。

(2)评估肌肉痉挛部位及肌肉的强硬度。

(3)评估透析液浓度、透析液温度和患者体重增长情况。

**(二)预防**

(1)对患者进行宣教,控制透析间期的水分增长,体重增加控制在 3％～5％。

(2)对反复发生肌肉痉挛的患者应考虑重新评估干体重,并可通过适当提高透析液钠浓度、改变治疗模式(如序贯透析或血液滤过)等,有效预防或降低肌肉痉挛的发生。

**(三)护理措施**

(1)发生肌肉痉挛时,首先降低超滤速度,减慢血液流速,必要时暂停超滤。

(2)对痉挛处进行按摩,对需要站立才能舒缓疼痛的患者,必须注意患者安全。

(3)因温度过低引起的痉挛,可适当提高透析液温度,但必须确认患者不存在肌肉低灌注。

(4)根据医嘱输入生理盐水或 10％氯化钠或 10％葡萄糖酸钙等。

(5)使用高钠透析或钠曲线透析可减少低血压的发生,缓解肌肉痉挛症状。

(6)根据发生肌肉痉挛的原因,对患者进行宣教。

### 四、空气栓塞

血液透析中,空气进入体内引起血管栓塞称为空气栓塞。在当前血液净化设备和技术比较完善的状况下,空气栓塞较少发生。一旦发生空气栓塞常可危及患者生命,应紧急抢救。

**(一)护理评估**

(1)体外循环血液管路气泡捕获器是否置入空气监测装置。

(2)血液透析结束时全程应用生理盐水回血。

(3)确认体外循环血液管路没有气泡时,才能连接患者。

(4)确认透析器和体外循环血液管路无破损等。

(5)血液透析中心(室)对患者出现空气栓塞的紧急处理预案和抢救物品的准备是否妥当。

**(二)预防**

空气栓塞是威胁患者生命的严重并发症之一,应以预防为重。护士在各项操作时都应做到仔细认真,必须按照操作规范进行严格核对和检查,以杜绝血液透析时发生空气栓塞。

(1)严禁使用空气监测故障及透析液脱气装置故障的机器。

(2)上机前严格检查透析器和体外循环血液管路有否破损;预冲过程中再次检查破损和漏气。有血路密闭自检的机器,应按流程进行血路密闭自检。

(3)连接患者时,再次检查穿刺针、透析器和体外循环血液管路之间的连接,注意端口间和连接处是否锁住;上机前必须夹闭血路管各分支。

(4)动、静脉壶液面分别调节于壶的3/4处,避免液面过低。

(5)血泵前快速补液时,护士必须守候在旁,补液完毕后及时夹闭血路管输液分支和输液器。

(6)血液透析过程中若发现体外循环血液管路内有气泡,应立即寻找原因,避免空气进入体内。空气若已进入气泡捕获器,机器将会发出警报,并终止血泵运转,同时捕获器下的静脉管路被自动夹闭,操作者切忌将静脉管路从管夹中拽出,否则空气会因压力顺管路进入体内。

(7)若空气已经通过气泡捕获器,可将动、静脉夹闭,将体外循环血液脱机循环,使管路内的气泡循环至动脉壶排气,确认整个体外循环血液管路中没有空气后,再连接患者继续血液透析。

(8)回血操作时必须思想集中,忌用空气回血,应用生理盐水回血,不可违规先打开空气监测阀。血液灌流治疗必须使用空气回血时,必须由两名护士操作,泵速不得超过100 mL/min;血液进入静脉壶后必须关泵,依靠重力将血液缓慢地回入患者体内,并及时夹闭管夹。

(9)护士在取下中心静脉留置导管的肝素帽或注射器前,确认导管管夹为夹闭状态。

(10)一旦发生空气栓塞,应立即通知医师并按照急救流程进行应急处理。

**(三)护理措施**

(1)发现空气栓塞后,立即停血泵,夹闭静脉穿刺针,通知医师。

(2)抬高下肢,使患者处于头低足高、左侧卧位,使空气进入右心房顶端并积存在此,而不进入肺动脉和肺。轻拍患者背部,鼓励患者咳嗽,将空气从肺动脉的入口处排出。

(3)高流量吸氧(有条件者给予纯氧)或面罩吸氧。

(4)当进入右心房空气量较多时,影响到心脏排血,应考虑行右心房穿刺抽气。

(5)必要时应用激素、呼吸兴奋剂等。

(6)发生空气栓塞时禁忌心脏按压,避免空气进入肺血管床和左心房。

(7)病情严重者送高压氧舱。

### 五、电解质紊乱

血液透析过程出现严重的电解质紊乱,往往会危及患者的生命。

**(一)护理评估**

(1)评估透析液型号、浓度、批号、标识等。

(2)评估透析机电导度的默认值和允许范围。

(3)评估水处理系统的质量。

(4)对"开始透析后不久患者即出现不良反应"应予足够重视,评估患者的主诉和不适症状,及时寻找原因,及时留取血液标本和透析液标本送检。

**(二)预防**

(1)不同型号的透析液必须有明确、醒目的标识;A、B 液应有明确标识;透析液吸管置入 A、B 液浓缩液桶前必须核对。

(2)透析液配制必须两人核对,并记录;剩余透析液合并时必须两人核对。

(3)新的血液透析机安装和调试后,必须进行生化检测。在血液透析开始后不久(30~60 分钟)即出现不明原因的恶心、头痛、头晕、烦躁等症状时,应尽快进行透析液生化检测。

(4)定期对血液透析机进行维护保养,对监控系统进行检测、校对与定标,以保证血液透析机电导度显示值与实际值的偏差在可接受的范围内。调整浓缩液混合比例泵后,必须进行透析液生化检测后方可进行血液透析。长时间不用的备用机,使用前需消毒和重新检测透析液电解质。

(5)保证透析用水的质量,水处理装置必须按要求定人、定时进行处理和维护,按质控要求定时对水质进行余氯、水质硬度、重金属、细菌等各项指标的检测。

(6)水处理装置日常运行状况由专人负责监管和督查,记录要有监管和督查者双人签名。

**(三)护理措施**

(1)疑有电解质紊乱时,应立即停止该机的血液透析。寻找原因,安慰患者,降低患者恐惧心理。

(2)留取患者血液标本,立即送检电解质(血清钾、钠、氯、钙和镁),并检测血红蛋白、网织红细胞计数、乳酸脱氢酶等溶血指标。留取透析液标本并送检(血清钾、钠、钙、镁及 pH)。

(3)疑有透析机故障时,必须立即更换透析机;疑有透析液浓度错误时,必须立即更换正常透析液;如发现水处理存在质量问题时,必须停止所有血液透析,严重时应用腹膜透析或 CRRT 过渡,以纠正电解质紊乱。

(4)肉眼观察到患者血液已有溶血时,透析器内和体外循环血液管路中的血液不得回输患者体内。

(5)症状严重时给予吸氧、平卧,低钠时输入高渗盐水,输入新鲜血等。必要时应用皮质激素。

(6)严重溶血时出现高钾血症,应积极组织力量进行抢救和处理。进行有效准确的血液透析治疗,必要时行 CRRT 治疗。在恢复透析 2~3 小时后必须复查患者血液生化,直到患者电解质正常、无心力衰竭、无肺水肿,方可终止透析。

(7)评估、分析事发原因,寻找薄弱环节,完善预防制度。

### 六、体外循环装置渗血、漏血

体外循环装置渗血、漏血常见于:穿刺点渗血;动、静脉穿刺针脱离血管;体外循环装置连接端口出血;透析器破膜;血路管及透析器外壳破裂等。除了透析器破膜和动、静脉穿刺针脱离血管导致机器报警之外,其他状况的渗、漏血难以被透析机及时监测到,可能滞后报警或不报警,这是血液透析监护装置不尽完善之处。为了弥补这一盲点,需要护士具有高度的责任心,在护理过程中严密观察,才能有效防止体外循环渗血、漏血的发生。因此,预防渗血、漏血的发生,重要的是操作者必须严格执行操作规程和核对制度,加强巡视和病情观察。

**(一)穿刺针脱离血管导致出血**

1.护理评估

(1)连接患者前再次检查和确认,确保体外循环装置安全可靠。

(2)血液透析过程中加强观察和护理,及时发现和解决问题。

(3)对可能引起体外循环装置漏血的患者,如老年、意识不清、不能配合伴有烦躁者,加强巡视观察和护理,加强沟通或约束,以防穿刺针脱落导致出血等并发症。

2.预防

(1)血液透析过程中,严格巡视和观察穿刺部位是否有出血、渗血等情况。

(2)穿刺时刺入血管的穿刺针应不少于钢针的4/5。妥善固定穿刺针及血路管,加强观察和宣教,取得患者配合。

(3)告诫患者透析中内瘘穿刺侧手臂不能随意活动,变换体位时请护士协助。

(4)对于意识不清或躁动者,应用约束带将穿刺部位固定并严密观察。

(5)透析过程中穿刺部位不应被棉被包裹。

3.护理措施

(1)发现穿刺点渗血,寻找原因并即刻处理,如压迫、调整针刺位置、调整固定方法等,做好记录。

(2)穿刺针、血路管、透析器端口衔接不严密而引起漏血时,尽快将血路管、透析器端口重新连接并锁紧。各端口连接锁扣时注意不能用力过大,防止锁扣破裂出血。

(3)静脉穿刺针脱离血管会引起机器静脉低限报警,应先消音,仔细检查报警原因,排除问题后再按回车键继续透析;若不查明状况即予以消除警报,机器的静脉压监测软件将会按照静脉压力的在线信号重新设置上下限报警范围,使机器继续运转,将导致患者继续失血:①若静脉穿刺针脱离血管,患者出血量较多或已发生出血性休克,应尽快将体外循环的血液回输给患者,以补充血容量,立即通知医师。②必要时根据医嘱、患者失血情况予以输血、输液、吸氧等对症处理。③血容量补足后可继续血液透析。④做好患者安抚工作,分析原因,进一步完善预防措施。

(4)动脉穿刺针脱离血管将导致患者血液从动脉穿刺点快速渗出,同时空气会被吸入动脉管内,此时机器动、静脉压监测器亦会发出低限警报:①如动脉穿刺针脱离血管,快速压迫动脉穿刺点,消毒后重新做动脉穿刺。若空气已进入透析器,则将空气排出。若发现与处理及时,无须特殊用药处理。②根据患者血压、失血量及时予以输血、输液、吸氧等对症处理。③血容量补足后可继续血液透析。④做好患者安抚工作,分析原因,进一步完善预防措施。

**(二)体外循环装置出血**

1.护理评估

(1)使用的血路管、透析器应是证照齐全的合格产品。

(2)在引血前应确认装置连接准确。

(3)及时判断出血位置、出血量,评估患者病情。

（4）及时处理和汇报。

2.预防

（1）体外循环装置各端口连接严密。

（2）有血路密闭自检功能的机器，必须进行血路密闭自检。

（3）患者上机后应再次检查血路管、透析器连接端口是否严密，侧支是否夹闭。

（4）复用透析器必须进行破膜测试。

（5）危重患者做好安全防范。

3.护理措施

（1）血路管或透析器外壳破裂时，应及时更换血路管或透析器。

（2）若透析器外壳破裂，造成患者失血较多时，立即将体外循环血液全部回输患者体内或补充血容量。观察患者血压、神志，做好配血、输血、吸氧等。

（3）透析器破裂更换：①预冲新透析器。②关闭血泵，关闭透析液。将透析器破裂端向上，夹闭透析器破裂端穿刺针或导管，取下透析器破裂端连接的血路管，利用重力或压力将透析器内血液缓慢回输患者体内。严格注意无菌操作，防范空气栓塞。③取下破裂透析器，连接新透析器，打开夹子，缓慢开启血液泵和透析液，继续血液透析（注：若按常规回血或输液，血液将会从透析器破口处漏出，增加患者出血量）。

（4）穿刺针保留在原位，根据医嘱进行对症处理。分析原因，完善防范措施。

## 七、破膜漏血

血液透析机一般采用光电传感器或红外线测量透析液中有无血液有形成分存在。在规定的最大透析液流量下，当每分钟漏血＞0.5 mL 时，漏血报警器发出声光报警，同时自动关闭血泵，并阻止透析液进入透析器。

### （一）护理评估

（1）从透析器静脉端出口监测透析液，鉴别真假漏血。

（2）寻找漏血原因，如静脉回路受阻、透析器跨膜压过高、抗凝不当等。

（3）排除假漏血。

### （二）预防

（1）使用前加强检查，注意透析器的运输和储存，运输过程应表明"小心轻放"，湿膜透析器储存温度不得低于 4 ℃。临床使用时，如透析器不慎跌地或撞击，应先做破膜测试后再使用。

（2）透析器复用时严格按照规定的复用程序操作；建议复用机清洗消毒；冲洗透析器时，要注意透析管路不要扭曲，接头不能堵塞，水压控制在 0.096～0.145 MPa（1.0～1.5 kg/cm²）。

（3）透析器与次氯酸钠等消毒剂在高浓度和长时间接触时对透析膜有损害，易导致破膜。因此，在消毒透析器时消毒剂浓度应按标准配制，不能随意提高浓度。

（4）在血液透析过程中或复用透析器时，避免造成血液侧或透析液侧压力过高的各种可能原因。

（5）复用透析器应做破膜测试；复用透析器储存柜温度为 4～10 ℃，不可低于 4 ℃。

（6）透析机必须定时维护，若漏血监护装置发生故障，应及时修复，排除故障后方可使用。

### （三）护理措施

（1）使用前加强检查。

（2）当发生漏血时,做如下处理:①血泵停止运转,透析液呈旁路。②恢复血泵运转,将血流量减至 150 mL/min(血泵运转可保持正压)。③当确认为漏血时,将透析液接头从透析器上返回机器冲洗桥,排尽膜外透析液,防止透析液从破膜处反渗至膜内污染血液。④立即进行回血(同时进行新透析器的预冲准备),回血后更换透析器,继续透析。⑤有报道称,当透析器破膜面积较大时,应弃去透析器内血液。

（3）恢复患者原治疗参数,但中途回血所用生理盐水量应计算于超滤量内。

（4）可根据医嘱,决定是否应用抗生素。

（5）安慰患者,缓解患者紧张情绪。

（6）当机器出现假漏血报警或真漏血不报警时,请工程师检查机器状况。

## 八、凝血

透析器凝血后可以使透析膜的通透性下降而影响透析效果,严重时可堵塞透析管路造成无法继续透析,导致透析患者的血液大量丢失。

### (一)凝血分级指标

0 级:抗凝好,没有或少有几条纤维凝血。

1 级:少有部分凝血或少有几条纤维凝血。

2 级:透析器明显凝血或半数以上纤维凝血。

3 级:严重凝血,必须及时更换透析器及管路。

### (二)护理评估

（1）操作者肉眼观察或用生理盐水冲洗后观察,可见血液颜色变深、透析器发现条纹、透析器动静脉端出现血凝块、传感器被血液充满。

（2）体外循环的压力改变:透析器阻塞,引起泵前压力上升,静脉压力下降;静脉壶或静脉穿刺针阻塞,泵前压和静脉压上升;凝血广泛,所有压力均升高。

### (三)预防

（1）规范预冲透析器是防止透析器凝血的关键措施之一。

（2）在患者没有出血的状态下,合理规范应用抗凝剂(除非患者病情需要应用无肝素和小剂量肝素治疗)。

（3）维持生命体征的平稳,血液流量能够维持在 $200\sim300$ mL/min;注意血管通路的准确选择,防止再循环;防止超滤过多、过快,导致血液浓缩。

（4）严密观察血流量、静脉压、跨膜压变化,观察有无血液分层;观察血液、滤器颜色,静脉壶是否变硬,及时发现凝血征兆。

（5）无抗凝、小剂量抗凝或患者有高凝史者,血液透析过程中要保证足够的血液流量;透析过程应间歇(15~30 分钟)用生理盐水冲洗透析器及血路管,注意观察血路管及透析器颜色、静脉压力变化等。

（6）建议高凝患者血液透析过程不在体外循环中输血液制品或脂肪制剂,减少促凝因素。

（7）透析器的复用应严格按照质控要求进行,充分氧化残存纤维蛋白,如果透析器残血不能完全清除干净,则应丢弃。

### (四)更换透析器护理流程

（1）减慢或停止血泵,向患者做简单说明和心理安慰。

(2)预冲新的透析器。

(3)停止血泵,透析液呈旁路。卸下透析液连接端,夹闭动脉管路,利用压力将透析器内残余血回输患者体内。夹闭静脉端管路,连接循环管路和透析器,打开各端夹子,重新启动血液循环。

(4)根据医嘱确定是否加强抗凝;恢复或重新设置治疗参数。

(5)观察患者对更换透析器的反应,及时做好相应护理记录。

## 九、溶血

血液透析过程中发生溶血的事件比较少见,但一旦发生溶血,后果严重,危及患者生命。

**(一)护理评估**

(1)患者的主诉和不适症状,有相关体征和症状时立即通知医师。

(2)透析液型号、浓度;透析机电导度、温度。

(3)水处理系统的质量状况。

(4)血液透析过程有否输血等。

(5)循环血液管路的血液颜色。

**(二)预防**

(1)严格查对透析液型号。

(2)定期对血液透析机进行维护和检测。透析机出现浓度故障时,维修后必须检测电解质;新的透析机在使用前必须测定电解质2次以上;闲置透析机再使用前,应进行消毒后测定透析液电解质;患者在血液透析过程中出现发热等症状时应及时测试透析液温度;定期对血泵进行矫正和检测。

(3)加强对水处理系统的管理,定期对水质进行检测,定期更换活性炭。

(4)严格重复使用制度,复用透析器时上机前充分预冲并检测消毒剂残余量。

(5)严格执行查对制度,杜绝异型输血的发生。

**(三)护理措施**

(1)一旦发现溶血,必须立即关闭血泵、夹住体外循环血液管路,并终止透析;通知医师,寻找原因。

(2)留取患者血液标本,立即送检电解质(血清钾、钠、氯、钙和镁),并检测血红蛋白含量、网织红细胞计数、乳酸脱氢酶等溶血指标;留取透析液标本送检(钾、钠、钙、镁及 pH)。

(3)如确诊溶血,丢弃透析器及体外循环血液管路中的血液。

(4)给予患者吸氧、平卧、心理安慰,严密观察患者生命体征。

(5)当出现严重高钾血症或伴有低钠血症时,必须重新建立体外循环,进行有效血液透析,纠正电解质紊乱;当水处理系统发生故障且不能很快修复时,患者出现严重电解质紊乱,需以 CRRT 过渡,及时挽救患者生命。

(6)及时处理相关并发症如低血压、脑水肿、高血钾等,及时纠正贫血,必要时输注新鲜血液。

(7)评估、分析事发原因,寻找薄弱环节,完善预防制度。

## 十、发热

血液透析中的发热是指在透析过程中或结束后出现发热,原因有热源反应、各种感染、输血反应、高温透析及原因不明的发热等。

（一）护理评估

(1)血液透析治疗之前应了解患者透析间期是否有发热现象,是否存在感染、感冒、咳嗽等,并测量体温。

(2)评估留置导管患者局部伤口是否清洁、干燥,导管出口处是否存在渗血、渗液、红肿等现象,透析间期和透析前后是否有发冷、寒战等。

(3)检查体外循环血液管路、透析器、采血器、生理盐水等消毒有效期,注意外包装无破损等。

(4)合理评估血液透析过程中无菌操作技术是否存在缺陷等。

(5)评估水处理系统的维护质量和检测方法。

（二）预防

(1)严格遵守无菌技术操作规程,杜绝因违反操作规程而发生的感染,并随时观察、及时处理。

(2)对疑似感染或深静脉留置导管患者上机前必须先测量体温。如发现患者已有发热,应由医师确认原因给予治疗后再行血液透析。

(3)一旦发热,应立即查找原因,如为器械污染或疑似污染,应立即更换。

(4)加强水处理系统的管理和监测。

（三）护理措施

(1)做好心理护理,缓解患者紧张焦虑情绪。

(2)密切观察患者体温、脉搏、呼吸、血压等生命体征的变化,根据医嘱采用物理或药物等降温方法。

(3)遵医嘱对体温＞39 ℃者给予物理降温、降低透析液温度或药物治疗,服用退热剂后应密切注意血压变化,防止血压下降。降温后30分钟需复测体温并详细记录。

(4)对畏寒、寒战的患者应注意保暖,并注意穿刺部位的安全、固定,防止针头滑脱。

(5)患者出现恶心、呕吐时,应让其头偏向一侧,避免呕吐物进入气道引起窒息。

(6)高热患者由于发热和出汗,超滤量设定不宜过多,必要时加以调整。

(7)为了维持一定的血药浓度,发热患者的抗生素应根据药代动力学原理给予合理应用,大多数药物应在血液透析结束后使用,确保疗效。

(8)血液透析结束后再次测量体温。

(9)做好高热护理的宣教和指导,嘱患者发生特殊情况及时就医。


## 十一、高血压和高血压危象

血液透析过程中出现的高血压往往发生于血液透析过程中或透析结束后,表现:①平均动脉压较透析前增高≥2.0 kPa(15 mmHg)。②超滤后2～3小时,血压升高。③血液透析结束前30～60分钟,出现血压增高。

（一）护理评估

(1)监测血压,透析过程中,当患者动脉压较透析前增高≥2.0 kPa(15 mmHg)时,应加强观察和护理。

(2)再次检测和确认透析液温度、电导度、超滤量、钠曲线、干体重等。

(3)患者出现头晕、与平时不同的头痛、恶心、呕吐、活动不灵、肢体无力、肢体麻木或突然感到一侧面部或手脚麻木等时,要注意因为高血压引起的脑卒中。

**(二)预防**

血液透析过程中避免出现高血压,预防工作很重要。

(1)全面评估患者病情和生活环境,根据患者实际情况进行积极的宣传教育。戒烟、戒酒,控制钠盐,每天摄入 4～5 g;透析间期体重增加控制在 3%～5%;维持合理的运动和良好的生活习惯。

(2)嘱患者按时血液透析。

(3)按照医嘱及时合理应用药物,有条件者每天早、中、晚各测量血压一次。

(4)利用血液透析治疗的先进模式,如调钠透析、钠曲线透析、序贯透析或血容量监测等程序,防止和减少高血压的发生率。

(5)加强对高血压患者的监测和护理,防止高血压危象及脑卒中。

**(三)护理措施**

高血压是血液透析过程中最常见的并发症之一,应密切观察并积极处理。

(1)血液透析过程中患者血压有上升趋势时,应加强观察和护理。

(2)进行心理疏导,缓解患者紧张情绪。

(3)根据患者血压,应用透析程序如调钠、序贯、容量监测等,合理超滤和达到干体重。

(4)根据医嘱及时应用降压药物,并注意药物的应用规则,如浓度、滴速、避光等。

(5)血液透析过程中出现高血压,进行治疗后应再测血压,待患者血压平稳后才可离开。

(6)出现高血压并发脑卒中时,注意下列护理:①患者绝对卧床,保持安静,控制情绪;对神志不清的患者注意安全护理;病情严重时及时通知家属并进行沟通。②危重患者减少搬动,给予吸氧、心电监护,必要时脑部用冰帽冷敷。③根据医嘱及时给予治疗,应用降压药物时应严格注意血压变化和药物滴速,防止血压波动;注意血管通路的保护,防止通路滑脱或出血;患者出现剧烈头痛、呕吐等神经系统改变时,应立即头侧向一边,及时清除呕吐物,保持气道通畅,必要时停止血液透析;停止血液透析前根据医嘱应用肝素拮抗剂,防止抗凝剂造成出血。

据报道,加强健康教育、限制水钠、调整透析处方、控制干体重增长、合理应用降压药是减少血液透析过程中发生高血压的主要方法。

# 十二、心力衰竭

血液透析过程出现心力衰竭较为少见,但是不少患者因为疾病因素加上情绪激动、烦躁、紧张、高血压等,在透析过程中或尚未透析时出现心力衰竭。

**(一)护理评估**

(1)透析前严格查体,评估患者的体重增长、血压情况及心功能状况。

(2)评估患者的情绪和心理状况,消除其抑郁、紧张情绪。

(3)评估患者血管通路的流量,对高位或严重扩张的动静脉内瘘进行监测和护理观察。

(4)对贫血及严重营养不良者进行干预。

**(二)预防及护理**

(1)患者取坐位或半卧位,两腿下垂,以减少回心血量。对诱发原因进行及时了解,稳定患者情绪,防止坠床和导管脱落。

(2)高流量吸氧,必要时给予 20%～30%乙醇湿化吸氧。

(3)立即给予单纯超滤,排出体内多余的水分。

(4)血流量控制在 150～200 mL/min,以免增加心脏负担。

(5)根据医嘱给予强心和血管扩张药。

(6)向患者做好解释工作,减轻患者的恐惧和焦虑情绪,减轻心脏负担,降低心肌的耗氧量。

(7)充分血液透析,严格控制水分,对有营养不良和低蛋白血症的患者应鼓励其摄入高蛋白质饮食。

## 十三、恶心、呕吐

恶心为上腹部不适、紧迫欲吐的感觉,呕吐是胃或部分小肠内容物通过食管逆流经口腔排出体外的现象。恶心常为呕吐的前期表现,常伴有面色苍白、出汗、流涎、血压下降等,但也可只有恶心没有呕吐,或只有呕吐没有恶心。在血液透析急性并发症中,恶心、呕吐较为常见,发生率为 10%～15%。

**(一)护理评估**

(1)透析前严格查体,了解个体透析前已有的症状与体征,并初步评估导致此症状与体征的原因。

(2)透析前严格执行透析机的自检程序,确保各项透析安全界限在正常范围,各程序均在正常透析状态。

(3)每天检查水处理系统的总氯、余氯、水质硬度;每月检测内毒素一次;每年检测重金属一次;保持水质良好。

(4)详细了解患者的饮食与精神状态,加强沟通与宣教。

(5)加强患者透析中的监测、观察,及时发现呕吐先兆,对症处理,减轻患者痛苦。

**(二)预防**

恶心、呕吐不是一个独立的并发症,由很多因素所致,应密切观察。特别是刚进入透析治疗阶段的患者、老年患者、反应迟钝及病情危重的患者更应加强观察,及时干预、治疗以预防相关并发症。

(1)严格处理透析用水及透析液,严密监测,保证透析用水的纯度。水质各项指标均在正常范围,杜绝透析液连接错误。

(2)严格控制超滤量和超滤率,根据恶心、呕吐的原因,采取干预措施:控制患者透析间期的体重增长,防止因超滤过多、过快导致低血压而出现恶心、呕吐症状;透析前减少降压药、胰岛素用量,防止透析中出现低血压、低血糖;定期评估干体重。

(3)加强健康教育,特别是个体化、针对性的健康教育,帮助患者适应透析生活。

(4)严格按照操作规程进行规范化操作,可有效减少各类并发症的发生。

**(三)护理措施**

(1)患者出现恶心、呕吐时,立即停止超滤,减慢血液流速,头偏向一侧,及时清理呕吐物,避免呕吐物进入气管引起窒息。

(2)如果患者血压低、大汗,应监测血压、血糖等情况,根据患者的病情补充生理盐水或高渗糖、高渗钠等。

(3)按压合谷穴可缓解恶心、呕吐症状。

(4)严格观察患者,注意呕吐的量、性状、气味、呕吐方式及特征,及时报告医师,采取相应措施。注意根据呕吐量减少超滤量,必要时及时下机。

### 十四、心律失常

维持性血液透析(MHD)患者由于存在心脏结构和功能的改变及内环境的异常,心律失常是常见的并发症。Rubin 等报告透析患者心律失常发生率为 50%,是维持性血液透析患者发生猝死的重要原因之一。

**(一)护理评估**

(1)透析过程中定时观察患者的症状,一旦发现有心律失常,立即行心电监护和心电图检查,确定心律失常类型,并记录发生的时间。

(2)早期认识心律失常的伴随症状,如胸闷、心悸、胸痛、头晕、头痛、恶心、呕吐、出汗等。

(3)了解透析患者有无心脏疾病、有无严重贫血、是否服用洋地黄类药物等。

(4)了解患者相关检查结果,如电解质、酸碱平衡情况等。

(5)加强对高危患者的基础疾病和生命体征的密切观察,如老年患者、儿童、初次透析及心功能不全患者等。

**(二)预防**

(1)老年人、超滤脱水量大、严重贫血、既往有心肌缺血病史者,易在透析中发生心律失常,且多发生在透析后 2~5 小时,以室性期前收缩最多见。

(2)宣教患者控制透析间期体重增长,避免超滤脱水过多、过快,以免血管再充盈速率低于超滤率,血容量快速下降,使原有的心肌缺血进一步加重。必要时增加透析次数或采用序贯透析法。

(3)透析过程中应严密监测患者的临床表现,如出现心悸、胸闷、心前区疼痛、头晕、出汗、躁动等症状时应考虑低血压可能,及时停止超滤,减慢血流速度,迅速补充血容量,使用抗心律失常药物或回血终止透析。

(4)及时纠正患者的营养不良和贫血,提高其免疫力及生命质量,增强患者对透析的耐受性。

(5)对透析中出现心律失常的患者,透前需了解患者电解质、酸碱平衡、心电图等检查结果;应用碳酸氢盐透析液及生物相容性好的透析膜,透析开始时预防性吸氧,超滤速度适当,可减少心律失常的发生;根据患者心脏功能合理调整透析中血流量,反复发生心律失常者改用腹膜透析。

对透析中出现的心律失常要积极寻找原因,消除诱因,必要时采用药物治疗。只有这样,才能有效降低心律失常的发生,提高透析患者的生活质量。

**(三)护理措施**

(1)加强心理护理,缓解患者的紧张情绪。

(2)加强生命体征的观察,倾听患者的主诉,一旦发现脉律不齐、脉搏无力、脉率增快、血压下降,应减慢血流量,降低超滤率或暂停超滤,给予吸氧,通知医师及时处理。

(3)密切观察胸闷、气促等症状有无好转或恶化,观察神志、生命体征、心率和心律变化,尤其是中后期心率、心律、血压的观察尤为重要,症状加重时应终止治疗。

(4)对老年、儿童、初次透析患者及心功能不佳者、动脉硬化性冠心病患者,应注意控制血流量和超滤量,给予吸氧,减轻心脏负担。

(5)做好患者宣教,指导患者做好自我护理。

(高　欣)

# 第六节 血液透析监控与护理

患者在接受血液透析治疗时,由于各种因素会导致发生与透析相关的一系列并发症。血液透析护士在患者接受治疗前、治疗中、治疗结束后加强护理并严密监控是降低血液透析急性并发症发生率、保证治疗安全性和治疗效果的重要手段。

## 一、患者入室教育

患者在接受血液透析前,建议血液透析护士对患者进行一次入室教育,内容包括以下几条。

(1)让患者了解为什么要进行血液透析,了解血液透析对延长患者生命和提高生活质量的意义。重要的是,让患者理解并接受血液透析将是一种终身的替代治疗。

(2)介绍血液透析在国内外的进展情况,建议带患者和家属参观血液透析室,提高患者对治疗的信心。

(3)了解患者的心理问题,进行辅导和心理安抚。

(4)指导患者掌握自我保护和自我护理的技能。

(5)签署医疗风险知情同意书和治疗同意书。

(6)介绍血液透析的环境和规章制度:挂号、付费、入室流程及透析作息制度、透析室消毒隔离制度,并介绍护士长、主治医师等工作人员。

(7)进行全套生化(肾功能、电解质)检查,并了解患者的肝功能及乙型肝炎病毒(HBV)、丙型肝炎病毒(HCV)、人类免疫缺陷病毒(HIV)、梅毒(RPR)等感染情况。

(8)填写患者信息:姓名、性别、年龄、婚姻状况、原发病、家庭角色、家庭地址、联系方法(必须有2个家庭主要成员)、医疗费用支付情况等。做好实名制登记,患者需提供身份证。

## 二、患者透析前准备及评估

透析前对患者进行评估是预防和降低血液透析并发症的重要环节,内容如下。

(1)了解患者病史(原发病、治疗方法、治疗时间),透析间期自觉症状及饮食情况,查看患者之前的透析记录。

(2)测量血压、脉搏,有感染、发热及中心静脉留置导管者必须测量体温。

(3)称体重,了解患者干体重和体重增长情况,同时结合临床症状与尿量,评估患者水负荷状况,为患者超滤量的设定提供依据。

(4)抗凝:抗凝应个体化并经常进行回顾性分析,可根据患者凝血机制、有无出血倾向、结束回血后透析器残血量等诸多因素,遵医嘱采用抗凝方法和抗凝剂量。

(5)血液通道评估:检查动静脉内瘘有无感染、肿胀和皮疹,吻合口是否扪及搏动和震颤,以确定血液通道是否畅通,做好内瘘穿刺前的准备;检查中心静脉导管的固定、穿刺出口处有否血肿及感染等情况。

(6)对于维持性透析患者,要进行心理、营养状况、居家自我照顾能力及治疗依从性的评估,以便对患者实施个体化护理方案,提高治疗的顺应性;对糖尿病或老年患者应采取针对性的护理措施;对危重患者,应详细了解病情,在及时正确执行医嘱之外,应进行重病患者的风险评估,并积极做好相应的风险防范准备,如备齐各种抢救用品及药物等。

(7)透析前治疗参数的设定。①透析时间:诱导期透析患者,每次透析时间为 2～3 小时;维持性血液透析患者每周透析 3 次,每次透析时间为 4.0～4.5 小时。②目标脱水量的设定:根据患者水潴留情况和干体重,结合临床症状,按医嘱设定,并可采用超滤曲线进行脱水,有助于改善患者对水分超滤的耐受性。若透析机有血容量监测(BVM)装置,可借助其确定超滤量。同时,也可应用钠曲线帮助达到超滤目标,降低高血压或低血压的发生率,但应注意钠超负荷的风险。③肝素追加剂量:常规透析患者全身肝素化后,按医嘱设定每小时追加剂量,若应用低分子肝素或无抗凝剂透析则关闭抗凝泵。④血液流量的设定(开始透析后):血液流量值(以 mL/min 为单位)一般取患者体重(以 kg 为单位)的 4 倍,在此基础上可根据患者的年龄和心血管状况予以增减。

以上各项参数在治疗过程中均可根据患者治疗状况予以调整。

## 三、首次血液透析护理

首次血液透析的患者需要经过诱导透析。诱导透析是指终末期肾衰竭患者从非透析治疗向维持性透析过渡的一段适应性的透析过程。诱导血液透析的目的是最大限度地减少透析中渗透压梯度对血流动力学的影响和毒素的异常分布,防止发生失衡综合征,如恶心、呕吐、头痛、血压增高、肌肉痉挛等症状。因此,首次血液透析通常采用低效透析,使血液尿素氮下降不超过30%,增加透析频率,使机体内环境有一个平衡适应过程。

### (一)诱导血液透析前评估

(1)确认已签署了透析医疗风险知情同意书,已做了肝炎病毒标志物、HIV 和 RPR 检查,并根据检验结果确定患者透析区域。

(2)评估患者病情,如原发病、生化检查等;评估患者对自己疾病的认知度;询问患者的饮食情况,观察有无水肿、意识和精神状况异常等其他并发症,根据患者病情制定诱导透析的护理方案。

### (二)诱导透析监护

除常规内容之外,诱导期内的透析监护还应包括以下内容。

(1)使用小面积、低效率透析器,尿素氮清除率(KOA)不超过 400。

(2)原则上超滤量不超过 2.0 L,如患者有严重的水钠潴留或心力衰竭可选用单纯超滤法。

(3)血液流量 150～200 mL/min,必要时降低透析液流量。体表面积较大者或体重较重者,可适当增加血液流量。

(4)首次透析时间一般为 2 小时,通常第 2 次为 3 小时,第 3 次为 4 小时。如第 2 天或第 3 天患者透析前尿素浓度仍旧很高,同样需要缩短时间。通过几次短而频的诱导,逐渐延长透析时间,过渡至规律性透析。

(5)最初几次透析中,患者容易出现失衡症状,因此应密切注意患者透析中有无恶心、呕吐、头痛、血压增高等症状,出现上述症状时应及时处理,必要时根据医嘱终止透析。

(6)首次血液透析选用抗凝方法和剂量应谨慎,防止出血,观察抗凝效果。血液透析过程中注意静脉压、跨膜压(TMP)、血液颜色变化,注意动静脉空气捕集器有无凝血块以及凝血指标的变化。透析结束时观察透析器以及血液循环管路的残血量,判断抗凝效果。

(7)健康教育:终末期肾衰竭患者通过诱导期的透析后,最终将进入维持性血液透析。由于终末期肾脏病带给他们压力,透析治疗又打破了他们原有的生活规律,给他们的工作也带来了很大的影响,由此导致患者普遍存在复杂的生理、心理和社会问题。因此,在患者最初几次的透析中,血液透析护士要通过与患者沟通,了解他们的需要,向患者解释血液透析治疗相关的问题,并进行血管通路自我护理和饮食营养的指导等,帮助患者调整饮食结构,制定食谱,告知限制水分、钠、钾、磷摄入的重要性,防止急慢性心血管并发症的发生。指导患者认识肾脏替代治疗不是单一的治疗,需要多方面的治疗相结合才能达到最佳效果。通过交流,进一步促进护患双方的信任,建立良好的护患关系,使患者得到有效的"康复"护理。

## 四、血液透析治疗过程中的监控与护理

血液透析治疗过程中的监控与护理包括对患者治疗过程的监护和对机器设备的监控与处理。

### (一)患者治疗过程的监控和护理

#### 1.建立体外循环

患者体外循环建立后,护士在离开该患者前应确定:动静脉穿刺针以及体外循环血液管路已妥善固定;机器已处于透析状态;患者舒适度佳;抗凝泵已启动;各项参数正确设定;悬挂 500 mL 生理盐水,连接于体外循环血液管路以备急用。

#### 2.严密观察病情变化

严密监测生命体征和意识变化,每小时测量并记录一次血压和脉搏。对容量负荷过多、心血管功能不稳定、老年体弱、首次透析、重症患者应加强生命体征的监测和巡视,危重患者可应用心电监护仪连续监护。

#### 3.预防急性并发症

加强对生命体征的监测,重视患者主诉及透析机运转时各参数的变化,对预防和早期治疗急性并发症有着重要意义。

#### 4.抗凝

既要保证抗凝效果,又要防止出现出血并发症。根据患者的病情采用低分子肝素、小剂量低分子肝素、常规肝素、小剂量肝素、无肝素等方法。

#### 5.观察出血倾向

出血现象包括:患者抗凝后的消化道便血、呕血;黏膜、牙龈出血;血尿;高血压患者脑出血;女性月经增多;穿刺伤口渗血、血肿;循环管路破裂、透析器漏血、穿刺针脱落等。若发现患者有出血倾向,应及时向医师汇报,视情况减少肝素用量,或在结束时应用鱼精蛋白中和肝素,必要时终止透析。对于出血或手术后患者,可根据医嘱酌情采用低分子肝素或无抗凝剂透析。依从性差的患者治疗时应严加看护,使用约束带制动,以防躁动引起穿刺针脱离血管导致出血。

### (二)透析机的监控和处理

观察透析机的运转情况。任何偏离正常治疗参数的状况均会导致机器发出报警,如血流量、动脉压、静脉压、跨膜压、电导度、漏血等。若发生报警,先消音,然后查明报警原因,排除问题后再按回车键确认,继续透析。查明报警原因至关重要,例如,当静脉穿刺针脱离血管时,静脉压出现超下限警报,若操作者在没有查明报警原因的情况下,将机器的回车键按了两下(按第一下为警报消音,按第二下为确认消除警报),此时透析机静脉压监测软件将会按照静脉压力的在线信

息重新设置上下限报警范围,以使机器继续运转,若未及时发现穿刺针滑脱、出血状况,将会导致大出血而危及生命的严重后果。

常见血液透析机报警的原因及处理措施见表 10-2。

表 10-2  常见血液透析机报警原因及处理措施

| 报警 | 原因 | 处理 |
|---|---|---|
| 静脉高压报警 | 穿刺针位置不妥或针头刺破静脉血管,导致皮下血肿 | 移动或调整穿刺针位置,重新选择血管进行穿刺 |
| | 静脉狭窄 | 避开狭窄区域,重新穿刺 |
| | 透析器或体外循环血液管路血栓形成 | 更换透析器和体外循环血液管路,重新评估抗凝 |
| 静脉低压报警 | 静脉传感器保护期空气通透性下降,原因有传感器膜破裂或液体、血液堵塞 | 更换传感器保护罩 |
| | 针头脱出静脉穿刺处 | 观察出血量并按照出血量多少行相应紧急处理;重新穿刺,建立通道;对症处理 |
| | 血液流量不佳 | 分析流量不佳的原因,予以纠正 |
| 动脉低压报警 | 穿刺针针头位置不妥 | 移动或调整针头 |
| | 血管狭窄 | 避开狭窄区域 |
| | 动脉管路被夹毕 | 打开夹子 |
| | 血液流量差 | 寻找原因,调整流量 |
| | 低血容量 | 确保患者体重不低于干体重 |
| 空气报警 | 查找空气或小气泡进入体外循环血管管路中原因;泵前输液支未夹毕、循环管路连接处有破损、机器透析液排气装置故障 | 增加静脉壶液面高度 |
| | | 如果发现循环管路中出现气泡,应脱机,寻找原因,直至起泡清除,再恢复循环 |
| | | 怀疑患者可能是空气栓塞,使患者保持头低脚高左侧体位,给予氧气吸入,并通知急救 |
| | 血流量过快产生湍流 | 降低血液流速纸质湍流停止 |
| 漏血报警 | 透析器破膜至血液漏出或透析液中的空气致假报警 | 监测透析液流出口是否有血液,确认漏血,更换透析器后继续透析 |
| 电导度报警 | 透析液浓度错误 | 纠正错误 |
| | 浓缩液吸管扭曲 | |
| | 浓缩液罐空 | |
| | 机器电导度范围错误 | 监测点导读,及时复查透析液生化 |
| TMP 高报警 | 超滤过高、过快 | 降低超滤率 |
| | 抗凝剂应用不足 | 评估抗凝效果 |
| | 血液黏稠度过高 | |

## 五、血液透析结束后患者的评估与护理

(1)评估患者透析后的体重是否达到干体重,可根据患者在透析中的反应及血压状况进行评估,并可针对患者对脱水量的耐受情况,于下次透析中酌情调整处方。若透析后体重与实际超滤

量不符,原因有体重计算错误、透析过程中额外丢失液体、透析过程中静脉补液、患者饮食摄入过多、机器超滤误差等。

(2)对伴有感染和中心静脉留置导管的患者,必须测量体温。

(3)透析当天4小时内禁忌肌内注射或创伤性的检查和手术。透析中有出血倾向者,可遵医嘱应用鱼精蛋白中和肝素。

(4)透析中发生低血压、高血压、抽搐等不适反应的患者,透析结束后应待血压稳定、不适症状改善才可由家属陪护回家,住院患者须由相关人员护送回病房。危重患者的透析情况、用药情况、病情变化情况应与相关病房工作人员详细交班。

(5)患者起床测体重时要注意安全,防止跌倒。血压偏低或身材高大的患者,要防止直立性低血压的发生。

(6)应用弹力绷带压迫动静脉内瘘穿刺点进行止血的患者,包扎后应触摸内瘘有震颤和搏动,避免过紧而使内瘘闭塞。10～30分钟后,检查动、静脉穿刺部位无出血或渗血后,方可松开绷带。血压偏低者慎用弹力绷带压迫动静脉内瘘。

## 六、夜间长时血液透析

夜间长时血液透析(nocturnal hemo dialysis,NHD)是指利用患者夜间睡眠时间行透析治疗。

### (一)夜间长时血液透析的优势

1.提高透析患者的生活质量

同传统的间歇性血液透析相比,该治疗方式能够改善患者高血压、左心室肥大、贫血、营养等问题,进而降低了急、慢性并发症,提高了患者生存率及生活质量。根据6年多的经验及临床结果,夜间长时透析6个月后,患者在生理功能、生理职能、活力和社会功能等方面均有较大改善。

2.有效降低患者心血管并发症

夜间长时透析可有效改善血压状况。进入夜间长时透析3～6个月的患者,透析前后血压维持在较理想状态,透析中高血压及低血压发生率显著减少。

3.改善贫血

导致患者贫血难以纠正的一个主要原因是透析不充分,夜间长时透析患者每周透析3次,每次7～8小时,透析充分性较好,患者血液中促使红细胞增生的表达基因增多,贫血改善明显。

4.对钙、磷和尿素的清除增加

越来越多的文献显示,高血磷可增加终末期肾脏病患者的心血管疾病发生率和病死率,常规血液透析清除磷不理想,而降低血磷取决于透析时间,每次7～8小时的夜间透析可明显降低血磷,降低病死率。进入夜间长时透析6个月后,患者血磷、甲状旁腺素、血钙、低密度脂蛋白、尿素下降率等都有较大改善。

5.提高经济效益,降低医疗费用

据统计,夜间长时透析患者年平均住院次数明显减少,住院费用显著降低,用药费用与传统间歇性透析患者相比差距明显。

6.保持患者健康的心态

患者在晚上10点以后透析,一边透析一边进入梦乡,白天不耽误上班,做到了职业"康复",改善了患者的心境,提升了患者对治疗的依从性。

### (二)夜间长时血液透析的护理

**1.患者准入评估**

进入夜间透析的患者,需由主治医师或护士长进行全面评估。

评估内容:自愿参加夜间透析;一般情况良好,体表面积较大;有自主活动能力;长期透析但伴有贫血、钙磷代谢控制不佳;透析不充分。

**2.透析方案**

每周3次,每次7~8小时。运用高通量透析器,血流量为180~220 mL/min,透析液流量为300 mL/min,个体化抗凝。

**3.环境方面**

舒适、安静、整洁、光线柔和,给患者创造在家中睡眠的感觉。

**4.制定安全管理制度及工作流程**

(1)完善制度:①治疗开始的时间、陪客制度和患者转运制度等。②规范夜间工作流程,注重环节管理。③定期召开安全分析会,对容易发生护理缺陷和差错的工作环节进行分析,修订夜间工作制度和工作流程,保证治疗的安全性和可靠性。

(2)加强透析中对患者的巡视工作:透析时血液都在体外循环,稍有不慎便会带来不良后果。①在透析过程中护士应严密巡视,监测生命体征,监测循环管路、机器等,及时帮助患者解决夜间可能出现的问题。②观察患者有无急性并发症,积极处理机器报警。③完成患者其他治疗,保证透析安全。

(3)做好透析后患者的管理工作:①防止发生跌倒等意外,做好患者的安全转运。②透析后及时测量患者的血压,做好安全评估,嘱咐患者卧床休息10分钟后再起床。

(4)加强沟通和交流:个别患者对夜间长时透析会产生不适应、不信任,有疑虑。只要患者选择了夜间透析,我们就应该积极鼓励、支持他们的决定,让其对自己的选择充满信心。对于有些因为习惯改变而出现入睡困难或失眠的患者,需要传授一些对抗失眠的方法,如教会患者放松、听音乐;告知患者不必太紧张;寻找失眠的原因,改善睡眠质量。如果患者确实不适合夜间透析,应该及时与医师、患者及其家属进行沟通,寻找更适合患者的透析方式。

(高　欣)

## 第七节　血液透析患者心理护理与饮食护理

### 一、血液透析患者心理护理

#### (一)慢性肾衰竭患者

由于疾病的影响,慢性肾衰竭患者存在着复杂的生理、心理和社会问题,这使得他们很难接受1周3次的血液透析治疗。因此,应该了解他们的需要,并且尽所能缓解终末期肾病带给他们的压力。

(1)透析患者最关心的问题,如饮食、液体摄入及药物使用方案、内瘘问题、穿刺护士经验、透析舒适性、超滤过量或容量超负荷、机器故障和报警、治疗中意外事件、待机时间、往返透析室交通问题、失去工作和自由及寿命、相关的性功能障碍等。

（2）护士应做好患者的心理护理，特别是透析早期阶段心理护理。

学习并运用某些心理治疗手段，加强与患者沟通，帮助患者适应角色转化，增强患者对护士的信任感。建立良好的医患关系。

为了减轻患者紧张焦虑的情绪，医务人员应不断提高自己的业务水平，熟练掌握各种技能，了解各种机器的性能和简单的故障排除，针对患者在透析过程中出现的各种不适能做出及时、准确的判断，用最快速度使患者得到缓解，从而增加患者对医务人员的信任感，提高患者在透析治疗中的依从性。

加强与透析患者家属的沟通，告知家庭支持的重要性。

鼓励患者在不加重体力负荷的前提下进行规律锻炼，因为运动可增强机体的运动能力和灵活性，改善和调节中枢神经的紧张度，增强身心愉悦感，对于有严重心理障碍的患者，应鼓励患者到心理门诊进行治疗。

鼓励患者回归社会，进行力所能及的劳动，增加经济收入，减轻家庭及社会的负担。不断地充实自己，分散对疾病的注意力，实现自我价值，增加自信心，保持健康的心态，提高生活质量。

**（二）急性肾衰竭**

由于患者发病急，加之预后又有诸多不确定因素，透析间隔和透析时间可能很不规律，患者也可能伴随更严重的多系统疾病等。患者可能表现出各种不同的焦虑和担心，在透析过程中，医护人员应予以高度的支持和理解，并获得患者完全的信任。

## 二、血液透析患者的饮食护理

血液透析患者的营养问题极为重要，营养状况直接影响患者的长期存活及生活质量的改善。据报道，1 年以上的血液透析患者中，几乎都有程度不同的营养不良，其中重度占 10%，中度为 20%～30%。

**（一）导致营养不良的主要因素**

（1）摄入不足，主要是由于畏食而引起。

（2）伴发感染性疾病，机体的蛋白质和脂肪进一步消耗，使营养状况恶化。

（3）代谢和激素的紊乱，如甲状旁腺激素及酸中毒可增加蛋白质的分解和消耗，减少了蛋白质的合成。

（4）血液透析本身的影响，如应用生物相容性差的透析膜所激活的补体及细胞因子，引起机体分解代谢；同时，血液透析过程中氨基酸和小分子蛋白质的丢失，也会引起营养不良。

**（二）饮食指导**

根据对患者既往和目前的饮食摄入情况，以及近期食欲或食物摄入的改变或对食物的偏好和厌恶等评估结果，帮助和指导患者制订食谱，使患者合理调配饮食。同时教育患者养成进餐速度慢、每口咀嚼次数多、少量多餐进食等习惯，使营养物质均匀分配在三餐中。

**（三）饮食原则**

1.摄取足够的蛋白质和热量

蛋白质的摄入量为 1.2～1.4 g/(kg·d)，50% 以上为优质蛋白。可选用鸡蛋、牛奶、瘦肉、鱼等食物，但不宜选用干豆类及豆制品、硬果类等非必需氨基酸高的食物。每天能量的供给为 125.6～146.5 kJ/kg(30～35 kcal/kg)，饮食中每天脂肪总量以 50～60 g 为佳，其中植物油应为

20～30 mL。

**2.限制钠盐的摄入**

尿量正常时,不需要限制钠盐的摄入。尿量减少时,要限制钠盐的摄入,一般每天不超过5 g。无尿的患者应控制在每天 1～2 g。应避免或减少食用含钠高的食物,如熏制食品、罐头食物、泡菜、咸鱼、咸肉、酱油、味精、快餐等。

**3.限制钾的摄入**

钾的摄入应根据病情如尿量、血清钾而定,一般摄入量为 2.0～2.5 g/d。有残余肾功能且尿量较多的患者,无须严格限制。慎用含钾高的食物,如菠菜、马铃薯、蘑菇、海菜、豆类、莲子、卷心菜、榨菜以及香蕉、橘子、椰子等;饮料如鲜果汁、咖啡、巧克力饮料、麦芽饮料等,以及巧克力、奶粉、发酵粉、盐的替代品。

可采取恰当的烹调方式使钾易溶于水,如煮菜多放水。不用肉汤、菜汤拌饭;煮马铃薯可煮沸 2 次;蔬菜在炖、做沙拉和做汤前提前煮一下;避免使用高压锅和微波炉,但可以重复加热;建议将蔬菜水果分为小份,少量食用;避免生吃蔬菜,尽量做熟等。

**4.限制磷的摄入**

磷的摄入最好限制在 600～1 200 mg。因为几乎所有食物都含磷,所以应避免食用含磷高的食物,如蛋黄、全麦面包、内脏类、干豆类、硬核果类、奶粉、乳酪、巧克力等。早期透析时磷的摄入限制,可以防止肾性骨病继发甲状旁腺功能亢进的发生,也能够减缓终末期肾脏病的进展。

**5.控制液体摄入**

控制水分的摄取以 2 次透析期间体重增长不超过原体重的 4% 为宜。饮水量一般以前一天尿量再增加 500 mL。如患者感觉口渴,可用热水漱口。

**6.适当补充维生素**

透析时由于水溶性维生素严重丢失,因此必须补充 B 族维生素等,可以口服维生素 $B_1$、维生素 $B_2$、维生素 C 及叶酸。由于有过量的危险,所以脂溶性维生素,如维生素 A 和维生素 E 一般不作为常规治疗。但由于维生素 E 有抗氧化的作用,终末期肾脏病患者补充维生素 E 在防止冠心病方面有一定的作用。

(高　欣)

# 第八节　透析患者的心理特点

患者心理是指患者在患病或出现主观不适后伴随着诊断、治疗和护理过程所发生一系列心理反应的一般规律。在生物心理社会医学模式中,患者心理的研究与应用是临床工作中一项重要的内容。人的心理与躯体疾病是一个统一体,准确地把握透析患者的心理特点,对于建立融洽的医患关系,有效地控制疾病进展,全面地改善透析患者的生存质量是十分有益的。

## 一、否认心理

多数尿毒症患者在患病之初都有过否认心理。患者否认尿毒症的诊断,拒绝透析治疗这个严酷的事实,他们常以自己的主观感觉良好来否认疾病的存在,照常工作、学习,以维持暂时的心理平衡;有的患者怀疑医师的诊断,反复询问病情,到处奔走就医,企图通过复查,推翻原有的结论;有的患者否认疾病的严重性,他们虽能接受尿毒症的诊断,但仍存在不同程度的侥幸心理,总认为医师喜欢把病情说得重一些,对疾病的严重程度半信半疑,因此不按医嘱行事,尽可能拖延做血管通路手术的时间;还有的患者表现沉闷,内心极端痛苦,不去积极治疗,甚至拒绝治疗;更多的患者则压抑自己强烈的情绪反应,表现为迟钝、犹豫,进而感到孤独,产生一种被遗弃感。学者认为,否认疾病的存在在短时间内和一定程度上可缓解应激,减轻过分的担忧与恐惧,具有一定的积极意义,但是不顾事实的长期否认,将会延误治疗的时机。

## 二、焦虑心理

焦虑是一种常见的情绪反应,是一个人在感受到疾病威胁时产生的恐惧与忧虑,是一种与危险有关而又不知所措的不愉快体验,有人用"失助感"来解释焦虑。透析患者由于惧怕透析过程中可能出现的痛苦,担心失去正常生活的能力,尤其害怕死亡的来临,表现出真实的痛苦与焦虑。有的患者对于长期依赖透析治疗这个事实不理解或不接受,越接近透析日期,心理负担越重,焦虑和恐惧越明显,甚至坐卧不安,食不知味,夜不能寐。此外,医院环境的不良刺激,也容易使透析患者心境不佳,情绪低落,特别是当看到为抢救危重患者来回奔忙的医护人员,看到同病相怜的病友死亡时,更容易产生恐惧与焦虑,好像自己也面临着同样威胁。长期过度的焦虑,导致心理的失衡,不利于疾病的治疗。

## 三、抑郁心理

抑郁是一种闷闷不乐,忧愁压抑的消极心情,主要是由现实丧失或预期丧失引起的。接受透析治疗对于任何人来说,都不是一件愉快的事,多少都伴随着丧失,所以多数透析患者都会产生程度不等的抑郁情绪,并随着病情的轻重和治疗效果的不同而有所差异,突出表现为自尊心低、沮丧、伤感、绝望和失助感,把生活看得灰暗,总认为自己的将来比现在更糟,缺乏自信,接受治疗消极,严重者甚至出现自杀行为。

## 四、孤独与怪癖心理

透析患者由于受到抑郁、焦虑等消极情绪的长期折磨,扭曲了原来的心理。他们暂时或长期丧失生活自理能力,自感无助于家庭与社会,成为家庭与社会的累赘而产生孤独感,这种心理变化长期持续存在会导致行为上的怪僻。他们常常把医护人员和家属当作替罪羊,无休止地向他们发泄不满,怨天尤人,一会儿责怪医师没有精心治疗,一会儿埋怨家人没有尽心照顾,要求逐渐增多,情绪极易激惹,有时为了一点小事就大发雷霆,任性挑剔,伤害他人感情,甚至出现自残和攻击医护人员的行为。

## 五、依赖心理

透析患者大都存在一种依赖的心理状态,对自己的日常行为、生活自理能力失去信心,自己有能力做的事情也不愿去做,事事依赖他人,情感幼稚,行为变得被动顺从。一向独立、意志坚强的人也变得犹豫不决,一向自负好胜的人也变得畏缩不前。透析患者的这种被动依赖心理,不利于疾病的控制,如一味姑息迁就他们的依赖心理,则难以培养他们与疾病斗争的信念。

### 六、悲观与绝望心理

对于刚被确诊为尿毒症的患者,悲观是常见的心理反应,在那些主观症状越来越明显,尤其是经过一段透析治疗,没有达到预期效果的患者身上表现得更为突出,他们对透析治疗由希望到失望再到绝望,惶惶不可终日,痛苦心情难以言表。有的患者为了不给家人添麻烦,不让他们过分地痛苦和担忧,反而表现得异常平静;有的透析患者意志薄弱,失去信心,不敢面对现实,万念俱灰,求生意志丧失殆尽,坐等死亡的到来。

（高　欣）

# 第九节　透析患者的心理需求

对于透析患者来说,有物质与医疗服务的需求,但相对更重要的是心理需求能够得到满足。虽然透析患者的心理需求因人而异,但也有共性规律可循,笔者根据马斯洛提出的人的需求层次理论,结合自己的观察与思考,认为透析患者主要有以下6种心理需求。

### 一、需要尊重

透析患者希望得到他人及社会的理解和尊重,特别是希望得到医护人员的关心和重视,得到较好的治疗待遇。不同社会角色的人常有意或无意地透露和显示自己的身份,想让别人知道他们的重要性,期望医护人员对他们给予特殊照顾。作为医护人员应该懂得,一切患者都是因为生病才来就医,他们在各自的工作岗位上都是为党和人民的事业服务的,在这一方面,大家都是平等的。所以,对待透析患者既要一视同仁,又要让他们每一个人都能感受到他是得到特殊照顾的。

### 二、需要接纳

由于透析患者需要定期到医院接受透析治疗,打乱了原有的生活习惯和作息时间,肯定会有一个逐步适应的过程,尤其是走进一个陌生的地方,需要尽快地熟悉环境,被新的群体(透析患者、透析室医护人员)所接纳,特别渴望医护人员和病友能够主动与其进行沟通和相处,在情感上被接纳。

### 三、需要信息

有研究资料表明,在一般性疾病患者中,80%的患者有了解自己疾病真实情况的想法,而80%的医师拒绝告诉患者。到底是否应当告知患者疾病的相关信息呢? 对于透析患者,应当矫正他们对透析治疗的不正确认识,根据患者的需要程度和心理承受能力,提供适当的信息,对于解除其不必要的恐惧与焦虑,避免产生消极的情绪反应是十分有益的。但应注意,给透析患者提供的信息不可完全真实,否则会加剧其应激心理;又不可完全不真实,否则,他们根本不相信。对于透析患者,应当向他们提供以下一些信息:①尿毒症是不能治愈的慢性疾病,透析治疗是维持他(她)们生命的重要手段,拒绝治疗就意味着放弃生命。②建立血管通路(动静脉内瘘及临时性或半永久性血管通路)是进行 HD 治疗的必需条件,是维持性血液透析(MHD)患者的生命线,应当倍加呵护。③医院、透析中心(室)有关规章制度及透析时间安排的有关信息。④干体重的概念、透析充分及饮食、饮水管理与疾病关系的有关信息。⑤医疗费用支付问题的有关信息等。当透析患者了解了这些信息,将有利于坚定他们战胜疾病的信心,依从性也会得到增强。

### 四、需要安慰

不管意志多么坚强的人,一旦进入透析治疗阶段后,心理都会失衡,再乐观豁达的人此时也希望得到亲朋好友尤其是医护人员的安慰和鼓励。因此,患者在透析治疗或住院期间,医护人员和患者亲近的人应通过各种形式给予他们精神上的安慰和鼓励,这对控制和稳定病情是不可或缺的。

### 五、需要安全感

由于透析治疗的特殊性及透析患者在治疗过程中可能出现的种种不适,容易使他们产生不安全感。他们需要了解自己的病情,期盼生命不再受到威胁,希望各种治疗既安全顺利又无痛苦。他们把能得到安全感和生命延续视为求医的最终目的。因此,医护人员对透析患者进行的任何治疗都应事先向他们做耐心细致的解释并有一定的技术保障,以增强他们的安全感。

### 六、需要和谐的环境

健康人的生活常常是丰富多彩的,而透析患者则几乎被束缚和封闭在一个单调的世界里,白色的墙壁,白色的床单,白色的工作服,循环往复的透析治疗,使他们始终处于一种被动的状态,感到无所事事,度日如年,特别是那些年轻及事业心较强的患者,更会如此。所以,要根据透析中心(室)的客观条件尽可能营造出一种和谐温馨的环境,并视透析患者身体的具体情况,安排他们做适当的文体活动,不时给予透析患者有新鲜感的刺激,这将有利于调动他们的主观能动性,愉悦心情,促进身体的康复。

(高　欣)

# 第十节　透析患者心理问题的干预策略

心理干预,从广义上讲,是指在心理学原理和有关理论指导下有计划、按步骤地对一定对象的心理活动、个性特征或行为问题施加影响,使之发生指向预期目标变化的过程。

心理治疗则是心理干预中最重要的内容,是相对狭义的但具有更强专业性和规范性的心理干预。

医护人员(心理治疗师)通过应用各种言语和非言语的心理学方法和技术,促使患者或患者的心理、生理和社会功能产生积极的变化,改善其病理心理状态,消除心身症状,重新建立起个体与环境的平衡,从而达到治疗疾病、保持心身健康的目的。

心理治疗一般包括 5 个基本要素:①专业性,医护人员必须受过专业训练,具备一定的心理学知识和技能;②科学性,正确运用各种心理学的理论和技术;③对象性,治疗应以人为中心,针对的是具有一定精神、躯体或行为问题的人，而不是问题或症状；④有效性，治疗必须遵循一定的规范和程序，是一种积极的人际互动过程；⑤目的性，治疗的目的是恢复患者健全的心理、生理和社会功能，促进心身健康。

## 一、医护人员的素质要求

### (一)必须树立正确的人生观

医疗工作的职业特点决定医护人员的一生都要把患者的利益放在第一位，医护人员品德的高低，直接关系到患者的健康与生命。这就要求我们的医护人员必须树立正确的人生观，端正自己的处世态度，建立一种助人为乐的价值观体系，以积极的人生态度影响患者，懂得换位思考，能够站在患者的立场考虑问题，以谦逊、虚心、慈祥、朴实的态度对待他们，成为患者喜爱的人。

### (二)良好的性格

作为医患交往中的一方，医护人员应当心胸宽广，忍耐性强，犹如海纳百川，严以律己、宽以待人。对待透析患者要诚实、正直、守信，并充分地信任他们。能够忍受个别透析患者的吼叫，耐心解答他们的不合理意见，做到有理也让人。其实，具备这种良好性格特征的医护人员，对于保持自己身心健康和提高工作实效也是非常有益的。

### (三)坚强的意志

医护人员在医疗工作中，会遇到很多意想不到的麻烦，如果没有克服困难的坚强意志，就不可能很好地完成本职工作。医护人员完成任务的明确目的和力求达到这一目的的坚强意志，是克服各种困难的内在动力。此外，医护人员的沉着、开朗、大度、自信对患者的意志也会产生深刻的影响。

### (四)稳定的心态

积极的情绪使人精神饱满、注意广泛、观察敏锐、工作有序、失误少而效率高；情绪低落时则相反，容易出差错事故。医护人员应当有较强的自我控制能力，保持一种稳定的心态，不要把个人生活及工作中的不愉快发泄到患者身上，这不仅是一种职业道德的要求，也是医护人员自己保持身心健康的重要方法。

### (五)精湛的技术

医护人员精湛的技术是与透析患者进行交往的基础。医护人员对于自己的知识与技能，包括知识和技能的更新与局限应有充分的了解。很难想象不能提供技术保障的医护人员能够得到透析患者的信任，能够与他们建立长久良好的医患关系，能够取得最佳的医疗效果。

### (六)善于沟通的技巧

沟通技巧是医护人员与透析患者进行交流所需要的一种重要能力。在与透析患者进行沟通时尤应注意与他们的第一次交谈，要善于使用礼貌性语言，尊重透析患者的人格与自信心；善于使用安慰性语言，使他们感到温暖肺腑，终生难忘；善于使用鼓励性语言，让透析患者看到希望；还要善于运用眼神、视线、微笑等非言语手段，使他们得到精神上的满足，顺利地接受治疗。

## 二、语言疗法

语言是人跟人互通信息，用发音器官发出来的、成系统的行为方式，是人们在社会生活中广泛运用的交际工具，也是心理治疗与心理护理的重要手段。可以说，医护人员在临床实践的全过程中，都离不开要同患者说话，只要说了话，这种语言的刺激就会作用于患者，不起治疗作用，便起致病作用。古人云:"良言一句三冬暖,恶语伤人六月寒。"医护人员对患者所说的每一句话,都应想一想可能会产生什么效果,要想获得预期的效果,得到患者的响应,就必须按照对方的脉搏说话,对准听话人的需要和当时的心境说出应该说的话,医护人员要善于说出患者爱听的话。几句贴切温暖的话语能够起到药物治疗所无法起到的作用。因此,作者认为,医护人员应主动去了解尿毒症和透析患者的心理状态、情绪变化、脾气秉性和性格特点,全面地掌握疾病发生、发展、转归和康复的一般规律,把患者的需求作为工作的出发点和落脚点,懂得患者的社会环境条件尤其是人际关系与疾病的内在联系,懂得如何运用语言,用科学的知识,温和、诚恳的态度,耐心地与患者进行情感和思想交流,达到相互了解的目的。只有这样,患者才会敞开心扉,疏泄情感,说出困难,我们也就更容易地发现他们身上存在的各种心理与精神问题,及时恰当准确地加以解决。

(一)情感和贴近性语言

医患间的心理和行为交往,是医学诊断和治疗过程中时刻相伴的现象,语言则是沟通二者、进行交往的重要工具。要善于运用语言提高患者的信任度,以达到医疗的目的。医护人员对尿毒症和透析患者的语言要富有情感性,遇到问题首先应善于自我调节,一旦进入工作状态,就容易激发出自己的情感,使其处于愉快而冷静的心境之中,油然产生一种同情患者、信任患者、尊重患者的情感与情绪,营造出和谐的氛围,同时要勤于观察、会把握时机,这样才能进入患者的内心世界。与透析患者谈话时,要有强烈的亲切感,精力集中,热情而庄重,在温柔的语态中要带几分维护自尊的肃穆,体现出是"同志式"的交谈。耐心地倾听他们的陈述,懂得换位思考,能站在患者的角度分析病情,同时放慢话语速度,可以适当配合于手势和表情,使患者感到关爱和体贴,于是就会将压抑在内心深处的心理冲突和痛苦向医护人员全部倾吐或发泄出来,而这些常常是患者泪和血的结晶,也是我们久久苦悟而无所得的。对患者所说的事情不耻笑,不讥讽,无形中就缩短了医患之间的心理距离,使患者焦虑、抑郁的情绪减轻,主动地配合医护人员的诊治。

(二)暗示性语言

暗示疗法是一种古老而有效的心理治疗方法,巴甫洛夫认为"暗示是最简单、最典型的条件反射"。暗示多采取言语的形式。从暗示的内容来分,有积极的、消极的。积极暗示就是积极的、愉快的,对治疗有鼓动作用的暗示,我们可以选择那些性格内向、心理承受能力差的尿毒症和透析患者有针对性地应用暗示性语言。例如,医师用坚定有力的语气叙述一件事实、有时也结合有关的治疗来提高疗效,如我们可选用 10% 葡萄糖酸钙 10 mL 静脉注射或辅以针灸治疗等作为暗示的手段,使患者对此深信不疑,常能收到意想不到的治疗效果。当然这种暗示治疗能否有效,是以良好的医患关系和医护人员在患者中享有崇高威信为前提的。

(三)形体性语言

医护人员首先要端其自身,与患者谈话要有技巧,要富有逻辑性、艺术性,精其语言,让患者感到你对他的病重视。切不可在患者叙述病情时,心不在焉,眼神疲惫,东张西望,而应当用温和的目光注视着患者,注意倾听,并不时点头示意。问话时用亲切通俗的语言,可以使患者烦躁、紧张的情绪得到即刻的缓解。在帮助患者树立信心时,论证说理要清楚、要循循善诱,不要急于求成,可用名人名言录激励患者,但要使用得当。例如,对透析患者的头晕乏力,你不能光空洞叫喊:"困难不可怕,就怕你怕它,困难有天大,我比天还大。"而是应该向患者解释,头晕乏力主要是由于高血压或贫血造成的,我们据此可以纠正它,列举 1~2 个类似的病例,做出有力的说明,治疗效果能起到事半功倍的作用,切忌一切空谈和说教。

### (四)沟通性语言

在整个诊疗过程中,医护人员必须认真履行职业责任,主动征求患者对治疗的看法,交流双方意图和需求,以取得患者的理解和信任,要学会用百姓语言解释疾病的本质和特点。例如,解释尿毒症或透析患者为什么会出现种种不适(列举症状不超过就诊患者本身的表现),这些不适是如何发生和发展的,哪些是外因?哪些是内因?哪些是原始的起因?哪些是附加的因素?如何互为因果,心理问题对躯体疾病的影响等,把治病的武器交给患者,一定要充分调动患者自身战胜疾病的积极性,要说服患者和家属与医护人员积极配合,只有医患双方共同努力,才能使他们从病痛的桎梏中解脱出来,才能从根本上改善他们的生存质量。

总之,语言疗法只是心理治疗中履行医学目的的一种尝试,尚有待于在实践中去逐步完善,切忌将心理治疗的研究与应用掉入一个简单机械的模式中,应当结合每个尿毒症和透析患者的具体情况辩证地分析其治疗效果,并且一旦取得初步疗效后,要立即"扩大战果"。让他们从自己的切身感受中尝到病情好转的"甜头",体会到医护人员的分析、判断是正确的,治疗是有效的。这样,医护人员的言语信号作为良性刺激,反复强化、灵活应用,再配合其他的相应治疗,一定能获得对临床真正有益的结果。

## 三、行为疗法

行为疗法又称为行为治疗,是基于现代行为科学的一种非常通用的新型心理治疗方法,是根据学习心理学的理论和心理学实验方法确立的原则,对患病个体进行反复训练,达到矫正适应不良行为的一类心理治疗。

目前,行为治疗的种类和应用范围正在日益增多和扩大,它不仅在临床实践中被广泛地应用,而且已经成为一个跨学科的研究领域,在心身医学、临床心理学、临床精神病学、社会精神病学以及行为医学等领域都受到了高度的重视。行为治疗的方法除了系统脱敏法、冲击疗法和厌恶疗法以外,还有操作条件法、行为塑造法、自我调整法、自信训练法、松弛疗法、生物反馈疗法以及认知行为疗法等。行为治疗不仅用于治疗各种神经官能症,如强迫性神经症、恐怖性神经症和焦虑性神经症等,而且对于继发性的心理、精神疾病(如尿毒症、手术创伤、透析治疗等原因所致)的治疗也有许多值得借鉴的地方。由于行为结果来自特殊的前因和患者自身状态的相互作用,人类的行为也离不开亲近温和的人际关系。所以,行为治疗不能忽略医患之间人际关系的作用。

行为疗法的特点是,在治疗开始前,首先应对患者的整体情况(躯体、心理)进行详尽的分析与评估,要有明确的治疗目标,在帮助患者达成目标的过程中,医护人员要扮演主动和指导者的角色,在设计治疗计划时,医护人员(应有心理医师参与)要个体化地设计对透析患者最适合的技术与程序,作者认为,应着重从以下5个方面入手,准确、恰当地应用到每一个患者的独特需求上。

### (一)积极的期望

这是对透析患者实施行为治疗的基础与前提。积极的期望乃是让他们重视疾病,正视现实,引导患者改变对尿毒症、血管通路手术与透析治疗的不正确认识,从死神的魔爪中把生命夺回来。尽管接受透析治疗的患者有一些已经离开了人世,但总还有相当多的人因此而延长了生命。要让他们知道,要想生存,积极的期望是首要的,那些能够大胆地面对疾病,充分认识危及他们生命的病魔,并坚决与它进行殊死抗争的人,才有可能生存下去。

### (二)坚定的信心

患了尿毒症,特别是那些即将进入透析治疗阶段的患者产生一系列复杂的心理反应是难免的,医护人员应当不失时机地选择一些治疗成功的典型病例(事实)教育、鼓励患者,使他们逐步地认识到,尿毒症并不可怕,就怕你怕它,与其束手就擒,坐而待毙,不如奋起拼搏。于是,他们当中的一些人产生了乐观、豁达、自信、拼搏、愉快的心理,显然,这种心理能够减轻病痛,其中,自信起着关键性的作用,有了信心,就能激发起拼搏精神,就会产生顽强的意志,保持坦然的心境,培养乐观的态度,就能挖掘出自身抗病的潜在能力,从而战胜疾病。诗人说的好:"信心是半个生命,淡漠是半个死亡"。

### (三)适当的运动锻炼

运动可以放松心情,提高人体的神经系统对外界反应的灵活性,增强自我调节与控制能力,促使神经和身体活动能够较好地适应经常变化着的外界环境。即使对于那些已经进入透析治疗的患者来说,也可以通过运动训练的方式,在医护人员的指导下,按照科学性、针对性、循环渐进和个体化的原则(运动处方)进行适当的运动锻炼。实践证明:适当的运动锻炼不仅可以最大限度地恢复尿毒症和透析患者已经丧失或减弱了的运动功能,提高自身机体素质,改善疲乏无力的状态,预防和治疗肌肉萎缩及关节僵硬,还可以疏导心理压力,使他们思维充实,恢复生活信心,解除紧张、恐惧,忘记忧愁、烦恼,保持乐观愉快的生活情趣,最终达到改善或缓解患者全身和局部并发症的目的。

### (四)学会自我安慰、担负一定的工作

尿毒症患者接受透析治疗后,就进入了一个新的治疗阶段,无论是患者的躯体还是心理、精神状态都将发生一些新的变化,要让透析患者充分地认识到这将是一个相当漫长的过程,要做好打持久战的准备。要教会、引导他们如何去适应这些变化,帮助他们学习和掌握自我安慰的理论与技巧,使他们能够经常地抱有积极的期望,不断地朝着一定的目标安慰自己,这对缓解和稳定病情是十分有益的。同时,要根据患者身体的康复情况,有计划让他们参与一些社会活动,包括家庭成员内部的婚丧嫁娶,外出旅游,病友联谊会和娱乐比赛等,使他们在社会活动的参与中,感受到自己仍是社会当中的一员,同样可以享受到人生的乐趣,从而重新树立起生活的信心和目标。此外,患者的家庭、单位、社会(社区)也要积极地创造条件为病情相对稳定的尿毒症和透析患者提供适当的工作机会,体现他们的自身价值,这将有利于促进他们身心的不断康复。

### (五)适时进行评估

根据每个透析患者的自身特点,为其制定个体化的治疗康复方案,指导、督促他们能够按计划完成。同时,对他们取得的每一点进步都要给予充分的肯定,适时进行评估(包括身体状况、血管通路情况、治疗方案的更改、工作状态、业余时间的活动安排、健康评估问卷等)并不断地调整、完善这些方案,力求达到患者利益的最大化,使他们成为真正的受益者。

总之,医学既是实践的科学,也是人学,医疗活动中形成的判断不单是一个科学上的判断,患者得了什么病?应该如何去治疗?也是一个价值上的判断,怎样用最完美的方法治疗,使患者在未来实现其生命的全部价值。医学目的的实践过程,实质上是医患间在技术上、文化心理上及经济上的互动过程。医患间的心理互动必然延伸为行为互动,在医患间的语言交流中同时存在着行为互动,在医患行为互动过程中,医护人员的主动性和主导性是十分明显的,医护人员在组织着诊断治疗和护理工作,提出诊断意见、治疗和护理方案,让患者配合,并通过治疗结果的显示,使患者对医护人员更为信赖和依靠,医护人员的主动性和主导性才会得到更好的发挥。

(高 欣)

# 第十一节　透析患者的教育与管理

患者教育作为一项近二三十年基于社会需求而重获新生的护理职能,日益显示出其巨大的作用,并受到社会各界人士的普遍关注。目前它已作为整体护理的重要组成部分纳入了护理规程。现有文献中有关患者教育比较完整的定义很少。Simonds 对患者教育的定义为:"一种影响患者的行为,并使其保持健康与促进健康所需的知识、态度、技能产生改变的过程。此过程以提供信息开始,包括理解和整合信息以带来有利于患者健康状况的态度和行为的改变。"Smith 指出患者教育是帮助患者学习和帮助患者把与健康相关的行为融入日常生活的过程。中国学者吕探云对患者教育的定义为:"患者教育是医院健康教育的一个重要方面,她以医院为基地,以患者及其亲属为对象,通过有计划、有目的的教育过程,使患者了解、增进健康知识,改变患者的健康行为或问题,使患者的行为向有利于康复的方向发展。"

## 一、透析患者教育的实施

要在透析中心(室)中全面开展患者教育,必须从患者教育、医疗体系教育、医护人员教育三个方面着手进行。要完成这些工作,各透析中心(室)必须设有专业的健康教育人员,负责协调透析患者的教育计划,随时与各部门有关人员密切联系,提供资料,进行人员培训,以促进此项工作的开展。有学者认为,透析患者教育的实施应抓好以下 6 个环节。

### (一)分析患者的需求

由于透析患者的原发疾病复杂,经历和文化程度不同,身体状况差异较大,加之对患者进行教育的时间有限,因此,分析患者的需求成为制订透析患者教育计划内容的先决条件。分析透析患者的需求,首先要了解其对所患疾病的认识、态度及一般知识和技能,诸如患者是否了解自己的病情、诊断结果、治疗方法及预后? 患者想知道些什么? 想要做些什么? 他(她)们自己应尽何种责任? 患者是否有不良的卫生观念或习惯而影响治疗? 患者或其家属有何技能而有助于治疗工作? 等等。透析患者可以有一种或多种需求,如果患者有多种需求,还应进一步分析哪一种需求对治疗患者疾病最有帮助,患者的知识能力最适宜提供哪些方面的教育等。例如,一个 MHD 患者,他没有任何医药知识,不知道自己的真实病情,不知道长期透析治疗的并发症和病情未来发展趋势,也不知道要合理饮食、控制饮水量、调节生活规律等,因此,这些都成为他的需求,急需进行常识教育。但由于时间、患者知识与学习能力的限制,不可能对他进行全面的培训,这时,就应该考虑何种需要是他最迫切的需求,对其疾病的防治和生活质量的改善最为有益。要了解患者的需求,可阅读既往病历,也可以通过与患者或家属交谈,以及患者之间的谈话和观察患者的言行等方面获得。例如,如果该患者尚未发生严重的并发症,那么最重要的是及时对他进行预防方面的指导。

### (二)确定教育的目的

明确的教育目的有助于教育计划的正确实施,目的应具体而非抽象。拟订透析患者教育计划的目的时应考虑下列因素:①患者缺乏哪些知识,缺少哪些技能。②患者的兴趣、爱好。③患者的文化程度及接受能力。④评估目标的困难程度。⑤决定完成目标的先后顺序。

### (三)拟订教育计划

在拟订教育计划时,应当考虑:在什么时间、什么场合进行教育;应教哪些内容;由何人去教;用什么方式、什么方法去教。现分述如下。

1.教育的时间与场合

一个理想的透析中心(室),应设有患者教育室,初次接受透析治疗的患者,首先应接受医护人员(健康教育人员)的咨询。健康教育人员应利用各种说话技巧,在了解患者的个别需求、个体差异及经济状况等资料后,由医师和护士(包括专职健康教育人员)一起提出诊疗和护理意见(包括逐步制订出个体化的健康教育计划),并将其反复与患者及家属沟通,让他们能够自觉地参与进来。可以说,患者在每次透析治疗过程中都是健康教育的时机。需要指出的是,透析患者教育最好能在专门的场所中进行,应避免在大庭广众中进行,以免使患者感到不安。透析治疗室是医护人员对患者随机进行健康教育的好地方,既可就共性的问题进行群体教育,也可根据患者的不同需求进行个别辅导,如患者需要追踪访视或在家治疗期间,则家庭访视也是对患者进行健康教育的好场所,住院病房的教育机会更佳。由于患者教育的时机与场合各异,因此,在拟订计划时应予考虑。

2.教育的内容

基于教育的观点,在确定教育内容时,应充分考虑患者的希望?他们最重视哪些问题?例如,透析治疗过程会不会有生命危险?对工作、生活的影响程度?他们应该如何面对?除此之外,应根据患者的个体差异及既往就诊情况,考虑在有限的时间内,患者能吸收多少知识?学会多少技能?我们所提供的教育内容是否恰当?总之,凡是有助于患者康复的方方面面都是教育的内容。不过考虑到时间、患者学习的能力及环境等因素,不可能都进行全面的教育。因此,在决定教育内容时,最主要考虑两个因素:患者的需要和患者的学习能力。总之,透析患者健康教育计划的内容应该是最基本、最简单、最重要有用的知识,且需要多次重复,以加深患者的印象并逐步熟悉某些技能。

### (四)教育人员的组成

透析患者教育应是一个完整的教育体系,虽然整个教育计划可由健康教育人员来制订,但在教育中与每个环节有关的人员及设备都应配套,各司其职,其中包括在医院中与透析患者接触的各类人员,如医师、护士、健康教育人员、检验人员、药剂人员和后勤行政人员,以及透析中心(室)的外观、周围环境、宣传栏和宣教资料等。通常人们认为,医师是主要的教育者,因为他对疾病的诊治处理具有权威性,对患者影响最大。然而实际上,在透析中心(室)配备的医师一般很少,他们很少有时间对患者进行健康教育,而且由于透析患者过多,他们本身也缺少这种意识,因此,对于简单的教育内容,其他医护人员的教育作用更大。例如,当需要对患者灌输知识,强化健康观念、测量血压、体温或进行简单护理等技术指导时,可由健康教育人员或护士来进行;对需要进行饮食指导的患者,可以由营养师来教育等,多数情况下则需要各类医护人员的协同配合。

### (五)教育方法和工具

选择适当的教育方法和工具,能增进透析患者的学习兴趣与效果。在健康教育过程中,要让患者有提问的机会,并给予满意解答。这样不但能满足患者的需要,也能增加患者的印象;教育方法应尽可能选择有趣、生动、或娱乐方式传授给患者;并有针对性地发给患者一些参考资料,以便复习巩固。此外,在确定教育方法和工具前,应考虑患者的个体差异,如受教育的程度、语言能力等,考虑是进行个别指导还是群体教育为宜。同时要注意在开始教育之前,事先将教育内容依时间顺序作合理分配,并决定每一特殊内容在何种场合、用什么方式传授给患者更妥。教育方法很多,这里不一一论述,但最好是几种方法和工具灵活地配合使用。

### (六)教育人员的态度

综上所述,都是对透析患者进行健康教育的重要环节。但患者在透析中心(室)中所得到最重要、印象最深刻的,乃是医护人员、健康教育人员的态度。因此,在进行健康教育时,除了要考虑各部门之间的配合,可能遇到的困难和教育计划能否按进度实施外,最重要的就是教育者应掌握好与患者谈话时的态度和技巧。

1.与透析患者谈话的态度

首先应充分地尊重患者,要主动、热情、充满信心,要客观、公正,不能主观、偏见。采取接纳的态度,即要帮助、指导,不能批评、训诫。避免不成熟的建议或承诺,以免加重患者心理负担或导致医患冲突。让患者自觉、自愿地参与到健康教育的活动中来,不能一切包办,以事实来说服患者,全面满足患者的各种心理需求。

2.与透析患者谈话的技巧

懂得换位思考,能站在患者的立场上考虑问题,建立密切的医患关系;注意倾听患者的叙述;注意观察患者的症状和情绪;问话语气要婉转中肯,态度和蔼;表达通俗,易于接受;要考虑不同类型患者的特点;掌握谈话时间,把握重点。总之,要让患者感觉到教育者的诚意,这样才能缩短彼此距离,争取患者的合作。

## 二、教育成果的评估

评估是患者教育的重要一环。"计划—执行—评估"是一个连续的过程,其目的是随时修正原有计划,改进工作。评估工作并不一定要花很多时间、人力或财力,可随时随地进行。

### (一)评估教育需要

由于健康教育计划是依透析患者各方面的需求而制订的,因此,我们应评估以往的教育内容是否为患者的真正需要,有否存在遗漏;是否是当患者有多种需求时,教育者由于时间的限制只考虑了对病情有较大帮助的需要,而忽略了解除患者疑虑的需求,导致无法取得患者的信赖,而降低了患者的参与感。

### (二)评估教育方法

健康教育方法的恰当与否,直接影响到实施教育计划的成败。评价教育方法,包括评价教育的时机与场合是否恰当;教育者是否称职;教育材料是否适宜(准确、通俗);教育方法是否得法以及教育进度和气氛如何等。

### (三)评估教育目标

健康教育的目标有不同的层次,而前一层次目标是达到后一层次目标的必需。作者推荐采取下列顺序:健康教育计划→效应 1(如知识提高等)→效应 2(如合理饮食)→效应 3(体重控制)→效应 4(血压控制)→效果(生命质量提高、死亡率下降)。因此,在制订教育计划目标时,我们的目标应是分层次的;而评估时,可参照教育目标,在实施过程的不同阶段进行相应的评估。

(高　欣)

# 第十一章

# 消毒供应中心护理

## 第一节 消毒供应中心的性质与任务

### 一、消毒供应中心的性质

消毒供应中心是医院消毒灭菌系统中具备清洗、消毒、灭菌功能的核心部门,是无菌物品供应周转的物流中心,是临床医疗服务的重要保障科室。消毒供应中心已成为一个独立的专业领域,依据消毒学的理论、方法和技术,去除和杀灭病原微生物,其工作质量与医院感染的发生密切相关,直接影响医疗护理质量和患者安全。

### 二、消毒供应中心的任务

(1)根据临床科室需要,制作各种治疗包、器械包、布类包及敷料,经灭菌后供全院使用。

(2)按照医院感染管理有关规定,建立并健全各项制度、操作规程、质控措施,确保临床医疗用品使用安全。

(3)参与部分一次性使用的无菌医疗用品的院内管理。

(4)建立医院计算机网络中心系统,使物品供应流程更加便捷,物资管理更加经济科学。

(5)不断研究、改进工作内容和方法,保证及时有效的物品供应;实施在职人员培训,提高服务质量。

(蔡　娴)

## 第二节 消毒供应中心的分类

根据手术室与消毒供应中心的相关性可将消毒供应中心分为以下几类。

## 一、分散式消毒供应中心

分散式消毒供应中心又可分为以下两种形式。

### (一)第一种形式

医院内消毒灭菌工作由功能相对独立的消毒供应中心和手术室供应室完成：消毒供应中心负责除手术室以外的临床各科室可重复使用物品的处理和供应；手术室供应室负责手术室内部器械及物品处理和供应。

### (二)第二种形式

除处理及供应临床各科室可重复使用物品以外，还负责完成手术室物品处理的部分步骤(如灭菌)。

## 二、集中式消毒供应中心

全院所有要消毒灭菌的物品全部集中到供应中心统一处理。整个过程由专业人员规范化操作，减少污染扩散。减少人员及设备的投入，提高工作效率，便于全院的质量控制和管理，有利操作的安全性及经济上的合理性，是国际及国内新建医院消毒供应中心管理模式的发展趋势。

(徐晓玲)

# 第三节 消毒供应中心的设计与布局要求

## 一、消毒供应中心的地理位置

消毒供应中心的地理位置应靠近临床科室，方便临床物品供应和运输；有较好的通风采光条件；周围环境清洁，无异味，无粉尘，无污染源(如垃圾集中场所、公厕、煤堆等)。

## 二、消毒供应中心的面积指标

200～800 张床位医院的集中式消毒供应中心，执行 1996 年施行的《综合医院建设标准》，即 200 张床位医院消毒供应中心建筑面积 229 m²，300 张床位 327 m²，400 张床位 398 m²，500 张床位 474 m²，600 张床位 578 m²，700 张床位 655 m²，800 张床位 709 m²；分散式消毒供应中心的建筑面积总和，应比集中式高 5% 以上。1 000 张床位医院的集中式消毒供应中心建筑面积不宜小于 800 m²。20 张床位医院的消毒供应室使用面积不宜小于 40 m²。

新建消毒供应中心，宜按规划发展的床位数确定消毒供应中心的面积；达标验收时，按即时编制床位数计算面积指标。

## 三、消毒供应中心的区域划分及流程

消毒供应中心应形成相对独立的区域，以避免无关人流、物流的干扰。要合理安排可重复使用物品的回收、无菌物品发放、清洁物品递送和工作人员进出的通道。

**(一)消毒供应中心的工作流程**

工作流程见图11-1。

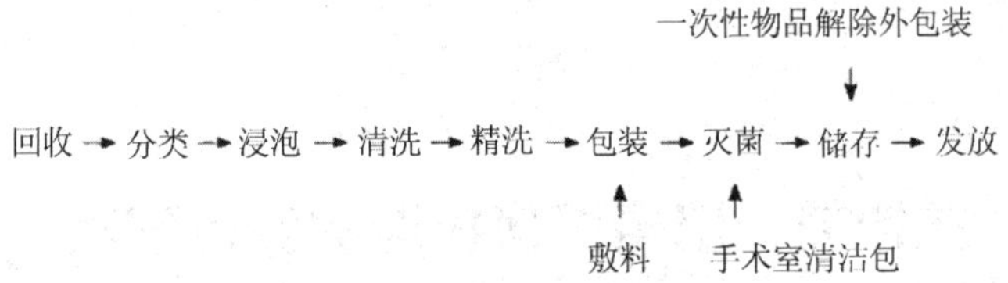

一次性物品解除外包装
↓
回收 → 分类 → 浸泡 → 清洗 → 精洗 → 包装 → 灭菌 → 储存 → 发放
↑
敷料　手术室清洁包

**图11-1　消毒供应中心的工作流程图**

该工作流程为强制性通行路线,不得逆行。在安排房间的功能时,不得出现违反强制性通行路线的物流交叉点。

**(二)消毒供应中心的分区**

按工作流程分为三区,即污染区、清洁区、无菌区。这三区必须做到分区明确,区与区之间可用设备或墙等实际屏障隔断,有明显标志,无交叉。

1.污染区

污染区包括重复使用物品分类、浸泡、去热原、清洗、回收车冲洗等区域。

2.清洁区

清洁区包括器械打包、敷料制作、物资存放、接收临床各科室(手术室)清洁自备包、质量监测等区域。

3.无菌区

无菌区包括无菌物品储存和发放等区域、一次性无菌物品解除外包装后储存在无菌区;储存间外部的发放空间和下送车存放空间应按清洁区要求管理。

为了使人流的合理行走和便于管理,消毒供应中心内还需合理安排工作人员办公生活区。主要有更衣室、卫浴间、护士长办公室、工作人员学习室及休息室等。该区域属于清洁区范畴,但必须与操作区域分开,成为相对独立的区域。

消毒供应中心工作人员进出无菌区,宜先通过缓冲间,该区域应具有卫生处置条件。

## 四、消毒供应中心的其他建筑要求

(1)选材适宜,天花板应光滑无缝隙。墙壁要便于清洗和消毒,墙角宜采用弧形设计以减少死角。地面要求防滑、易清洗、防腐蚀,清洁区耐冲洗、污染区耐酸碱。

(2)有较好的室内采光和通风设计,编制床位大于800张的医院,无菌间应采用中央空调系统和正压空气净化装置,使室内温度保持在18～22 ℃,湿度35%～60%。400张床位上的医院,应逐步采用中央空调系统和正压空气净化装置。

(3)无菌物品发放,应通过传递箱(窗)或缓冲间(区)完成交接。灭菌自备包由科室自取的消毒供应中心可采用连杆锁式密闭传递箱,灭菌物品下送为主的消毒供应中心,则宜通过缓冲间(区)发放,缓冲间(区)可采用不能同时开启的自控双门形成。

(4)无菌物品储存间应采用中空玻璃窗或双层外窗,400张床位以上的医院,宜配备除湿机。

(5)灭菌间要解决好热蒸汽的快速排放问题。

(6)地漏和下水道出口应采取防鼠措施,宜采用防返溢式地漏和下水道。

(7)一般情况下,医院的消毒供应中心应集中设置。消毒供应中心要有与手术室等感染控制重点科室专用的污染和无菌物品电梯或通道。当条件受到限制需分解设置时,必须征得医院审批机构的同意。其中"清洗－精洗－包装""灭菌－储存－发放"这两段工作流程不能分解。

（章祥琴）

# 第四节　消毒供应中心的设备配置

## 一、消毒供应中心基本设备配置

为保障消毒供应中心正常运作及工作质量,应具备以下必备条件。

(1)自来水、热水、蒸馏水或软水。有充足的水、电及饱和蒸汽供应。

(2)清洗装置、冲洗池,如需要可配棉球、纱布等敷料制作设备。

(3)压力蒸汽灭菌,干热灭菌器。

(4)空气消毒设备、无菌物品存放柜及筐、包装台、下收下送设备、空调降温设备。

(5)防护用品,如防护手套、防水衣及鞋、护目镜。

(6)各区域(无菌区除外)配备工作人员洗手设备。

(7)具有与医院污水处理室相通的污水排放管道。

## 二、消毒供应中心标准设备配置

有条件的医院除基本设备配置外,还应有以下设备配置。

(1)全自动清洗消毒机、超声波清洗机、导管清洗器、车辆清洗装置。

(2)气体灭菌设备。

(3)空气净化设备、烘干设备、压缩空气供应装置。

(4)各区域(无菌区除外)配备工作人员感应或脚控开关洗手设备。

(5)灭菌物品质量监测设备。

(6)计算机管理设备。

（李惠仙）

# 第五节　消毒供应中心的组织管理与业务要求

## 一、消毒供应中心组织管理

### (一)组织管理

体制消毒供应中心应实行护理部垂直管理体系内的护士长负责制,护理部负责人员及组织与质量管理。医院感染管理部门实施业务指导和院内感染的项目监控。

## (二)人员配置与结构

(1)按照消毒供应中心功能和任务的不同,工作人员与床位之比为(1.5～3)∶100,其中具有护理专业技术职称人员占30%～50%。

(2)护士长具备相应的临床工作经历,应经过护理管理、消毒供应中心业务管理知识的培训。

(3)护理人员应经过相应的理论与技术培训。

(4)从事操作消毒灭菌设备的工作人员应持有相应的上岗证(如压力容器、低温灭菌设备);消毒员应除具有上述相应上岗证外,还必须具有省(市)级以上消毒灭菌知识专项培训(包括理论和操作)证书。

## 二、消毒供应中心人员业务管理要求

随着科学技术的不断发展,各种高尖端的精密仪器和设备在临床科室的使用越来越广泛;手术的复杂性、手术器械的精致性,对消毒供应中心人员提出更加严格的业务要求。医院消毒供应中心应具有护理业务技术管理规程,以保证工作人员的业务水平。具体管理方案有如下几种。

(1)严格执行《消毒技术规范》《医院感染管理规范》《技术操作常规》。

(2)有学习计划和制度,定期开展科室业务学习,对科室人员按岗分层考核业务要求。

(3)科室每周有工作质量检查,医院护理部及感染管理部门负责对其质量管理实施监督和指导。

(4)参与护理部举办的各种理论、业务学习及考核。

(5)开展继续教育,实行学分制。

(孙晓霞)

# 第六节 清洗、消毒与灭菌质量监测

## 一、清洗质量监测

### (一)器械、器具或物品清洗质量监测

日常监测应以目测为主,每件清洗后的器械、器具和物品都应检查。目测是目前全世界公认的一种清洗效果监测方法,操作简单,效果明显。材质表面光滑的器械如盆、盘、碗等,可通过肉眼直接目测检查;复杂器械、器械关节或缝隙处等,使用带光源放大镜(4～6倍)检查,以提高检查效果;管腔器械可以采用专用探条进行探查。对每件器械均应进行清洗消毒质量检查,并且重点检查齿牙、咬合面、关节等复杂部位。清洗后的器械表面及其关节、齿牙应光洁,无血渍、污渍、水垢等残留物质和锈斑视为合格。不合格器械应视污染性质进行再处理。肉眼可观测到的血渍、污渍应返回污染区重新进行清洗;放大镜下观测到的微量污渍可直接使用75%～80%的乙醇擦拭去污,乙醇仅适用于不锈钢材质或金属、玻璃等类材质。其他材质慎用,应返回污染区重新清洗或去污处理。目前国内外对清洗效果的评价方法很多,但没有一个被医院广泛接受、公认的标准方法。除目测外,监测方法还有蛋白残留量测定、潜血测试、标准污染物测试和ATP(三磷酸腺苷)监测等。

### (二)清洗消毒设备清洗质量监测

清洗消毒设备的清洗质量应根据设备运行中显示的参数、器械清洗质量的目测检查、清洗测试物监测结果、清洗用水监测等指标综合起来分析。在设备每次运行中还应观测喷淋壁的旋转、喷水口有无堵塞等运行情况。每批次清洗的物理参数符合清洗设备厂商的技术标准,并在误差范围内视为合格;不符合标准的清洗循环,视为清洗失败,应重新进行清洗工作,清洗设备停止使用,进行检修;对清洗不合格的物品,应分析原因,并采取相应的措施。设备循环参数符合标准,而测试物监测结果不符合标准,查找原因予以纠正。

## 二、消毒质量监测

### (一)湿热消毒监测

消毒供应中心在物品检查包装前应对其进行消毒,以保障检查包装灭菌区环境和操作人员的安全。一些物品经过消毒后会直接用于患者,因此,为保证消毒效果和质量应进行消毒质量监测。每次消毒设备运行时,通过设备自动测试打印记录,观测消毒维持的时间和温度,或 A0 值是否符合消毒质量标准。监测不合格,应及时查找原因或修正参数;消毒后直接使用的物品应重新消毒处理。

### (二)化学消毒剂消毒监测

化学消毒剂必须以足够浓度在适当温度下保持与器械、器具或物品的表面接触特定时间,才能达到消毒的要求。不同种类的消毒剂所需的浓度、温度及暴露时间不同,必须严格按照消毒产品卫生许可批件中的规定使用,包括使用中的注意事项。应记录消毒剂监测日期、消毒剂名称、具体监测的浓度等项目、监测结果、监测人签名等;监测记录留存≥6 个月;监测不合格应立即纠正后使用。

### (三)器械消毒监测

经过消毒后可直接供应临床部门使用的器械物品应定期进行消毒效果测试,如呼吸机管路及其配件。应每季度进行消毒效果的监测,由检验室进行细菌培养。直接使用的消毒物品的抽样,则根据消毒后直接使用物品的种类而定,原则上是选取有代表性的和难于消毒的物品 3～5 件进行监测。监测结果不合格,应从清洗、消毒方面查找原因并改进,不合格的物品重新清洗消毒。

## 三、灭菌质量监测

### (一)物理监测

由于灭菌过程的特殊性,无法用肉眼或其他直接的方法进行监测,只能通过间接的手段对其过程进行监控,物理监测指通过灭菌器自带的探头对关键物理参数进行监测和记录的方法。物理监测能马上显示监测结果,及时发现灭菌失败,对部分灭菌失败较敏感;其局限性是灭菌器温度探头一般位于排气口上方,无法监测包裹中心部位温度,监测结果只能反映灭菌器炉腔温度,如局部灭菌物品装载过密,则该部位的实际温度可能比显示的温度低。另外,物理监测的缺陷也包括了探头等需要定期校验。物理监测很重要,但不能代替化学监测和生物监测。

### (二)化学监测

化学监测指利用某些化学物质对某一杀菌因子的敏感性,使其发生颜色或形体改变,以指示杀菌因子的强度(或浓度)和/或作用时间是否符合消毒或灭菌处理要求的制品。化学监测能帮助发现因不正确的包裹、不正确的装载和灭菌器故障等引起的灭菌失败。其局限性是化学监测"合格"并不能证明该监测物品无菌。

### (三)生物监测

生物是唯一含有活的微生物(芽孢)对该灭菌过程进行监测和挑战的监测技术。它能够直接反映该灭菌过程对微生物的杀灭能力和效果,是最重要的监测手段。因为灭菌过程的目的就是要杀灭微生物,而对灭菌过程最大的挑战来自对该灭菌过程有最大抗力的芽孢。灭菌器和灭菌循环参数的设定都是基于对特定芽孢的杀灭,生物指示剂是灭菌器和灭菌循环设计的基础和出发点,所以在实际灭菌的工作中生物指示剂的地位不可替代,是最重要的监测方法。但生物监测也不能代替物理监测和化学监测。

随着医院信息化的普及,CSSD 信息化管理也于近几年开始发展。通过信息系统获得监测数据和信息,可以评价 CSSD 的工作质量,及时发现各个科室灭菌包的储存时限,提前预警,促进CSSD 质量标准的落实和质量的持续改进,并将 CSSD 的医院感染预防和控制关口前移,可以有效预防医院感染的发生。

(徐小磊)

## 第七节 器械清洗、消毒与灭菌操作流程的要求

### 一、清洗流程的要求

#### (一)影响因素

清洗是指去除医疗器械、器具和物品上污物的全过程,包括冲洗、洗涤、漂洗和终末漂洗。影响清洗质量的重要因素有清洁剂、清洗用水及设备。清洁剂应选择符合国家相关标准和规定,低泡、与器械的材质(如高分子、不锈钢等)、污染物种类相适宜。洗涤用自来水水质应符合GB5749-1985《生活饮用水卫生标准》的规定;纯化水应符合电导率≤15 $\mu$S/cm(25 ℃)。

#### (二)清洗方法

清洗不彻底,残留的污染物会形成生物膜,影响消毒质量,造成灭菌失败,并且还可造成器械锈蚀、腐蚀和损坏,缩短器械的使用寿命。因此应根据器械材质和精密程度选择有效的清洗方法。耐湿耐热的器械采用机械清洗方法;精密、复杂器械采用手工清洗方法;污染量较重的器械应进行预处理清洗后再作常规清洗;精密器械的清洗,应遵循生产厂家提供的使用说明或指导手册。手工清洗可以针对性地去除器械上湿性、干性的血渍和污渍、锈迹、水垢、化学药剂残留、医用胶残留等。手工清洗时水温最好在 15～30 ℃;去除干固的污渍应先用酶清洁剂浸泡,再刷洗或擦洗;刷洗操作应在水面下进行,防止产生气溶胶;管腔器械应用压力水枪冲洗,可拆卸部分应拆开后清洗;应选用相匹配的刷洗用具、用品,不应使用钢丝球类用具和去污粉等用品,避免器械磨损。手工清洗后的器械应及时进行消毒处理后传送到检查、包装与灭菌区,避免二次污染。清洗池、清洗用具等应每天清洁与消毒。超声波清洗水温应控制在 35～45 ℃将器械放在清洗设备专用篮筐中,浸没在水面下;设定清洗时间最好为 3～5 分钟,可根据器械污染情况适当延长清洗时间,不宜超过 10 分钟;清洗时应盖好超声清洗机盖子,防止产生气溶胶。清洗消毒器清洗的

器械、器具和物品应充分接触水流;器械轴节应充分打开;可拆卸的零部件应拆开;管腔类器械应使用专用清洗架;精细器械和锐利器械应固定放置;冲洗、洗涤、漂洗时应使用软水,终末漂洗、消毒时应使用纯化水。预洗阶段水温应≤45 ℃;金属器械在终末漂洗程序中应使用润滑剂。塑胶类和软质金属材料器械,不应使用酸性清洁剂和润滑剂;设备舱内、旋臂应每天清洁、除垢。清洗的环境即去污区应保持清洁,及时去除台面污染物和杂物,防止微粒污染产生。

## 二、消毒流程的要求

(1)消毒处理特指污染器械清洗后,进行消毒的过程,可使用化学或物理的方法杀灭或清除传播媒介上的病原微生物。消毒方法首选机械热力消毒,如自动化清洗消毒机;少量精密器械可采用75%乙醇消毒;大量手工清洗器械可采用酸性氧化电位水流动冲洗浸泡消毒,或取得国务院卫生行政部门卫生许可批件(新研发、对器械没有腐蚀性)的消毒药械进行消毒。

(2)消毒后的干燥目的是去除消毒后器械上的残留水,以防止细菌的生长和锈蚀。根据器械的材质选择适宜的干燥温度,金属类干燥温度70~90 ℃;塑胶类干燥温度65~75 ℃。无干燥设备以及不耐热器械、器具和物品可使用消毒的低纤维絮擦布进行干燥处理。穿刺针、手术吸引头等管腔类器械,应使用压力气枪或95%乙醇进行干燥处理。不应使用自然干燥方法进行干燥。

## 三、灭菌流程的要求

(1)灭菌是指杀灭或清除传播媒介上一切微生物,包括细菌芽孢和非致病微生物的处理。灭菌的影响因素包括灭菌设备的效能、灭菌方法及程序的选择、操作人员技能水平等、灭菌前的清洗去污、制作包装等。因此,灭菌操作人员需要全面了解和掌握质量要求,严格执行灭菌操作规程和进行全面的灭菌过程质量监测和质量追溯,以保证灭菌成功。

(2)常规灭菌方法包括热力灭菌和低温灭菌方法。热力灭菌方法包括湿热灭菌法和干热灭菌法。湿热可使菌体蛋白凝固、变性;干热可使菌体蛋白氧化、变性、炭化和使电解质浓缩引起细胞的死亡。湿热灭菌方法中的压力蒸汽灭菌方便、效果好、无毒,因此,是目前医院消毒供应中心使用主要的灭菌方法。医院消毒供应中心常用灭菌设备还有干热灭菌器、低温环氧乙烷灭菌器、过氧化氢等离子低温灭菌器等。

(陈传红)

# 第八节　医疗用品的危险性分类

斯伯丁为帮助医护人员正确选择诊疗用品的消毒灭菌方法,专门设计了一种用于区分患者诊疗物品和器械消毒灭菌的有效方案。这种分类方案非常清晰和符合逻辑,已被保留、改良,并被医院感染控制专业人员和其他人员在具体实施消毒或灭菌时成功应用。斯伯丁认为,如果根据使用时的感染危险度而将患者诊疗仪器和物品分为高度危险性、中度危险性和低度危险性三类的话,那么消毒灭菌的要求就很容易被医务人员理解。美国CDC的《手卫生和医院环境控制指南》《医务人员和公共卫生人员 HIV 和 HBV 感染预防指南》和《医疗机构环境感染控制指南》中都使用了这一术语。

### 一、高度危险性物品

#### (一)高度危险性物品的定义

高度危险性物品指的是一旦被任何微生物污染,使用后都会具有高度感染风险的物品。临床上进入无菌组织或血(脉)管系统的物品应灭菌,因为任何微生物污染都可能导致严重的感染风险。这一类物品包括手术器械、心导管、导尿管、植入物和在无菌体腔内使用的超声探头。

#### (二)高度危险性物品的灭菌

临床使用的高度危险性物品都应是无菌产品,复用物品尽可能选择压力蒸汽灭菌进行处理;对热敏感的物品可选择环氧乙烷灭菌、过氧化氢低温等离子灭菌。如果不适合于上述方法的,可使用液体化学灭菌剂进行灭菌;物品在灭菌前应进行适当的清洁处理,并且按照批准的使用范围、使用浓度、作用时间(满足作用温度和 pH 条件),液态化学灭菌剂可实现可靠的灭菌效果。

理想情况下,进入无菌组织的腹腔镜和关节镜在两个患者之间应进行灭菌。然而在美国,有时候这类器械在患者之间仅进行高水平消毒。因为设计复杂(如狭长的管腔、铰链),具有灵活的内镜结构,这些器械难以进行有效的清洁和高水平消毒或灭菌。任何高水平消毒或灭菌操作之前应进行彻底的清洗。尽管灭菌对确保患者安全更好,但没有文献报道过当进行正确清洗和高水平消毒后,使用这些高水平消毒后的腔镜导致的感染暴发。

### 二、中度危险性物品

#### (一)中度危险性物品的定义

中度危险性物品原意指的是接触黏膜或不完整皮肤的物品,国内为避免误导仅指接触黏膜的物品。这一类物品包括呼吸治疗和麻醉设备、某些内镜、喉镜叶片、食管测压探头、肛门直肠测压导管、隔膜装配环。这些医疗设备除允许少数细菌芽孢存在外,应清除其他任何微生物。完整的黏膜,如肺部和胃肠道,通常能抵抗常见的细菌芽孢的感染,但对其他的微生物敏感,如细菌、分枝杆菌和病毒。

#### (二)中度危险性物品的消毒

1.常规消毒要求

中度危险性物品至少需要使用化学消毒剂进行高水平消毒。美国 FDA 明确规定,戊二醛、过氧化氢、邻苯二甲醛、过氧乙酸和过氧化氢消毒液如果满足杀灭微生物条件,即为可靠的高水平消毒剂。当选择一种消毒剂用于某些医疗物品的消毒时,还应考虑与待消毒物品作用后的化学相容性,避免消毒过程导致对物品的损害。传统的高水平消毒定义为完全清除物品、器械里面或表面除了少数细菌芽孢外其他所有的微生物,高水平消毒后应能清除足够的病原体来预防感染的传播。

用无菌水、过滤水或自来水清洗内镜和冲洗管道可预防消毒剂残留所致的不良反应(如消毒剂介导的结肠炎)。高水平消毒后,使用无菌水对物品漂洗和冲洗,能防止自来水中细菌的污染,例如,非结核分枝杆菌、军团菌或革兰阴性杆菌如假单胞菌。也可在自来水或过滤水($0.2~\mu m$ 过滤器)冲洗后,应用乙醇冲洗和气枪进行管道的干燥。气枪干燥最有可能通过消除利于细菌生长的潮湿环境来显著地降低藏匿在内镜上的细菌污染。冲洗后应使用防止内镜再污染的方式进行干燥和储存。

2.眼压计、宫颈膜片配件环、低温外科仪器和腔内探头的消毒

对于其他中度危险性物品,消毒方法差异较大(如扁平眼压计、直肠/阴道探头、低温外科仪器和膜片配件环)。美国 FDA 要求器械生产厂家在他们的器械说明书上至少要包括一种有效的清洗和消毒/灭菌方案。正如所有的药品和设备一样,使用者应熟悉产品说明。

(1)眼压计的消毒:一项调查研究显示,对于扁平眼压计还没有统一的消毒方法,临床实践中消毒时间从 15 秒到 20 分钟不等。考虑到眼压计末端有传播病毒的潜在危险[如单纯疱疹病毒(HSV)、腺病毒或 HIV],美国 CDC 推荐眼压计末端要擦拭清洁,并用 3% 过氧化氢、5 000 mg/L 含氯消毒剂、70% 乙醇或 70% 异丙醇进行消毒 5~10 分钟。然而,更多近期的调查数据表明,3% 过氧化氢和 70% 异丙醇不能有效杀灭可导致流行性角膜结膜炎的腺病毒和类似病毒,因此不应用来消毒扁平眼压计。已经观察到 1∶10 的次氯酸钠(有效氯 5 000 mg/L)和 3% 的过氧化氢会造成 Schiotz 眼压计的结构损害。消毒后,眼压计应彻底地用自来水漂洗和风干,才能再次使用。尽管这些消毒剂和消毒时间应杀死能造成眼部感染的病原菌,但没有一项研究能直接支持这一观点。美国眼科学会预防眼科感染的标准仅仅关注一种潜在病原体——HIV。因为在临床上希望使用简短的去污步骤,所以有时就用 70% 的异丙醇擦拭眼压计的末端。初步的报告显示用乙醇拭子擦拭眼压计末端然后让乙醇自己挥发可以有效地除掉 HSV、HIV 和腺病毒。然而,因为这些研究重复的很少,并且在指定的实验室中进行,所以在推广这一技术之前需要再做进一步的研究。另外两份报告发现用 70% 异丙醇拭子对不同患者使用间的气动式眼压计末端进行擦拭消毒会造成由腺病毒 8 型引起的流行性角膜结膜炎暴发。

(2)其他接触黏膜物品的消毒:对其他接触黏膜的物品的消毒技术做出评价的研究很有限,这些物品包括宫颈膜片配件环、低温外科探头、经食管超声心动图探头和用于超声扫描的阴道/直肠探头等。美国 CDC 的 Lettau、Bond 和 McDougal 支持宫颈膜片配件环生产厂家的建议,提出的具体方法是先用肥皂水洗涤,然后浸泡于 70% 的乙醇中 15 分钟。即使因为醇类灭活小 RNA 病毒的活性有限而不能归类于高水平消毒剂,但是这种消毒方法足以灭活 HIV、HBV 和 HSV。至今尚无关于乙醇或其他消毒剂灭活 HPV 的数据,因为完整的病毒在体外很难得到复制。因此,即使乙醇经过 15 分钟应杀死妇科相关病原体,但没有直接支持这一措施的临床研究。

(3)探头的消毒:阴道探头用于超声图像扫描。阴道探头和其他所有的没有探头帽的腔内探头属中度危险性物品,因为它们直接接触黏膜(如阴道、直肠、咽部)。虽然使用探头帽可改变其危险性分类,这篇指南建议对每个患者使用的探头用新的保险套/探头帽。因为保险套/探头帽会破损,相关研究提示探头也应进行高水平消毒;也有研究发现即使在使用前无菌的阴道超声探头帽也有非常高的穿孔率(三种产品分别有 0%、25% 和 65% 的穿孔率),这些研究结果更加支持上述建议。一项研究发现,在用于获取卵母细胞后,两个供应商提供的使用过的阴道探头帽均有非常高的穿孔率(75% 和 81%),其他研究显示使用保险套后穿孔率较低(2.0% 和 0.9%)。发现在保护探头方面,保险套比商业用的探头帽效果好(保险套与探头帽的穿孔率分别为 1.7% 和 8.3%)。这些研究强调了在两次检查中间对探头进行常规消毒的必要性。尽管很多超声探头生产商推荐使用 2% 的戊二醛对受污染的经阴道传感器进行高水平消毒,但这一方法遭到质疑,因为这会缩短传感器的使用寿命,并且对配子和胚胎有毒副作用。消毒阴道传感器可选方案是:先机械去除传感器上的凝胶,然后用肥皂和水清洗传感器,再用 70% 乙醇擦拭或用 500 mg/L 的含氯消毒液中浸泡 2 分钟,最后用自来水漂洗和风干。上述或其他方法的有效性并没有通过严格的实验室验证或临床使用进行证实。其他探头如直肠、低温外科探头和经食管探头或器械也应

在患者使用之间进行高水平消毒。

外科操作中使用的超声探头也会接触机体的无菌部位,可以使用无菌套覆盖这些探头以减少探头的被污染和感染危险。然而,因为探头套不能完全保护探头,这些探头应像其他危险性物品一样,在两个患者使用之间进行灭菌;如果做不到,至少应进行高水平消毒后再套上无菌探头套。

一些低温外科探头是不能完全被浸泡的。在消毒的时候,探头的末端应浸泡在高水平消毒剂中作用适当的时间;探头中其他任何与黏膜接触的部分,可以直接浸泡或用布包起来浸泡在高水平消毒剂中进行消毒,并达到推荐的作用时间。消毒后应使用自来水漂洗并且在使用之前进行干燥。如果使用不可浸泡的探头的医疗机构,应尽快更换成可完全浸泡消毒的探头。

和其他高水平消毒流程一样,对探头进行适当的清洗是必要的,这样能保证随后的消毒成功。一项研究表明,当用毛巾清洁探头后,接种在阴道超声探头上的细菌繁殖体会减少。关于这些探头被潜在的病毒(如 HBV 和 HPV)污染的程度,和通过清洗达到的去除效果(如使用毛巾),尚无相关资料报道。

3.美国 CDC《医疗机构消毒灭菌指南》关于其他中度危险性设备消毒的建议

(1)即使使用了探头防护物,也需要对其他诸如直肠探头、阴道探头、氩氦刀探头等的中度危险性设备进行清洁和高水平消毒,消毒产品应对工作人员、患者、探头和恢复的生殖细胞(如果适用)无毒。使用高水平消毒剂时应按照美国 FDA 批准的消毒时间。

(2)如有探头防护物,则使用探头防护物或防护套减少微生物的污染水平。使用探头防护时,不可使用更低水平的消毒剂或不按照建议采用适用的消毒剂,因为这些防护物或安全套会防护失败。

(3)高水平消毒后,应漂洗所有的物品。对可能接触了上呼吸道黏膜(如鼻、咽、食管)的中度危险性器械进行乙醇漂洗之后,再用灭菌水、过滤水或自来水进行漂洗。

(4)对接触直肠(如直肠探头、肛门镜)或阴道(如阴道探头)黏膜的中度危险性器械应用无菌水或过滤水进行漂洗而不用自来水进行漂洗的建议。

(5)擦拭清洁眼压计头,然后将其浸泡在 5 000 mg/L 含氯消毒液或 70％乙醇中 5～10 分钟进行消毒。

### 三、低度危险性物品

#### (一)低度危险性物品的定义

低度危险性物品是指那些与完整皮肤接触但不与黏膜接触的物品。完整皮肤对大部分微生物来说是有效屏障;因此与完整皮肤接触的物品是"低度危险的"。低度危险性患者护理物品如便盆、血压袖带、拐杖和计算机。与高度危险性物品和某些中度危险性物品不同,大多数低度危险性可复用物品可以在它们使用的地点去污,不需要送到消毒供应中心进行集中处理。实际上当它们作为低度危险性物品使用并且没有接触破损皮肤和/或黏膜时,不会传播传染性致病因子给患者。

低度危险性环境表面包括床挡、一些食物器皿、床旁桌、病房家具和地面。低度危险性环境表面经常被手触摸(如床旁桌、床挡),可能会通过医务人员污染的手或手接触医疗设备后医疗设备再接触患者导致二次传播。应定期使用拖布和抹布对环境表面进行低水平消毒。然而,它们通常不能被彻底清洁和消毒,而且,如果不定期更换水-消毒剂混合液(如每 3～4 个房间,少于

60 分钟的间隔),用拖布清洁地面的过程实际上能将微生物污染扩散到整个病区。在一项研究中,标准的清洗对严重污染的拖布的去污是可接受的,但是酚醛化学消毒效果较差。因此建议经常清洗拖布(如每天)。当需要清洁低度危险性表面上的污斑时,浸渍消毒剂的一次性使用毛巾也能用作低水平消毒。

### (二)低度危险性物品的清洁消毒

美国 CDC《医疗机构消毒灭菌指南》关于低度危险性物品清洁消毒的建议:

(1)对低度危险性医疗用品进行消毒处理,消毒剂的使用浓度应符合要求。

(2)按照产品标签所示的安全预防措施和使用指南,用美国 EPA 注册的医院消毒剂对低度危险性医疗用品(如血压计袖带)进行消毒。

(3)对有明显污物污染的低度危险性医疗用品应至少进行消毒或根据常规进行消毒(即每例患者使用后或每天一次或每周一次)。

(4)如果没有专用的一次性用品,在有接触传播危险的患者使用后,在下一个患者使用前,应对低度危险性医疗用品进行消毒。

## 四、斯伯丁分类方法实施中的问题

### (一)分类过于简单化

实施斯伯丁分类方法消毒方案的一个问题是过于简单化。例如,这个方案没有考虑到对热敏感的复杂医疗器械使用后处理或灭活某些特殊类型的传染性病原体[如朊病毒,即克-雅病(CJD)病原体]的问题。因此在某些情况下,即使考虑到对患者的危险类型,要选择某种消毒方法仍然困难,这是事实。尤其对于少数高度危险性医疗器械(如关节镜、腹腔镜),是否应进行灭菌或高水平消毒还存在争议。对耐热的器械(如许多不锈钢器械)应首选压力蒸汽灭菌,但一些物品因为对热敏感而不能进行压力蒸汽灭菌。如果常规使用环氧乙烷低温灭菌可能会很费时间(新的技术,如过氧化氢等离子体灭菌能提供更快的循环次数)。然而,缺少这些物品灭菌后能减少感染率的证据。这些仪器中许多新的款式能耐受压力蒸汽灭菌,这对于高度危险性物品来说是首选方法。

### (二)内镜等中度危险性物品难判断

实施斯伯丁分类方法的另一个问题是处理中度危险性器材(如内镜)。内镜可能与一种接触人体无菌组织的高度危险性器材相结合,例如,用于上消化道探查的内镜,当与用到无菌活检钳时或用于某个食管静脉大出血的患者时,它还是属于中度危险性物品吗?如果实施了高水平消毒,并且内镜上除了细菌芽孢外没有其他任何微生物,那么这种器材不应具有感染风险,应属于中度危险类别。内镜采用适当的高水平消毒后,因芽孢导致细菌感染尚未见报道。

### (三)最佳消毒时间有待统一

实施斯伯丁分类方法的第三个问题是,高水平消毒的最佳作用时间还没有被确定或不同的专业组织要求不同,导致消毒不同类型中度危险性物品的方法不同(如内镜、眼压计、腔内传感器、低温外科仪器和隔膜配套环)。使用液态化学灭菌剂/高水平消毒剂的说明都应慎重,直到明确有更简便有效的替代方法用于临床器械的消毒灭菌。

(陈传红)

# 第九节 灭 菌 技 术

灭菌是保证无菌物品质量的关键环节。在工作流程上灭菌是保证无菌物品质量的最后一个工作流程,灭菌成功与否即体现终末质量,也反映整个工作流程中管理效果。

影响灭菌质量的因素主要包括温度、时间、压力、蒸汽质量。设备运行状态和人员操作技术对灭菌过程也会产生较多的影响。另外,灭菌设备属于压力容器,在操作中必须严格执行安全生产规定。因此加强灭菌工作,管理尤为重要。

## 一、灭菌岗位工作及管理

### (一)灭菌前

(1)进行灭菌器内的清洁工作,保证排气滤网清洁无杂物。

(2)进行灭菌设备检查工作,检查仪表是否在"零"位,门缝是否平整无脱出。检查蒸汽、电源、水源情况。检查蒸汽、水有无泄漏的情况。

(3)进行灭菌器预热,排除管道中冷凝水。

(4)预真空压力蒸汽灭菌器做 BD 试验,测试合格后开始当天灭菌工作。

(5)灭菌物品装载,并放置灭菌检测用品(生物或化学检测物)。

### (二)灭菌中

(1)进行灭菌器循环中的工艺检测,观察仪表和程序显示屏中的温度、压力、时间、曲线等运行状态。

(2)进行灭菌物品装载记录。

(3)每件物品包上必须粘贴物品的有效日期和灭菌化学指示胶带。

### (三)灭菌后

(1)进行灭菌运行记录。

(2)取出灭菌检测品,进行生物检测培养或观察,记录检测结果。

### (四)灭菌物品卸载

(1)灭菌物品取出后放置于远离空调或冷空气入口的地方,自然降温到接近室内温度时再进行搬运。

(2)检查灭菌包干燥情况,如果包装外表或胶带的表面上有明显的水滴或湿迹,应该被视为湿包即灭菌失败。

(3)灭菌包掉在地上或误放不洁处,均视为污染,不作为无菌包使用。

(4)灭菌后物品存放在专用区域,不得与未灭菌物品混放。

## 二、压力蒸汽灭菌器操作方法

### (一)压力蒸汽灭菌器操作技术

(1)适用范围:用于耐高温、耐高湿的医疗器械和物品的灭菌,不能用于凡士林等油类和粉剂的灭菌。

(2)设备分类:根据排放冷空气的方式和程度不同,分为下排气式压力蒸汽灭菌器和预真空压力蒸汽灭菌器两大类。常用的有预真空式和脉动真空式两种设备。根据设备的不同灭菌操作程序存在差异,应按灭菌器生产厂家说明书进行操作。三种灭菌方法基本操作原则如下所述。

脉动真空压力蒸汽灭菌器操作方法,设备准备(预热):①打开蒸汽进气阀门。②观察蒸汽压力表和水压力表,蒸汽总压力必须大于 3 kg/cm²,水压必须大于 1.5 kg/cm²。③打开消毒锅的电源开关,打开消毒锅的控制电源开关。④消毒锅自动进气到夹层,观察夹层压力表,夹层压力应达到并保持在 107.8 kPa(1.1 kg/cm²),预热 4 分钟。⑤打开灭菌器清洁区一侧的柜门,进行灭菌物品装载。⑥选择灭菌程序,较先进的设备应设有灭菌程序(器械、织物、液体灭菌程序)、B-D测试程序、泄漏测试程序等。

灭菌程序(时间需 29～36 分钟):①灭菌器经过预热程序后,将待灭菌的物品装入灭菌器内。②关闭柜门,注意观察柜门安全锁关闭状况。③根据装载物品选择相应的程序,灭菌器启动。④真空泵抽除柜室内空气,使压力达 8.0 kPa。⑤停止抽气,向柜室内输入饱和蒸汽,使柜室内压力达到 49.0 kPa(0.5 kg/cm²),温度达到 106～112 ℃,蒸汽阀门关闭。⑥抽气,再次输入蒸汽,再次抽气,如此反复3～4 次。⑦最后一次输入蒸汽,使压力达到 205.8 kPa(2.1 kg/cm²),温度达132 ℃,维持灭菌时间4 分钟。⑧进入物品降温,烘干过程。停止输入蒸汽,进行抽气,当压力降到 8.0 kPa,进气阀打开,使空气经高效滤气进入柜室内,使内外压力平衡。⑨重复上述抽气、进气操作 2～3 次。听到消毒结束的声音提示后打开无菌区一端的柜门。⑩将消毒完毕的物品取出,灭菌程序结束。

下排气压力蒸汽灭菌器:①将待灭菌物品放入灭菌柜内,关闭柜门并扣紧。②打开进气阀,将蒸汽通入夹层预热。③夹层压力达 102.9 kPa(1.05 kg/cm²),温度达 121 ℃时,蒸汽通入灭菌室内,进行灭菌。柜内冷空气和冷凝水经柜室阻气器自动排出。④柜内压力达 102.9 kPa(1.05 kg/cm²),温度达 121 ℃,维持 20～30 分钟。⑤需要干燥的物品灭菌后,进行干燥。此时蒸汽被排除,维持一定时间物品即达干燥要求,全部灭菌程序结束。⑥打开锅门取物。液体类物品灭菌结束后,待自然冷却到 60 ℃以下,再打开门取物,防止接触大量冷空气,造成玻璃容器爆裂。

快速压力蒸汽灭菌器,适用范围:小量和急用物品的灭菌处理。一般灭菌时要求灭菌物品裸露,为了加快灭菌速度,快速灭菌法的灭菌周期一般不包括干燥阶段,因此灭菌完毕,灭菌物品往往是湿的。为了防止污染,不管是否包裹,取出的物品应尽快使用,不能存储,无有效期。消毒供应中心不适宜选用此类设备进行常规灭菌。

**(二)使用压力蒸汽灭菌器注意事项**

(1)严格执行安全操作,操作人员必须经过上岗培训,持证上岗。

(2)为排除冷空气创造良好的条件,每天开始灭菌工作前进行预热,正确装载灭菌物品。

(3)防止超热现象。超过临界温度 2 ℃时蒸汽不易凝结,穿透力减低影响灭菌质量。灭菌时注意观察饱和蒸汽压力下的温度,参考饱和蒸汽温度与压力关系值表。

(4)禁止超压运行。正确认识压力与温度的关系,重视灭菌器运行中压力和温度的恒定情况。

(5)开门操作时柜内必须无压(压力表显示为零)。

(6)及时处理跑冒滴漏问题,运行中的异常问题及时采取紧急措施并上报。

(7)物品装载量,使用下排气灭菌器不超过 80%、预真空不超过 90%。同时预真空和脉动真空灭菌器的装载分别不小于柜室容积的 10％和 5％,防止小装量效应。

(8)每天工作结束后要关闭蒸汽、电源、水源阀门。

**(三)压力蒸汽灭菌技术参数**

(1)灭菌时间的计算方法。在压力蒸汽灭菌中,灭菌时间的计算,由灭菌柜室达到要求温度时起,至灭菌完成为止。包括热力穿透时间;微生物死亡时间;安全时间,一般为热死亡时间之半。见图 11-2。

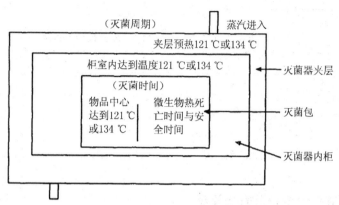

图 11-2  灭菌周期和灭菌时间的说明

(2)不同灭菌物品灭菌周期时间参考表 11-1。

表 11-1  常规灭菌周期时间参数表

| 包装方式 | 灭菌时间(min) | | |
| --- | --- | --- | --- |
| | 121 ℃下排气 | 132 ℃预真空 | 132 ℃脉动真空 |
| 硬物(裸露) | 15 | 4 | 4 |
| 硬物(裸露) | 20 | 4 | 4 |
| 织物包 | 30 | 4 | 4 |

(3)压力蒸汽灭菌的温度、压力与作用时间计算可以参考表 11-2。

表 11-2  压力蒸汽灭菌温度、压力与作用时间

| 温度(℃) | 压力表读数 | | 作用时间 | 说明 |
| --- | --- | --- | --- | --- |
| | kPa | kg/cm² | min | |
| 115 | 64.7 | 0.66 | 30 | 对瓶装葡萄糖等不耐高热物品的排气灭菌 |
| 121 | 101.0 | 1.03 | 20 | 下排气灭菌 |
| 126 | 134.4 | 1.37 | 15 | 下排气灭菌 |
| 132 | 182.4 | 1.86 | 4 | 预真空或脉动真空灭菌 |
| 134 | 199.1 | 2.23 | 4 | 预真空或脉动真空灭菌 |

注:作用时间系指物品中心达到规定温度后所需持续作用的时间。

(4)饱和蒸汽的温度与压力关系值表(表 11-3)。

(5)快速压力蒸汽灭菌(132 ℃)所需最短时间表(表 11-4)。

表 11-3　饱和蒸汽的温度与压力关系值表

| 压力表读数 | | 蒸汽温度 |
|---|---|---|
| kg/cm² | MPa/cm² | (℃) |
| 0.66 | 0.07 | 115 |
| 1.03 | 0.105 | 121 |
| 1.86 | 0.210 | 132 |

表 11-4　快速压力蒸汽灭菌(132 ℃)所需最短时间表

| 物品种类 | 灭菌时间(min) | | |
|---|---|---|---|
| | 下排气 | 预真空 | 正压排气法 |
| 不带孔物品 | 3 | 3 | 3 |
| 带孔物品 | 10 | 4 | 3 |
| 不带孔＋带孔物品 | 10 | 4 | 3 |

注:不包括干燥时间。

### (四)压力蒸汽灭菌器维护及安全管理

(1)每天灭菌前检查灭菌器柜门、锁扣、蒸汽调节阀、安全阀等是否处于完好状态。

(2)清理柜门排气口,去除毛絮等杂物,保持灭菌柜内的清洁。

(3)每年对灭菌设备进行检查维护。

(4)压力容器设备至少应每月进行一次自行检查,进行测漏试验。

(5)新增的压力容器(含进口设备)再投入使用前或投入使用后 30 天内到当地技术监督部门办理注册登记手续,核定压力容器安全状况等级,办理《压力容器使用登记证》。

(6)要建立特种设备安全技术档案。

(7)压力容器设备定期检验,每年检测一次。参考国务院《特种设备安全监察条例》,国家技术监督局制定《压力容器安全技术监察规程》,以及 R7001-2004《压力容器定期检验规则》。

## 三、干热灭菌器操作技术

### (一)适用范围

用于高温下不损害、不变质、不蒸发物品的灭菌;用于不耐湿热器械的灭菌;用于蒸汽或气体不能穿透物品的灭菌,如玻璃、油脂、粉剂和金属等制品的消毒灭菌。

### (二)干热灭菌参数

消毒供应中心采用干热灭菌箱进行灭菌,多采用机械对流型烤箱。干热灭菌温度和所需时间见表 11-5。

表 11-5　各种温度干热灭菌所需作用时间

| 温度(℃) | 作用时间(min) |
|---|---|
| 160 | 120～150 |
| 170 | 60～90 |
| 180 | 30～40 |

注:在达到该温度后开始计算作用时间。

**（三）注意事项**

（1）待灭菌的物品干热灭菌前应洗净，防止造成灭菌失败或污物炭化。

（2）玻璃器皿灭菌前应洗净并干燥。

（3）灭菌时勿与烤箱底部及器壁接触，灭菌后要待温度降到 40 ℃ 以下再打开箱门将物品取出。

（4）物品包装不宜过大，不超过 10 cm×10 cm×20 cm，物品不能超过烤箱的高度的 2/3，物品间应留有充分的空间。

（5）油剂、粉剂的厚度不超过 0.635 cm，凡士林纱布条厚度不超过 1.3 cm。

（6）温度高于 170 ℃时，有机物会炭化，因此温度不可过高。

## 四、低温灭菌器操作技术

对不耐热、不耐湿，以及贵重医疗器械和物品的灭菌处理。

**（一）环氧乙烷灭菌器**

（1）适用范围：可用于环氧乙烷灭菌的物品包括电子仪器、光学仪器、医疗器械、内镜、透析器材和一次性使用的诊疗用品。

（2）设备选用：医院中使用的环氧乙烷灭菌设备，一般属于小型环氧乙烷灭菌器（容积在1 m³ 以内）。具备自动加药、自动抽真空、自动调节温度和湿度、记录和打印灭菌程序等功能。可采用 100％的环氧乙烷或环氧乙烷加二氧化碳混合气体。

（3）灭菌前物品准备与包装：①需灭菌的物品必须彻底清洗干净。②准备灭菌物品上不能有过多水分或水滴，以免影响灭菌效果。③环氧乙烷不适用于食品、液体、油脂类和滑石的灭菌。④环氧乙烷灭菌适用的包装材料有医用皱纹纸、纸塑袋、通气型硬质容器、聚乙烯等。⑤不能用于环氧乙烷灭菌的包装材料有金属布箔、聚氯乙烯、玻璃纸、尼龙、聚酯、聚偏二氯乙烯、聚丙烯。⑥灭菌物品使用篮筐装载，物品之间留有空隙。灭菌量不能超过灭菌器总体积的 80％。

（4）操作方法：环氧乙烷灭菌程序主要包括预热、预湿、抽真空、通入气化环氧乙烷达到预定浓度，维持灭菌时间，消除灭菌柜内环氧乙烷气体，解析以除去灭菌物品内环氧乙烷的残留程序。

按照厂家操作说明书执行，一般设备灭菌程序和条件参数如表 11-6。

表 11-6　环氧乙烷灭菌程序与条件参数

| 程序 | 灭菌条件参数 | | | | |
| --- | --- | --- | --- | --- | --- |
| | 温度 | 湿度 | 压力 | 药物浓缩和其他条件 | 时间 |
| 灭菌柜内预热 | 37～60 ℃ | — | — | — | 1 小时 |
| 预湿 | — | 60％～80％ | — | — | — |
| 抽真空 | — | — | 53.3 kPa | — | — |
| 通入环氧乙烷 | — | — | 负压 | 600～1 000 mg/L | — |
| 维持灭菌时间 | 37～60 ℃ | — | 负压 | 600～1 000 mg/L | 1 小时 |
| 柜内环氧乙烷排除 | — | — | 负压 | — | 1 小时 |
| 解析物品内药物残留 | 37～60 ℃ | — | 负压 | — | 8～12 小时 |
| 通入气体灭菌结束 | — | — | 正压 | 空气过滤≥0.3 μm 粒子 99.6％以上 | — |

(5)注意事项:①环氧乙烷的存放严格按照国家有关易燃易爆物品储藏要求进行处理。②灭菌器及环氧乙烷气瓶远离火源和静电。③严格掌握环氧乙烷通风要求,聚乙烯材料物品解析60 ℃时8小时,50 ℃时12小时。④环氧乙烷残留量灭菌物品中应低于15.2 mg/m³,灭菌环境中的浓度应低于2 mg/m³。⑤定期对灭菌设备进行清洁维修和调试。⑥每年对灭菌环境进行空气浓度的监测。⑦环氧乙烷设备必须建立设备排气管道和灭菌间专用排气系统使气体直接排入大气。排除口周围7.6 m处不得有建筑物的入口,如门窗等。⑧设备安装及设计必须由专业工程师等人员承担。应对工作人员进行专业知识和紧急事故处理的培训。

### (二)过氧化氢等离子灭菌

过氧化氢等离子体灭菌器为低温气体等离子体灭菌装置,用过氧化氢蒸汽经离子化之后在激发源高频场作用下产生等离子体进行灭菌。灭菌能力强,能杀灭各种微生物。灭菌温度不超过50 ℃,灭菌周期时间50～75分钟。

(1)适用范围:适用于内镜的灭菌,怕热医疗器材的灭菌,各种金属器械,玻璃器械和陶瓷制品等灭菌。

(2)基本操作:①物品先清洁处理并干燥后,用专用包装材料包装好,置于专用托盘,再放入灭菌室内并关好门。②接通电源,将灭菌室抽真空300 mtorr,使真空在室温下保持5～20分钟。③将过氧化氢溶液(58%浓度约2 mL)注入特制盒内后该盒自动插入灭菌器内使过氧化氢扩散达到6 mg/L。④射频电场激发产生等离子体,此阶段为主要灭菌阶段。⑤过滤空气冲刷平压,使压力恢复正常,结束灭菌并取出物品,物品取出后,可立即使用亦可保存。

(3)注意事项:①对细小孔隙(小于1 mm)管腔器材穿透性差。需使用增强剂。对带有小于3 mm细孔的长管道或死角器械,灭菌效果难以保证,器械长度大于400 mm亦不能用Sterrad系列灭菌器。②要求物品干燥,带水分湿气的物品易造成灭菌失败。③灭菌物品必须使用专用包装材料和容器包装。④不适宜能吸收水分和气体的物品,如亚麻制品、棉纤维制品、手术缝线、纸张等。⑤每次灭菌循环中,应在包内放化学指示卡和生物指示剂,严格监测灭菌效果。

### (三)甲醛灭菌器

(1)适用范围:适用于对湿、热敏感,易腐蚀的医疗用品的灭菌。

(2)基本程序:主要程序灭菌、后期处理。包括3次负压脉冲,5次正压脉冲。

灭菌标准程序:P1敷料、器械134 ℃,灭菌时间4分钟。P2敷料、器械121 ℃,灭菌时间16分钟。P3Bowie-Dick测试。P4快速裸露器械灭菌,P5消毒程序,P6测漏程序,灭菌过程中保持预定的温度,灭菌剂浓度、压力和湿度。灭菌温度是50 ℃、55 ℃、60 ℃、65 ℃和80 ℃,灭菌时间为30～60分钟。

后期处理选项:①加长干燥时间。②加入空气脉冲。③加入蒸汽脉冲。灭菌程序结束后,经多次抽真空和注入蒸汽,排出物品中的甲醛。最后滤过空气进入柜室内,恢复正压状态,灭菌结束。

(3)注意事项:①灭菌器必须有可靠的密闭性能,灭菌过程中不得有甲醛气体漏出。②福尔马林溶液使用浓度为35%。③灭菌温度和湿度对消毒效果影响较大,保持相对湿度不低于70%。消毒物品必须充分暴露,中间留有一定空隙。④具体使用方法参考产品厂家说明。

**(曾晓松)**

# 第十节　选择消毒灭菌方法的原则

## 一、选择消毒、灭菌方法的原则

(1)使用合法、有效的消毒剂和消毒器械,并按照规定使用的范围和方法在医疗机构和疫源地等消毒中使用。

(2)根据物品污染后的危害程度选择消毒、灭菌方法。①高度危险性物品:必须选用灭菌方法处理。②中度危险性物品:一般情况下达到消毒即可,可选用中水平或高水平消毒法。但中度危险性物品的消毒要求并不相同,有些要求严格,如消化内镜、支气管镜等必须达到高水平消毒,需采用高水平消毒法消毒。③低度危险性物品:一般可用低水平消毒方法,或只做一般的清洁处理即可,仅在特殊情况下,才做特殊的消毒要求。例如,在有病原微生物污染时,必须针对所污染病原微生物的种类选用有效的消毒方法。

(3)根据物品上污染微生物的种类、数量和危害性选择消毒、灭菌方法。①对受到细菌芽孢、真菌孢子、分枝杆菌和经血传播病原体(乙型肝炎病毒、丙型肝炎病毒、艾滋病病毒等)污染的物品,选用高水平消毒法或灭菌法。②对受到真菌、亲水病毒、螺旋体、支原体、衣原体和病原微生物污染的物品,选用中水平以上的消毒方法。③对受到细菌繁殖体和亲脂病毒等污染的物品,可选用中水平或低水平消毒法。④对存在较多有机物的物品消毒时,应加大消毒药剂的使用剂量和/或延长消毒作用时间。⑤消毒物品上微生物污染特别严重时,应加大消毒药剂的使用剂量和/或延长消毒作用时间。

(4)根据消毒物品的性质选择消毒方法,需考虑以下两方面:一是要保护消毒物品不受损坏;二是使消毒方法易于发挥作用。应遵循以下基本原则。①耐热、耐湿的物品和器材,应首选压力蒸汽灭菌;耐高温的玻璃器材、油剂类和干粉类等可选用干热灭菌。②不耐热、不耐湿以及贵重物品,可选择过氧化氢低温等离子灭菌、环氧乙烷灭菌或低温蒸汽甲醛气体灭菌。③器械的浸泡灭菌,应选择对金属基本无腐蚀性的消毒剂。④选择表面消毒方法,应考虑表面性质,光滑表面可选择紫外线消毒器近距离照射,或液体消毒剂擦拭;多孔材料表面可采用喷雾消毒法。

(5)外来器械和植入物灭菌。①外来医疗器械:医疗机构应要求器械供应商提供器械清洗、包装、灭菌方法和灭菌循环参数,并遵循其灭菌方法和灭菌循环参数的要求进行灭菌。②植入物灭菌:医疗机构应要求器械公司提供植入物的材质、清洗、包装、灭菌方法和灭菌循环参数,并遵循其灭菌方法和灭菌循环参数的要求进行灭菌;植入物灭菌应在生物监测结果合格后放行;紧急情况下植入物的灭菌,应遵循WS310《医院消毒供应中心第一部分:管理规范》《医院消毒供应中心第三部分:清洗消毒及灭菌监测标准》的要求。紧急情况灭菌植入型器械时,可在生物PCD中加用第五类化学指示物。第五类化学指示物合格可作为提前放行的标志,生物监测的结果应及时通报使用部门。③动力工具:动力工具分气动式和电动式,一般由钻头、锯片、主机、输气连接线、电池等组成。应按照器械使用说明的要求对各部件进行清洗、包装与灭菌。

(6)美国 CDC《医疗机构消毒灭菌指南 2008》关于"医院消毒灭菌方法选择的建议"：①对不会被高温、蒸汽、压力或湿度损坏的高度危险性物品和外科器械首选压力蒸汽灭菌。②处理或使用前将蒸汽或热灭菌的物品进行冷却。③使用的设备、灭菌器和容器或外包装遵循生产商推荐的并与政府机构和专业组织发布的指南相一致的灭菌时间、温度或其他操作参数（如气体浓度、湿度）。④对高温或湿度敏感的高度危险性器械，选择低温灭菌技术（如环氧乙烷、过氧化氢气体低温等离子体）进行灭菌。⑤环氧乙烷灭菌器灭菌的外科和内科物品，使用前应进行解析（如聚氯乙烯管要求 50 ℃ 12 小时，60 ℃ 8 小时）。⑥过氧乙酸浸泡系统能用于对热敏感的可浸泡的内科和外科物品的灭菌。⑦用过氧乙酸浸泡系统进行灭菌的高度危险性物品应立即使用（如不能完全防止物品被污染，因此不能贮存）。⑧耐受高温的物品（如粉剂、油）能进行干热灭菌（如 170 ℃ 60 分钟）。⑨有关灭菌器循环参数（如时间、温度、浓度）需符合灭菌器生产商的技术说明。⑩由于狭窄管腔器械对所有低温灭菌技术是一项挑战，而且直接接触灭菌剂是有效灭菌所必需的，因此应确保灭菌剂与污染表面进行直接接触（如用过氧乙酸处理的内镜应与管腔冲洗器相接触）。

## 二、清洗、消毒、灭菌基本程序

### (一)特殊污染物品的处理程序

卫生部于 2009 年发布的消毒供应中心行业标准规定，被朊毒体、气性坏疽及突发原因不明的传染病病原体污染的诊疗器械、器具和物品，应执行 WS310.2《医院消毒供应中心第二部分：清洗消毒及灭菌技术操作规范》中规定的处理流程，即先消毒再清洗。

1.朊病毒污染的处理流程

(1)疑似或确诊朊毒体感染的患者宜选用一次性诊疗器械、器具和物品，使用后应进行双层密闭封装焚烧处理。

(2)可重复使用的污染器械、器具和物品，应先浸泡于 4% 氢氧化钠溶液内作用 60 分钟，再清洗、消毒，压力蒸汽灭菌应选用：134～138 ℃，18 分钟；132 ℃，30 分钟；121 ℃，60 分钟。

(3)使用的清洁剂、消毒剂应每次更换。

(4)每次处理工作结束后，应立即消毒清洗器具，更换个人防护用品，进行洗手和手消毒。

2.气性坏疽污染的处理流程

气性坏疽污染的处理流程应符合《消毒技术规范》的规定和要求，应先采用含氯消毒剂 1 000～2 000 mg/L 浸泡 30～45 分钟后，有明显污染物时应采用含氯消毒剂 5 000～10 000 mg/L 浸泡至少 60 分钟后，再清洗、消毒灭菌。

3.突发原因不明的传染病病原体污染的处理

应符合国家即时发布的规定要求。

### (二)其他复用医疗器械和物品的处理程序

除上述三种特殊污染外，其他复用医疗器械和物品都是先清洗，再消毒灭菌。

## 三、消毒工作中的个人防护

消毒因子大多对人是有害的，因此，在进行消毒时工作人员一定要有自我保护意识和采取自我保护的措施，以防止消毒事故的发生和因消毒操作方法不当可能对人体造成的伤害。

(1)热力灭菌:干热灭菌时应防止燃烧;压力蒸汽灭菌应防止发生爆炸事故及可能对操作人员造成的灼伤事故。

(2)紫外线、微波消毒:应避免对人体的直接照射。

(3)气体化学消毒剂:应防止有毒有害消毒气体的泄漏,经常检测消毒环境中该类气体的浓度,确保在国家规定的安全范围之内;对环氧乙烷气体消毒剂,还应严防发生燃烧和爆炸事故。

(4)液体化学消毒剂:应防止过敏和可能对皮肤、黏膜的损伤。

(5)处理锐利器械和用具应采取有效防护措施,以避免可能对人体的刺、割等伤害。

(曾晓松)

# 第十一节　医疗用品消毒灭菌前的准备

## 一、清洗要求

(1)重复使用的诊疗器械、器具和物品应由消毒供应中心及时回收后,进行分类、清洗、干燥和检查保养。手工清洗适用于复杂器械、有特殊要求的医疗器械、有机物污染严重器械的初步处理以及无机械清洗设备的情况等;机械清洗适用于大部分常规器械的清洗。具体清洗方法及注意事项遵循 WS310.2-2009《医院消毒供应中心第二部分:清洗消毒及灭菌技术操作规范》的要求。

(2)有管腔和表面不光滑的物品,应用清洁剂浸泡后手工仔细刷洗或超声清洗。能拆卸的复杂物品应拆开后清洗。

(3)清洗用水、清洁剂等的要求遵循 WS310.1《医院消毒供应中心第一部分:管理规范》的规定。

(4)手工清洗工具如毛刷等每天使用后,应进行清洁、消毒。

## 二、去污技术

去污是通过物理和化学方法去除物品上有机物、无机物和传染性微生物,使其达到比较安全的水平。清洗去污是消毒或灭菌成败的关键。

**(一)影响去污效果的因素**

1.物品结构的复杂性

如管腔细小和表面不光滑的物品很难清洗;一般情况下,可拆卸的物品必须拆卸清洗。

2.污染物的性质和数量

污染物的表面张力越大,污染越严重越难去除。

3.物品上污染物存在的状况

干涸的有机污染物更难以去除。

**(二)去污的方法**

1.自来水清洗

可保持血等污染物潮湿,但对软化或去除干的污物无效;自来水只适用于污染较轻、无有机物污染、表面光滑物品的清洗。

2.医用清洗剂

可保持血等污染物潮湿,松解干涸的污物,金属医疗器械应选用 pH 中性清洗剂,以防止对精密医疗器械的损坏。

3.酶清洗剂

酶可有效地分解和去除干和湿润的有机污物;酶有单酶和多酶,前者只能分解污物中的蛋白质,后者可分解蛋白质、脂肪、淀粉等有机污物。如配合使用超声波,清洗效果更佳。

### (三)去污的过程

包括 6 个步骤:分类、浸泡、清洗、自来水漂洗、去离子水漂洗、干燥。

1.分类

医疗器械和用品使用完毕应立即进行分类,锐利物品必须放在防刺容器内,保持湿润防止干燥,如不能在 2 小时之内及时清洗,须将物品保湿处理。

2.浸泡

为防止污物变干,软化和去除污物;对于有大量有机物污染或污染物已干枯,可先用酶清洗剂浸泡2分钟以上。

3.清洗

分手工清洗、机械清洗、超声清洗。

(1)手工清洗:手工清洗是去污不可缺少的一步,尤其是一些结构较复杂物品,如各种内镜、导管等,在机洗前必须先进行手工清洗;清洗人员必须注意自身保护:戴橡胶手套、面罩,穿防水衣服或穿围裙和袖套;头套完全遮盖头发。需有专用清洗间、清洗槽;清洗时动作应轻巧避免水泼溅和气溶胶形成。

(2)机械清洗:有全自动和半自动清洗器和专用设备清洗器;一般包括预清洗、加清洗剂主清洗(加温至 45 ℃)、清水漂洗和最后清水漂洗消毒(水温为 80~93 ℃,10 分钟)和干燥过程。

(3)超声清洗:超声波主要是用于去除医疗器械缝隙,细小管腔和关节内污物碎屑,超声清洗前,必须先初步手工清洗,以除去大的污物;在使用前应让机器运转 5~10 分钟以排除溶解在清洗液中的空气;加酶可提高超声清洗的效率;清洗液应及时更换。

(4)自来水漂洗:手工清洗完毕,可先用自来水漂洗,接着用去离子水漂洗。

4.干燥

漂洗完毕,应尽快将物品干燥。

5.注意事项

(1)保证每次清洗彻底,否则污物凝固影响以后清洗效果和破坏物品。

(2)清洗前避免污物变干。

(3)复杂器械、污染严重器械机洗前必须手工清洗,有机物污染较重、污物已干、结构较复杂的物品应拆卸,预先用酶清洗剂浸泡 2 分钟以上。

(4)锐利物品分类和清洗时要格外注意自身保护,防止刺伤;避免污物与身体的直接接触。

## 三、工作流程

### (一)回收

(1)使用者应将重复使用的诊疗器械、器具和物品与一次性使用物品分开放置;重复使用的诊疗器械、器具和物品直接置于封闭的容器中,由 CSSD 集中回收处理;被朊毒体、气性坏疽及突发原因不明的传染病病原体污染的诊疗器械、器具和物品,使用者应双层封闭包装并标明感染性疾病名称,由 CSSD 单独回收处理。

(2)不应在诊疗场所对污染的诊疗器械、器具和物品进行清点,采用封闭方式回收,避免反复装卸。

(3)回收工具每次使用后应清洗、消毒,干燥备用。

**(二)分类**

(1)应在 CSSD 的去污区进行诊疗器械、器具和物品的清点、核查。

(2)应根据器械物品材质、精密程度和适用的清洗方法等进行分类处理。

**(三)清洗**

(1)清洗方法包括机械清洗、手工清洗和超声清洗。

(2)机械清洗适用于大部分常规器械的清洗。手工清洗适用于精密、复杂器械的清洗和有机物污染较重器械的初步处理。

(3)清洗步骤包括冲洗、洗涤、漂洗、终末漂洗。

(4)精密器械的清洗,应遵循生产厂家提供的使用说明或指导手册。

**(四)消毒**

(1)清洗后的器械、器具和物品应进行消毒处理。方法首选机械热力消毒,也可采用 75％乙醇、酸性氧化电位水或其他有效的消毒方法进行消毒。

(2)消毒后直接使用的诊疗器械、器具和物品,湿热消毒温度应不低于 90 ℃,时间不少于 5 分钟,或 $A_0$ 值不小于 3 000;消毒后继续灭菌处理的,其湿热消毒温度应不低于 90 ℃,时间不少于 1 分钟,或 $A_0$ 值不小于 600。

**(五)干燥**

(1)宜首选干燥设备进行干燥处理。根据器械的材质选择适宜的干燥温度,金属类干燥温度 70～90 ℃;塑胶类干燥温度 65～75 ℃。

(2)无干燥设备的及不耐热器械、器具和物品可使用气枪、擦布进行干燥处理。

(3)穿刺针、手术吸引头等管腔类器械,应使用压力气枪或 95％乙醇进行干燥处理。

(4)不应使用自然晾干方法进行干燥。

**(六)器械检查与保养**

(1)应采用目测或使用带光源放大镜对干燥后的器械、器具和物品进行检查。器械表面及其关节、齿牙处应光洁,无血渍、污渍、水垢等残留物质和锈斑;功能完好,无损毁。

(2)清洗质量不合格的,应重新处理;有锈迹,应除锈;器械功能损毁或锈蚀严重,应及时维修或报废。

(3)带电源器械应进行绝缘性能等安全性检查。

(4)应使用润滑剂进行器械保养。不应使用液状石蜡等非水溶性的产品作为润滑剂。

**(七)包装**

(1)包装包括装配、包装、封包、注明标识等步骤。器械与敷料应分室包装。

(2)包装前应依据器械装配的技术规程或图示,核对器械的种类、规格和数量,拆卸的器械应进行组装。

(3)手术器械应摆放在器械筐或有孔的盘中进行配套包装。

（4）盘、盆、碗等器皿，宜单独包装。

（5）剪刀和血管钳等轴节类器械不应完全锁扣。有盖的器皿应开盖，摞放的器皿间应用吸湿布、纱布或医用吸水纸隔开；管腔类物品应盘绕放置，保持管腔通畅；精细器械、锐器等应采取保护措施。

（6）灭菌包重量要求：器械包重量不宜超过 10 kg，敷料包重量不宜超过 5 kg。

（7）灭菌包体积要求：下排气压力蒸汽灭菌器不宜超过 30 cm×30 cm×25 cm；脉动预真空压力蒸汽灭菌器不宜超过 30 cm×30 cm×50 cm。

（8）包装方法及材料：①灭菌包装材料应符合 GB/T19633 的要求。开放式的储槽不应用于灭菌物品的包装。纺织品包装材料应一用一清洗，无污渍，灯光检查无破损。②硬质容器的使用与操作，应遵循生产厂家的使用说明或指导手册。③灭菌物品包装分为闭合式包装和密封式包装。手术器械采用闭合式包装方法，应由 2 层包装材料分 2 次包装。④密封式包装如使用纸袋、纸塑袋等材料，可使用一层，适用于单独包装的器械。

（9）封包要求：①包外面应设有灭菌化学指示物。高度危险性物品灭菌包内还应放置包内化学指示物；如果透过包装材料可直接观察包内灭菌化学指示物的颜色变化，则不放置包外灭菌化学指示物。②闭合式包装应使用专用胶带，胶带长度应与灭菌包体积、重量相适宜，松紧适度。封包应严密，保持闭合完好性。③纸塑袋、纸袋等密封包装其密封宽度应不少于 6 mm，包内器械距离包装袋封口处不少于 2.5 cm。④医用热封机在每天使用前应检查参数的准确性和闭合完好性。⑤硬质容器应设置安全闭锁装置，无菌屏障完整性破坏时应可识别。⑥灭菌物品包装的标识应注明物品名称、包装者等内容。灭菌前注明灭菌器编号、灭菌批次、灭菌日期和失效日期。标识应具有追溯性。

（陈传红）

# 第十二节　医疗用品的灭菌方法

## 一、压力蒸汽灭菌

### （一）适用范围

适用于耐热、耐湿诊疗器械、器具和物品的灭菌，下排气压力蒸汽灭菌还适用于液体的灭菌；不适用于油类和粉剂的灭菌。

### （二）压力蒸汽灭菌操作程序

包括灭菌前物品的准备、灭菌物品装载、灭菌操作、无菌物品卸载和灭菌效果的监测等步骤。具体要求遵循 WS310.2《医院消毒供应中心第二部分：清洗消毒及灭菌技术操作规范》的要求。

### （三）灭菌器类别

根据排放冷空气的方式和程度不同，分为下排气式压力蒸汽灭菌器和预排气压力蒸汽灭菌器两大类；还有正压脉动排气的卡式压力蒸汽灭菌器。

#### (四)灭菌方法

**1.下排气压力蒸汽灭菌**

下排气压力蒸汽灭菌器包括手提式压力蒸汽灭菌器和卧式压力蒸汽灭菌器等,灭菌程序一般包括前排气、灭菌、后排气和干燥等过程,具体操作方法遵循生产厂家的使用说明或指导手册。灭菌器的灭菌参数一般为温度121 ℃,压力102.9 kPa,器械灭菌时间20分钟,敷料灭菌时间30分钟。下排气压力蒸汽灭菌器不能用于管腔器械的灭菌。

手提式和立式压力蒸汽灭菌器,应检查主体与顶盖有无因伤引起裂缝和变形;有自动程序控制装置的灭菌器,使用前应检查规定的程序是否符合灭菌处理的要求。手术包的重量不超过7 kg,体积不超过30 cm×30 cm×25 cm,包装不宜太紧,填装量不得超过柜室容积的85%,应将难于灭菌的大包放在中层,将中包放在下层,小包放在上层,垂直安放,上下左右均应留有空隙,避免与灭菌室四壁接触,以利蒸汽通过。在灭菌过程中,加热要均匀,加热速度不能太快,输入蒸汽的压力不宜过高,夹层的温度不能高于灭菌室的温度。

**2.预排气压力蒸汽灭菌**

灭菌器的灭菌程序一般包括3次以上的预真空和充气等脉动排气、灭菌、后排气和干燥等过程,具体操作方法遵循生产厂家的使用说明或指导手册。灭菌器的灭菌参数一般为温度132～134 ℃,压力205.8 kPa,灭菌时间4分钟以上。

**3.快速压力蒸汽灭菌程序**

适用于裸露的耐热、耐湿诊疗器械、器具和物品的灭菌。快速压力蒸汽灭菌程序可分为下排气、正压排气和预排气压力蒸汽灭菌。其灭菌参数如时间和温度由灭菌器性质、灭菌物品材料性质(带孔和不带孔)、是否裸露而定。下排气快速灭菌程序不能用于管腔器械的灭菌。具体操作方法遵循生产厂家的使用说明或指导手册(表11-7)。

表 11-7　快速压力蒸汽灭菌(132～134 ℃)所需最短时间

| 物品种类 | 下排气 | | 正压排气 | | 预排气 | |
|---|---|---|---|---|---|---|
| | 灭菌温度<br>(℃) | 灭菌时间<br>(min) | 灭菌温度<br>(℃) | 灭菌时间<br>(min) | 灭菌温度<br>(℃) | 灭菌时间<br>(min) |
| 不带孔物品 | 132 | 3 | 134 | 3.5 | 132 | 3 |
| 带孔物品 | 132 | 10 | 134 | 3.5 | 132 | 4 |
| 不带孔＋管孔物品 | 132 | 10 | 134 | 3.5 | 132 | 4 |

#### (五)注意事项

(1)每天设备运行前应进行安全检查,检查内容包括:①灭菌器柜门密封圈平整无损坏,柜门安全锁扣灵活、安全有效。②灭菌器压力表处在"0"的位置。③由柜室排气口倒入500 mL水,检查有无阻塞。④关闭灭菌器柜门,通蒸汽检查有无泄漏。⑤检查蒸汽调节阀是否灵活、准确,压力表与温度计的标示是否吻合,排气口温度计是否完好。⑥记录打印装置处于备用状态。⑦电源、水源、蒸汽、压缩空气等运行条件符合设备要求。

(2)灭菌结束后,压力表在蒸汽排尽时应在"0"位。

(3)检查安全阀是否在蒸汽压力达到规定的安全限度时被冲开。

(4)手提式和卧式压力蒸汽灭菌器主体与顶盖应无裂缝和变形;不应使用无排气软管或软管锈蚀的手提式压力蒸汽灭菌器。

（5）卧式压力蒸汽灭菌器输入蒸汽的压力不宜过高，夹层的温度不能高于灭菌室的温度。

（6）预排气压力蒸汽灭菌器应在每天开始灭菌运行前空载进行 B-D 试验，检测其空气排除效果。

（7）下排气、预排气压力蒸汽灭菌器的具体操作步骤、常规保养和检查措施，应遵循生产厂家的使用说明或指导手册。

（8）快速灭菌程序不应作为物品的常规灭菌程序。应急情况下使用时，一般适用于灭菌裸露物品，或使用灭菌器配套的使用卡式盒或专用灭菌容器盛放。灭菌后的物品应尽快使用，不应储存，无有效期。

（9）灭菌包重量要求：器械包重量不宜超过 10 kg，敷料包重量不宜超过 5 kg。

（10）灭菌包体积要求：下排气压力蒸汽灭菌器不宜超过 30 cm×30 cm×25 cm；预排气压力蒸汽灭菌器不宜超过 30 cm×30 cm×50 cm。

（11）应进行灭菌器的预热。

## 二、干热灭菌

干热灭菌包括有焚烧、烧灼、干烤三种，这里特指干烤，其特点是灭菌温度高、速度较快、无残留毒性，对锐利器械基本无损害。目前，国内外主要有机械对流型、金属传导型、红外线辐射型三种类型的干热灭菌器。其中，金属传导型干热灭菌器尤其适用于单件手术刀、剪、针等锐利手术器械的灭菌。

### （一）适用范围

适用于耐热、不耐湿、蒸汽或气体不能穿透物品的灭菌，如玻璃、金属等医疗用品和油类、粉剂等制品的灭菌。

### （二）灭菌方法

采用干热灭菌器进行灭菌，灭菌参数一般为：150 ℃，150 分钟；160 ℃，120 分钟；170 ℃，60 分钟；180 ℃，30 分钟。

锐利手术器械干热灭菌前的准备同压力蒸汽灭菌，器械必须彻底清洗干净，以防在高温下附在器械表面的有机物炭化。干热灭菌时，重器械应放在支撑架上；精密仪器（眼科白内障手术刀等）用 2 层纱布严密包裹，以免机械损坏，然后放入有网眼的灭菌盒内；针头洗涤干净后，放入试管内；缝合针则插入纱布块中，再用单层平纹布包好。器械的排放不能超过柜室高度的 2/3，相互间应留有空隙；在灭菌过程中不能打开柜门与放入新的器械，否则灭菌时间应从柜室温度回到灭菌温度时重新算起。锐利手术器械干热灭菌的设置温度为 160 ℃，2 小时；或 180 ℃，0.5 小时。

凡士林纱布、纱条，因蒸汽难以穿透，适宜用干热灭菌。先将准备好的纱布、纱条放入盒内，纱布、纱条装放不宜太多太厚，厚度以不超过 1.3 cm 为宜，再倒入已融化的凡士林，待灭菌。灭菌条件为 160 ℃，2 小时；或 180 ℃，0.5 小时。但干热灭菌后油纱布、纱条因过于枯干而不利于临床应用，且成盒的凡士林纱条又很难在 24 小时内用完，建议小包装灭菌。

### （三）注意事项

（1）灭菌时灭菌物品不应与灭菌器内腔底部及四壁接触，灭菌后温度降到 40 ℃ 以下再开启灭菌器柜门。

（2）灭菌物品包体积不应超过 10 cm×10 cm×20 cm，油剂、粉剂的厚度不应超过 0.6 cm，凡士林纱布条厚度不应超过 1.3 cm,装载高度不应超过灭菌器内腔高度的 2/3,物品间应留有空隙。

(3)设置灭菌温度应充分考虑灭菌物品对温度的耐受力;灭菌有机物品或用纸质包装的物品时,温度应≤170 ℃。

(4)灭菌温度达到要求时,应打开柜体的排风装置。

(5)灭菌操作应遵循生产厂家的使用说明或指导手册。

## 三、过氧化氢低温等离子灭菌

### (一)适用范围

适用于不耐热、不耐湿的诊疗器械的灭菌,如硬式内镜。电外科器械等接台手术诊疗器械的灭菌。不适用于布类、纸类、水、油类、粉剂等材质的灭菌。

### (二)灭菌原理

目前对过氧化氢低温等离子灭菌技术比较认可的作用原理:在一定真空度和温度条件下注入 55％以上过氧化氢消毒液;过氧化氢汽化、穿透、覆盖到管腔器械的内、外表面;过氧化氢协同 45～55 ℃温度杀灭微生物;最后阶段启动等离子电源,一方面产生消毒因子协同作用达到最终灭菌水平,另一方面等离子体快速解离器械表面的过氧化氢变成水和氧气,灭菌后没有毒副物质残留,这样器械灭菌出舱后就可立即投入使用,实现接台手术器械快速周转需要。

### (三)灭菌程序

过氧化氢低温等离子灭菌应在专用的过氧化氢低温等离子体灭菌器内进行,一次灭菌过程包含若干个循环周期,每个循环周期包括抽真空、过氧化氢注入、扩散、等离子化、通风五个步骤。医院应遵循过氧化氢低温等离子体灭菌生产厂家的操作使用说明书,根据灭菌物品种类、包装、装载量与方式不同,选择合适的灭菌程序,每种程序应满足相对应的温度、过氧化氢浓度和用量、灭菌时间等灭菌参数。

过氧化氢低温等离子灭菌一般设置 2 个程序:快速程序(单循环)仅供灭菌效果检验使用,医院不能选择用于器械灭菌处理,分预真空阶段(抽真空到 70 Pa 启辉,约 16 分钟);注入阶段(抽真空到 50 Pa 注入过氧化氢,约 6 分钟);扩散阶段(约 8 分钟);等离子阶段(抽真空到 75 Pa 启辉,约 6 分钟);有些设备还增加预等离子或预加热程序。标准程序(双循环)用于医院器械的灭菌,需连续进行 2 次单循环,全程 60 分钟左右。国产部分灭菌器设置了加强程序(三循环),声称可灭菌复杂管腔类器械,但没有相应检测数据,也未经原卫生部批准,医院选择使用时务必慎重。

### (四)灭菌效果影响因素

1.过氧化氢浓度

过氧化氢浓度越高灭菌效果肯定越好,但由于使用成本和技术限制,目前都选择使用 60％过氧化氢为灭菌剂。有国产企业在过氧化氢汽化前设置提纯装置,证实可提高灭菌效果。但过氧化氢浓度过低,就会增加进入灭菌舱的水分,既会降低灭菌舱温度影响协同消毒效果,也会因抽真空过程在器械表面形成冰片,影响汽化过氧化氢穿透,导致灭菌失败。因此我们需要关注瓶装过氧化氢使用中的浓度,确保每个循环注入的过氧化氢浓度合格。

2.过氧化氢注入量

如果过氧化氢注入量过少,汽化后无法覆盖到器械各个表面,会导致灭菌失败;但如果注入量过多就无法使过氧化氢全部汽化,未汽化的过氧化氢溶液会影响汽化过氧化氢的穿透而影响灭菌效果。注入过多过氧化氢也会影响灭菌后期等离子体的解离效果,曾有使用国产设备的医院抱怨灭菌后器械"灼手"或器械表面有白色残留物,这些就是注入过氧化氢过多没有完全被解离造成的残留,严重影响器械的使用安全。因此单循环过氧化氢注入量不能太少也不能过多,需要根据设备综合性能研发、确定。

3.过氧化氢汽化

足量过氧化氢完全汽化并有效穿透、覆盖到器械的内外表面是实现灭菌的前提,如果汽化不好,过氧化氢无法穿透到管腔器械内外表面,就会导致灭菌失败。汽化与灭菌程序抽真空形成真空度和灭菌舱温度有关,目前还没有汽化条件的完整研发数据,国产设备如何保证每个循环的过氧化氢汽化效果是提高灭菌稳定性的关键环节。

4.过氧化氢的穿透

过氧化氢有效穿透是实现灭菌的基本保证,这与过氧化氢是否完全汽化有关,也与灭菌设备的抽真空方式和形成真空度有关,更与管腔器械结构、灭菌包装和装载方式等有关,这些都是灭菌质量监测的关键控制点。

5.灭菌物品的干燥

如果灭菌物品中存在一定的水分,既会降低灭菌舱的温度影响协同消毒效果,也会在抽真空过程中形成器械表面冰片,导致汽化过氧化氢无法穿透到器械表面,造成灭菌失败。强生灭菌设备有灭菌物品湿度报警装置,如果灭菌物品干燥不彻底,灭菌程序无法启动并报警;但目前国产灭菌设备还没有这样的装置,医院现场调研时发现未经彻底干燥的物品仍能启动灭菌程序,灭菌效果可想而知。

6.作用温度

强生灭菌程序要求的作用温度是 45～55 ℃,而国产灭菌设备由于技术问题,一般灭菌舱壁温度只能达到 35～40 ℃,更不要说灭菌舱内物品的温度。温度低既影响过氧化氢汽化,也影响与过氧化氢的协同作用;实际使用中可通过灭菌器预热、灭菌物品预热来提高灭菌效果,但要注意连续不间断预热对瓶装过氧化氢使用浓度的影响。

7.元器件质量

真空泵跟抽真空方式和形成真空度有关,影响过氧化氢汽化和穿透。等离子电源与等离子强度有关,影响协同消毒作用和灭菌后过氧化氢的解离,目前灭菌设备采用的有高压电场、高频电磁场、低频电磁场等,有的采用舱外产生等离子体方式,孰优孰劣有待进一步研究论证。灭菌舱的材质跟热辐射、导热均匀有关,也跟等离子状态有关,同样影响灭菌效果。

**(五)注意事项**

(1)灭菌物品应清洗干净、干燥。

(2)灭菌物品的包装材料应符合 YY/T0698.2 的非织造布如特卫强无纺布和 YY/T0698.5 复合型组合袋的要求。

(3)灭菌包不应叠放,不应接触灭菌腔内壁。

## 四、环氧乙烷气体灭菌

环氧乙烷是一种灭菌剂,穿透力强,对物品无损害,可以用做手术包的灭菌。但是,环氧乙烷灭菌周期长,安全性较差,易燃易爆且有残留毒性,温度、湿度对灭菌效果影响大。目前,医院多采用小型环氧乙烷灭菌柜进行灭菌,使灭菌效果更可靠,使用更安全。一般医院多采用小型环氧乙烷灭菌器,灭菌器有良好的耐压性能($8.0\ kg/cm^2$)和密封性能,能抽真空度$0.4\ kg/cm^2$,能自动定量准确加药,自动调节温度和相对湿度,自动控制灭菌时间。

**(一)适用范围**

适用于不耐热、不耐湿的诊疗器械、器具和物品的灭菌,如电子仪器、光学仪器、纸质制品、化纤制品、塑料制品、陶瓷及金属制品等诊疗用品。不适用于食品、液体、油脂类、粉剂类等灭菌。

**(二)灭菌方法**

(1)灭菌程序:包括预热、预湿、抽真空、通入汽化环氧乙烷达到预定浓度、维持灭菌时间、清除灭菌柜内环氧乙烷气体、解析灭菌物品内环氧乙烷的残留等过程。

(2)灭菌时应采用100%环氧乙烷或环氧乙烷和二氧化碳混合气体。

(3)应按照环氧乙烷灭菌器生产厂家的操作使用说明或指导手册,根据灭菌物品种类、包装、装载量与方式不同,选择合适的温度、浓度和时间等灭菌参数。采用新的灭菌程序、新类型诊疗器械、新包装材料使用环氧乙烷气体灭菌前,应验证灭菌效果。

(4)除金属和玻璃材质以外的灭菌物品,灭菌后应经过解析,解析时间:50 ℃,12 小时;60 ℃,8 小时;残留环氧乙烷应符合 GB/T16886.7 的要求。解析过程应在环氧乙烷灭菌柜内继续进行,输入的空气应经过高效过滤(滤除≥$0.3\ \mu m$粒子99.6%以上);或应放入专门的通风柜内,不应采用自然通风法进行解析。

**(三)灭菌前物品准备与包装**

(1)灭菌物品应彻底清洗干净。

(2)包装应采用专用的包装材料包括纸、包装袋(纸袋、纸塑袋等)、非织造布、硬质容器。包装材料应分别符合 YY/T0698.2、YY/T0698.4、YY/T0698.5 和 YY/T0698.8 的要求,新型包装材料应符合GB/T19633的有关规定。包装操作要求应符合 WS310.2《医院消毒供应中心第二部分:清洗消毒及灭菌技术操作规范》的要求。

**(四)灭菌物品装载**

(1)灭菌柜内装载物品周围应留有空隙,物品应放于金属网状篮筐内或金属网架上;纸塑包装应侧放。

(2)物品装载量不应超过柜内总体积的80%。

**(五)注意事项**

(1)灭菌器安装应符合要求,包括通风良好,远离火源,灭菌器各侧(包括上方)应预留51 cm空间。应安装专门的排气管道,且与大楼其他排气管道完全隔离。

(2)应有专门的排气管道系统,排气管应为不通透环氧乙烷的材料如铜管等制成,垂直部分长度超过3 m时应加装集水器。排气管应导至室外,并于出口处反转向下;距排气口7.6 m范围内不应有易燃易爆物和建筑物的入风口如门或窗;排气管不应有凹陷或回圈。

(3)环氧乙烷灭菌气瓶或气罐应远离火源和静电,通风良好,无日晒,存放温度低于40 ℃,不应置于冰箱中。应严格按照国家制定的有关易燃易爆物品储存要求进行处理。

(4)每年对工作环境中环氧乙烷浓度进行监测并记录。在每天8小时工作中,环氧乙烷浓度TWA(时间加权平均浓度)应不超过$1.82\ mg/m^3$(1 mg/L)。

(5)消毒员应经专业知识和紧急事故处理的培训。过度接触环氧乙烷后,迅速将其移离中毒现场,立即吸入新鲜空气;皮肤接触后,用水冲洗接触处至少15分钟,同时脱去脏衣服;眼睛接触液态环氧乙烷或高浓度环氧乙烷气体至少冲洗眼 10 分钟,并均应尽快就诊。

(6)灭菌应在环氧乙烷灭菌器内进行。

## 五、微波灭菌

微波是一种高频率、短波长的电磁波。目前,消毒中常用 915 MHz±25 MHz 和 2 450 MHz±50 MHz 微波,输出功率则几百至几千瓦不等。微波主要适用应急器材的快速灭菌,医院在抢救患者过程中经常有器材短缺或损坏,急需使用时,对少量急用器材用 2 450 MHz±50 MHz 的微波炉对医用插管、导管照射 5～7 分钟;可用 WXD-650A 型微波快速灭菌器 2 450 MHz±50 MHz、650 W 微波和 0.5% 醋酸氯己定协同作用 5 分钟灭菌,并可在手术台边进行灭菌;通常微波不能处理金属物品,但金属器械以湿布包裹后,用 2450 MHz±50 MHz、3.0 kW 功率微波照射 5 分钟可达灭菌。

用于微波灭菌的手术包,体积不超过 12 cm×12 cm×12 cm,手术包的包布必须具有相当的湿度,一般以从水中取出拧干不滴水为宜,含水量为 30% 左右,否则不能达到灭菌效果。在功率为 3.0 kW 时,开机照射 5 分钟即可。需要注意的是:所有的微波炉都有冷点位置,该点不能接受灭菌辐射,因此要将待灭菌物品放在电转动盘上,微波炉工作时还应保持电压稳定,并加强防护,防止微波对工作人员的伤害。

## 六、电离辐射灭菌

电离辐射灭菌是用放射性同位素 γ 射线或电子加速器产生加速粒子辐射处理物品,杀死其中的微生物,使达到灭菌的方法。电离辐射的波长很短,它的穿透力特别强,杀死微生物的能力大,可对包装后的医疗器械进行灭菌。用它灭菌时,不升高温度,特别适用于加热灭菌易损坏的物品,如塑料、食品、生物组织、生物制品及某些药品的灭菌。目前国内多以 $^{60}$Co 电子加速器作为辐射源。各类手术缝线均适宜用电离辐射灭菌。灭菌条件为:每个缝线单位初始污染菌 <1 000 cfu,或初始污染菌数 <100 cfu/g,照射剂量为 2.5 Mrad。缝线的不均匀度在 1.5 以下。目前,医院内普遍使用的吸收型肠线、尼龙线、金属丝线等大多采用此种方法灭菌。灭菌时将手术缝线密封包装,在使用时打开包装,直接取用。

## 七、低温甲醛蒸汽灭菌

低温甲醛蒸汽灭菌是在负压状态下,蒸汽使甲醛汽化,提高甲醛的穿透能力,更好地发挥杀灭微生物的效能,克服了甲醛熏蒸存在的杀菌时间长、杀菌效果差、穿透性差、使用范围窄、残留气味大、有毒性等缺点,可用于热敏器材的灭菌。低温甲醛蒸汽灭菌的适用范围:各种内镜如关节镜、腹腔镜、支气管镜、结肠镜、胃镜、十二指肠镜、喉镜等;眼科手术使用的热敏器械;塑料制品如线筒、导管、透热缆线等。

### (一)适用范围

适用于不耐湿、热的诊疗器械、器具和物品的灭菌,如电子仪器、光学仪器、管腔器械、金属器械、玻璃器皿、合成材料物品等。

### (二)灭菌方法

(1)低温甲醛蒸汽灭菌程序应包括:预热,预真空、排气,蒸汽注入、湿化、升温,反复甲醛蒸发、注入,甲醛穿透,灭菌(在预设的压力、温度下持续一定时间),反复蒸汽冲洗灭菌腔内甲醛,反复空气冲洗、干燥、冷却,恢复灭菌舱内正常压力。

(2)根据低温甲醛蒸汽灭菌器的要求,采用2％复方甲醛溶液或甲醛溶液(35％～40％甲醛)进行灭菌,每个循环的2％复方甲醛溶液或甲醛溶液(35％～40％甲醛)用量根据装载量不同而异。灭菌参数为:温度78～90 ℃,灭菌时间为90～120分钟。

### (三)注意事项

(1)应采用取得原卫生部消毒产品卫生许可批件的低温甲醛蒸汽灭菌器,并使用专用灭菌溶液进行灭菌,不应采用自然挥发或熏蒸的灭菌方法。

(2)低温甲醛蒸汽灭菌器操作者应培训上岗,并具有相应的职业防护知识和技能。

(3)低温甲醛蒸汽灭菌器的安装及使用应遵循生产厂家使用说明书或指导手册,必要时应设置专用的排气系统。

(4)运行时的周围环境甲醛浓度应＜0.5 mg/m³,灭菌物品上的甲醛残留均值≤4.5 μg/cm²。在灭菌器内经过甲醛残留处理的灭菌物品,取出后可直接使用。

(5)灭菌包装材料应使用与压力蒸汽灭菌法相同或专用的纸塑包装、无纺布、硬质容器,不应使用可吸附甲醛或甲醛不易穿透的材料如布类、普通纸类、聚乙烯膜、玻璃纸等。

(6)装载时,灭菌物品应摊开放置,中间留有一定的缝隙,物品表面应尽量暴露。使用纸塑包装材料时,包装应竖立,纸面对塑面依序排放。

(7)消毒后,应去除残留甲醛气体,采用抽气通风或用氨水中和法。

## 八、戊二醛浸泡灭菌

戊二醛具有很强的杀菌作用,能在常温下达到灭菌水平,而且对器械基本无腐蚀。当pH为7.5～8.5时,戊二醛杀菌作用最强,pH＞9时则迅速聚合,丧失杀菌作用。国内外推荐使用的器械浸泡灭菌的浓度为2％戊二醛。浸泡前先将待灭菌的锐利器械进行常规消毒、清洗、干燥处理,处理后的器械应无水滴,无水珠,然后将其放入2％戊二醛中,加盖浸泡10小时即达到灭菌。浸泡手术刀等碳钢类锐利手术器械时,应在戊二醛中加入0.5％亚硝酸钠防锈,并可提高其杀菌能力。戊二醛对皮肤黏膜有强度刺激,可引起皮炎和过敏,因此灭菌后的器械必须用无菌蒸馏水彻底冲洗干净,并无菌拭干后方能再次作用。国内曾发生多起因戊二醛浸泡手术器械导致的术后非结核分枝杆菌感染,原卫生部已明确规定耐热耐湿的手术器械禁止使用戊二醛浸泡灭菌。

(陈传红)

# 第十三节　内镜的消毒灭菌

随着医疗水平的提高,内镜的使用范围越来越广泛,它不仅用于检查,还可直接给患者做手术。由于内镜直接接触人体的血液和黏膜组织,在治病的同时,也给患者增加了感染的危险,因此内镜的消毒灭菌有严格的操作流程,它要经过初洗、酶洗、清洗、消毒液浸泡等多道工序,工作人员在清洗消毒内镜时,也应当按要求穿戴必要的防护用品,以防工作人员受伤感染。

## 一、内镜消毒灭菌的管理要求

开展内镜诊疗工作的医疗机构应当制定和完善内镜室管理的各项规章制度,并认真落实。从事内镜诊疗和内镜清洗消毒工作的医务人员,应当具备内镜清洗消毒方面的知识,接受相关的医院感染管理知识培训,严格遵守有关规章制度。内镜的清洗消毒应当与内镜的诊疗工作分开进行,分设单独的清洗消毒室和内镜诊疗室,清洗消毒室应当保证通风良好。根据工作需要,按照以下要求配备相应内镜及清洗消毒设备。

### (一)内镜及附件

其数量应当与医院规模和接诊患者数相适应,以保证所用器械在使用前能达到相应的消毒、灭菌合格的要求,保障患者安全。

### (二)基本清洗消毒设备

包括专用流动水清洗消毒槽(四槽或五槽)、负压吸引器、超声清洗器、高压水枪、干燥设备、计时器、通风设施,与所采用的消毒、灭菌方法相适应的必备的消毒、灭菌器械,50 mL 注射器、各种刷子、纱布、棉棒等消耗品。

### (三)清洗消毒剂

多酶洗液、适用于内镜的消毒剂、75%乙醇。

## 二、内镜及附件清洗、消毒灭菌的原则

(1)凡进入人体无菌组织、器官或者经外科切口进入人体无菌腔室的内镜及附件,如腹腔镜、关节镜、脑室镜、膀胱镜、宫腔镜等,必须灭菌。

(2)凡穿破黏膜的内镜附件,如活检钳、高频电刀等,必须灭菌。

(3)凡进入人体消化道、呼吸道等与黏膜接触的内镜,如喉镜、气管镜、支气管镜、胃镜、肠镜、乙状结肠镜、直肠镜等,应当按照《消毒技术规范》的要求进行高水平消毒。

(4)内镜及附件用后应当立即清洗、消毒或者灭菌。

(5)医疗机构使用的消毒剂、消毒器械或者其他消毒设备,必须符合《消毒管理办法》的规定。

(6)内镜及附件的清洗、消毒或者灭菌时间应当使用计时器控制。

(7)禁止使用非流动水对内镜进行清洗。

## 三、内镜消毒灭菌前的清洗

软式内镜使用后应当立即用湿纱布擦去外表面污物,并反复送气与送水至少 10 秒,取下内镜并装好防水盖,置合适的容器中,送清洗消毒室。清洗步骤、方法及要点包括:

### (一)水洗

(1)将内镜放入清洗槽内:①在流动水下彻底冲洗,用纱布反复擦洗镜身,同时将操作部清洗干净;②取下活检入口阀门、吸引器按钮和送气送水按钮,用清洁毛刷彻底刷洗活检孔道和导光软管的吸引器管道,刷洗时必须两头见刷头,并洗净刷头上的污物;③安装全管道灌流器、管道插塞、防水帽和吸引器,用吸引器反复抽吸活检孔道;④全管道灌流器接 50 mL 注射器,吸清水注入送气送水管道;⑤用吸引器吸干活检孔道的水分并擦干镜身。

(2)将取下的吸引器按钮、送水送气按钮和活检入口阀用清水冲洗干净并擦干。

(3)内镜附件如活检钳、细胞刷、切开刀、导丝、碎石器、网篮、造影导管、异物钳等使用后,先

放入清水中,用小刷刷洗钳瓣内面和关节处,清洗后并擦干。

(4)清洗纱布应当采用一次性使用的方式,清洗刷应当一用一消毒。

**(二)酶洗**

(1)酶洗液的配制和浸泡时间按照产品说明书。

(2)擦干后的内镜置于酶洗槽中,用注射器抽吸多酶洗液 100 mL,冲洗送气送水管道,用吸引器将含酶洗液吸入活检孔道,操作部用多酶洗液擦拭。

(3)擦干后的附件、各类按钮和阀门用多酶洗液浸泡,附件还需在超声清洗器内清洗 5～10 分钟。

(4)多酶洗液应当每清洗 1 条内镜后更换。

**(三)清洗**

(1)多酶洗液浸泡后的内镜,用水枪或者注射器彻底冲洗各管道,以去除管道内的多酶洗液及松脱的污物,同时冲洗内镜的外表面。

(2)用 50 mL 的注射器向各管道充气,排出管道内的水分,以免稀释消毒剂。

### 四、内镜的消毒灭菌

内镜采用化学消毒剂进行消毒或者灭菌时,应当按照产品使用说明进行,并进行化学监测和生物学监测。2％碱性戊二醛浸泡消毒或者灭菌时,应当将清洗擦干后的内镜置于消毒槽并全部浸没消毒液中,各孔道用注射器灌满消毒液。非全浸式内镜的操作部,必须用清水擦拭后再用75％乙醇擦拭消毒。

需要灭菌的内镜采用 2％碱性戊二醛灭菌时,必须浸泡 10 小时。

采用化学消毒剂浸泡灭菌的内镜,使用前必须用无菌水彻底冲洗,去除残留消毒剂。

### 五、内镜附件的灭菌方法

(1)活检钳、细胞刷、切开刀、导丝、碎石器、网篮、造影导管、异物钳等内镜附件必须一用一灭菌。首选方法是压力蒸汽灭菌,也可用环氧乙烷灭菌、2％碱性戊二醛浸泡 10 小时灭菌,或者选用适用于内镜消毒的消毒剂、消毒器械进行灭菌,具体操作方法遵照使用说明。

(2)弯盘、敷料缸等应当采用压力蒸汽灭菌;非一次性使用的口圈可采用高水平化学消毒剂消毒,如用有效氯含量为 500 mg/L 的含氯消毒剂或者 2 000 mg/L 的过氧乙酸浸泡消毒 30 分钟。消毒后,用水彻底冲净残留消毒液,干燥备用;注水瓶及连接管采用高水平以上无腐蚀性化学消毒剂浸泡消毒,消毒后用无菌水彻底冲净残留消毒液,干燥备用。注水瓶内的用水应为无菌水,每天更换。

(3)灭菌后的附件应当按无菌物品储存要求进行储存。

### 六、硬式内镜的清洗消毒

硬式内镜的清洗步骤、方法可参照《硬式内镜清洗消毒及灭菌技术操作指南》进行。

(1)使用后立即用流动水彻底清洗,除去血液、黏液等残留物质,并擦干。

(2)将擦干后的内镜置于多酶洗液中浸泡,时间按使用说明。

(3)彻底清洗内镜各部件,管腔应当用高压水枪彻底冲洗,可拆卸部分必须拆开清洗,并用超声清洗器清洗 5～10 分钟;能上机清洗的采用机械清洗。

(4)器械的轴节部、弯曲部、管腔内用软毛刷彻底刷洗,刷洗时注意避免划伤镜面。

## 七、硬式内镜的灭菌方法

(1)适于压力蒸汽灭菌的内镜或者内镜部件应当采用压力蒸汽灭菌,注意按内镜说明书要求选择温度和时间。

(2)环氧乙烷灭菌方法适于各种内镜及附件的灭菌,不耐热、不耐湿的内镜及附件可选择过氧化氢低温等离子灭菌、环氧乙烷等低温灭菌方法。

(3)不能采用压力蒸汽灭菌的内镜及附件可以使用2%碱性戊二醛浸泡10小时灭菌。

(4)用消毒液进行灭菌时,有轴节的器械应当充分打开轴节,带管腔的器械腔内应充分注入消毒液。

(5)采用化学消毒剂浸泡灭菌的硬式内镜,灭菌后应当用无菌水彻底冲洗,再用无菌纱布擦干。

(6)灭菌后的内镜及附件应当按照无菌物品储存要求进行储存。

(陈传红)

# 第十四节　医院消毒剂的合理使用

消毒剂是医院落实各项消毒工作的重要工具和载体,正确、合理使用消毒剂应当是医务人员熟练掌握的基本技能,但近年来,因消毒剂使用不当引发的医院感染事件时有发生,需要医院管理部门加强消毒剂规范使用的培训,确保消毒剂使用的安全性和有效性。

## 一、消毒剂使用管理要求

(1)医院使用的消毒剂应符合国家有关法规、标准和规范等管理规定,并按照规定的范围和方法使用。不应使用过期、失效的消毒剂;不应采用甲醛自然熏蒸方法消毒医疗器材;不应采用戊二醛熏蒸方法消毒、灭菌管腔类医疗器材。

(2)含氯消毒液、过氧化氢消毒液等易挥发的消毒剂应现配现用;过氧乙酸、二氧化氯等二元、多元包装的消毒液活化后应立即使用。灭菌剂、皮肤黏膜消毒剂应使用符合《中华人民共和国药典》的纯化水或无菌水配制,其他消毒剂的配制用水应符合《生活饮用水卫生标准》(GB5749)。

(3)使用中消毒液的有效浓度应符合使用要求;连续使用的消毒液每天使用前应进行有效浓度的监测。灭菌用消毒液的菌落总数应为 0 cfu/mL;皮肤黏膜消毒液的菌落总数应符合相应标准要求;其他使用中消毒液的菌落总数应不超过 100 cfu/mL,不得检出致病性微生物。

(4)采用化学消毒、灭菌的医疗器材,使用前应用无菌水(高水平消毒的内镜可使用经过滤的生活饮用水)充分冲洗以去除消毒剂残留。

(5)2011 年,我国发布了 8 项化学消毒剂卫生标准:《二氧化氯消毒剂卫生标准》(GB26366)、《胍类消毒剂卫生标准》(GB26367)、《含碘消毒剂卫生标准》(GB26368)、《季铵盐类消毒剂卫生标准》(GB26369)、《含溴消毒剂卫生标准》(GB26370)、《过氧化物类消毒剂卫生标准》(GB26371)、《戊二醛消毒剂卫生标准》(GB26372)、《乙醇消毒剂卫生标准》(GB26373),分别规定了消毒剂的原料和技术要求、应用范围、使用方法、检验方法、标签说明书以及包装、运输和贮存的要求。

## 二、常见消毒剂的临床应用

### (一)戊二醛

(1)戊二醛消毒剂多为二元或三元包装,有效含量要求 $2.0\% \sim 2.5\%$,使用前需先加入 pH 调节剂(碳酸氢钠),再加防锈剂(亚硝酸钠)充分混匀。市场也有一元包装的戊二醛,不需要活化直接使用,据称此类产品的戊二醛稳定性好、挥发少、刺激味轻,值得期待。戊二醛消毒需作用20 分钟,灭菌需作用 10 小时;活化后戊二醛的连续使用时间应不超过 14 天。

(2)戊二醛的毒性问题越来越受到关注,器械处理后又不易充分冲净残留,建议医院限制用途,主要用于胃镜的高水平消毒。《戊二醛消毒剂卫生标准》规定戊二醛不应用于物体表面的擦拭或喷雾消毒、室内空气消毒、手和皮肤黏膜的消毒。近年来基层医院多次发生因戊二醛浸泡手术器械导致非结核分枝杆菌感染事件,《医疗机构消毒技术规范》规定耐热耐湿手术器械禁止使用戊二醛浸泡灭菌。

(3)美国 CDC《医疗机构消毒灭菌指南》:①2%戊二醛在室温下作用 20 分钟是实现可靠消毒的最短有效时间;②2%戊二醛作为高水平消毒剂使用时最低有效浓度应为 $1.0\% \sim 1.5\%$;③使用中戊二醛浓度监测频率取决于使用频度,如每天使用需每天监测,每周使用则使用前监测,每天使用 30 次应每使用10 次监测 1 次;④一些分枝杆菌,如龟分枝杆菌对戊二醛有很强的抵抗力,应引起关注;⑤内镜管路残留戊二醛所致结肠炎能通过对内镜彻底冲洗预防发生;⑥戊二醛使用现场可通过包括管道排气罩、空气交换系统($7 \sim 15$ 次/小时换气)、能吸收戊二醛蒸汽的无管通风柜、浸泡容器的密封盖、个人防护措施(如腈或丁基橡胶手套、护目镜)以最大限度地减少医务人员皮肤黏膜的接触。

### (二)邻苯二甲醛(OPA)

(1)美国 FDA 在 1999 年批准邻苯二甲醛为高水平消毒剂。OPA 与戊二醛比较的优势:①在较宽的 pH 范围内(pH $3 \sim 9$)具有较好的稳定性;②没有已知的对眼和鼻腔的刺激性,几乎不具有能感受到的气味;③使用前不需要活化;④具有良好的材料兼容性。OPA 潜在的缺点是能使蛋白质染色成灰色(包括未防护的皮肤),但彻底清洗干净的器械和容器是不会染成灰色的。各国对 OPA 高水平消毒要求的时间不同,如欧洲、亚洲、拉丁美洲是 5 分钟;加拿大和澳大利亚是10 分钟;美国是 12 分钟。美国 FDA 批准的方法"自动内镜清洗机内液体的温度应保持在 25 ℃,OPA 消毒时间是 5 分钟"。

(2)邻苯二甲醛适用于不耐热诊疗器械的浸泡消毒,医院主要用于替代戊二醛用于胃镜的高水平消毒。OPA 消毒液的含量一般为 0.55%,原液直接使用,我国要求内镜消毒作用 5 分钟;连续使用应不少于 14 天,使用中消毒液含量低于 0.3%时应更换。配制时应采用专用塑料容器,避免着色。

### (三)甲醛

甲醛曾经是医院空气消毒的经典消毒剂,2004 年 WHO 推荐甲醛用于中国 CDC 病毒所SARS 污染实验场所的消毒。由于甲醛的毒性和去残留问题,美国职业安全与卫生管理局(OSHA)认为甲醛在工作场所应进行控制,8 小时暴露时间加权平均暴露浓度为 0.75 mg/L。我国不建议常规使用甲醛进行医院空气消毒,也不允许甲醛自然挥发熏蒸消毒医疗用品。低温甲醛蒸汽灭菌器通过 2%复方甲醛溶液,联合蒸汽、温度(78~90 ℃)对不耐热的管腔器械进行灭菌,灭菌维持时间 90~210 分钟。

### (四)过氧乙酸

(1)过氧乙酸能快速杀灭所有微生物,且在有机物中能保持杀菌作用,甚至在温度较低时也有杀芽孢作用,使用后也不产生有害的分解产物,但其腐蚀性和不稳定性限制了在医院的应用。

(2)临床科室可用 0.2%~0.5%过氧乙酸浸泡消毒体温表 10~30 分钟,但要做到现配现用有难度;因腐蚀性和对环境物品的损坏,目前医院很少采用过氧乙酸喷雾或熏蒸对空气进行消毒。

(3)复用透析器可选择 0.3%~0.5%过氧乙酸浸泡消毒 6 小时(20 ℃),消毒后过氧乙酸残留应低于1 mg/L,但现场检测有难度;0.5%过氧乙酸消毒液也可用于血透制水管路的消毒,一般 1 个月 1 次,浸泡过夜,应注意管道腐蚀性。

(4)过氧乙酸灭菌系统曾广泛用于基层医院接台管腔器械的快速灭菌,用过滤水(0.2 μm)定量稀释过氧乙酸至 0.2%,在 50 ℃ 左右条件下将过氧乙酸在机器里循环并泵入内镜管道,持续12 分钟,以消除外表面、管腔和附件的污染,再用无菌水冲洗。但由于系统冲洗接口不可能和所有管腔口径匹配、冲洗用无菌水质控较难、灭菌后器械运送到手术室过程存在污染隐患,其灭菌有效性受到质疑。

### (五)过氧化氢

医院主要采用 3%过氧化氢用于深部伤口的冲洗消毒,很少选择过氧化氢喷雾用于空气消毒。过氧化氢低温等离子灭菌技术已广泛应用于微创手术接台器械的快速灭菌,主要利用汽化的高浓度过氧化氢(≥55%)弥散、穿透,并协同温度(50 ℃)和等离子过程实现灭菌后器械即时使用。国外有报道采用专门设备通过雾化过氧化氢对洁净场所的空气和环境表面进行消毒,国内制药行业已有应用。

### (六)碘酊和碘伏

(1)碘酊是最经典的皮肤消毒剂,在临床应用中因消毒后需要脱碘、对伤口有刺激等问题,医护人员觉得使用不方便,但注射、穿刺及手术部位的皮肤消毒应首选碘酊。碘酊不应用于破损皮肤、眼及口腔黏膜的消毒,不应用于碘酊过敏者,过敏体质者也慎用。

(2)碘伏是碘、增溶剂和表面活性的混合物,它能产生复杂的缓释碘库并且释放少量的游离碘于水溶液中。因为使用后不需要脱碘,相对无刺激,碘伏已在临床广泛应用。碘伏因载体不同品种很多,皮肤消毒基本都选择原液(有效碘 2 000~5 000 mg/L)擦拭;口腔黏膜及创面采用含有效碘 1 000~2 000 mg/L 的碘伏擦拭消毒;对阴道黏膜及创面采用消毒用含有效碘 500 mg/L 的碘伏冲洗;消毒作用 3~5 分钟。临床使用碘伏棉签/棉球用于注射部位皮肤消毒时应确保消毒时间,不能擦拭后立即注射。

### (七)氯己定

氯己定分醋酸氯己定和葡萄糖酸氯己定。氯己定有累积活性,能持续抗菌,常与醇类复配用于外科手消毒和卫生手消毒。20 000 mg/L 葡萄糖酸氯己定-乙醇消毒液常用于手术部位、注射部位的皮肤消毒。国外建议使用 20 000 mg/L 葡萄糖酸氯己定对耐药菌患者沐浴以去定植,也可用于患者术前皮肤沐浴。

### (八)乙醇和异丙醇

WHO《医疗活动中手卫生指南》大力推广醇类消毒液用于手卫生;研究证实70%～80%的乙醇可灭活亲水性病毒如甲肝病毒和肠道病毒(如脊髓灰质炎病毒)。美国CDC《医疗机构消毒灭菌指南》认为"人们普遍低估了醇类的杀菌特性",乙醇的最佳杀菌浓度60%～90%(V/V),60%～80%乙醇有很强杀病毒作用,能杀灭所有亲脂性病毒和许多亲水性病毒;乙醇能有效地用于口腔和直肠温度计的消毒。

### (九)季铵盐消毒剂

苯扎溴铵是单链季铵盐的代表,是低效消毒剂,常与醇类消毒剂等复配,用于环境物体表面消毒和皮肤消毒。双长链季铵盐(如二癸基二甲基溴化铵和二辛基二甲基溴化铵)提高了杀菌活性(在硬水中能保持活性并且对阴离子表面活性剂有兼容性),有持续抗(抑)菌能力,国外已广泛用于医院环境物体表面的消毒。美国EPA注册的季铵盐消毒剂可用于消毒接触完整皮肤的诊疗器械。

### (十)含氯消毒剂

(1)次氯酸钙类含氯消毒粉主要用于患者分泌物、排泄物等消毒,一般使用干粉使有效氯含量达到10 000 mg/L,搅拌后作用2小时;对医院污水消毒,干粉按有效氯50 mg/L投加,搅拌作用2小时后排放。

(2)次氯酸钠类含氯消毒液(一般含有效氯50 000 mg/L)兼有去污能力,适合特殊污染器械的浸泡消毒,一般采用含有效氯2 000～5 000 mg/L消毒液作用30分钟以上。

(3)含氯泡腾片的主要成分是三氯异氰脲酸或二氯异氰尿酸钠,稳定性好,有效期1～2年,储存和配制都很方便,适合临床科室分散备用。

(4)医院疫点消毒可用含氯消毒液喷洒:对一般污染的物品表面,用含有效氯400～700 mg/L的消毒液均匀喷洒,作用10～30分钟;对经血传播病原体、结核分枝杆菌等污染表面的消毒,用含有效氯2 000 mg/L的消毒液均匀喷洒,作用60分钟。

(5)不建议常规使用含氯消毒液对医院环境、物体表面进行消毒;国外只有在明显血液污染或明确芽孢污染时考虑使用含氯消毒液。

### (十一)酸性氧化电位水

酸性氧化电位水由专门的机器电解低浓度氯化钠溶液而成,有效氯含量60 mg/L±10 mg/L,pH 2.0～3.0,氧化还原电位(ORP)≥1 100 mV,残留氯离子<1 000 mg/L。酸性氧化电位水杀菌活性受有机物影响很大,器械和物品消毒前应彻底清洗干净,消毒时应反复冲洗、流动浸泡消毒。不能仅用浸泡方法消毒。用于内镜消毒时应配置专门的清洗机,确保清洗效果。酸性氧化电位水对光敏感,有效氯浓度随时间延长而下降,最好现制现用;储存应选用避光、密闭、硬质聚氯乙烯材质制成的容器,室温下贮存不得超过3天。每次使用前,应在使用现场酸性氧化电位水出水口处,分别检测pH、氧化还原电位和有效氯浓度。

### (十二)二氧化氯

二氧化氯消毒剂多为二元包装,使用前应先按说明书活化;一元包装的粉剂及片剂也需按说明书配制成消毒液。二氧化氯消毒液主要用于环境物体表面消毒,对细菌繁殖体污染物品用100～250 mg/L二氧化氯消毒液消毒30分钟,对肝炎病毒和结核分枝杆菌污染物品用500 mg/L二氧化氯消毒30分钟,对细菌芽孢污染物品用1 000 mg/L二氧化氯消毒30分钟。因使用前要活化,又有腐蚀性,医院很少选择二氧化氯消毒液进行环境、物品的消毒,目前主要使用二氧化氯发生器用于医院污水消毒。原卫生部曾批准二氧化氯空气消毒器,利用二氧化氯气体进行消毒,还能兼顾室内物体表面消毒,且有显著净化除味效果,适合医院手术室、ICU、输液大厅等使用。国外有专门用于内镜消毒的二氧化氯消毒装置。

### (十三)环氧乙烷

环氧乙烷是一种灭菌剂,穿透力强,对物品无损害,是医院最早应用的低温灭菌方法;环氧乙烷的灭菌参数一般为:温度 55 ℃±2 ℃,相对湿度 60%～80%,环氧乙烷浓度 600～800 mg/L,作用 4 小时。但环氧乙烷灭菌后需解析,工作周期较长,无法满足接台器械灭菌的需求;环氧乙烷气体易燃易爆,有残留毒性,使用现场有安全隐患。医院使用小型环氧乙烷灭菌器时,要关注对使用场所环氧乙烷浓度进行监测(≤2 mg/m³);灭菌后物品必须进行环氧乙烷解析(50 ℃至少通风 10 小时)后才能存放、使用,解析方法应通过测定灭菌物品的环氧乙烷残留量进行确认;不同物品、不同装载、不同包装材料的灭菌参数都应经过验证后应用。

### (十四)生物消毒剂

生物消毒剂是利用从动植物组织中提取的天然抑菌成分、多肽、生物酶类及基因工程方法生产的生物酶类、多肽和化学方法合成多肽等配制的消毒剂,由于对物品无腐蚀,对皮肤黏膜无刺激,毒副作用低,无残留危害,备受关注。生物消毒剂根据其活性成分分植物源、抗菌肽、噬菌体、生物酶(包括溶菌酶和溶葡萄球菌酶)、几丁质酶、过氧化物酶、核酶等。目前研究比较成功的是复合溶葡萄球菌酶制剂,由溶葡萄球菌酶和溶菌酶复配而成,可以高效杀灭细菌、真菌及病毒等,可用于所有创面感染的预防和治疗,对 MRSA 感染有特效;也能杀灭口腔常见的葡萄球菌、链球菌、白色念珠菌、病毒等致病微生物,可用于牙龈炎、咽喉炎、冠周炎等口腔常见疾病的辅助治疗和上呼吸道感染、龋齿的预防。

## 三、消毒剂使用的注意事项

### (一)耐药菌污染的消毒

美国 CDC《医疗机构消毒灭菌指南》认为:①在目前使用的消毒剂接触条件和浓度下,没有数据显示耐药菌对化学消毒剂的敏感性比敏感菌低;②基于研究数据,不需要修改常规的消毒方案,因为常规消毒方法对耐药菌株是有效的;③证据和综述表明微生物暴露于消毒剂会导致对消毒剂的耐受性增强,然而因耐受水平低,而实际使用消毒剂的浓度高得多,因此不太可能影响消毒剂的有效性。

### (二)消毒剂微生物污染

美国 CDC《医疗机构消毒灭菌指南》:被污染的消毒剂偶尔成为医疗机构感染和假流行的媒介已有50年历史。假单胞菌属(如铜绿假单胞菌)是消毒剂中分离出来的最常见的菌株,约占80%。预防使用中消毒液的微生物污染,首先要正确按照生产商推荐的使用浓度进行稀释使用;消毒剂外在污染的原因主要是用于稀释的水、污染的容器及配制和/或使用消毒剂的场所污染,应对使用者进行培训避免发生;另外消毒剂应按产品说明进行储存。

医院使用消毒剂必须严格遵循相关标准、规范要求,按照批准的使用范围和使用方法合理应用,不能随意乱用;使用前要了解具体消毒剂的注意事项,如安全性、现配现用、活化后使用等;同时要关注使用中消毒液的浓度监测、更换时间和污染问题。现场使用中消毒剂的杀菌能力受多种因素影响,应慎用化学灭菌方法。邻苯二甲醛是当前最受关注的新型消毒剂,主要替代戊二醛用于胃镜的高水平消毒,期望能解决戊二醛的职业暴露风险;腐蚀性小、相容性好的双链季铵盐消毒剂在医院环境物体表面消毒的应用需逐步推广;生物消毒剂研究正不断深入,在医院感染控制领域的应用前景也越来越明朗;未来化学消毒剂的研究方向重点解决过氧化物类消毒剂的腐蚀性和稳定性,低腐蚀性的过氧乙酸已开始应用于不锈钢器械的灭菌,过氧化氢气体消毒灭菌正逐步应用,二氧化氯气体消毒灭菌同样值得关注,期待不久临床消毒剂应用能有更多更好的选择。

（陈传红）

# 第十五节　手术常用仪器设备的管理

随着外科手术新技术的开展,进入手术室的设施设备越来越多,而且向着越来越精密、贵重的趋势发展。怎样使设备设施能长期在手术中发挥应有的作用,并把损耗度降至最低水平,这与手术室对设备设施的管理维护密切相关。

## 一、手术设施设备管理制度

### (一)手术室仪器设备管理制度

1.目的

规范手术室各类仪器设备管理,确保仪器设备正常使用,保障手术顺利进行。

2.范围

手术室护士使用仪器设备。

3.权责

(1)手术室护士:能正确地操作使用仪器设备。

(2)手术室仪器设备管理员:入手术室前每台仪器设备建账登记。

(3)临床医学工程部工程师:对全科进行新引进仪器设备的培训;规范使用仪器,及时维护、维修、保养仪器,并做好记录。

(4)护士长:负责手术室仪器设备的正常运行。

4.作业内容

(1)入科前建账登记:①每台仪器入科前时均应建立明细账目,登记造册,一式两份(分别保存,一份临床医学工程部归档,一份手术室归档)以便日后有据可查。使用科室不仅建立账目,完善使用登记记录,健全送修管理制度,还要详细记载仪器、设备的使用情况。对随机带来的全面资料,如使用说明、操作手册、维修手册和电路图等装袋进行集中保存,便于查询维修。②建账造册时应认真标明仪器名称、仪器型号、功率、用途、入科时间、生产厂家、购买时间、性能等属性,与临床医学工程部双签认证,保证设备入科时良好运行状态。③有遇交接班情况(人员流动)时,取出账册一一核对并登记交接班日期,做到严密交班,防止使用时出现管理上的盲区,在交接班登记本上要有交班者、接班者及第三人的签名。④仪器、设备依据账目定期清点,保证管理的连续性和稳定性,并依据设备特点分类管理。

(2)使用时安全要素:①新仪器、设备入科时,要做好业务培训,熟知仪器的操作规程。首先详阅使用说明,请安装的专业人员介绍仪器的性能使用原理、操作步骤、清洁保养、维护方法,并在科内反复组织学习,便于操作。②设操作程序卡。每台仪器制作各自的操作程序卡,贴在仪器旁,随时提供使用操作提示。③术前准备时要将仪器、设备试机,灯、床要调整到适合手术使用的状态,为手术顺利开展创制良好的环境。常用仪器如无特殊情况,不得随意外借。④把每台仪器使用时间、运转情况、使用人员及维修情况等记录在设备日常检查记录本上。⑤值班人员要随时巡视手术间,负责全科物品设施的安全,全天手术结束后,负责关闭室内总电源。⑥平时使用电刀时,防止灼伤,故在术前访视患者时要求其去除金属饰物,询问患者体内是否有金属植入物,使用止血仪时,掌握充气时间、使用部位,防止手术中并发症的发生。⑦制定合理的清洁保养制度,由指定的专业人员清洗、打包、消毒、灭菌。使用后立即清洗,拆洗的零部件应及时安装,防止物件丢失。检查仪器,做到三查,即使用前查、准备清洗前查、清洁后打包前查,发现问题及时请专业人员维修。⑧贵重仪器每次使用后及时登记及签名。使用时如出现故障,应及时停止使用,联系临床医学工程部维修并上报,认真填写维修申请单,连同待修医疗设备一并送临床医学工程部,除维修技术人员外,任何人不得擅自装卸。⑨随着越来越多高、精、尖的仪器进入手术室,对护士的知识面要求也越来越广泛,我们必须拓宽知识面,不断加强业务学习,还要加强相关学科基本知识的学习,如计算机知识、外语知识和临床知识以及医学计量等。

(3)严格的组织管理。①定专人负责:成立管理小组专人负责、定期清点、承担仪器、设备的专项管理,包括使用、维修及保养。专科专用的特殊物品由专职人员进行消毒灭菌,用后清洗、吹干、上油、打包、灭菌,交专人检查保管。②定位放置:大型仪器、设备、固定设施一般不随意搬动,以免造成损坏,经常使用的物品定点放置,以便使用及清点,严格交接班制度。推仪器车时要做到轻、稳、准、快,养护完毕要及时归还,所有的导联线应顺势缠绕,防止扭曲打折,影响使用寿命。③定时预防性维护:仪器设备定期预防性维护,以降低由于使用和管理不当给患者和使用人员带来各种风险和隐患概率。④定期培训考核:由于人员的流动及参观、进修人员的日益增多,可由专人选定时间进行统一培训,规范操作程序,一般由仪器管理小组的人员承担。课后可以当场考核,以确保人人都会正确地操作。⑤资源的统筹安排:设备要最大限度地发挥优势,避免闲置造成的浪费,积极投入使用,各种仪器、设备要逐步走向专管共用的途径,多科室协作使用,降低成本。只有在日常的工作中加强设备的维护保养工作,才能提高设备的完好率,在设备的使用管理中,建立完善的维护保养制度,进行科学的维护保养,才能将故障率降低到最低限度,保障仪器设备发挥最大的效应。

**(二)手术室高值耗材管理制度**

1.目的

通过高值耗材的规范化管理,有效保证患者的利益并防止手术费用的遗漏。

2.范围

手术室使用高值耗材。

3.权责

(1)刷手护士、巡回护士:高值耗材打开包装前,必须同手术医师核对正确后,方可打开;报账。

(2)器械班护士:负责高值耗材的出入库、保存、核对账物。

(3)收费班护士:负责高值耗材的审核、收费。

(4)护士长:全面监控高值耗材的出入库、使用、收费情况。

4.定义

高值耗材管理范围包括各种管道吻合器及钉匣、心脏瓣膜、射频消融系统、进口人造血管、一次性腔镜器械等 500 元以上的物品。

5.作业内容

(1)各种高值医用耗材由手术器械班护士专人管理。一律通过临床工程部统一采购进货,保证三证齐全,未经允许,手术科室人员和患者不得携带耗材进入手术室。

(2)建立高值耗材出入库登记使用制度,以便进行失效期、数量、价格、规格及型号的查询。

(3)根据用量设立高值耗材基数,以免过期。每天清点 1 次,每周请领 1 次。

(4)高值耗材应按失效期顺序分科、分类摆放,防止使用混乱而造成过期。

(5)根据患者情况,手术医师选择合适的医用耗材。高值医用耗材打开前,巡回护士确认医用耗材的有效期、包装的完整性,标识必须明确(进口内植物必须有中文标识);并与刷手护士及手术医师核对医用耗材品名、型号等相关信息后,方可打开。

(6)未经护士长同意,任何医用耗材一律不得外借。

## 二、电动手术床

### (一)概述

手术床是手术中安置患者以便于手术医师操作的工作台,既要妥帖固定患者,又能满足手术医师、麻醉医师的操作需求,同时不损伤患者,能使患者维持舒适体位。

现代化手术床以电动手术床为代表,以电动液压为动力,由控制开关、调速阀和电磁阀组成主体的控制结构,通过电动液压齿轮泵提供液压动力源,控制各个双向液压油缸的往复运动,并通过手柄按键控制手术床,进行各种位置的变换,如升降、左右倾、前后倾、腰背部升降、移动固定等功能,使之达到手术操作的需求。

1.用途和分类

(1)用途:手术床主要是供医院手术室实行头、颈、胸腹腔、会阴、四肢等部位的外科手术,是提供麻醉及适应不同外科手术使用的设备平台,更好地使用与管理手术床保证麻醉及手术的进程和患者的安全。

(2)分类:按用途可分为多功能手术床、显微外科手术床、牵引手术床、专用透视手术床、核磁功能手术床、转运功能手术床等。

2.适用范围

手术床适用于头颈部、胸腹部、四肢、泌尿和五官等各部位手术,符合人体解剖学特点及医疗护理方式的需要。

### (二)组成结构及常规配件

1.组成结构

床体结构由支撑部分、传动部分和控制部分组成。

(1)支撑部分:主要包括台面、升降柱、底座三部分。手术床台面可由多块不同功能的支撑板组成,如:头板、背板、腰板、腿板、臀板、足板等;底座部分一般包括脚轮和刹车锁定装置。

(2)传动部分:按传动原理可分为液压、机械和气动三种传动结构,大多数手术床采用液压传动原理。

(3)控制部分:常见有带线遥控手柄、无线遥控手柄、脚踏控制器、辅助/备用控制按钮。

2.配件

(1)常规配件:床垫、手臂板、麻醉屏架、固定架、搁腿架、绑带等。

313

(2)特殊配件:U 型或三点头颅固定型头架、下肢牵引架。

**(三)动作变化**

电动手术床能完成各种手术体位要求,几乎适用于所有手术,而根据产品结构、组成、配件不同适用于各种特殊手术。

主要动作:上下升降,前后平移,前后倾,左右倾,头板、背板、腰板、脚板大角度移动。

**(四)操作步骤**

(1)手术床应固定放置在净化层流入风口处,并做好放置范围标识,拧紧床板所有固定螺丝,连接好电源线或使用蓄电池。

(2)打开电源开关,检查电源指示灯亮,锁定刹车。

(3)启动控制手柄按复位键,确认手术床处于水平状态。

(4)安装所需配件,待手术患者安置合理体位并固定牢固后,选择所需动作按钮。

(5)手术结束后按复位键,安全转移患者后,将手术床降至最低,解锁,检查蓄电池电量,必要时充电,关闭电源。

**(五)注意事项**

使用者需熟悉手术床的性能及操作方法,防止意外伤害,防止床及床配件的损坏。

1.防止意外伤害

(1)防止倾倒坠床:在未锁定或固定电动手术床时,转换患者体位或搬运患者,可发生手术床移位、倾倒,造成手术患者坠床;患者未妥善固定在手术床,操作遥控手柄有发生坠床或肢体受伤的危险;手术中需调整手术床,应告知手术医师停止操作,等调整好后继续手术操作。

(2)防止夹伤或压伤:当释放底座刹车时,请勿把脚放在底座下;操作手术床时,应确定患者肢体妥善放置。

(3)防止触电:当电器检修盖或控制零组件被移走时,请勿操作或维修手术台。

(4)防止灼伤:使用电刀的手术,应防止患者皮肤接触手术床的金属部位,避免旁路灼伤。

2.防止床体及配件损坏

(1)遥控手柄:手柄易坏,应固定位置放置,防水防摔,避免带线控制手柄经常插拔或绕于床沿。

(2)床板断裂:床板支撑强度一般以 135 kg 为基准,经适当调整压力阀后,可以承载到 200 kg 以上。现代手术床为了可透视,大面积选用树脂材料,降低了手术床的强度。使用中要注意厂家标志的支撑强度,不可将所有重量集中在某个点,并要考虑术中施加的外力。

(3)配件损坏:不同品牌的床应使用专用配件,不应挪用、混用,以免造成延误手术时间,甚至损坏配件。

(4)底座损坏:勿将物品、配件或重物放于手术床的底座上,床板下降时应观察是否有物品卡住。

(5)机油故障:手术结束将床保持在最低及水平位,由于电动手术床采用液压,应经常检查油箱。将床面降到最低,查看油箱内液压油的剩余量(应保持在油位线以上)。观察机油是否因长时间使用而乳化,如乳化应立即更换使用。

(6)蓄电池损坏:定期充电能延长蓄电池的使用寿命,一般充电后可使用 1 周,电池寿命一般为 2 年。

3.专人定期维护保养

发现问题应及时通知医学工程技术人员对其进行维修检查,以保证正常使用。对新进电动手术床开展专题培训,请厂方技术人员讲解有关使用方法、注意事项与维护知识等,规范手术床使用流程,让使用人员能熟练掌握电动手术床及配件的正确使用方法,减少误操作。

### (六)清洁/消毒

1.定期保养清洁手术床及配件

应做到手术少时每周或每半月彻底清洁1次,手术多时每天清洁1次。

2.保护床垫

用一次性防水床单,避免床垫术中污染。

3.清洁方法

手术床解锁,切断电源,拆卸配件。无电路的配件可用水冲洗,用碱性或中性清洁剂清洗,晾干,关节上油。床板等用乙醇等中碱性洗涤剂擦拭,可喷涂消毒药水,忌用强腐蚀或酸性的清洁剂和消毒液,严禁用水冲洗底座。

### (七)故障排除

电动手术床使用过程中常见的有以下几种故障。

1.控制手柄故障

会造成床面功能无法实现,或者床面操作失控。主要检查面板按键是否损坏,电路板是否完好,手控器连线的通断情况。如无电源指示灯:检查电源线、电源开关,旋紧控制手柄接口,重启控制手柄,如床体功能能实现,则指示灯坏,如不能实现,应为控制板电路坏。

2.油路故障

缺油、油管漏油等会造成功能不能完全实现,或者是功能完全不能实现。主要表现为手术床无法上升、平移等,或者速度缓慢。有时可见底座油漏出。

3.电路故障

包括电源故障、电磁阀故障、继电器故障、PC 板故障、PLC 控制板故障等。电磁阀故障发生率比较高,是检修的重点。

## 三、无影灯

### (一)概述

手术无影灯是一种光斑和强度可变的外科照明装置,是专门为手术室工作人员提供的外科领域的可见照明系统。

1.用途和分类

(1)用途:用来照明手术部位,以最佳地观察处于切口和体腔中不同深度的小的、对比度低的物体。由于施手术者的头、手和器械均可能对手术部位造成干扰阴影,因而手术无影灯就应设计得能尽量消除阴影,并能将色彩失真降到最低程度。此外,无影灯还须能长时间地持续工作,而不散发出过量的热,因为过热使手术者不适,也会使处在外科手术区域中的组织干燥。

(2)分类:按反射原理分为多孔型和单孔型整体反射式无影灯,按光源分为普通型、冷光型、LED 型,目前无影灯采用的光源主要有白炽灯、卤钨灯、气体放电灯和 LED 灯。LED 手术灯由于它具有高效节能、冷光源和长寿命等特点,大大降低了手术区域的辐照能,它的使用寿命达到传统优质卤素光源的50倍,能耗是传统光源的 0.7 倍左右。随着 LED 技术的发展及运用水平的提高,其理论上可以根据患者手术不同体位及医师手术站位来设计不同需求形态各异的手术无影灯。因此,LED无影手术灯无疑将极大提升医疗照明的水平。按是否可移动分为吊臂固定式和移动式无影灯。

2.适用范围

无影灯适用于几乎所有手术,除外管道内照明,如食管、气管、胆管等,尤其为精细手术和深部手术提供极大的方便。

**(二)组成结构及常规配件**

1.组成结构

无影灯由旋转体、平衡体和灯头三部分组成。

(1)支撑旋转体:工作原理是旋转臂绕主轴360°旋转,根据不同手术室手术床位置,使无影灯转到医师所需要的位置。

(2)平衡体:通过对压缩弹簧所产生的弹簧力来平衡无影灯灯头在不同位置所需的平衡力。

(3)灯头:一般由单个或多个灯头组成,分为母灯和子灯。

2.常规配件

墙式控制面板、灯头操作面板、无菌手柄、灯头内置摄像头。

**(三)操作步骤**

1.使用前准备工作

调节灯头至所需位置,确保灯头能稳定停留在所需位置,并注意双灯的平衡臂不冲突。打开手术灯网电源开关,检查电源指示灯是否正常启动,确保灯头能正常使用。

2.安装消毒手柄

无菌人员安装消毒手柄,需听到"咔嚓"声或螺纹旋转固定牢固,并试拉手柄,确保不会跌落。

3.调节到所需亮度

旋转手柄,调整光圈大小,术中根据手术部位随时调节灯头照射部位。

4.手术结束

将亮度调至最低,关闭开关,拆卸手柄。手术结束后应将灯头上推,避免手术灯灯头碰伤经过人员头部。

**(四)注意事项**

(1)无影灯为冷光源,但是长期集中照射时仍旧能产生较高温度,应避免长期照射易燃物品。

(2)无菌手柄应保持固定牢靠及维持无菌,一旦污染应立即更换。

(3)亮度不宜调节至太高,以免加速手术人员视力受损发生。

(4)无影灯应有后备灯泡,并能自动启用,等手术结束后更换新灯泡。

(5)专人定期维护保养,发现问题应及时通知医学工程技术人员对其进行维修检查,以保证正常使用。

**(五)清洁/消毒/灭菌**

1.清洁

每天手术结束后,对灯体、平衡臂、连接臂、水平臂做整体清洁,手术中有污染,及时清洁。严禁用水冲洗无影灯外壳及控制面板等部位。

(1)外壳清洁:用弱碱性溶剂(肥皂水)擦洗外表;避免使用含氯洗液和乙醇洗液。

(2)灯面板清洁:由于灯面板用高分子材料制成,表面有严重污物或擦毛,对光源有很大的影响,因此在清洁时,只能用中性清洁剂和干净的软布进行擦洗。擦拭玻璃防护片表面时,严禁用力加压。

2.消毒灭菌

无菌手柄一般可采用高温高压消毒(请详见使用说明书),但注意手柄灭菌时不能压重物,否则会引起手柄变形。

**(六)故障排除**

(1)无影灯不能定位:故障出在旋转臂和平衡臂上。旋转臂不能定位,主要是设备使用过程中旋转臂与固定底座间因磨损导致间隙过大,或者是旋转臂上的自刹螺丝松动造成的,调节旋转臂上两两对称的内六角螺丝即可。如果是刚安上不久不能定位,可能是底座安装不平衡,使无影灯重心偏离实际位置造成的,应请专业人员调整;无影灯上下垂直定位是通过对压缩弹簧的压力所产生的弹簧力,来平衡灯头在不同位置所需的平衡力。当平衡臂不能定位时,是由于使用一段时间后平衡臂内的平衡弹簧力变松或变紧造成的。平衡弹簧装在平衡臂内,可拆下外盖,调节控制弹簧力度的紧固螺丝,边调节边上下拉动平衡臂,以达到舒适的松紧度为止。

(2)控制面板电源指示灯不亮:这种情况可能是开关电源(也称电源变压器)损坏造成的,特别是手术后不切断电源,使开关电源长期处于通电状态下,最容易造成损坏。必须更换一个新的开关电源。

(3)控制面板电源指示灯不亮,无影灯不亮,更换无影灯灯泡。

(4)其他:亮度键失效、灯头时亮时灭、光圈调节失效,请临床工程师更换配件。

## 四、内窥镜

**(一)概述**

随着科学技术的发展,医用内窥镜已经被广泛地应用于医疗领域,它是人类窥视、治疗人体内器官的重要工具之一。内窥镜在 200 多年的发展过程中结构发生了 4 次大的改进,从最初的硬管式内窥镜、半曲式内窥镜到纤维内窥镜,又到如今的电子内窥镜、胶囊内窥镜。影像质量也发生了一次次质的飞跃。最初德国人研制的第一台硬管内镜以烛光为光源,后来改为灯泡作光源,而当今用 LED 照明,内镜获得的是彩色相片或彩色电视图像。其图像已不再是组织器官的普通影像,而是如同在显微镜下观察到的微观图像,微小病变清晰可辨,其影像质量已达到了较高的水平。医用内窥镜在临床上的应用越来越普及,它正在向着小型化、多功能、高像质发展。下面介绍一下医用内窥镜的分类、组成、结构、工作原理、临床应用及发展趋势。

1.用途

内窥镜是一个配备有灯光的管子,可以经人体的天然孔道,或者是经手术做的小切口进入人体内。

2.分类

(1)按其成像构造分类:可大体分为硬管式内窥镜、光学纤维(可分为软镜和硬镜)内窥镜和电子内窥镜(可分为软镜和硬镜)三大类。

(2)按其功能分类。①用于消化道的内窥镜:硬管式食道镜、纤维食道镜、电子食道镜、超声电子食道镜;纤维胃镜、电子胃镜、超声电子胃镜;纤维十二指肠镜、电子十二指肠镜;纤维小肠镜、电子小肠镜;纤维结肠镜、电子结肠镜;纤维乙状结肠镜和直肠镜。②用于呼吸系统的内窥镜:硬管式喉镜、纤维喉镜、电子喉镜;纤维支气管镜、电子支气管镜。③用于腹膜腔的内窥镜:有硬管式、光学纤维式、电子手术式腹腔镜。④用于胆道的内窥镜:硬管式胆道镜、纤维胆道镜、电子胆道镜。⑤用于泌尿系统的内窥镜:膀胱镜,可分为检查用膀胱镜、输尿管插管用膀胱镜、手术用膀胱镜、示教用膀胱镜、摄影用膀胱镜、小儿膀胱镜和女性膀胱镜;输尿管镜;肾镜。⑥用于妇科的内窥镜:宫腔镜、人工流产镜等。⑦用于关节的内窥镜:关节腔镜。

### (二)组成结构及常规配件

(1)镜头:①0°镜;②30°斜视镜;③45°斜视镜;④70°斜视镜。

(2)内镜电视摄像系统。①监视器:接收摄像头和信号转换器输入的视频信号。②摄像头:摄像头与腹腔镜目镜连接,将腹腔镜图像以电信号的方式输入到信号转换器,解像度在 450 线以上,是摄像系统的核心。③信号转换器。

(3)冷光源系统:冷光源系统主要包括冷光源机和冷光源线,用于腹腔镜手术的光源输出功率均在 150 W 以上。

(4)二氧化碳气腹系统:二氧化碳气腹机系统由气腹机、二氧化碳钢瓶、2.5 m 长硅胶管和弹簧气腹针组成。建立气腹的目的是为检查、手术提供宽广的空间和视野,也是避免意外损伤其他脏器的必要条件。成人腹内压力应低于 15 mmHg(1 mmHg=133.322 Pa)。

(5)冲洗、吸引装置。

(6)选配设备:录像机、盘式记录仪、静像视频打印机、腹腔镜用超声波诊断装置、集总监控中心(SCB)等为选配设备。

### (三)操作步骤

(1)检查各仪器电源插头与仪器是否插好,将仪器接通电源。

(2)将二氧化碳桶与气腹机相连,打开二氧化碳桶开关。

(3)打开气腹机电源开关,气腹机自检完成后待用。当气腹针穿刺成功确定进腹腔后,打开进气开关。

(4)将摄像头的目镜端用镜头纸擦掉灰尘,套以无菌塑料套。接机器端水平插入机器接口中,打开摄像机及监视器开关。

(5)将导光纤维插入冷光源机的光纤接口中,打开电源开关。当镜头进入腹腔前,打开光源开关。

(6)将单极电刀负极板贴于患者身上肌肉丰厚处,将单极电凝线与单级电刀机器相连,打开电源开关。也可根据手术需要向上或向下调节电切或电凝输出。

(7)手术结束后,关闭单级电刀电源,拔掉单极电凝线和负极板线。

(8)关闭冷光源时,先关闭光源开关,再关闭冷光源开关。

(9)关闭气腹机,步骤是:关闭进气开关,关闭二氧化碳桶开关,打开气腹机进气开关,放余气,关闭进气开关,关闭气腹机电源开关,将二氧化碳桶与气腹机分离。

(10)关闭摄像机、监视器电源开关。切断仪器电源。将电源线盘好系于仪器后,将仪器归位。

### (四)注意事项

(1)镜下手术操作与直视手术操作不仅有深浅巨细的差别,更有视觉、定向和运动协调上的差别。为配合默契,传递手术器械必须要达到平面视觉的适应,定向和协调的适应。因此,手术中护士应能熟练观看显示屏并能主动快速传递手术所需物品。

(2)手术护士应有高度的责任心,能熟练掌握各器械名称、用途、拆洗和安装方法,能排除仪器的常见故障。

（3）其他注意事项：①冷光源灯泡的亮度可自动调节，有灯泡寿命显示，一般金属卤素灯泡寿命为250小时，氙气灯泡寿命为500小时。②使用冷光源时，光源机发出的强光直接照射眼，可能会引致视网膜受损；接冷光源后，电线末端会温度升高，可能会烧伤患者或同事，甚至可能烧着手术巾。冷光源在使用过程中，主机应放置于通风、散热的台车上，以延长使用寿命。另外，减少光源无效工作时间，也能相应延长灯泡寿命。③使用二氧化碳气腹机前，应注意各接头及高压泵管是否牢固，检查气腹机工作是否正常，若有不安全因素，应修理调试后方可使用。充气导管要求无菌，充气口使用过滤器。严格掌握气体的压力范围，压力不得过高。

（4）手术护士应掌握手术中仪器的使用方法和注意事项，以免在使用过程中因操作不当损坏仪器及器械，影响正常使用。

**（五）清洗、消毒、灭菌**

（1）术后腔镜器械须按清洗标准流程清洗：初洗，超声震荡，漂洗，干燥，润滑，镜头不得超声震荡。

（2）每次手术完毕后，应逐一检查仪器性能是否完好，再切断电源。保持仪器的清洁，监视器、录像设备、气腹机、电凝器等在手术完成后擦净仪器上的灰尘，用防尘罩遮起来，妥善保存，防止损坏。

（3）耐高温高压器械尽量采用高压灭菌，不耐高温高压的用环氧乙烷、低温消毒柜灭菌。

**（六）故障排除**

近年来，虽然内窥镜的质量在稳步提高，但作为一种异常精密和贵重的设备，每天的高压灭菌、消毒供应人员的不正当操作、手术器械的随意摆放导致的碰撞等，都可能会引起精密光学部件的损坏，损坏的情况大致有以下几个方面。

**1.摄像系统故障**

常见故障为显示屏成像黯淡、不清晰、图像色彩失真等。处理方法：①摄像头聚焦是否调到清晰度最佳位置，白平衡调节是否恰当。②显示器模式、对比度、亮度、色度等是否调整合适。③视频线、连接线是否插错、松动，有无断线、信号对地短路现象，否则换相应的连接线。④镜头上有水、血液或雾气，可用乙醇纱布擦拭后检验。⑤检查摄像头连接处是否紧密，否则内镜偏向一边，显示图像不居中。⑥若故障出现在术中移动摄像头时，可轻轻弯折摄像连线，当查到摄像头手持部位根部时图像有时正常，有时出现干扰，可以肯定连线内有传输线断裂，从而造成接触不良现象，则只能进行换线。手持摄像头时应将连接线顺其自然地下坠，切忌成角度或小圈弯折连线。

**2.冷光源的故障**

常见问题是无光源或光源弱或光源时亮时灭。处理方法：分别检查灯泡是否损坏或灯座氧化，导光束是否插紧、折断。发现问题及时排除，应根据相应的问题进行快速、准确处理，备好备用灯泡，必要时及时更换灯泡，插紧导光束到位或换导光束等。①为延长灯泡的使用寿命，应减少光源无效工作时间，在开启主机前，先将光亮度调至最小，开启后再逐渐将亮度调至恰当的亮度，关闭时反之。关闭后应在主机散热后再拔掉电源。②冷光源灯泡的内部充的是惰性气体——氙气，随着不断使用，氙气会不断损耗，氙灯灯泡使用时间一般情况应不超过500小时，可根据手术量估计灯泡的易损期限，为延长其使用寿命，主机应放在通风散热的器械车上。③目前，应用光源都装有两盏灯泡，以备第一盏灯泡损坏时可立即调换备用灯泡。

3.气腹机常见故障

气腹主机报警,压力过高或不稳定,原因如下:①可能由于手术中第一次穿刺失败,导致气腹针被脂肪组织或血块阻塞,处理措施是由器械护士用 5 mL 注射器抽吸生理盐水进行冲洗通畅即可。②气腹针穿刺过浅未进入腹腔而在腹壁组织内或气腹针穿刺过深进入肠壁、肠腔或网膜内致压力过高或压力不稳定。处理措施是调整穿刺针深浅位置,用生理盐水滴入穿刺针接头处以检验是否在腹腔内。③气腹针的弹簧失灵。器械护士应在手术开始前进行检查,避免术中使用出现失灵情况,可以用手进行辅助复位,效果不好立刻更换备用气腹针。④$CO_2$压力过低。手术前护士应常规检测气腹机的工作状态,确保处于良好状态才安排手术。但由于手术时间过长,$CO_2$使用较多或者术中出现漏气导致压力过低而报警。巡回护士应经常检查减压阀(分内置、外置)气体压力和容量、管道二端接口、管路等。⑤麻醉过浅。由于麻醉较浅尤其是硬膜外麻醉的患者,容易出现腹肌紧张,腹腔内压力大于气腹机所能承受的最大压力,气腹机会报警。此时应停止进气,暂时关气腹机,告知麻醉师,用药后待患者肌肉松弛后再开机进气。

(陈传红)

# 第十六节　去污区的管理

消毒供应中心去污区是对可重复使用的器械与物品进行回收、分类、清洗、消毒的区域。

## 一、人员职责

在护士长的领导下,在组长的监督指导下完成去污区的各项工作,需履行以下职责。

(1)严格按要求着装,仪表端庄,不化妆,不戴首饰;使用规范的文明用语,服务耐心,态度好,全方位树立消毒供应中心人员的形象。

(2)负责全院复用器械回收及回收后的清点、核查、记录、分类等工作,回收台干净、整齐。应熟练掌握各类复用器械包的名称、包内器械名称、规格、数量及性能。按规范要求正确选择及穿戴个人防护用品,落实医院感染管理制度。

(3)根据复用器械的材质、形状、精密程度选择清洗、消毒方法,熟悉各种清洗方法的操作流程及注意事项,避免器械损坏和影响清洗质量。

(4)采用清洗消毒器清洗器械时,根据不同的器械类型按要求将其置于相应的清洗架上。例如,对一般血管钳应打开关节穿到 U 形架上,有利于把齿锋部位清洗干净;应把管腔器械放在管腔架上,有利于对内部、外部有效地清洗、消毒、干燥。

(5)负责各种清洗设备的日常维护与保养,认真进行班前水、电、清洗剂、润滑剂等的检查,达到标准条件才能启动清洗消毒器。密切观察清洗消毒器的运行状态,保证机器的正常运行。

(6)负责手工清洗的清洗剂、消毒剂等的配制,并监测其有效浓度。

(7)及时发现器械清洗过程中出现的质量问题,采取相应的改进措施,不断完善清洗流程,提高清洗质量。每天应按规定及时处理手工清洗时使用的用具。

(8)严格执行交接班制度、查对制度,做好器械及耗材的交接。负责去污区的卫生清洁工作,执行去污区的管理制度。

## 二、管理制度

（1）该区适用于重复使用后的医疗器械的回收、清点、核查、分类、清洗、消毒、干燥，应严格遵守消毒供应中心医院感染控制管理制度。

（2）去污区工作人员应在缓冲间遵循标准预防原则，按消毒供应中心去污区工作人员防护着装要求正确穿戴个人防护用品，离开该区域应按"六步洗手法"洗手、更衣、换鞋、脱去个人防护用品。有效落实职业防护，该区工作人员应绝对固定，不应随意进入其他区域。

（3）对回收的可重复使用的诊疗器械进行清点、核查、分类、清洗、消毒、干燥等工作，应按技术操作标准中的步骤、方法、要求进行去污处理。对不同材质、不同状态、精密程度选择合适的清洗、消毒、干燥的方法。按操作程序、注意事项妥善处理，使去污处理有效并保持器械的使用性能。

（4）应配套使用各类清洗机中的专用筐架、周转车，应密闭污物回收周转箱。使用后应清洗、消毒、干燥以备用，对手工清洗的用具、清洗池、容器应每天清洗、消毒、干燥。

（5）按规定班前、班后进行卫生清扫，清洗双手及卫生洁具，按要求消毒并记录。

## 三、工作流程

（1）7:30 接班。接夜班所收的器械包，清点器械，查对清楚。

（2）8:00 回收治疗包。对下收回来的各类治疗包、治疗巾进行逐包查对清点，与下收人员核对汇总数据，并在条形码追溯系统中记录。①收消毒包：收病房送来的消毒包。按要求更换消毒口袋，在消毒包外贴条形码，做好登记。清洗器械：将回收的器械进行分类整理，按照清洗机的装载量，装筐清洗。②器械装筐：打开回收后的器械的所有关节，将其穿在 U 形架上或平放在器械筐内，装量最多为 2/3，把碗、盘装在架筐内。③装架：先洗器械，再洗碗、盘，如果器械少，要混洗，要将器械筐放在上层、下层，把装碗、盘的架筐放入中层，清洗臂的转动无阻碍。④开机清洗：开机前查看电、冷水、热水、酶剂、油剂是否达到标准要求，清洗臂自由、无阻碍地旋转。关紧门，接通电源，选择程序键，启动清洗机。

（3）11:30 交班。与中班工作人员交接去污区工作。

（4）14:00 接中午班所收的器械包。清点器械，查对清楚，接收科室需要更换的复用器械包。

（5）16:00 进行特殊科室器械包的回收。

（6）17:30 整理污染区，与夜班人员进行交接班。关闭清洗机，下班。

## 四、标准要求

保障复用污染器械的交接、清洗质量管理，防止医院交叉感染，定岗、定责。培训上岗，提高消毒供应中心复用器械管理质量。工作标准如下。

（1）去污区内工作人员着装要求：穿隔离衣，戴手套、口罩、帽子，接收、清点复用器械。

（2）上岗前由去污区带教老师进行岗位工作指导、培训，工作人员考试、考核合格后方可准入上岗。

（3）严格执行污染复用器械的交接流程，分类放置复用器械；核查复用器械的名称、数量、完整性、功能，复用器械有问题，及时汇报、处理。

（4）对回收的复用器械通过追溯系统进行条码扫描，记录在计算机系统内。

(5)接收、查对后将各器械关节打开,放在 U 形架上,并将 U 形架摆放在器械清洗篮筐内,将弯盘、碗摆放在专用清洗架上,装载量控制在筐的 2/3 处。

(6)选择合适的复用器械清洗程序,进行器械清洗。

(7)不可随意到其他区域走动。若工作人员离开,需要脱下隔离衣,洗手,换鞋。

(8)清洗程序。①预洗:5 分钟,洗掉污染的血和分泌物。②清洗:加入多酶清洗剂和加热,40 ℃~60 ℃,15 分钟。③漂洗:3 分钟,冲去残留的清洗酶。④终末漂洗:12 分钟。⑤消毒:93 ℃,5 分钟。⑥干燥:115 ℃,15 分钟进行干燥。

(9)清洗效果监测:按规定要求定期进行清洗效果监测,记录准确、及时,妥善保存,便于追溯。

### 五、监测指标及要求

(1)每个月进行清洗机的监测。

(2)每 6 个月进行清洗用水质量的监测,并由微生物科出具报告。

(陈传红)

## 第十七节　一次性无菌库房的管理

消毒供应中心负责全院一次性无菌医疗耗材的供应。库房管理人员应按需采购,不积压、不浪费,严格验收、摆放合理、符合规范,保证临床科室使用安全的一次性无菌耗材。

### 一、人员职责

(1)负责医疗器械、医用敷料及一次性使用无菌耗材的申请、验收、入库、发放等工作。

(2)负责每批到货器材的验收,应按要求检查外包装、品名、规格、型号、灭菌方式、灭菌日期、失效日期、灭菌标识等项目。对更换生产企业的产品应验收大、中、小包装的包装材质、包装标识、产品质量等,合格后验收入库。

(3)对每批产品按《一次性使用无菌器材管理规范》逐项登记。第三方面检验报告合格后,产品进入发放状态。把各类器材分类、分批存放在距离地面 20 cm 高的地板架上。距离墙面 5~10 cm,距离屋顶 50 cm。发放时应按先进先出、后进后出、近期先出、远期后出的原则。

(4)负责各类器材周转量的补充。随时观察各类器材的使用量,并做好备货计划,满足临床使用需求。

(5)每天按科室申请耗材的品名、规格、数量打印下送单据。统计后给各下送车发放,与下送车人员当面清点。确定下送耗材的品名、规格、数量的准确性。

(6)每个月按规定的时间进行盘库,对每个品种、每个规格的产品都应进行清点,清点后应与账面核实,与 ERP 系统内的数量核实,是否做到账物相符,如出现误差应进行追溯,找出原因。

(7)对各科室反映的产品质量问题及时进行调查,向护士长汇报不合格品现象并及时处理。定期对临床科室发放满意度调查表,以便更好地为临床服务,提高工作质量。

(8)保持室内干净、整齐、干燥,不乱堆废弃物。

## 二、管理制度

(1)医院所用一次性使用无菌医疗用品必须统一采购,临床科室不得自行购入和试用。一次性使用无菌医疗用品只能一次性使用。

(2)医院感染管理办公室认真履行对一次性使用无菌医疗用品的质量监测、临床应用和回收处理的监督检查职责。

(3)应在医院感染管理办公室备案医院采购的一次性无菌医疗用品的"三证"复印件。"三证"即《医疗器械生产许可证》《医疗器械产品注册证》《医疗器械经营许可证》。建立一次性使用无菌医疗用品的采购登记制度。

(4)在采购一次性使用无菌医疗用品时,必须进行验收。查验每箱(包)产品的检验合格证,内、外包装应完好无损,包装标识应符合国家标准。

(5)医院设置一次性使用无菌医疗用品库房,建立出入库登记制度,将一次性使用无菌医疗用品按失效期的先后存放于阴凉、干燥、通风良好的物架上,禁止与其他物品混放。不得将标识不清、包装破损、失效、霉变的产品发放到临床科室。

(6)临床使用一次性无菌医疗用品前应认真检查,若发现包装标识不符合标准,包装有破损,产品过期和不洁,不得使用;若使用中发生热原反应、感染或其他异常情况,应立即停止使用,并按规定详细记录现场情况,必须及时留取样本并送检,及时报告给医院相关部门。

(7)医院发现不合格产品或质量可疑产品时,应立即停止使用,并及时报告药品监督管理部门,不得自行做退货、换货处理。

(8)一次性使用无菌医疗用品使用后,按《医疗废物管理条例》规定处置。

## 三、工作流程

### (一)无菌库房工作流程

1.上午工作

(1)交接班,按规定着装上岗,整理库房。

(2)按预留打印下午下送物品的单据,巡视库房,检查物品是否充足,各种物品是否摆放到位,对清洁敷料架上的物品补齐用量。

(3)打一次性耗材下送单,并按工作点分发、装订单据,统计发放总量。

(4)按科室预留打第二天下送单据,按各工作点统计总数。

2.下午工作

(1)发放第二天下送空针类耗材。

(2)进行厂家来货验收、登记,按请领采购订单数量进行核对。

(3)按预留的订单,对下送车进行发放,当面清点,保证品名、规格、数量准确。

(4)检查库房的门窗,关好水电,交班。

### (二)下收下送工作程序

(1)按着装要求上岗,按各个工作点的下送人员要求进行一次性耗材物品的下送工作。

(2)下送各个病区单元的预留空针类耗材,专人负责下送手术室请领的一次性物品的耗材。

(3)整理下送车、装配下午各个工作点及病区下送的一次性耗材。

(4)装配第二天各个工作点的下送空针类耗材。

### (三)注意事项

(1)每天上午下送空针及输注类耗材。

(2)每周一、周三、周五下送敷料及换药包类耗材。

(3)每周二、周四下送痰管类及采血管类耗材。

(4)每周二、周日下送营养袋。

## 四、工作标准

(1)按照种类齐全、保障供应、合理周转、杜绝积压的原则及时在 ERP 系统上做物资请领计划,及时在网上提交到采购中心。

(2)每批产品到货时检查外包装、灭菌方式、灭菌日期、失效日期等项目,检查合格,接收并登记到货日期及灭菌批号。

(3)把一次性无菌器材分类、分批存放在距离地面 15～20 cm 的地板架上,距离墙 5 cm,距离天花板 50 cm。

(4)把一次性无菌器材按要求监测,监测合格,进入发放状态,发放时按到货批次,遵循先进先出、后进后出的原则,保证无过期、破损、霉变器材。

(5)每天严格按科室的申请进行下送单的打印,统计科室发放数量,并按统计数量为下送车进行物品发放。要求数量准确、质量合格。

(6)将科室申请的耗材在规定时间内按质按量送至科室。

(7)每个月底进行库存盘点,做到数目准确、账物相符。

(8)对在临床使用中出现的不合格物品按照不合格物品召回制度召回并做好记录。

(9)对临床反应的一次性物品的问题及时上报护士长。

## 五、监测指标及要求

(1)每批次一次性无菌耗材到货时需有相关监测报告方可入库。

(2)对未提供监测报告的每批次随机抽取 3 个样本,送至医院感染与疾病控制科,进行细菌学监测,合格后方可发放。

(3)医院感染与疾病控制科每季度到消毒供应中心一次性无菌库房,进行无菌物品的抽检工作。

(陈传红)

# 第十二章

# 临床护理技术

## 第一节 无 菌 操 作

### 一、基本概念

#### (一)无菌技术

无菌技术是指在医疗、护理操作过程中,防止一切微生物侵入人体,防止无菌物品、无菌区域被污染的操作技术。

#### (二)无菌物品

无菌物品指灭菌处理后,在无菌有效期内且未被污染的物品。

#### (三)无菌区

无菌区指灭菌处理后未被污染的区域。

#### (四)非无菌区

非无菌区指未经灭菌处理,或灭菌处理后被污染的区域。

### 二、基本操作原则

#### (一)环境要求

无菌操作环境应清洁、宽敞、定期消毒,物品布局合理。操作 30 分钟前用浸有消毒液的抹布擦拭桌面、台面、治疗车和治疗盘,操作前 30 分钟停止清扫工作、减少走动,防止尘土飞扬。

#### (二)操作者准备

工作人员操作前修剪指甲,洗手,戴好帽子、口罩。必要时消毒手,穿无菌衣、戴无菌手套。

#### (三)无菌区

(1)无菌区只存放无菌物品,非无菌物品应远离无菌区。

(2)进行无菌操作时,操作者应面向无菌区,手臂保持在腰部或治疗台面以上,身体与无菌区保持一定距离。避免面对无菌区谈笑、咳嗽、打喷嚏。

(3)非无菌物品不可跨越无菌区。

### (四)无菌物品

**1.存放**

无菌物品应与非无菌物品分开放置,存放于无菌包或无菌容器中,不可暴露在空气中;包装外应有明显标志,注明物品名称、灭菌日期,按失效期先后顺序摆放并定期检查,当发现过期、启封或包装受潮时,应重新灭菌。

**2.有效期**

无菌物品的有效期因其外面的包装材料不同而不同。医用一次性纸袋包装的有效期为 1 个月,一次性医用皱纹纸、医用无纺布、一次性纸塑袋、硬质容器包装的有效期为 6 个月。布类包的有效期还与存放区环境条件有关,在温度低于 24 ℃、相对湿度在 70％以下、通风 4～10 次/小时的环境条件下,有效期宜为 14 天,未达到环境标准时有效期宜为 7 天。

**3.使用**

手不可直接接触无菌物品,应使用无菌持物钳取用无菌物品;无菌物品一经取出,即使未用,也不可放回无菌容器内;无菌物品疑有污染或已被污染,应予更换并重新灭菌。

**4.一次性无菌物品**

应符合国家有关规定,在规定有效期内使用,不得重复使用。

**5.其他**

一套无菌物品只供一位患者使用 1 次,以防交叉感染。

## 三、基本操作方法

### (一)无菌持物钳的使用

无菌持物钳是用于夹取和传递无菌物品的器械。

**1.类别**

(1)三叉钳(图 12-1A):适于夹取盆、罐等较重的物品,如瓶、罐、盆、骨科器械等;不能夹取细小的物品。

(2)卵圆钳(图 12-1B):适于夹取刀、剪、镊、治疗碗、弯盘等,不能夹取较重物品。

(3)镊子(图 12-1C):适于夹取缝针、棉球等较小物品。

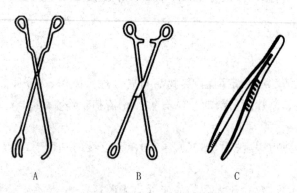

图 12-1　无菌持物钳

A.三叉钳;B.卵圆钳;C.镊子

2.保存

(1)湿式保存:将无菌持物钳(镊)浸泡在盛有器械消毒液的持物钳罐中,液面浸没钳轴节以上 2~3 cm 或镊子的 1/2 以上为宜(图 12-2)。持物钳(镊)及容器每周清洁、灭菌 2 次,同时更换消毒液。使用较多的部门,如手术室、门诊,应每天清洁、灭菌、更换消毒液。

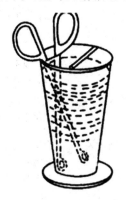

图 12-2　无菌持物钳及罐

(2)干式保存:将灭菌后的无菌持物钳(镊)保存在原灭菌包装内,临用前从灭菌包内取出,暂存于干燥的无菌持物钳罐中,未污染的情况下无菌有效期为 4~8 小时。干式保存无消毒液残留,不污染环境,但易受到环境中微生物的污染。主要适用于手术室、产房、新生儿室、层流病房等空气洁净度较高的场所。

3.目的

保持无菌物品在传递过程中不被污染。

4.评估

(1)环境是否清洁、宽敞、干燥、无尘。

(2)操作者着装等行为规范是否符合无菌操作要求。

(3)用物持物钳的种类,是否在有效期内。

5.计划

(1)环境操作前 30 分钟停止清扫地面,减少人群流动。

(2)操作者穿戴整齐,修剪指甲,取下手表,洗手,戴口罩。

(3)用物根据将要夹取或传递的物品种类,选择合适型号和保存方式的持物钳。

6.实施

无菌持物钳的使用见表 12-1。

表 12-1　无菌持物钳的使用

| 流程 | 步骤详解 | 要点与注意事项 |
| --- | --- | --- |
| 1.检查包装 | 检查持物钳及罐的外包装 | ◇有效期因包装材料不同而不同 |
| 2.取出 | 打开包装,取出持物钳及罐 | ◇手勿接触持物钳柄以外或持物钳罐内部,避免污染持物钳及罐 |
| 3.标记时间 | 在化学指示胶贴上书写开包启用时间 | ◇具体有效时间受环境空气质量、使用频率影响 |
| 4.开盖取钳 | (1)一手打开罐盖 | ◇不可在容器盖孔中取放无菌持物钳 |

| 流程 | 步骤详解 | 要点与注意事项 |
|---|---|---|
| | (2)另一手持钳 | ◇手固定在持物钳上端两个圆环或镊子上部的1/3处,不能触及其他部位 |
| | (3)将钳端闭合,垂直取出 | ◇钳端不可触及容器口缘,以免污染 |
| | (4)盖上罐盖 | ◇尽量减少在空气中暴露的时间 |
| 5.夹物 | 按需夹取物品 | ◇不能用无菌持物钳夹取油纱布;持物钳只可在操作者的胸腹水平移动,不可过高或过低;湿式保存的持物钳使用中不可将钳端倒转向上,以防消毒液倒流污染(图12-3);使用弯持物钳时持物钳弯头朝下(图12-4) |
| 6.保存 | 打开持物钳罐盖,将钳端闭合后垂直放入,盖上罐盖 | ◇湿式保存的持物钳浸入消毒液后需要松开轴节,以利于钳端和消毒液接触 |

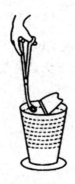

图 12-3　持无菌持物钳的姿势

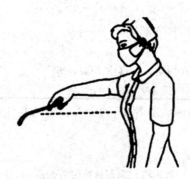

图 12-4　持弯无菌持物钳

7.其他注意事项

(1)持物钳罐口径宜宽大,配有带弯月形缺口的盖,容器口边缘高于持物钳关节 5 cm 或镊子的 2/3 左右,每个持物钳罐只能放置一把无菌持物钳。

(2)到较远处取物时,应连同持物钳罐一起搬移至操作处,就地使用,尽量减少在空气中暴露的时间。

(3)不能用无菌持物钳直接给患者换药或消毒皮肤,以防被污染。

**(二)使用无菌包**

**1.分类**

无菌包根据包装分为闭合式包装无菌包和密封式包装无菌包。

(1)闭合式包装是指关闭包装而没有形成密封,例如,通过反复折叠形成一弯曲路径。包装材料可用全棉布、一次性无纺布。布类包装应选择质厚、致密的棉布,脱浆洗涤后双层缝制成正方形;包布应一用一清洗,无污渍,灯光检查无破损。包装时将清洁、消毒后的物品放在包布中央(玻璃物品须先用棉垫包裹,手术器械须先用内层包布包裹),先将包布的一角盖住物品,再将左右两角先后盖上,最后一角遮盖后,用化学指示胶带粘贴封包(图 12-5),外附标签注明物品名称及灭菌日期,高度危险性物品包内应放置化学指示卡。

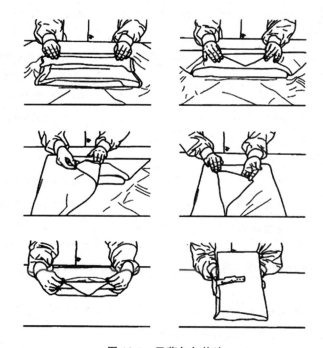

**图 12-5 无菌包包扎法**

(2)密封式包装密封是指包装层间严密封闭。例如,使用纸袋、纸塑袋等材料包装,再用黏合剂或热熔法使之密封(图 12-6),适用于单独包装的器械。纸塑包装透过包装材料可直接观察包内灭菌化学指示物的颜色变化,包外可不放置灭菌化学指示物。

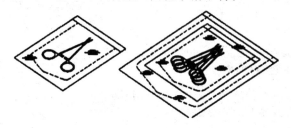

**图 12-6 纸塑袋密封式包装无菌包**

**2.目的**

取出无菌包内物品使用,并保持无菌包内物品处于无菌状态。

3.评估、计划

(1)环境同使用无菌持物钳。

(2)操作者同使用无菌持物钳。

(3)用物无菌包,酌情备笔、无菌持物钳、无菌剪刀。

4.实施

无菌包的使用见表12-2。

表 12-2 无菌包的使用

| 流程 | 步骤详解 | 要点与注意事项 |
| --- | --- | --- |
| 1.封闭式 | | |
| (1)检查 | 查看无菌包的名称、有效期、化学指示胶贴是否变色,包布有无潮湿或破损 | ◇若化学指示胶贴未变色、超过有效期、包布潮湿或破损不可使用 |
| (2)开外层包布 | ①将无菌包平放在清洁、干燥、宽敞、平坦的操作处 | ◇便于操作,避免无菌包受潮或污染 |
| | ②按原折痕顺序逐层打开无菌包 | ◇手只能接触包布四角的外面,不可触及包布内面,不可跨越无菌面 |
| (3)开内层包布 | 用无菌持物钳打开内层包布 | ◇不可跨越无菌区 |
| (4)查指示卡 | 检查包内化学指示卡是否变色 | |
| (5)取物 | 用无菌持物钳夹取所需物品 | ◇避免污染无菌物品 |
| (6)包盖 | 按原折痕包盖无菌包内余物 | ◇如包内物品不慎被污染,需重新灭菌 |
| (7)记录保存 | 记录开包时间,将无菌包置于无菌区保存 | ◇包内物品 24 小时内使用 |
| (8)一次递送 | 如需将包内物品全部取出,可将包托在手上打开。另一手将包布四角抓住,稳妥地将包内物品放在无菌区内(图 12-7) | ◇投放时,手托包布使无菌面朝向无菌区域 |
| 2.密封式 | | |
| (1)检查 | 名称、出厂日期、灭菌有效期、封包有无 | ◇如有过期、包装漏气或破损,则不能使用 |
| (2)开包装 | ①用两手拇指和示指在启封处向外翻转揭开封包上下两层,暴露物品(图 12-8A) | ◇手不可直接接触内层包装 |
| | ②有双层包装的无菌物品需用灭菌剪刀剪开内层包装,或戴无菌手套后用手撕开内层包装 | |
| (3)取物 | ①用无菌持物钳夹取无菌物品放至无菌区(图 12-8B) | ◇一次性无菌注射器、输液器、棉签等无菌物品开包后可直接用手取物 |
| | ②将包装袋废弃 | ◇一次性无菌物品外包装可按生活垃圾处理 |
| (4)取无菌棉签 | ①按上述方法检查包装后,将包内棉签推至包装一侧,分离 1 根棉签至另一侧(图 12-9A) | |
| | ②向外翻下包装袋顶部空虚部分,依靠棉签棍棒顶开包装袋(图 12-9B),推出 1 根棉签棍棒 | |
| | ③有揭开窗口的复合碘医用消毒棉签:揭开包装窗口后(图 12-9C),向外翻下包装袋顶部空虚部分,露出棉签棍棒(图 12-9D) | ◇手不可触及窗口胶封内面,以防污染 |

续表

| 流程 | 步骤详解 | 要点与注意事项 |
|---|---|---|
| | ④持棍棒顶端取出棉签(图12-9E) | |
| | ⑤封好窗口,书写开启时间 | ◇开启后,剩余棉签24小时内有效 |

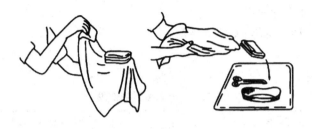

图 12-7 一次递送无菌包内物品法

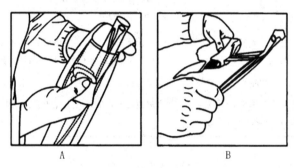

A             B

图 12-8 开纸塑袋密封式包装法

A.开外层包装;B.持物钳取物

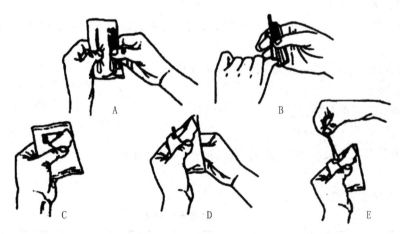

图 12-9 取无菌棉签法

A.将棉签推至一侧;B.顶开包装;C.揭开窗口;D.向外翻折
包装,露出棉签棍棒;E.持棍棒顶端取出棉签

## (三)使用无菌容器

无菌容器的盖子应能严密地盖住容器的边缘,不小于容器口。硬质容器应设置安全闭锁装

置,无菌屏障完整性破坏时应可识别。

1.目的

取出容器内物品使用,并保持无菌容器内存放的无菌物品处于无菌状态。

2.评估、计划

(1)环境同使用无菌持物钳。

(2)操作者同使用无菌持物钳。

(3)用物无菌容器,酌情备笔、无菌持物钳。

3.实施

无菌容器的使用见表12-3。

表 12-3　无菌容器的使用

| 流程 | 步骤详解 | 要点与注意事项 |
| --- | --- | --- |
| 1.检查 | 查看容器外包装的有效期 | ◇硬质容器包装的无菌物品有效期为 6 个月;若首次启封,且容器内物品不能一次用完,需书写启封时间,启封后容器内物品 24 小时内使用 |
| 2.开盖 | 打开无菌容器盖,将盖内面向上置于稳妥处,或盖内面向下拿在手中 | ◇手指不可触及容器及盖的边缘、内面;不可在容器上方将盖翻转;避免盖内面与非无菌区接触而污染 |
| 3.取物 | 用无菌持物钳夹取所需物品 | ◇不可触及容器边缘 |
| 4.盖盖 | 及时将容器盖由近侧向对侧小心盖严 | ◇避免容器内物品在空气中暴露过久 |
| 5.移动 | 需移动或传递容器时,手托住无菌容器底部 | |

4.其他注意事项

从无菌容器内取出的无菌物品,即使未用,也不能再放回无菌容器内。

**(四)取用无菌溶液**

临床常用无菌溶液有玻璃瓶装和输液软袋包装,溶液瓶的胶塞有翻盖式和平盖式等。

1.目的

取用无菌溶液,维持无菌溶液在无菌状态下使用。

2.评估、计划

(1)环境同使用无菌持物钳。

(2)操作者同使用无菌持物钳。

(3)用物按需备无菌溶液,酌情备消毒液、棉签、笔、无菌剪刀。

3.实施

取用无菌溶液步骤见表12-4。

表 12-4　取用无菌溶液

| 流程 | 步骤详解 | 要点与注意事项 |
| --- | --- | --- |
| 1.玻璃瓶装 | | |
| (1)检查溶液 | ①擦去瓶外灰尘或撕去瓶外塑料包装 | ◇核对无误,确认质量合格,方可使用 |
| | ②瓶签药名、剂量、浓度正确,在有效期内 | |
| | ③瓶盖无松动 | |

续表

| 流程 | 步骤详解 | 要点与注意事项 |
|---|---|---|
| | ④瓶身无裂痕 | |
| | ⑤溶液将溶液瓶倒转轻摇,对光检查无混浊、无沉淀、无变色、无絮状物等 | |
| (2)去外盖 | 去掉瓶盖外的铝盖 | ◇不可触及容器瓶口边缘 |
| (3)消毒 | 取消毒棉签消毒瓶塞 | ◇由瓶塞上缘向下旋转消毒至瓶颈膨大部分 |
| (4)拔出胶塞 | 用单手拇指与示指或双手拇指将橡胶塞边缘向上翻起,捏住边缘拉出 | ◇手不可触及瓶口及瓶塞的塞入部分 |
| (5)冲瓶口 | 另一手拿起溶液瓶,倒少量溶液冲洗瓶口 | ◇瓶签朝向掌心 |
| (6)倒溶液 | 由原处倒所需液体于无菌容器内,瓶口距离容器10~15 cm | ◇太高易致液体溅出,太低使瓶口接触容器导致污染 |
| (7)盖胶塞 | ①立即将瓶塞盖好,消毒瓶塞翻转部分②翻下瓶塞翻转部分 | ◇瓶内余液24小时内可以再用 |
| (8)记录开瓶时间 | 剩余溶液如需保存再用,在瓶签上注明开瓶日期和时间 | ◇手不可触及瓶塞及瓶口 |
| 2.软袋包装 | | |
| (1)检查溶液 | ①检查溶液的瓶签,撕掉塑料外包装②轻轻挤压软袋③依次检查瓶盖、瓶身、溶液 | ◇以检查有无液体渗漏 |
| (2)消毒 | 取消毒棉球环形消毒注射液袋输液口连接管中部 | |
| (3)剪开 | 取无菌剪刀从输液口连接管消毒处剪断 | ◇手切勿触及管口断端 |
| (4)冲洗 | 倒少量溶液冲洗管口 | |
| (5)倒液 | 由原处倒所需液量于无菌容器内 | |
| (6)废弃 | 将袋内余液及包装废弃 | ◇若为一般性药物如外用盐水,余液可直接排入下水道。溶液包装软袋按非医疗废物处理 |

4.其他注意事项

(1)不可将物品伸入无菌溶液内蘸取溶液,或直接接触瓶口倒液。

(2)已倒出的溶液即使未用也不可再倒回瓶内,以免污染剩余的无菌溶液。

(3)尽量使用小包装溶液,避免溶液存留时污染。

(4)平盖式胶塞无翻折部分,可在去外盖、消毒后,使用无菌小持物钳夹住胶塞边缘向上启开瓶盖,或使用无菌纱布包裹胶塞拔出。若余液需要存留,倒液后及时盖上胶塞。

**(五)铺无菌盘法**

铺无菌盘是将无菌巾铺在清洁干燥的治疗盘内,形成一个无菌区,用以暂时存放无菌物品,供治疗、护理用。无菌巾可以使用棉布或医用无纺布,折叠方法有横折、纵折、扇形折叠法。不管如何折叠,在从无菌巾包内取出无菌巾及铺盘的过程中,护士的手始终只能接触无菌巾的一面,另一面须保持无菌。

1.目的

形成无菌区,供暂时存放备用状态的无菌物品,避免物品污染。

2.评估、计划

(1)环境同使用无菌持物钳。

(2)操作者同使用无菌持物钳。

(3)用物干燥、清洁的治疗盘,无菌巾包,无菌持物钳,酌情备笔。

3.实施

铺无菌盘步骤见表12-5。

表 12-5　铺无菌盘

| 流程 | 步骤详解 | 要点与注意事项 |
| --- | --- | --- |
| 1.放治疗盘 | 将治疗盘放于治疗台上 | ◇治疗盘清洁、干燥,治疗台清洁、干燥、宽敞,避免无菌巾受潮或污染,且便于操作 |
| 2.取无菌巾 | 按开无菌包的方法打开无菌巾包,夹取一块无菌巾后将无菌巾包封闭 | ◇核对无误,检查质量合格,方可使用 |
| 3.单巾铺盘 | ①双手捏住无菌巾一边外面两角,轻轻抖开,双折铺于治疗盘上 | ◇暴露无菌区域,方便无菌物品放入 |
| | ②或将双手捏住无菌巾一边外面两角,轻轻抖开,从远到近,三折成双层底 | |
| | ③将上层无菌巾折成扇形,边缘向外 | ◇无菌巾内面为无菌区,不可触及衣袖及其他有菌物 |
| | ④放入无菌物品 | ◇手臂或其他非无菌物品不能跨越无菌区 |
| | ⑤拉开扇形折叠层遮盖于物品上 | ◇注意对齐上下层边缘 |
| | ⑥将开口处向上折2次,两侧边缘分别向下折1次 | ◇折叠后露出治疗盘边缘,但不暴露无菌物品 |
| 4.双巾铺盘 | ①依上法取一块无菌巾,双手持巾的近侧面一角,由对侧向近侧平铺于治疗盘上 | ◇无菌面向上 |
| | ②放入无菌物品 | |
| | ③依上法取另一块无菌巾,双手持巾的近侧面一角,由近侧向对侧覆盖于无菌物品上 | ◇无菌面向下 ◇注意对齐上下层边缘 |
| | ④依次将近侧、对侧、左右两侧多余部分向上反折 | ◇折叠后不暴露无菌物品 |
| 5.开盘使用 | 需要取出无菌物品进行操作时,先将反折部分打开,再将上层无菌巾由对侧向近侧打开无菌区 | ◇打开时手臂不跨越无菌区域 ◇酌情由左向右或由右向左打开均可 |
| 6.记录保存 | 已铺好的无菌盘应注明铺盘时间 | ◇在未污染、未受潮的情况下,4小时内可以再用 |

**(六)戴、脱无菌手套法**

执行某些无菌操作、接触患者破损皮肤黏膜或接触无菌物品时,应戴无菌手套,以保护患者免受感染。

1.目的

维持戴手套后的手为无菌状态,以防止无菌物品被污染,保护患者免受感染。

2.评估、计划

(1)环境同使用无菌持物钳。

(2)操作者同使用无菌持物钳。

(3)用物手套。

3.实施

戴、脱无菌手套步骤见表12-6。

表 12-6　戴、脱无菌手套

| 流程 | 步骤详解 | 要点与注意事项 |
|---|---|---|
| **1.戴手套** | | |
| (1)检查 | 核对手套袋外的型号、灭菌标志和有效日期,检查包装是否合格完好 | ◇确认质量合格、型号合适,方可使用 |
| (2)开手套袋 | ①用两手拇指和示指在启封处向外翻转揭开封包上下两层,露出手套内包装 | ◇如为外科手消毒后戴手套,应由他人协助打开手套外包,或自己消毒手前打开 |
| | ②一手固定手套外包装翻转处,另一手捏住手套内包装袋并取出 | |
| | ③按包装上的手套左右提示,将手套内包装袋放在平稳、干燥处,并打开手套内包装袋两侧 | |
| (3)分次提取法 | ①一手捏住手套翻折部分(手套内面)取出手套,对准另一手五指戴上。 | ◇未戴手套的手不可触及手套的外面 |
| | ②未戴手套的手掀起另一只袋口,再将已戴手套的手指插入另一手套的翻边内面(手套外面)取出手套,同法将手套戴好 | ◇已戴手套的手不可触及未戴手套的手或另一手套的内面及有菌物品 |
| (4)一次性提取法 | ①两手同时掀起手套袋开口处外层,分别捏住手套翻折部分同时取出,两手套五指相对 | |
| | ②一手伸入手套内对准五指戴上 | |
| | ③已戴手套的手指插入另一手套的翻边内面,同法将手套戴好 | |
| (5)整理 | ①将手套的翻转处套在工作衣袖外面<br>②取无菌纱布推擦手套,使之贴合 | ◇戴上无菌手套的双手应保持在腰部以上视线范围内 |
| **2.脱手套** | 见图12-10 | |
| (1)脱第一只手套 | ①一手捏住另一手套的腕部外面(污染面)将手套翻转脱下<br>②戴着手套的手握住脱下的手套 | ◇不可强拉手套边缘或手指,以免损坏 |
| (2)脱第二只手套 | 已脱下手套的手指插入另一手套内(清洁面),将手套翻转脱下 | ◇已脱手套的手勿接触手套脏污部分 |
| (3)废弃 | 用手捏住手套的里面丢至医疗废物袋内 | |
| (4)洗手 | 洗手 | ◇必要时进行手消毒 |

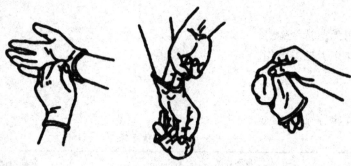

**图 12-10　脱手套**

4.其他注意事项

(1)戴手套后如发现有破洞,应立即更换;操作中发现手套有破洞,应立即更换并消毒双手。

(2)某些高风险的操作(如接触大量血液或体液)应戴双层手套。

(3)医务人员或患者对乳胶过敏时,可使用非乳胶手套。

(李亚薇)

# 第二节　皮下注射

## 一、目的

(1)注入小剂量药物,用于不宜口服给药而需在一定时间内发生药效时。

(2)预防接种。

(3)局部供药,如局部麻醉用药。

## 二、评估

### (一)评估患者

(1)双人核对医嘱。

(2)核对患者床号、姓名、住院号和腕带(请患者自己说出床号和姓名)。

(3)评估患者病情、意识状态、配合能力、用药史、药物过敏史、不良反应史等。

(4)向患者解释操作目的和过程,取得患者配合。

(5)查看注射部位皮肤情况(皮肤颜色、有无皮疹、感染)。

(6)协助患者取舒适坐位或卧位。

### (二)评估环境

安静整洁,宽敞明亮,必要时遮挡。

## 三、操作前准备

### (一)人员准备

仪表整洁,符合要求。洗手,戴口罩。

### (二)按医嘱配制药液

(1)操作台上放置注射盘、纸巾、无菌治疗巾、无菌镊子、2 mL注射器、医嘱用药液、安尔碘、75％乙醇、无菌棉签。

(2)双人核对药液标签、药名、浓度、剂量、有效期、给药途径。

(3)检查瓶口有无松动、瓶身有无破裂、药液有无混浊、沉淀、絮状物和变质。

(4)检查注射器、安尔碘、75％乙醇、无菌棉签等，包装无破裂，在有效期内。

(5)按正规操作抽吸药液，并贴好标识，置于无菌盘内。

(6)再次核对药液，记录时间并签名。

### (三)物品准备

治疗车上层放置无菌盘(内置抽吸好的药液)、治疗盘(安尔碘、75％乙醇)、注射单、快速手消毒剂，以上物品符合要求，均在有效期内。治疗车下层放置生活垃圾桶、医疗废物桶、锐器盒。

## 四、操作程序

(1)携用物推车至患者床旁，核对床号、姓名、住院号和腕带(请患者自己说出床号和姓名)。

(2)根据注射目的选择注射部位(上臂三角肌下缘、两侧腹壁、后背、股前侧和外侧等)。

(3)常规消毒皮肤，待干。

(4)二次核对患者床号、姓名和药名。

(5)排尽空气；取干棉签夹于左手示指与中指之间。

(6)一手绷紧皮肤，另一手持注射器，示指固定针栓，针头斜面向上，与皮肤呈30°～40°(过瘦患者可捏起注射部位皮肤，并减少穿刺角度)快速刺入皮下，深度为针梗的1/2～2/3；松开紧绷皮肤的手，抽动活塞，如无回血，缓慢推注药液。

(7)注射毕用无菌干棉签轻压针刺处，快速拔针后按压片刻。

(8)再次核对患者床号、姓名和药名，注射器按要求放置。

(9)协助患者取舒适体位，整理床单位，并告知患者注意事项。

(10)快速手消毒剂消毒双手，记录时间并签名。

(11)推车回治疗室，按医疗废物处理原则处理用物。

(12)洗手，根据病情书写护理记录单。

## 五、注意事项

(1)遵医嘱和药品说明书使用药品。

(2)长期注射者应注意更换注射部位。

(3)注射中、注射后观察患者不良反应和用药效果。

(4)注射<1 mL药液时须使用1 mL注射器，以保证注入药液剂量准确无误。

(5)持针时，右手示指固定针栓，但不可接触针梗，以免污染。

(6)针头刺入角度不宜超过45°，以免刺入肌层。

(7)尽量避免应用对皮肤有刺激作用的药物做皮下注射。

(8)若注射胰岛素时，需告知患者进食时间。

(章祥琴)

# 第三节 皮内注射

## 一、目的

(1)进行药物过敏试验,以观察有无变态反应。

(2)预防接种。

(3)局部麻醉的起始步骤。

## 二、评估

### (一)评估患者

(1)双人核对医嘱。

(2)核对患者床号、姓名、住院号和腕带(请患者自己说出床号和姓名)。

(3)评估患者病情、意识状态、配合能力、用药史、药物过敏史、不良反应史。

(4)向患者解释操作目的和过程,取得患者配合。

(5)查看注射部位皮肤情况(皮肤颜色,有无皮疹、感染和皮肤划痕阳性)。

(6)协助患者取舒适坐位或卧位。

### (二)评估环境

安静整洁,宽敞明亮,必要时遮挡。

## 三、操作前准备

### (一)人员准备

仪表整洁,符合要求。洗手,戴口罩。

### (二)按医嘱配制药液

(1)操作台(治疗室):注射盘、无菌治疗巾、无菌镊子、1 mL 注射器、药液、安尔碘、75％乙醇、无菌棉签等。

(2)双人核对药液标签,药名、浓度、剂量、有效期、给药途径。

(3)检查瓶口有无松动、瓶身有无破裂、药液有无混浊、沉淀、絮状物和变质。

(4)检查注射器、安尔碘、75％乙醇、无菌棉签、包装无破裂、是否在有效期内。

(5)按正规操作抽吸药液,并贴好标识,置于无菌盘内。

(6)再次核对皮试液,并签名。

### (三)物品准备

治疗车上层放置无菌盘(内置已抽吸好的药液)、治疗盘(75％乙醇、无菌棉签)、备用(1 mL注射器1 支,0.1％盐酸肾上腺素 1 支,变态反应时用)、快速手消毒剂、注射单,以上物品符合要求,均在有效期内。治疗车下层放置生活垃圾桶、医疗废物桶、锐器盒。

## 四、操作程序

(1)携用物推车至患者床旁,核对床号、姓名、住院号、腕带和药物过敏史(请患者自己说出床号和姓名)。

(2)选择注射部位(过敏试验选择前臂掌侧下 1/3;预防接种选择上臂三角肌下缘;局部麻醉则选择麻醉处)。

(3)75％乙醇常规消毒皮肤。

(4)二次核对患者床号、姓名和药名。

(5)排尽空气,药液至所需刻度,且药液不能外溢。

(6)一手绷紧局部皮肤,一手持注射器,针头斜面向上,与皮肤呈 5°刺入皮内。

(7)待针头斜面完全进入皮内后,放平注射器,固定针栓并注入 0.1 mL 药液,使局部形成一个圆形隆起的皮丘(皮丘直径 5 mm,皮肤变白,毛孔变大)。

(8)迅速拔出针头,勿按揉和压迫注射部位。

(9)20 分钟后观察患者局部反应,做出判断。

(10)协助患者取舒适体位,整理床单位。

(11)快速手消毒剂消毒双手,签名。

(12)推车回治疗室,按医疗废物处理原则处理用物。

## 五、20 分钟后判断结果

(1)核对患者床号、姓名、住院号和腕带(请患者自己说出床号和姓名)。

(2)须经两人判断皮试结果,并将结果告知患者和家属。

(3)洗手,皮试结果记录在病历、护理记录单和病员一览表等处。阳性用红笔标记"＋",阴性用蓝色或黑笔标记"－"。

(4)如对结果有怀疑,应在另一侧前臂皮内注入 0.1 mL 生理盐水做对照试验。

## 六、皮内试验结果判断

### (一)阴性

皮丘无改变,周围无红肿,并无自觉症状。

### (二)阳性

局部皮丘隆起,局部出现红晕、硬块,直径＞1 cm 或周围有伪足;或局部出现红晕,伴有小水疱者;或局部发痒者为阳性。严重时可出现过敏性休克。观察反应的同时,应询问有无头晕、心慌、恶心、胸闷、气短、发麻等不适症状,如出现上述症状时不可使用青霉素。

## 七、注意事项

(1)皮试药液要现用现配,剂量准确。

(2)备好相应抢救设备与药物,及时处理变态反应。

(3)行皮试前,尤其行青霉素过敏试验前必须询问患者家族史、用药史和药物过敏史,如有药物过敏史者不可做试验。

(4)药物过敏试验时,患者体位要舒适,不可采取直立位。

(5)选择注射部位时应注意避开瘢痕和皮肤红晕处。

(6)皮肤试验时禁用碘剂消毒,对乙醇过敏者可用生理盐水消毒,避免反复用力涂擦局部皮肤。

(7)拔出针头后,注射部位不可用棉球按压揉擦,以免影响结果观察。

(8)进针角度以针尖斜面全部刺入皮内为宜,进针角度过大易将药液注入皮下,影响结果的观察和判断。

(9)如需做对照实验,应用另一注射器和针头,抽吸无菌生理盐水,在另一前臂相同部位皮内注射 0.1 mL,观察 20 分钟进行对照。告知患者皮试后 20 分钟内不要离开病房。如对结果有怀疑,应在另一侧前臂皮内注入 0.1 mL 生理盐水做对照试验。

(10)正确判断试验结果,对皮试结果阳性者,应在病历、床头或腕带、门诊病历和病员一览表上醒目标记,并将结果告知医师、患者和家属。

(11)特殊药物皮试,按要求观察结果。

(章祥琴)

# 第四节  肌 内 注 射

## 一、目的

注入药物,用于不宜或不能口服或静脉注射,且要求比皮下注射更快发生疗效时。

## 二、评估

### (一)评估患者

(1)双人核对医嘱。

(2)核对患者床号、姓名、住院号和腕带(请患者自己说出床号和姓名)。

(3)评估患者病情、治疗情况、意识状态、用药史、药物过敏史、不良反应史、肢体活动能力和合作程度。

(4)向患者解释操作目的和过程,取得患者配合。

(5)查看注射部位皮肤情况(皮肤颜色,有无皮疹、感染和皮肤划痕阳性)。

(6)协助患者取舒适坐位或卧位。

### (二)评估环境

安静整洁,宽敞明亮,必要时遮挡。

## 三、操作前准备

### (一)人员准备

仪表整洁,符合要求。洗手,戴口罩。

### (二)按医嘱配制药液

(1)操作台:注射盘、无菌盘、2 mL 注射器、5 mL 注射器、医嘱所用药液、安尔碘、无菌棉签。如注射用药为油剂或混悬液,需备较粗针头。

(2)双人核对药物标签、药名、浓度、剂量、有效期、给药途径。

(3)检查瓶口有无松动、瓶身有无破裂、药液有无混浊、变质。

(4)检查无菌注射器、安尔碘、无菌棉签等,包装无破裂,在有效期内。

(5)按正规操作抽吸药液,并贴好标识,置于无菌盘内。

(6)再次核对药液,记录时间并签名。

**(三)物品准备**

治疗车上层放置无菌盘(内置抽吸好药液)、安尔碘、注射单、无菌棉签、快速手消毒剂,以上物品符合要求,均在有效期内。治疗车下层放置生活垃圾桶、医疗废物桶、锐器盒。

## 四、操作程序

(1)携用物推车至患者床旁,核对床号、姓名、住院号和腕带(请患者自己说出床号和姓名)。

(2)协助患者取舒适体位,暴露注射部位,注意保暖,保护患者隐私,必要时可遮挡。

(3)选择注射部位(臀大肌、臀中肌、臀小肌、股外侧和上臂三角肌)。

(4)常规消毒皮肤,待干。

(5)再次核对患者床号、姓名和药名。

(6)拿取药液并排尽空气,取干棉签,夹于左手示指与中指之间,以一手拇指和示指绷紧局部皮肤,另一手持注射器,中指固定针栓,将针头迅速垂直刺入,深度约为针梗的2/3。

(7)松开紧绷皮肤的手,抽动活塞。如无回血,缓慢注入药液,同时观察反应。

(8)注射毕,用无菌干棉签轻按进针处,快速拔针,按压片刻。

(9)再次核对患者床号、姓名和药名。

(10)协助患者取舒适体位,整理床单位,注射后观察用药反应。

(11)快速手消毒剂消毒双手,记录时间并签名。

(12)推车回治疗室,按医疗废物处理原则处理用物。

(13)洗手,根据病情书写护理记录单。

## 五、常用肌内注射定位方法

**(一)臀大肌肌内注射定位法**

注射时应避免损伤坐骨神经。

1.十字法

从臀裂顶点向左或右侧画一水平线,然后从髂嵴最高点做一垂线,将一侧臀部被划分为4个象限,其外上象限并避开内角为注射区。

2.连线法

从髂前上棘至尾骨做一连线,其外1/3处为注射部位。

**(二)臀中肌、臀小肌肌内注射定位法**

(1)以示指尖和中指尖分别置于髂前上棘和髂嵴下缘处,在髂嵴、示指、中指之间构成一个三角形区域,示指与中指构成的内角为注射部位。

(2)髂前上棘外侧三横指处(以患者手指的宽度为标准)。

**(三)股外侧肌肌内注射定位法**

在股中段外侧,一般成人可取髋关节下10 cm至膝关节的范围。此处大血管、神经干很少通过,且注射范围广,可供多次注射,尤适用于2岁以下的幼儿。

### (四)上臂三角肌肌内注射定位法

取上臂外侧,肩峰下 2～3 横指处。此处肌肉较薄,只可做小剂量注射。

### (五)体位准备

**1.卧位**

臀部肌内注射时,为使局部肌肉放松,减轻疼痛与不适,可采用以下姿势。

(1)侧卧位:上腿伸直,放松,下腿稍弯曲。

(2)俯卧位:足尖相对,足跟分开,头偏向一侧。

(3)仰卧位:常用于危重和不能翻身的患者,采用臀中肌、臀小肌肌内注射法较为方便。

**2.坐位**

为门诊患者接受注射时常用体位。可供上臂三角肌或臀部肌内注射时采用。

## 六、注意事项

(1)遵医嘱和药品说明书使用药品。

(2)药液要现用现配,在有效期内,剂量要准确。选择两种药物同时注射时,应注意配伍禁忌。

(3)注射时应做到"两快一慢"(进针、拔针快,推注药液慢)。

(4)选择合适的注射部位,避免刺伤神经和血管,无回血时方可注射。

(5)注射时切勿将针梗全部刺入,以防针梗从根部衔接处折断。若针头折断,应先稳定患者情绪,并嘱患者保持原位不动,固定局部组织,以防断针移位,同时尽快用无菌血管钳夹住断端取出;如断端全部埋入肌肉,应速请外科医师处理。

(6)对需长期注射者,应交替更换注射部位,并选择细长针头,以避免减少硬结的发生。如因长期多次注射出现局部硬结时,可采用热敷、理疗等方法予以处理。

(7)2 岁以下婴幼儿不宜选用臀大肌内注射,因其臀大肌尚未发育好,注射时有损伤坐骨神经的危险,最好选择臀中肌和臀小肌内注射。

(章祥琴)

# 第五节 静脉注射

## 一、目的

(1)所选用药物不宜口服、皮下及肌内注射,又需迅速发挥药效时。

(2)注入药物做某些诊断性检查,如对肝、肾、胆囊等造影时需静脉注入造影剂。

## 二、评估

### (一)评估患者

(1)双人核对医嘱。

(2)核对患者床号、姓名、住院号和腕带(请患者自己说出床号和姓名)。

（3）了解患者病情、意识状态、配合能力、药物过敏史、用药史。

（4）评估患者穿刺部位的皮肤状况、肢体活动能力、静脉充盈度和管壁弹性。选择合适的静脉注射部位，评估药物对血管的影响程度。

（5）向患者解释静脉注射的目的和方法，告知所注射药物的名称，取得患者配合。

**（二）评估环境**

安静整洁，宽敞明亮。

## 三、操作前准备

**（一）人员准备**

仪表整洁，符合要求。洗手，戴口罩。

**（二）物品准备**

1.操作台

治疗单、静脉注射所用药物、注射器。

2.按要求检查所需用物，符合要求方可使用

（1）双人核对药物名称、浓度、剂量、有效期、给药途径。

（2）检查药物的质量、标签，液体有无沉淀和变色，有无渗漏、浑浊和破损。

（3）检查注射器和无菌棉签的有效期、包装是否紧密无漏气，安尔碘的使用日期是否在有效期内。

3.配制药液

（1）安尔碘棉签消毒药物瓶口，掰开安瓿，瓿帽弃于锐器盒内。

（2）打开注射器，将外包装袋置于生活垃圾桶内，固定针头，回抽针栓，检查注射器，取下针帽置于生活垃圾桶内，抽取安瓿内药液，排气，置于无菌盘内。在注射器上贴上患者床号、姓名、药物名称、用药方法的标签。

（3）再次核对空安瓿和药物的名称、浓度、剂量、用药方法和时间。

4.备用物品

治疗车上层治疗盘内放置备用注射器一支、安尔碘、无菌棉签，无菌盘内放置配好的药液、垫巾。以上物品符合要求，均在有效期内。治疗车下层放置生活垃圾桶、医疗废物桶、锐器盒，含有效氯 250 mg/L 消毒液桶。

## 四、操作程序

（1）携用物推车至患者床旁，核对床号、姓名、住院号和腕带（请患者自己说出床号和姓名）。

（2）向患者说明静脉注射的方法、配合要点、注射药物的作用和不良反应。

（3）协助患者取舒适体位，充分暴露穿刺部位，放垫巾于穿刺部位下方。

（4）在穿刺部位上方 5～6 cm 处扎压脉带，末端向上，以防污染无菌区。

（5）安尔碘棉签消毒穿刺部位皮肤，以穿刺点为中心向外螺旋式旋转擦拭，直径＞5 cm。

（6）再次核对患者床号、姓名和药名。

（7）嘱患者握拳，使静脉充盈，左手拇指固定静脉下端皮肤，右手持注射器与皮肤呈 15°～30°自静脉上方或侧方刺入，见回血可再沿静脉进针少许。

（8）保留静脉通路者，安尔碘棉签消毒静脉注射部位三通接口，以接口处为中心向外螺旋式

旋转擦拭。

（9）静脉注射过程中，观察局部组织有无肿胀，严防药液渗漏，如出现渗漏立即拔出针头，按压局部，另行穿刺。

（10）拔针后，指导患者按压穿刺点3分钟，勿揉，凝血功能差的患者适当延长按压时间。

（11）再次核对患者床号、姓名和药名。

（12）将压脉带与输液垫巾对折取出，输液垫巾置于生活垃圾桶内，压脉带放于含有效氯250 mg/L消毒液桶中。整理患者衣物和床单位，观察有无不良反应，并向患者讲明注射后注意事项。快速手消毒剂消毒双手，推车回治疗室，按医疗废物处理原则处理用物。

（13）洗手，在治疗单上签名并记录时间。按护理级别书写护理记录单。

## 五、注意事项

（1）严格执行查对制度，需双人核对医嘱。

（2）严格遵守无菌操作原则。

（3）了解注射目的、药物对血管的影响程度、给药途径、给药时间和药物过敏史。

（4）选择粗直、弹性好、易固定的静脉，避开关节和静脉瓣。常用的穿刺静脉为肘部浅静脉、贵要静脉、肘正中静脉、头静脉。小儿多采用头皮静脉。

（5）根据患者年龄、病情和药物性质掌握注入药物的速度，并随时听取患者主诉，观察病情变化。必要时使用微量注射泵。

（6）对需要长期注射者，应有计划地由小到大、由远心端到近心端选择静脉。

（7）根据药物特性和患者肝、肾功能或心脏功能，采用合适的注射速度。随时听取患者主诉，观察体征和其病情变化。

（徐晓燕）

# 第六节 氧 疗 技 术

本节主要讲解鼻导管或面罩吸氧的操作方法。

## 一、目的

纠正各种原因造成的缺氧状态，提高患者血氧含量及动脉血氧饱和度。

## 二、操作前准备

### （一）告知患者
操作目的、方法、注意事项、配合方法。

### （二）评估患者
（1）病情、意识、呼吸状态、缺氧程度、心理反应、合作程度。

（2）鼻腔状况：有无鼻息肉、鼻中隔偏曲或分泌物阻塞等情况。

**（三）操作护士**

着装整洁、修剪指甲、洗手、戴口罩。

**（四）物品准备**

治疗车、一次性吸氧管或吸氧面罩、湿化瓶、蒸馏水、氧流量表、水杯、棉签、吸氧卡、笔、快速手消毒剂、污物桶、消毒桶。

**（五）环境**

安全、安静、整洁。

## 三、操作过程

(1)携用物至患者床旁,核对腕带及床头卡。

(2)协助患者取适宜体位。

(3)清洁双侧鼻腔。

(4)正确安装氧气装置,管路或面罩连接紧密,确定氧气流出通畅。

(5)根据病情调节氧流量。

(6)固定吸氧管或面罩。

(7)填写吸氧卡。

(8)用氧过程中密切观察患者呼吸、神志、氧饱和度及缺氧程度改善情况等。

(9)整理床单位,协助患者取舒适卧位。

(10)整理用物,按医疗垃圾分类处理用物。

(11)擦拭治疗车。

(12)洗手、记录、确认医嘱。

## 四、注意事项

(1)保持呼吸道通畅,注意气道湿化。

(2)保持吸氧管路通畅,无打折、分泌物堵塞或扭曲。

(3)面罩吸氧时,检查面部、耳郭皮肤受压情况。

(4)吸氧时先调节好氧流量再与患者连接,停氧时先取下鼻导管或面罩,再关闭氧流量表。

(5)注意用氧安全,尤其是使用氧气筒给氧时注意防火、防油、防热、防震。

(6)长期吸氧患者,湿化瓶内蒸馏水每天更换一次,湿化瓶每周浸泡消毒一次,每次30分钟,然后洗净、待干、备用。

(7)新生儿吸氧应严格控制用氧浓度和用氧时间。

## 五、评价标准

(1)患者能够知晓护士告知的事项,对服务满意。

(2)操作过程规范、安全,动作娴熟。

（徐晓燕）

# 第七节 鼻饲技术

## 一、目的

对病情危重、昏迷、不能经口或不愿正常摄食的患者,通过胃管供给患者所需的营养、水分和药物,维持机体代谢平衡,保证蛋白质和热量的供给需求,维持和改善患者的营养状况。

## 二、准备

### (一)物品准备

治疗盘内:一次性无菌鼻饲包一套(硅胶胃管 1 根、弯盘 1 个、压舌板 1 个、50 mL 注射器 1 具、润滑剂、镊子 2 把、治疗巾 1 条、纱布 5 块)、治疗碗 2 个、弯血管钳 1 把、棉签适量、听诊器 1 副、鼻饲流质液(38~40 ℃)200 mL、温开水适量、手电筒 1 个、调节夹 1 个(夹管用)、松节油、漱口液、毛巾。慢性支气管炎的患者视情况备镇静剂、氧气。

治疗盘外:安全别针 1 个、夹子或橡皮圈 1 个、卫生纸适量。

### (二)患者、护理人员及环境准备

患者了解鼻饲目的、方法、注意事项及配合要点。调整情绪,指导或协助患者摆好体位。护理人员应衣帽整齐,修剪指甲,洗手,戴口罩。环境安静、整洁、光线、温湿度适宜。

## 三、评估

(1)评估患者病情、治疗情况、意识、心理状态及合作度。

(2)评估患者鼻腔状况,有无鼻中隔偏曲、息肉,鼻黏膜有无水肿、炎症等。

(3)向患者解释鼻饲的目的、方法、注意事项及配合要点。

## 四、操作步骤

(1)确认患者并了解病情,向患者解释鼻饲目的,过程及方法。

(2)备齐用物,携至床旁核对床头卡、医嘱、饮食卡,核对流质饮食:种类、量、性质、温度、质量。

(3)患者如有义齿、眼镜应协助取下,妥善存放。防止义齿脱落误吞吐食管或落入气管引起窒息。插管时由于刺激可致流泪,取下眼镜便于擦除。

(4)取半坐位或坐位,可减轻胃管通过咽喉部时引起的咽反射,利于胃管插入。无法坐起者取右侧卧位,昏迷患者取去枕平卧位,头向后仰可避免胃管误入气管。

(5)将治疗巾围于患者颌下,保护患者衣服和床单,弯盘、毛巾放置于方便易取处。

(6)观察鼻孔是否通畅,黏膜有无破损,清洁鼻腔,选择通畅一侧便于插管。

(7)准备胃管测量胃管插入的长度,成人插入长度为 45~55 cm,一般取发际至胸骨剑突处或鼻尖经耳垂至胸骨剑突处,并进行标记,倒润滑剂于纱布上少许,润滑胃管前段 10~20 cm 处,减少插管时的摩擦阻力。

(8)左手持纱布托住胃管,右手持镊子夹住胃管前端,沿选定侧鼻孔缓缓插入,插管时动作轻柔,镊子前端勿触及鼻黏膜,以防损伤,当胃管插入 10～15 cm 通过咽喉部时,如为清醒患者指导其做吞咽动作及深呼吸,随患者做吞咽动作及深呼吸时顺势将胃管向前推进胃管,直至标记处。如为昏迷患者,将患者头部托起,使下颌靠近胸骨柄,可增大咽喉部通道的弧度,便于胃管顺利通过,再缓缓插入胃管至标记处。若插管时患者恶心、呕吐感持续,用手电筒、压舌板检查口腔咽喉部有无胃管盘曲卡住。如患者有呛咳、发绀、喘息、呼吸困难等误入气管现象,应立即拔管。休息后再插。

(9)确认胃管在胃内,用胶布交叉胃管固定于鼻翼和面颊部。验证胃管在胃内的 3 种方法:①打开胃管末端胶塞连接注射器于胃管末端抽吸,抽出胃液即可证实胃管在胃内。②置听诊器于患者胃区,快速经胃管向胃内注入 10 mL 空气,同时在胃部听到气过水声,即表示已插入胃内。③将胃管末端置于盛水的治疗碗内,无气泡溢出。

(10)灌食:连接注射器于胃管末端,先回抽见有胃液,再注入少量温开水,可润滑管壁,防止喂食溶液黏附于管壁,然后缓慢灌注鼻饲液或药液等。鼻饲液温度为 38～40 ℃,每次鼻饲量不应超过 200 mL,间隔时间不少于 2 小时,新鲜果汁,应与奶液分别灌入,防止凝块产生。鼻饲结束后,再次注入温开水 20～30 mL 冲洗胃管,避免鼻饲液积存于管腔中而变质,造成胃肠炎或堵塞管腔。鼻饲过程中,避免注入空气,以防造成腹胀。

(11)胃管末端胶塞:塞上如无胶塞可反折胃管末端,用纱布包好,橡皮圈系紧,用别针将胃管固定于大单,枕旁或患者衣领处防止灌入的食物反流和胃管脱落。

(12)协助患者清洁口腔,鼻孔,整理床单位,嘱患者维持原卧位 20～30 分钟,防止发生呕吐,促进食物消化、吸收。长期鼻饲者应每天进行口腔护理。

(13)整理用物,并清洁,消毒,备用。鼻饲用物应每天更换消毒,协助患者擦净面部,取舒适卧位。

(14)洗手,记录。记录插管时间,鼻饲液种类、量及患者反应等。

## 五、拔管

停止鼻饲或长期鼻饲需要更换胃管时进行拔管。

(1)携用物至床前,说明拔管的原因,并选择末次鼻饲结束时拔管。

(2)置弯盘于患者颌下,夹紧胃管末端放于弯盘内,防止拔管时液体反流,胃管内残留液体滴入气管。揭去固定胶布用松节油擦去胶布痕迹,再用清水擦洗。

(3)嘱患者深呼吸,在患者缓缓呼气时稍快拔管,到咽喉处快速拔出。

(4)将胃管放入弯盘中,移出患者视线,避免患者产生不舒服的感觉。

(5)清洁患者面部、口腔及鼻腔,帮助患者漱口,取舒适卧位。

(6)整理床单位,清理用物。

(7)洗手,记录拔管时间和患者反应。

## 六、注意事项

(1)注入药片时应充分研碎,全部溶解方可灌注。多种药物灌注时,应将药物分开灌注,每种药物之间用少量温开水冲洗一次,注意药物配伍禁忌。

(2)插胃管时护士与患者进行有效沟通,缓解紧张度。

(3)插管动作要轻稳,尤其是通过食管3个狭窄部位时(环状软骨水平处,平气管分叉处,食管通过膈肌处)以免损伤食管黏膜。

(4)每次鼻饲前应检查胃管是否在胃内及是否通畅,并用少量温开水冲管后方可进行喂食,鼻饲完毕后再次注入少量温开水,防止鼻饲液凝结。注入鼻饲液的速度要缓慢,以免引起患者不适。

(5)鼻饲液应现配现用,已配制好的暂不用时,应放在 4 ℃以下的冰箱内保存,保证 24 小时内用完,防止长时间放置变质。

(6)长期鼻饲者应每天进行两次口腔护理,并定期更换胃管,普通胃管每周更换一次,硅胶胃管每月更换一次,聚氨酯胃管留置时间 2 个月更换一次。更换胃管时应于当晚最后一次喂食后拔出,翌日晨从另一侧鼻孔插入胃管。

(7)每次灌注前或间隔 4～8 小时应抽胃内容物,检查胃内残留物的量。如残留物的量大于灌注量的 50%,说明胃排空延长,应告知医师采取措施。

（徐晓燕）

# 参 考 文 献

[1] 张世叶.临床护理与护理管理[M].哈尔滨:黑龙江科学技术出版社,2020.

[2] 窦超.临床护理规范与护理管理[M].北京:科学技术文献出版社,2020.

[3] 王婷,王美灵,董红岩,等.实用临床护理技术与护理管理[M].北京:科学技术文献出版社,2020.

[4] 方习红,赵春苗,高莹.临床护理实践[M].长春:吉林科学技术出版社,2019.

[5] 赵安芝.新编临床护理理论与实践[M].北京:中国纺织出版社,2020.

[6] 蒙黎.现代临床护理实践[M].北京:科学技术文献出版社,2018.

[7] 王林霞.临床常见病的防治与护理[M].北京:中国纺织出版社,2020.

[8] 沈燕.实用临床护理实践[M].北京:科学技术文献出版社,2019.

[9] 程娟.临床专科护理理论与实践[M].开封:河南大学出版社,2020.

[10] 张文燕,冯英,柳国芳,等.护理临床实践[M].青岛:中国海洋大学出版社,2019.

[11] 彭旭玲.现代临床护理要点[M].长春:吉林科学技术出版社,2019.

[12] 尹玉梅.实用临床常见疾病护理常规[M].青岛:中国海洋大学出版社,2020.

[13] 姜永杰.常见疾病临床护理[M].长春:吉林科学技术出版社,2019.

[14] 管清芬.基础护理与护理实践[M].长春:吉林科学技术出版社,2020.

[15] 孙彩粉,李亚兰.临床护理理论与实践[M].南昌:江西科学技术出版社,2018.

[16] 万霞.现代专科护理及护理实践[M].开封:河南大学出版社,2020.

[17] 刘有林.实用临床护理实践[M].哈尔滨:黑龙江科学技术出版社,2018.

[18] 任潇勤.临床实用护理技术与常见病护理[M].昆明:云南科技出版社,2020.

[19] 吴欣娟.临床护理常规[M].北京:中国医药科技出版社,2020.

[20] 孙平.实用临床护理实践[M].天津:天津科学技术出版社,2018.

[21] 吕巧英.医学临床护理实践[M].开封:河南大学出版社,2020.

[22] 徐宁.实用临床护理常规[M].长春:吉林科学技术出版社,2019.

[23] 孙丽博.现代临床护理精要[M].北京:中国纺织出版社,2020.

[24] 赵倩.现代临床护理实践[M].北京:科学技术文献出版社,2019.

[25] 池末珍,刘晓敏,王朝.临床护理实践[M].武汉:湖北科学技术出版社,2018.

[26] 张铁晶.现代临床护理常规[M].汕头:汕头大学出版社,2019.

[27] 周英,赵静,孙欣.实用临床护理[M].长春:吉林科学技术出版社,2019.

[28] 邵小平,杨丽娟,叶向红,等.实用急危重症护理技术规范[M].上海:上海科学技术出版社,2020.

[29] 黄俊蕾,赵娜,李丽沙.新编实用临床与护理[M].青岛:中国海洋大学出版社,2019.

[30] 伍海燕,贺大菊,金丹.临床护理技术实践[M].武汉:湖北科学技术出版社,2018.

[31] 许家明.实用临床护理实践[M].北京:中国纺织出版社,2019.

[32] 张俊花.临床护理常规及专科护理技术[M].北京:科学技术文献出版社,2020.

[33] 王绍利.临床护理新进展[M].长春:吉林科学技术出版社,2019.

[34] 刘淑芹.综合临床护理实践[M].北京:科学技术文献出版社,2020.

[35] 明艳.临床护理实践[M].北京:科学技术文献出版社,2019.

[36] 李伟,尚文涵,冯晶晶,等.护理人员常见职业暴露监测与防护指标的构建[J].中国护理管理,2023,23(1):6-11.

[37] 曾聪.基于护理信息能力培养的中职信息技术基础课程混合式教学改革与实践[J].卫生职业教育,2023,41(8):43-46.

[38] 李馨宇,姚春艳,肖清.预见性护理程序的临床应用现状[J].全科护理,2022,20(25)3476-3479.

[39] 黄晨,潘红英,庄一渝,等.医院护理信息应急体系的构建及效果评价[J].护理与康复,2023,22(2):53-56.

[40] 高晔秋,刘娟.信息化技术在基础护理技术实训教学中的应用[J].医药高职教育与现代护理,2023,6(1)22-25.